U0339743

Manuel Bernal-Sprekelsen
Ricardo L. Carrau
Stefan Dazert
John L. Dornhoffer

Giorgio Peretti
Marc A. Tewfik
Peter-John Wormald

Complications in Otolaryngology-Head and Neck Surgery

耳鼻咽喉头颈手术并发症

主　编　〔西〕曼努尔·博纳尔–斯普雷克尔森 等

主　译　刘　钢

副主译　张金玲　杭　伟

天津出版传媒集团

天津科技翻译出版有限公司

著作权合同登记号:图字:02-2014-108

图书在版编目(CIP)数据

耳鼻咽喉头颈手术并发症/(西)曼努尔·博纳尔-
斯普雷克尔森等主编;刘钢主译.—天津:天津科技
翻译出版有限公司,2018.10
书名原文:Complications in Otolaryngology-Head
and Neck Surgery
ISBN 978-7-5433-3858-6

Ⅰ.①耳… Ⅱ.①曼… ②刘… Ⅲ.①耳鼻喉外科手
术-并发症-防治②头部-外科手术-并发症-防治③颈
-外科手术-并发症-防治 Ⅳ.①R762.06②R650.6

中国版本图书馆 CIP 数据核字(2018)第138705号

Copyright © of the original English language edition 2013
by Georg Thieme Verlag KG, Stuttgart, Germany.

Original title:
Complications in Otolaryngology-Head and Neck Surgery by
Manuel Bernal-Sprekelsen/Ricardo L. Carrau/
Stefan Dazert/John L. Dornhoffer/Giorgio
Peretti/Marc A. Tewfik/Peter-John Wormald

授权单位:Georg Thieme Verlag KG
出　　版:天津科技翻译出版有限公司
出 版 人:刘　庆
地　　址:天津市南开区白堤路244号
邮政编码:300192
电　　话:(022)87894896
传　　真:(022)87895650
网　　址:www.tsttpc.com
印　　刷:北京建宏印刷有限公司
发　　行:全国新华书店
版本记录:889×1194　16开本　20印张　500千字
　　　　　2018年10月第1版　2018年10月第1次印刷
　　　　　定价:198.00元

(如发现印装问题,可与出版社调换)

译者名单

主　译　刘　钢

副主译　张金玲　杭　伟

译　者　(按姓氏汉语拼音排序)

韩　曦　杭　伟　何京川　胡云磊　李海艳

李珊珊　刘　钢　卢　醒　米　悦　彭晓林

施　展　王　铭　魏先锋　徐　鹏　印志娴

于焕新　袁　洪　翟　翔　张　海　张金玲

张　娜　张　强　张雅娜

献　词

　　献给我们的家人和朋友,他们每天都在为提高我们的医疗和手术技能而努力。还要献给我们的患者,希望他们最终可以受益。

主编名单

Manuel Bernal-Sprekelsen, MD, PhD
Professor
Hospital Clinic
Department of Otorhinolaryngology
University of Barcelona
Barcelona, Spain

Ricardo L. Carrau, MD, FACS
Professor
Department of Otolaryngology–
Head and Neck Surgery
The Ohio State University Wexner Medical Center
Columbus, Ohio, USA

Stefan Dazert, MD
Professor and Chair
Department of Otorhinolaryngology,
Head and Neck Surgery
Ruhr University Bochum
Bochum, Germany

John L. Dornhoffer, MD, FACS
Professor and Sam McGill Chair in Otology Research
University of Arkansas for Medical Sciences
Little Rock, Arkansas, USA

Giorgio Peretti, MD
Professor
Department of Otorhinolaryngology–
Head and Neck Surgery
University of Brescia
Brescia, Italy

Marc A. Tewfik, MDCM, MSc, FRCSC
Assistant Professor
Department of Otolaryngology,
Head and Neck Surgery
Royal Victoria Hospital
Montreal, Quebec, Canada

Peter-John Wormald, MD
Professor
Department of Otorhinolaryngology,
Head and Neck Surgery
Queen Elizabeth Hospital
Woodville South, South Australia, Australia

With contributions by

Hassan Arshad, M. Demir Bajin, José-Luis Blanch, Gabriela P. B. Braga, Roberto Brusati, Miguel Caballero, Rodrigo Cadore Malfado, Giacomo Colletti, Francesca Del Bon, Leo F. S. Ditzel Filho, Richard Douglas, Albert Elmaraghy, Javier Gavilán, Michael B. Gluth, David S. Haynes, Jesús Herranz-González, Heinrich Iro, Arif Janjua, Amin B. Kassam, Karen M. Kost, Danielle de Lara, Andrea F. Lewis, Josep Llach, José Luis Llorente Pendas, Gabriele Materazzi, Paolo Miccoli, Amir Minovi, David A. Moffat, Philippe Monnier, Luc G. T. Morris, Salil B. Nair, Piero Nicolai, Matthew O. Old, Christopher L. Oliver, James P. O'Neill, Bradley A. Otto, Cesare Piazza, Daniel M. Prevedello, Alejandro Rivas, Ashok Rokade, Laura Samarà Piñol, Kishore Sandu, Levent Sennaroğlu, Jatin P. Shah, Ashok R. Shaha, Ralf Siegert, Ryan J. Soose, Carlos Suárez, Holger H. Sudhoff, Theodoros Teknos, Betty S. Tsai, Isabel Vilaseca, Stefan Volkenstein, Ian J. Witterick, Andrew Wood, Johannes Zenk.

总主编及各篇主编

Senior Editor

Manuel Bernal-Sprekelsen, MD, PhD
Professor
Hospital Clinic
Department of Otorhinolaryngology
University of Barcelona
Barcelona, Spain

Section | Otology and Lateral Skull Base

John L. Dornhoffer, MD, FACS
Professor and Sam McGill Chair in Otology Research
University of Arkansas for Medical Sciences
Little Rock, Arkansas, USA

Stefan Dazert, MD
Professor and Chair
Department of Otorhinolaryngology, Head and Neck
Surgery
Ruhr University Bochum
Bochum, Germany

Section || Rhinology and Anterior Skull Base

Peter-John Wormald, MD
Professor
Department of Otorhinolaryngology, Head and Neck
Surgery
Queen Elizabeth Hospital
Woodville South, South Australia, Australia

Marc A. Tewfik, MDCM, MSc, FRCSC
Assistant Professor
Department of Otolaryngology, Head and Neck Surgery
Royal Victoria Hospital
Montreal, Quebec, Canada

Section ||| ~ V|| Complications of Head and Neck Surgery

Giorgio Peretti, MD
Professor
Department of Otorhinolaryngology–Head and Neck
Surgery
University of Brescia
Brescia, Italy

Ricardo L. Carrau, MD, FACS
Professor
Department of Otolaryngology–Head and Neck Surgery
The Ohio State University Wexner Medical Center
Columbus, Ohio, USA

编者名单

Hassan Arshad, MD
Assistant Professor
Department of Head and Neck
Surgery/Plastic and Reconstructive
Surgery
Roswell Park Cancer Institute
Buffalo, New York, USA

M. Demir Bajin, MD
Assistant Professor
Department of Otolaryngology
Hacettepe University Faculty of
Medicine
Ankara, Turkey

Manuel Bernal-Sprekelsen, MD, PhD
Professor
Hospital Clinic
Department of Otorhinolaryngology
University of Barcelona
Barcelona, Spain

José-Luis Blanch, MD, PhD
Hospital Clinic
Section of Oncologic ENT Surgery
Barcelona, Spain

Gabriela P. B. Braga, MD
Assistant Professor
Otology Neurotology
Santa Casa de Misericórdia do Rio de
Janeiro
Il Enfermaria de
Otorrinolaringologia
Rio de Janeiro, Brazil

Roberto Brusati, MD
Professor
Department of Maxillo-Facial
Surgery
University of Milan
San Paolo Hospital
Milan, Italy

Miguel Caballero, MD, PhD
Hospital Clinic
Department of Otorhinolaryngology
University of Barcelona
Barcelona, Spain

Rodrigo Cadore Malfado, MD
Research Fellow
Department of Neurosurgery
The Ohio State University Wexner
Medical Center
Columbus, Ohio, USA

Ricardo L. Carrau, MD, FACS
Professor
Department of Otolaryngology–
Head and Neck Surgery
The Ohio State University Wexner
Medical Center
Columbus, Ohio, USA

Giacomo Colletti, MD
Department of Maxillo-Facial
Surgery
University of Milan
San Paolo Hospital
Milan, Italy

Stefan Dazert, MD
Professor and Chair
Department of Otorhinolaryngology,
Head and Neck Surgery
Ruhr University Bochum
Bochum, Germany

Francesca Del Bon, MD
Department of
Otorhinolaryngology–Head and
Neck Surgery
University of Brescia
Brescia, Italy

Leo F. S. Ditzel Filho, MD
Clinical Fellow
Department of Neurosurgery
The Ohio State University Wexner
Medical Center
Columbus, Ohio, USA

John L. Dornhoffer, MD, FACS
Professor and Sam McGill Chair in
Otology Research
University of Arkansas for Medical
Sciences
Little Rock, Arkansas, USA

Richard Douglas, MD, FRACS, FRACP,
MRCP
Department of Surgery
University of Auckland
Auckland, New Zealand

Albert Elmaraghy, MD, FAAP
Department of Pediatric
Otolaryngology
Nationwide Children's Hospital
The Ohio State University Wexner
Medical Center
Columbus, Ohio, USA

Javier Gavilán, MD
Professor and Chairman
Department of Otolaryngology
La Paz University Hospital
Madrid, Spain

Michael B. Gluth, MD
Director
Comprehensive Listening Center
Division of Otolaryngology–
Head and Neck Surgery
University of Chicago
Chicago, Illinois, USA

David S. Haynes, MD, FACS
Professor of Otolaryngology,
Neurosurgery, and Hearing and
Speech Sciences
Neurotology Division/Fellowship
Program/Cochlear Implant Program
Director
Vanderbilt University Medical
Center
Nashville, Tennessee, USA

Jesús Herranz-González, MD, PhD
Complexo Hospitalario Universitario
A Coruña
Department of Otorhinolaryngology
University of Santiago de
Compostela
Santiago de Compostela, Spain

Heinrich Iro, MD, PhD
Professor and Medical Director
Hospital Clinic
Department of
Otorhinolaryngology–Head and
Neck Surgery
Friedrich-Alexander University
Hospital Erlangen-Nuremberg
Erlangen, Germany

Arif Janjua, MD, FRCSC
Endoscopic Sinus and Skull Base
Surgery
Vancouver General Hospital and
St. Paul's Hospital
Division of Otolaryngology–
Head and Neck Surgery
University of British Columbia
Vancouver, British Columbia, Canada

Amin B. Kassam, MD
Professor and Chair
Department of Neurosurgery
University of Ottawa
Ottawa, Ontario, Canada

Karen M. Kost, MD, FRCSC
Associate Professor
Department of Otolaryngology,
Head and Neck Surgery
Montreal General Hospital
Montreal, Quebec, Canada

Danielle de Lara, MD
Research Fellow
Department of Neurosurgery
The Ohio State University Wexner
Medical Center
Columbus, Ohio, USA

Andrea F. Lewis, MD
Assistant Professor
Department of Otolaryngology and
Communicative Sciences
University of Mississippi Medical
Center
Jackson, Mississippi, USA

Josep Llach, MD, PhD
Hospital Clinic
Endoscopic Unit IMDiM
University of Barcelona
Barcelona, Spain

José Luis Llorente Pendas
Department of Otorhinolaryngology
Hospital Universitario Central de
Asturias
University of Oviedo
Oviedo, Spain

Gabriele Materazzi, MD
Department of Surgery
University of Pisa
Pisa, Italy

Paolo Miccoli, MD
Department of Surgical Pathology
University of Pisa
Pisa, Italy

Amir Minovi, MD, PhD, MHA
Department of Otorhinolaryngology,
Head and Neck Surgery
Ruhr University Bochum
Bochum, Germany

David A. Moffat, BSc (Hons), MA
(Hon Cantab), MB BS, PhD, FRCS
Hunterian Professor of Surgery
University of Cambridge
Consultant in Neuro-Otology and
Skull Base Surgery
Addenbrooke's Cambridge
University Teaching Hospital
Cambridge, UK

Philippe Monnier, MD
Department of Otorhinolaryngology
–Head and Neck Surgery
Centre Hospitalier Universitaire
Vaudois – CHUV
Lausanne, Switzerland

Luc G. T. Morris, MD
Head and Neck Service
Department of Surgery
Memorial Sloan–Kettering Cancer
Center
New York, New York, USA

Salil B. Nair, MD, FRCS (ORL-HNS)
Consultant Rhinologist
Department of Otorhinolaryngology
Auckland City Hospitals
Auckland, New Zealand

Piero Nicolai, MD
Professor and Chairman
Department of
Otorhinolaryngology–Head and
Neck Surgery
University of Brescia
Brescia, Italy

Matthew O. Old, MD
Assistant Professor
Department of Otolaryngology–
Head and Neck Surgery
The Ohio State University Wexner
Medical Center
Columbus, Ohio, USA

Christopher L. Oliver, MD
Otolaryngology, Head and Neck
Surgery
Colorado Head and Neck Specialists
Centura Health
Denver, Colorado, USA

James P. O'Neill, MB, MRCSI, MD,
MBA, MMSc
Otolaryngology, Head and Neck
Surgery
The Royal College of Surgeons in
Ireland
Dublin, Ireland

Bradley A. Otto, MD
Assistant Professor
Department of Otolaryngology–
Head and Neck Surgery
The Ohio State University Wexner
Medical Center
Columbus, Ohio, USA

Giorgio Peretti, MD
Professor
Department of
Otorhinolaryngology–Head and
Neck Surgery
University of Brescia
Brescia, Italy

Cesare Piazza, MD
Spedali Civili of Brescia
Department of
Otorhinolaryngology–Head and
Neck Surgery
University of Brescia
Brescia, Italy

Daniel M. Prevedello, MD
Associate Professor
Department of Neurosurgery
The Ohio State University Wexner
Medical Center
Columbus, Ohio, USA

Alejandro Rivas, MD
Assistant Professor
Department of Otology and
Neurotology
Vanderbilt University Medical
Center
Nashville, Tennessee, USA

Ashok Rokade, MD, FRCS (ORL-HNS)
Rhinology Fellow
Royal Hampshire County Hospital
Winchester, UK

Laura Samarà Piñol, MD
Hospital Clinic
Department of Otorhinolaryngology
University of Barcelona
Barcelona, Spain

Kishore Sandu, MD
Head of Department
Otorhinolaryngology, Head and
Neck Surgery
Valais State Hospital – Centre
Hospitalier du Centre du Valais
Romand – CHCVR
Sion and
Centre Hospitalier Universitaire
Vaudois – CHUV
Lausanne, Switzerland

Levent Sennaroğlu, MD
Professor
Department of Otolaryngology
Hacettepe University Faculty of
Medicine
Ankara, Turkey

Jatin P. Shah, MD, PhD (Hon), FACS,
FRCS (Hon), FDSRCS (Hon), FRACS
(Hon)
Chief
Head and Neck Service
Department of Surgery
Memorial Sloan–Kettering Cancer
Center
New York, New York, USA

Ashok R. Shaha, MD, FACS
Professor of Surgery
Memorial Sloan–Kettering Cancer
Center
New York, New York, USA

Ralf Siegert, MD
Professor and Director
Department of Otorhinolaryngology,
Head and Neck Surgery
Prosper Hospital
Academic Teaching Hospital,
Ruhr University Bochum
Recklinghausen, Germany

Ryan J. Soose, MD
Director
Division of Sleep Surgery
Assistant Professor
Department of Otolaryngology
University of Pittsburgh School of
Medicine
Pittsburgh, Pennsylvania, USA

Carlos Suárez, MD, PhD
Department of Otorhinolaryngology
Hospital Universitario Central de
Asturias;
Instituto Universitario de Oncología
del Principado de Asturias
University of Oviedo
Oviedo, Spain

Holger H. Sudhoff, MD, PhD, FRCS,
FRCPath
Klinikum Bielefeld
Department of Otorhinolaryngology,
Head and Neck Surgery
Bielefeld, Germany

Theodoros Teknos, MD
Professor and Vice-Chairman
Division of Head and Neck Oncologic
Surgery
Department of Otolaryngology–
Head and Neck Surgery
The Ohio State University Wexner
Medical Center
Columbus, Ohio, USA

Marc A. Tewfik, MDCM, MSc, FRCSC
Assistant Professor
Department of Otolaryngology,
Head and Neck Surgery
Royal Victoria Hospital
Montreal, Quebec, Canada

Betty S. Tsai, MD
Assistant Professor
Department of Otorhinolaryngology
The University of Oklahoma Health
Sciences Center
Oklahoma City, Oklahoma, USA

Isabel Vilaseca, MD, PhD
Hospital Clinic
Department of Otorhinolaryngology
University of Barcelona
Barcelona, Spain

Stefan Volkenstein, MD
Department of Otorhinolaryngology,
Head and Neck Surgery
Ruhr University Bochum
Bochum, Germany

Ian J. Witterick, MD, MSc, FRCSC
Professor and Chair
Department of Otolaryngology–
Head and Neck Surgery
University of Toronto
Toronto, Ontario, Canada

Andrew Wood, BA, BM BCh
Department of Surgery
The University of Auckland
Auckland, New Zealand

Peter-John Wormald, MD
Professor
Department of Otorhinolaryngology,
Head and Neck Surgery
Queen Elizabeth Hospital
Woodville South, South Australia,
Australia

Johannes Zenk, MD, PhD
Professor and Deputy Medical
Director
Hospital Clinic
Department of
Otorhinolaryngology–Head and
Neck Surgery
Freidrich-Alexander University
Hospital Erlangen-Nuremberg
Erlangen, Germany

中文版前言

　　我们非常荣幸能够参与翻译《耳鼻咽喉头颈手术并发症》这本书。本书详细阐述了耳鼻喉科领域的多种常见手术及其在临床过程中可能出现的各类并发症。翻译的过程也是我们临床医师学习的过程。作为一名耳鼻喉科医师，应从本书中不断汲取他人经验，在临床及科研活动中增长自己的理解领悟能力，在围术期提前思考各种可能发生的情况，并对风险因素适时规避或妥善处理。对各类并发症要能够态度积极地迅速面对。常言道："授人以鱼不如授人以渔。"希望本书的内容能对耳鼻喉科医师的临床生涯起到指导性的作用。

序言一

在完成住院医师实习培训以及服兵役之后，我于 1967 年从卓越的头颈外科医师 John Conley 博士那里获得了奖学金。在我的住院医师实习生涯中，在头颈外科的手术训练机会并不多。因此，这个机会对于我意味着"补习知识"，我可以对自己所研究专业的各个领域进行新一轮的探索，并最终成为一名学术人士。

Conley 博士的实践在很多方面都很复杂。纽约纪念斯隆-凯特琳癌症中心的外科肿瘤医师均有私人诊所，而作为耳鼻喉科医师的 Conley 博士却没有。我们的门诊办公室距离进行手术的圣文森特医院有一段距离。Conley 博士遇到的一些复杂病例通常是长期被忽视的肿瘤，其中一些疾病已进行过手术及放射治疗。那时还没有化学治疗的方法，重症监护室和非延迟带蒂皮瓣技术也尚未出现。

手术医师对可能影响其手术操作成功与否的各种因素承担着最基本的职责，因而在通常情况下并发症被认为是头颈外科手术中不可避免的一部分。我们需要与裂开的伤口和瘘管做斗争，尤其是有放疗史的患者，因为他们基础情况较差。我仔细观察 Conley 博士的治疗方式并参与协助，之后在他的帮助下我获得了奖学金。在医院里，我花费很长的时间包扎伤口、防治并发症，并保证患者的其他状况如同并发症一样都可以得到治疗。

医师对患者的术后照顾负有主要的职责。为了提高患者救治的希望，实现其家人对我的期许，我对并发症有了更深入的研究。

我分析这些病例发现，总结这些经验是一项具有促进性和教学性的过程。我花费很长时间分析每个病例，研究如何使得治疗手段更加完善。随后我意识到，即使并发症的发生归咎于手术室操作的错误，但事实上这终究是一个多因素导致的问题。

很快我认识到，对并发症的预防从第一次与患者见面时就开始了。例如，虽然我们很容易识别营养不良的患者，但我们从未认为补充营养是治愈过程的重要因素。然而我意识到了它的重要性，并开始将补充营养放在治疗的首位。众所周知，吸烟具有危害性并可导致癌症，但是我们并没有对其可能影响小血管及其对治疗的负面影响有更多思考。

在仔细研究分析这一过程之后，我总结了很多新的预防并发症的方法，其中许多与手术技术有关。在不久的将来，我们的生活将因 Bakamjian 博士的胸三角皮瓣变得更好，这一发明可以将伤口立即重建。然而在以前，在关闭伤口之前患有口咽部骨瘤则会影响颈部的愈合。

研究并发症的预防花费了我整整 40 年的手术生涯。在跨越如此长时间的研究中不可能没有并发症的发生，然而最终我必须说，我们可以将其发生减少到最低程度。我有幸训练了 150 多位住院医师和无数的头颈外科同事，来帮助他们预防并发症而并非治疗并发症。

我要祝贺曼努尔·博纳尔-斯普雷克尔森教授以及编写本书的卓越的专家团队，他们围绕该领域的各个专业研究探索并发症的治愈，我由衷佩服他们的勇气。虽然本书主要的特点是诊断和治疗并发症，但我确信，更要强调的是本杰明·富兰克林的"预防为主，治疗为辅"这一箴言。

这本书对于耳鼻咽喉头颈外科是一项重大的贡献，我希望本书可以获得读者的认可。

尤金·N. 迈尔斯

（杭伟 李珊珊 译）

序言二

很荣幸我们能够被邀请来为这本有关耳鼻咽喉头颈部手术并发症的著作写序，之前有关该内容的医学专著还是在50年前出版的。因此，这本《耳鼻咽喉头颈手术并发症》填补了该部位(不包括面部整形美容手术)并发症检查规范的重要空白。

本书内容综合涵盖了中耳、内耳及鼻窦，内镜颅底外科手术，气道管理，喉切除术，唾液腺和甲状腺手术等。这是一本非常实用的临床参考书。

本书特点如下：

• 本书由国际上该领域权威专家共同编写，在每一个章节均分享了临床的提示、技巧、精华与经验。

• 本书内容易学易懂，包括每种并发症的定义、后遗症及发生率，术中最常出现的问题、避免其发生的提示以及控制技巧。

• 本书基于当前科学的循证医学方法。

• 本书配有360余幅彩色术中照片、内镜图像以及注释，可以帮助读者更加形象地理解每一例手术存在的问题和解决方案，包括翻修手术。

随着耳鼻喉及神经外科手术团队的壮大，除鼻内镜手术之外更加复杂的手术，如前颅底手术均已开展，这本书也涉及此类手术相关并发症的内容。本书对预防和处理耳鼻咽喉头颈手术中可能出现的问题提供了解决方法。

我们相信本书必将成为耳鼻咽喉头颈外科医师必不可少的参考指南。

沃尔夫冈·斯坦纳

大卫·霍华德

(杭伟 李珊珊 译)

前　言

上一本有关全面解决耳鼻咽喉头颈外科手术并发症的书已经出版许多年了。

即使是经验丰富、技术优良的手术医师，也不能完全避免术中及术后并发症的发生。并发症并不一定是由外科医师或手术引起的，有时它们是由潜在的疾病本身引起的。例如胆脂瘤造成的水平半规管外淋巴瘘、良性肿瘤造成的颅底侵蚀或颈淋巴结转移浸润血管造成的颈动脉破裂等，都不是手术直接造成的，而是患者之前的原有疾病导致的。

不论这些并发症是外科手术直接引起的还是由疾病本身引起的，我们都应该将其展现给医师或者其他读者，而且本书描述的许多病例来自于我们自己的临床实践。此外，作为主编，我很高兴能够得到参编者的积极响应，他们立即接受了邀请并详细地撰写了每一章节。

不论并发症是由医生自身操作或者是由其他原因造成，作为一位外科医师都要从并发症中不断学习并获取经验。因此，这本书的初衷是尽可能多地展示耳鼻咽喉头颈外科手术在围术期的风险来源。此外，我们提供了一些临床"精华要点"以及对于初学者在如何提高手术技巧、加强围术期管理、保证患者安全方面的建议。当然，这些建议对于有经验的外科医师而言也是很有益的。

处理并发症将继续成为我们职业生涯的一部分，无论患者还是医师都必须面对这一问题。作为医师，我们要能够接受并发症导致的后果，从中吸取经验，学习正确的方法。

我们希望这本书能够在如何将并发症的发生控制到最低程度方面为读者提供实用的建议。当并发症发生时，临床医师将以迅速和正确的方法来应对，以避免更加严重的后果发生。

曼努尔·博纳尔–斯普雷克尔森

里卡多·L. 卡罗

斯特凡·达泽特

约翰·L. 道恩霍夫尔

乔治·佩雷蒂

马克·A. 特菲克

彼得–约翰·沃玛德

（杭伟　李珊珊　译）

目　录

第 **1** 篇

耳与侧颅底

第 1 章
外耳和外耳道

R. Siegert, S. Volkenstein, S. Dazert

耳廓成形术和外耳手术

简介

外耳的畸形,特别是招风耳是头颈部最常见的畸形,约占人群的 5%。因此,耳廓成形在面部整形中是最常见的一道程序,而且这项手术往往在儿童时期进行。据报道,德国每年有 23 000 例耳廓成形术(也就是每 10 万人中就有 30 个人做耳廓成形术)[1]。而且,这几乎是唯一在儿童患者中进行的整容手术,通常是在孩子还没注意到他们"与众不同"时,父母就要求为孩子做。耳廓成形术有一些自己独特的特点。

耳廓成形术因其有着超过 20%的矫正率[1],所以在面部整形中成为矫正率最高的手术。没有数据可以解释这些高得让人无法接受的并发症发生率,所以我们可以推测手术的风险在很大程度上被低估了。虽然一些并发症(如软骨膜瘤、耳血肿、瘢痕)也可以发生在其他情况下,但是它们的发生确实和耳廓成形术有关。在耳廓成形术的文献中能找到 100 多种不同技术,这表明还没有发现任何单一的外科技术可以治疗所有不同形式和不同程度的招风耳和其他形式的畸形[2-4]。耳科手术必要的经验和对患者个体解剖学的调整是可预见的降低并发症发生率的关键。这对没有因面部"异常"而有任何心理压力的儿童更重要。对于最常见的耳科手术——治疗招风耳的耳廓成形术,我们将与 5 种其他手术技术进行区分:4 种标准方法和我们自己的结合技术。

招风耳矫正技术回顾

缝合技术

Mustarde 在 1960 年[5]、1963 年[6]和 1967 年[7]报道过这项技术。它只适用于耳软骨薄且软的病例。我们发现,这种方法常引起外耳与对耳轮的非正常转化,耳舟里有一些柔软的无法清楚辨认的耳廓,偶尔有一些过度代偿的耳轮,从正面看,像要沉到对耳轮的后面,这就是所谓的"隐藏耳轮"。

塑形技术

1963 年,Stenström 介绍过这项技术[8],类似的技术同一年被 Ju 等[9]、Crikelair、Cosman[10]和 Chongchet[11]报道过,他们使用的是耳廓后手术入路和耳舟切口。Stenström 技术的风险性在于对前软骨的单盲评分,这会导致无法维持对耳轮折叠的精确控制。过度的表面磨损可能带来难以控制的外耳廓的损伤、严重的耳畸形和耳棱角。这项技术还可以带来严重的并发症,尤其是当过多切除耳廓后的皮肤时。

缝合和塑形技术

在 1955 年和 1963 年 Converse 和他的同事介绍过这项技术[12,13]。同样,对软骨不正确的评分会造成边缘损伤和畸形。而且,过度切除耳后皮肤可导致耳离乳突太近以及颅耳角变得太小。

耳甲挫位矫正

该手术方式由 Furnas 于 1968 年提出[14],目的是为了矫正耳甲腔的增生。通过耳廓后切口,取出耳甲软骨和乳突平面丰富的结缔组织,将耳廓软骨面向头位旋转移位。将乳突缝合至骨膜,通过该术式得以保护耳廓。

结合技术

因为个体解剖不同,我们建议将这些技术结合。这样可以使畸形得到矫正,使改变软骨的形状和位置的力量分布在各种相关的结构,并可以协调耳廓的各解剖单位。为了完善这项技术,应注意所有解剖和畸形的术前完整分析并制订一套完整的计划(表 1.1)。

并发症

除了医源性的失误,还有一些正规手术不可避免的并发症,包括早期并发症(发生在术后 14 天内的并发症)和晚期并发症(术后两周后的并发症)(表 1.2)。

早期并发症

疼痛

因手术创伤,术后疼痛在一定程度上是很正常的。耳廓是固定的,所以疼痛会比较轻,但是个体疼痛感知范围是很广泛的。剧烈的疼痛可能是其他问题,例如血肿和感染的重要征象。

难以忍受的疼痛需要立刻处理。术后第 1 天和第 2 天的疼痛可以用止痛药来治疗。为避免难以忍受的疼痛,应尽量防止血肿和感染。出现有疑问的与病情不相符的疼痛时需要不断进行控制。如有明确适应证,下文描述的早期翻修可避免严重的后遗症。

表 1.1　矫正招风耳

畸形	特点	技术
对耳轮发育不全	软骨很软	缝合
	均匀	缝合和后划痕
	有力	缝合和前划痕
空腔增生	对耳轮高	空腔旋转
耳垂突出	组织绷紧或过多	褥式缝合
		轻微的皮肤切除术

表 1.2　早期和晚期并发症

早期常见并发症	晚期特殊并发症
疼痛	缝合突出
血肿	瘢痕疙瘩
感染	外耳道狭窄
压疮	恶性结果

继发出血和血肿

- 少量的继发出血可以通过冷敷和压力绷带止血。如果使用冷敷,只需敷一小段时间,以避免压疮的形成。
- 塑形技术后可在前耳的皮肤下和软骨之间形成血肿。这时可以用一小块纱布缝合来复位抬起的皮肤,重建耳廓。
- 如果压力不充分,伤口会裂开。出血的血管被显露出来,应进行结扎或凝血。如果出血不能停止,可使生物材料 [例如 Tabotamp（Ethicon Inc., Somerville, NJ, USA）或纤维蛋白胶]应用到伤口中。

> **注意**
>
> 术后出血的最好"治疗"方法就是术中仔细止血。除此之外,将一个小的引流口留置 1 天将有助于避免血肿。

过敏

手术前可能不知道患者对缝合材料或药膏过敏。虽然这种情况很少见,但过敏可通过临床上的细心照顾来避免。运用药膏和皮质类固醇会减轻过敏反应。对于比较严重的过敏反应可全身性应用皮质类固醇。

感染

耳廓成形术应该是无菌手术,所以不需要抗生素预防感染。不过,围术期抗生素预防可减少感染发生率。抗菌药膏[如 Betadine（聚维酮碘）,Mundipharma Laboratories Gmbh, Basel, Switzerland] 和高浓度抗菌药(如克林霉素)应立即应用于软骨,因为软骨几乎没有细胞保护机制。

压疮和坏死

前耳的皮肤是整个身体最薄和最容易受攻击的。而且,它紧贴着软骨,软骨无血运所以不能给特殊情况的皮肤提供"帮助"。来自血肿和绷带的压力会使血运终止,甚至在几小时后导致坏死。预防措施包括上述的避免和治疗血肿,以及通过绷带给耳廓皮肤足够的压力。我们用药膏小心地覆盖耳廓表面,并用多块纱布塑造其轮廓。为了提供保护,我们把泡沫敷料用带子捆扎在耳廓上避免其移位。还有一种泡沫塑料帽可以搭配捆绑的泡沫敷料,以减轻外界对耳廓的压力(Spiggle & Theis Medizintechnik Gmbh, Overath, Germany)。

一旦坏死发生,就不会是小的和易于治疗的组织。2~3mm 的坏死可能会直接愈合,否则,要将坏死组织移走,并对耳廓的缺口根据个人情况进行修补。我们已经在其他文献中对这项技术进行了更详细的描述[15-20]。

晚期并发症

晚期并发症比早期并发症更常见。在没有任何医疗失误的情况下,也可发生晚期并发症。受皮肤很薄的前耳廓这一解剖结构影响,会带来很长一段时间的肿胀,有时会持续几个月。

缝合瘘和肉芽肿

关于是否缝合以及如果要缝合应采用什么方式一直存在争议。如果一项技术不仅仅依赖塑形(即缝合技术),那么术者应清楚缝合的目的和机制。软骨的缝合是为了重塑和稳定。因为软骨组织成分较特殊,所以其纤维重塑过程会比较慢。胶原蛋白重塑稳定下来需几个月的时间。这比所有非永久性缝合所需的再吸收时间都要长。如果缝合再吸收的状态不稳定,那么软骨可能回到以前的畸形。

避免类似这种情况发生的唯一办法就是使用永久缝合。否则,依据软骨承受的压力会再复发。如果复发,我们就进行永久缝合,而且我建议在大多数情况下都这么做,用软组织充分地覆盖。这只能通过耳前薄皮肤下软骨的不全层缝合和非张力耳后相关厚皮瓣缝合来实现。如果缝合是暴露的或导致了局部刺激或感染,那么它们就应该被移除。应仔细清理伤口并移除肉芽组织,同时结合局部抗菌治疗(如新霉素 B)。

外耳道狭窄

如果手术是在耳前的方向进行的,那么外耳道的入口会变得很窄。为避免这种情况,最好用旋转缝合将耳廓拉向前上方。如果没有这么做,很可能会发生外耳道入口狭窄。这是由耳甲软骨被推入外耳道造成的。移走软骨和皮肤后才能扩大外耳道口。

在狭窄的顶点做一 H 形皮瓣中心切口(图 1.1)。做两个 U 形皮瓣用于暴露软骨。移走一个新月形的软骨,适度修剪皮瓣,在适当的位置缝合。这个小手术大多数情况下都在局麻下进行。

肥厚性瘢痕和瘢痕疙瘩

肥厚性瘢痕是以前伤口上增厚的伤疤。瘢痕疙瘩预示伤疤上非限制性增生。它们会变得很大,外形像肿瘤并破坏周围的软骨(图 1.2)。有时这种情况在手术后几年发生。

许多因素都会影响瘢痕,但是任何一种解释都不是唯一的解释[21]。危险因素有种族倾向(常见于黑人和亚裔),伤疤上的张力会使其比正常伤口多产生 12 倍的胶原,比肥厚性瘢痕多产生 3 倍的胶原。伤口和炎症的位置(常见于耳、胸和肩)会刺激生长因子的释放。这些因素在某种程度上都受手术者的影响。

> **注意**
> 避免伤口高张力的形成是非常重要的。耳廓的位置不应依靠皮肤缝合而是靠软骨的塑形。多余皮肤的切除应按传统方式进行,皮肤的皱褶会随着时间变平。

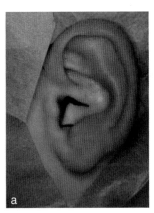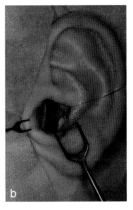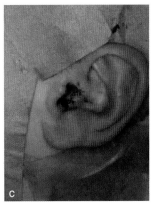

图 1.1 外耳道狭窄的治疗。(a)呈 H 形皮瓣,通过狭窄尖端正中切开,其余两条腿平均地切开到外耳(未显示)。(b)U 形掀开。(c)修整皮瓣,切除一块新月形软骨后向后缝合。

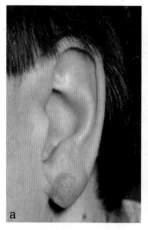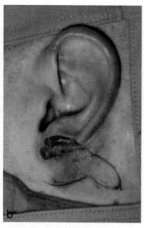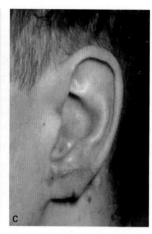

图 1.2　大的复发性耳垂瘢痕疙瘩（另一个组织部分切除术后）。(a)切除前。(b)切除后。(c)切除后，用一个向前带蒂皮瓣自身折叠(Gavello 瓣)。

已提出多种瘢痕疙瘩的治疗方案，大多数都没有充足的证据，而且到目前为止都没有建立动物模型用实验方法来研究瘢痕疙瘩的进展[22]。

药物治疗

渗透丝裂霉素 C、他莫西芬柠檬酸盐、维 A 酸衍生物和其他维生素 A 衍生物、他克莫司、苯烷基胺钙通道阻滞剂、血管内皮生长因子、肝细胞生长因子、转化生长因子 β、甲氨蝶呤、6-磷酸甘露醇、白细胞介素-10、抗组胺药或肉毒杆菌毒素，这些都是缺乏长期临床控制和跟进的方法[23]。在这些注射剂中，类固醇是唯一可应用于瘢痕治疗的药物。我们选择在瘢痕移除后立即在伤疤周围注射曲安奈德(去炎舒松 40mg)，每 6 周一次持续 6 个月。不过，单独注射通常不能完全去除瘢痕，所以外科手术是一种可选择的治疗方法。使用冷冻技术、激光治疗或射频技术的所谓微创疗法还并未证实有可靠且良好的长期结果。

手术治疗

虽然瘢痕的手术治疗是一种选择方法，但是尚不清楚其根除的彻底性。可控的临床证据支持边缘性及彻底性手术切除。我们对初发的瘢痕往往切除得不是很彻底，如果患者是瘢痕体质或复发性瘢痕，则切除得更彻底。在个别病例中甚至需要切除部分外耳。

瘢痕切除后，伤口边缘不能有任何张力，这一点至关重要。因此我们从腹股沟部位获取一块很厚的皮肤移植到伤口处。另外，我们用一层薄的纤维蛋白来黏合移植皮肤与伤口表面，以避免突然的剪切运动，利用泡沫支撑将它压在伤口上，维持一周。或者也可以使用一些局部皮瓣来覆盖伤口，但是必须确保避免伤口张力。如上所述，手术结束后注射类固醇。

• 术后放射治疗[24]多年以来一直存在争议。如果应用的话，建议进行表浅 X 线照射，总剂量为 10~25Gy。放射治疗应该从手术当天开始，或者最晚从手术后第一天开始。尽管没有报道过与这种表浅低剂量辐射相关的副作用，但我们还是不建议对首发瘢痕及年轻患者进行此治疗。

• 术后可能需要硅箔及压力性绷带，但这两者具有弹性或磁性，不容易固定在外耳的瘢痕上。

美观效果不佳

虽然即使是最有经验的医生也不能确保效果美观，但多数令人不满意的结果是由不恰当的技术造成的，而且这是可以避免的。美观效果不佳的治疗很具有挑战性。治疗方法包括：对复发的二次手术及对软骨组织的轻微修复，软骨组织的仔细修复成形，用颞肌筋膜覆盖周围边缘以及软骨组织的调整(图 1.3)以完成外耳的重建(图 1.4)。针对这些困难和个性化挑战，为了得到更好的临床效果，医生必须具备丰富的外耳重建手术经验。

外耳道手术

针对不同适应证及不同的患者，外耳道的手术有许多种。各种病例包括：畸形，外耳或外耳道的闭锁(EAC)，外生骨疣，外伤、炎症和术后综合征(如变钝或狭窄)，以及良性和恶性肿瘤。因此，为了预防不良后果及并发症，麻醉的类型、术前检查准备、影像及需要的组织移植均要因人而异。

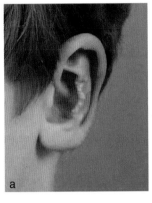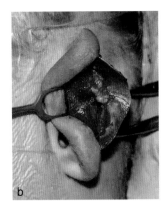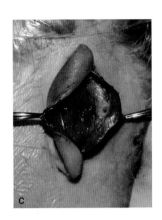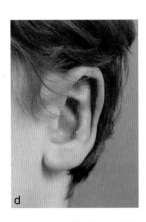

图 1.3 其他医院完成的耳廓成形术后效果不佳。(a)对耳轮损伤。(b)开放暴露。(c)仔细地重塑软骨,用游离颞肌筋膜调整覆盖的边缘。(d)修复后结果。

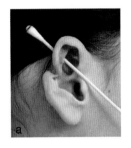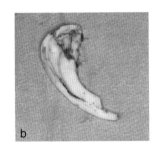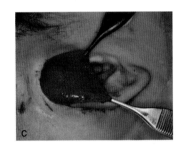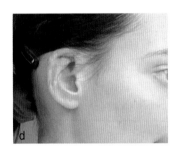

图 1.4 另一家医院进行耳廓成形术后的灾难性后果,软骨和中央穿孔。(a)重建前的情况。(b)自体肋骨雕刻出的耳框架。(c)颞肌表面筋膜覆盖自体框架。(d)综合修复后结果。

一般手术指南

麻醉

成人患者多数的 EAC 手术都是局部麻醉。然而,我们多数的耳部手术都进行全麻。为了减少术中出血,建议对所有的患者进行局部麻醉(2%利多卡因混合 1:200 000 肾上腺素)。为了使局麻有效,至少在手术之前 15 分钟进行注射。

抗生素

EAC 手术可能与复发性中耳炎或外耳道皮肤的慢性感染有关,所以需要应用单一抗生素(即静脉应用头孢呋辛或 Cotrimoxazol)作为伤口感染的围术期预防。

手术通道

无论何种手术,为了得到合适的手术通道及术后护理,需要更宽的通道和外耳道照明。经外耳道切口是治疗 EAC 最常见的方法[25]。这种方法只需要一种小的无创切口,通常需要先对 EAC 的情况了解清楚。潜在的困难包括视野不充分, 或者仪器不易进入病灶,尤其是前面的病灶。为了提供前角度充分的视野以及加大对外耳道皮肤的保护,这些病例建议使用耳廓后方法[26]。

Hildmann 和 Sudhoff[27]描述了两种增大外耳道入口的有效方法:制造一个更靠上的皮瓣,将它折入外耳道的水平切口,或者制造一个带蒂的皮瓣旋转入内切口。通过移除后周长的骨边缘可以获得额外空间(明显的耳道棘或鼓鳞裂)。

增宽外耳道之前移除部分 EAC 可能有助于得到空间以进行更全面的准备,并且通常对皮肤生存力不会有害。ECA 应增宽至整个鼓膜包括鼓膜环可见。

切除及移植

切除过程中必须通过充分的冲洗来避免心脏及 ECA 骨的损伤。坏死骨区域应切除,剩余健康骨,然后用厚的皮瓣盖住。EAC 手术结束时所有的骨都应用软组织覆盖。我们通常建议使用 10 号刀片(Hildmann,

个人资料)来获取外耳后方的皮瓣。

为了使皮瓣整合入外耳道，预防早期术后狭窄，建议用硅箔或泡沫胶覆盖 EAC 3~4 周。这将有助于减少术后水肿及肉芽肿形成。为了防止持续肉芽组织形成，局部应用酒精可能有效[28]。伤口愈合后至少 6 周不能接触水。

术中挑战

为了预防鼓膜、面部神经、颈静脉、颞下颌关节(TMJ)损伤，术前计算机断层摄像(CT)可能有助于检查骨侵蚀程度或组织狭窄程度。

骨 EAC 可能会由于钻头的使用而拓宽，软骨膜细胞长出来之后可得到修复。因此建议软骨细胞打开后用软骨芯片或软骨膜覆盖。

TMJ 位于 EAC 的前面至中间部分，邻近前膜。TMJ 进入 EAC 会形成疝，这是耳科手术的一种并发症[29]。软组织进入 EAC 形成疝的连接处，在术中打开后，应用软骨，最好是骨芯片(不是软组织)通过遮垫技术将缺陷部位覆盖住。由于闭嘴及咀嚼时压力较大，此疝的复发率很高。缺陷变大后很难控制。其结果可能是与鼓膜相通的永久性疝，以及张嘴时声音很大。将 EAC 牢固固定至少 3 周能使覆盖区域愈合。颈部气肿是进入 TMJ 后一种很少见的术后并发症，文献中有所描述[30]。

术后挑战

耳内或耳后切口由于瘢痕收缩可能会使 EAC 入口变窄。我们建议在耳部慢性炎症的所有手术程序期间进行耳道成形术，如上所述。

术后并发症经常源于覆盖材料的组织完整性不好，例如组织或软骨膜裂开造成耳漏、硬皮形成及臭味[31]。将覆盖材料从 EAC 移去之后可能仍会有耳垢潮湿伴随骨外露及粗糙组织。建议患者在门诊进行后续清理及局部治疗，同时每天数次使用吹风机来使耳朵干燥，每次吹 5 分钟，同时避免接触水。EAC 的术后狭窄及粘连大都需要再次手术。应将纤维及瘢痕组织除去，然后用自体皮瓣覆盖上皮缺陷。在一些特定病例中，永久性支架可能会预防术后外耳道的狭窄[32]。

鼓膜角的完整或准确重建在中耳手术中需要特别的注意，在 EAC 的手术中也同样如此。由于钝化的风险，应尽量减少这一区域的操作及手术。钝化是由鼓膜角的瘢痕及纤维组织形成的，其形成造成了鼓膜

与 EAC 前膜钝角的形成。利用所谓的覆盖技术重建鼓膜之后，钝角是一个常见的问题[33]。如果必须进行鼓膜角的重建，那么小的自体厚皮瓣应能边对边地准确覆盖住角的区域，以避免上皮折叠入皮下层进而导致中耳炎[34]。但是如果钝化问题无法用这种技术解决的话，建议给患者提供植入性助听器来克服气骨导差[35]。

耳部手术之后 EAC 中耳炎的发展大都表现为沿切口线的上皮囊肿[36]。应使用刀片将这些囊肿彻底清除，以避免其向深部扩散。应对患者进行随访，直至伤口痊愈。

外耳道并发症

狭窄

根据形态学，EAC 狭窄可分为骨性狭窄和软组织狭窄；根据来源，EAC 狭窄可以分为先天性狭窄、术后狭窄、炎症导致的狭窄以及外伤后狭窄。

骨瘤及骨疣

EAC 的单个骨瘤与外耳道的多个骨疣(图 1.5)被认为是两种不同的情况。这些病变表现都不会累及鼓膜。利用钻头及凿子可以清除它们。有经验的医生很少伤及外耳道皮肤，并且能将疣一次去除。然而，这一操作伤及面部神经、中耳或内耳结构的风险很大。应仔细清除覆盖的皮肤，可能在手术的最后要用皮瓣置

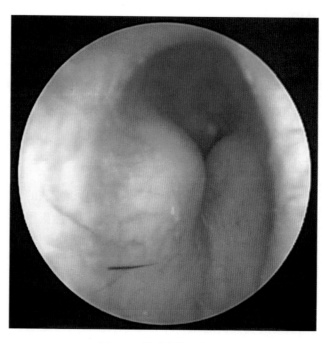

图 1.5　外耳道外生骨疣。

换。使用钻头时如果操作不迅速可能有除去皮瓣的风险。建议使用大的金刚石钻针除去外生骨疣,拓宽外耳道。手术的最后,应将包括整个周长在内的鼓膜显露出来。处理中间骨疣时有打开中耳、伤及鼓膜的风险。在这些病例中,可以通过覆盖技术使用颞肌筋膜、软骨膜或软骨组织来覆盖伤口。一旦由于钻针触及锤骨引起内耳的噪声性创伤,应立即按照指南给患者静脉注射激素以防止急性感觉神经性听力丧失。严重的并发症(内耳创伤、面部神经麻痹)很少发生,约10%的患者可发生轻微的并发症(中耳敞开、TMJ 囊外露、愈合延迟)[37]。

　　EAC 术后并发症是对患者健康生活质量产生负面影响的最重要因素。因此,只有有明确症状的患者才能进行手术[38]。经过术后 15 年长期随访,91 例外耳手术有 8 例发生外生性骨疣复发[39]。除了术后禁止接触冷水[40]及术后长期外耳道包裹之外,没有别的因素能影响复发。

获得性狭窄或闭锁

　　复发性急性、亚急性或慢性 EAC 感染可能会导致皮肤增厚(一开始在皮下层)及随后的肉芽组织形成,这使得 EAC 通道变窄或闭锁(术后狭窄,图 1.6)。创伤后由于骨片闭锁也可能发生这一现象。

　　纤维组织及骨碎片可以经外耳道或内部切口去除。所有增厚的组织都必须去除以防止疾病复发。上皮缺损应用耳后皮瓣覆盖。EAC 获得性闭锁手术的主要并发症是复发,可见于大约 40% 的患者[41]。

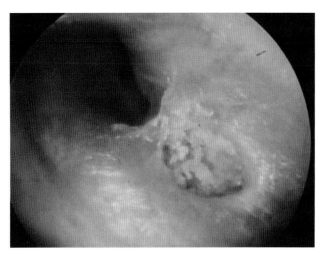

图 1.7　外耳道无菌性坏死。

外耳道无菌性坏死及胆脂瘤

　　EAC 的无菌性坏死(图 1.7)及胆脂瘤(图 1.8)可以解释为同一病理组织的不同阶段。在这一疾病期间,上皮细胞长成骨的无菌性坏死,同时残留碎片及增生上皮,导致继发胆脂瘤[42,43]。这一潜在的状况是由反复的轻伤及减弱的微循环导致的[44]。它很少是先天的,通常发生于中间部分至外耳道。未发生于前部的 EAC 病变表明这一疾病的继发形式,例如,在 EAC 的异位性癌症患者中,朗格汉斯细胞增多症完全恢复数年之后,这一疾病被认为是癌前病变及这种少见疾病的晚期并发症[45]。在外伤或者经常是在耳部手术之后可能会发生 EAC 胆脂瘤,同时鼓膜是完整的[46,47]。

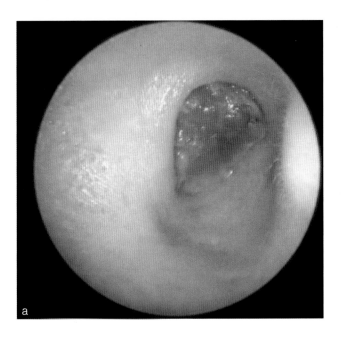

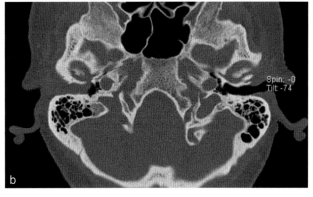

图 1.6　外耳道炎症后纤维化。(a)耳镜观。(b)CT 扫描。

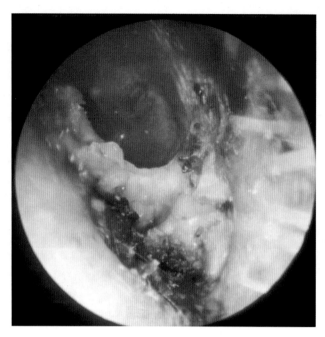

图 1.8　外耳道胆脂瘤。

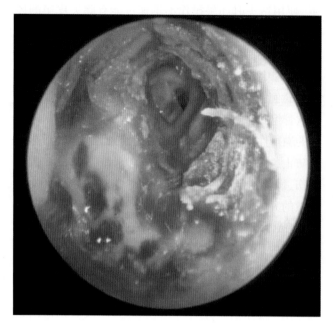

图 1.9　坏死性外耳炎。

小的胆脂瘤或坏死区域可以切除。受影响的骨应该用金刚石钻针磨滑并用皮瓣覆盖,或者乳突细胞打开时用软骨膜或软骨组织覆盖。

恶性(坏死性)外耳炎

恶性外耳炎是一种少见的累及耳内骨及颅骨的炎症,通常发生于伴有潜在的威胁生命的局部骨侵蚀并发症的免疫复合型患者。最常见的病原是绿脓杆菌。耳漏、疼痛(夜间)及 EAC 的肉芽组织形成是恶性外耳炎的特点(图 1.9)。

除了纠正免疫紊乱,长期全身性抗生素治疗均是必需的。当疾病扩展或保守治疗无效时,应进行手术治疗[48]。死骨及脓肿可通过手术治疗,并且大都需要扩大性手术。扩大性手术的风险在于使健康骨暴露于持续性感染,可能会导致疾病的进展[49]。23 位患者经优化药物治疗,头部神经损伤不影响患者的生存率,所有面部神经轻微麻痹的患者都恢复了正常功能[50]。

恶性肿瘤

EAC 的恶性进程是恶性肿瘤,血性耳漏是其特征性症状。由于诊断晚,周围结构在诊断时已被侵袭。侵袭骨比侵袭软组织预后更差。不完全性骨切除或未进行手术的患者预后非常差[51]。

这些肿瘤可能需要扩大性手术治疗(图 1.10)。对

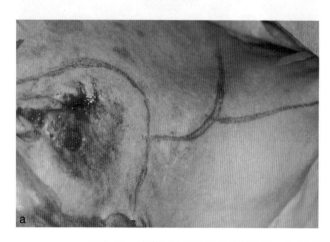

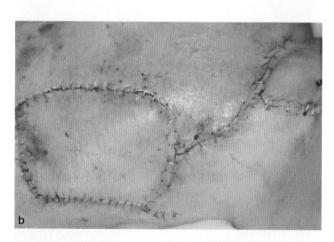

图 1.10　肿瘤切除后的组织缺损重建。(a)外耳道鳞癌及预期的手术边缘。(b)前臂游离皮瓣重建。

于进行岩锥切除术后外耳道闭锁（如脂肪组织）的患者，所有的鳞状上皮都需要去除以预防胆脂瘤的发生。外科消融可能累及广泛的皮肤结构及耳廓、腮腺、下颌骨等。用多个带蒂皮瓣进行重建，更大的缺损则需要用前臂游离皮瓣[52]。所有的患者都需要进行行术后放射治疗。因此，外耳的重建是很困难的。需要术后假体的病例，应在放射之前植入骨锚，以使钛螺钉完全旋入骨内[53]。

（何京川　张雅娜　译）

参考文献

1. Korczak D. Schönheitsoperationen: Daten, Probleme, Rechtsfragen. Bericht an die Bundesanstalt für Ernährung und Landwirtschaft, 2007
2. Weerda H, Siegert R. Complications of otoplasty and their treatment. [Article in German] Laryngorhinootologie 1994;73(7):394–399
3. Weerda H, Siegert R. Complications in otoplastic surgery and their treatment. Facial Plast Surg 1994;10(3):287–297
4. Weerda H, Siegert R. Die Ohrmuschelplastik und die Behandlung der Komplikationen. In: Bull AR, ed. Aesthetic Facial Surgery, 175–189, 1999
5. Mustardé JC. Effective formation of antihelix fold without incising the cartilage. In: Wallace J, ed. Transaction Int Soc Plast Surgeons, Baltimore: Williams, 1960
6. Mustardé JC. The correction of prominent ears using simple mattress sutures. Br J Plast Surg 1963;16:170–178
7. Mustardé JC. The treatment of prominent ears by buried mattress sutures: a ten-year survey. Plast Reconstr Surg 1967;39(4):382–386
8. Stenström SJ. A "Natural" Technique for Correction of Congenitally Prominent Ears. Plast Reconstr Surg 1963;32:509–518
9. Ju DMC, Li C, Crikelair GF. The Surgical Correction of Protruding Ears. Plast Reconstr Surg 1963;32:283–293
10. Crikelair GF, Cosman B. Another Solution for the Problem of the Prominent Ear. Ann Surg 1964;160:314–324
11. Chongchet V. A method of antihelix reconstruction. Br J Plast Surg 1963;16:268–272
12. Converse JM, Nigro A, Wilson FA, Johnson N. A technique for surgical correction of lop ears. Plast Reconstr Surg (1946) 1955;15(5):411–418
13. Converse JM, Wood-Smith D. Technical details in the surgical correction of the lop ear deformity. Plast Reconstr Surg 1963;31:118–128
14. Furnas DW. Correction of prominent ears by conchamastoid sutures. Plast Reconstr Surg 1968;42(3):189–193
15. Siegert R. On the surgical technique for auricle reconstruction. [Article in German] HNO 2006;54(10):737–741
16. Siegert R, Magritz R. Reconstruction of the external ear. [Article in German] Laryngorhinootologie 2007;86 (Suppl 1):S121–S140
17. Siegert R, ed. Auricular Reconstruction. Facial Plastic Surgery 25, 2009
18. Siegert R, Weerda H, Magritz, R. Basic techniques in autogenous microtia repair. Facial Plastic Surgery 2009;25(3):149–157
19. Siegert R, Magritz R. Special Reconstruction Techniques for Special Circumstances. Facial Plastic Surgery 2009; 25(3):204–211
20. Siegert R, Magritz R. Autologe Rekonstruktion schwerer Fehlbildungen und Defekte der Ohrmuschel. Journal für Ästhetische Chirurgie 2010;3:67–74
21. Crockett DJ. Regional keloid susceptibility. Br J Plast Surg 1964;17:245–253
22. Leventhal D, Furr M, Reiter D. Treatment of keloids and hypertrophic scars: a meta-analysis and review of the literature. Arch Facial Plast Surg 2006;8(6):362–368
23. Viera MH, Amini S, Valins W, Berman B: Innovative therapies in the treatment of keloids and hypertrophic scars. J Clin Aesthet Dermatol 2010;3(5):20–26
24. Fruth K, Gouveris H, Kuelkens C, Mann WJ. Radiofrequency tissue volume reduction for treatment of auricle keloids. Laryngoscope 2011;121(6):1233–1236
25. Rauch SD. Management of soft tissue and osseous stenosis of the ear canal and canalplasty. In: Nadol JB Jr, Schuhknecht HF, eds. Surgery of the Ear and Temporal Bone. New York: Raven Press; 1993:117–125
26. Perkins R. Canalplasty for exostoses of the external auditory canal. In: Brackmann DE, ed. Otologic Surgery. Philadelphia: WB Saunders Company; 1994: 28–35
27. Hildmann H, Sudhoff H. External Ear canal Surgery. In: Hildmann H, Sudhoff S, eds. Middle Ear Surgery. Heidelberg: Springer; 2006:67–72
28. Wollenberg B, Zenner HP. Erkrankungen von Trommelfell, Mittelohr und Mastoid. In: Zenner HP, ed. Praktische Therapie von HNO-Krankheiten. Stuttgart: Schattauer; 2008:95–101
29. Selesnick SH, Carew JF, DiBartolomeo JR. Herniation of the temporomandibular joint into the external auditory canal: a complication of otologic surgery. Am J Otol 1995;16(6):751–757
30. von Blumenthal H, Fisher EW, Adlam DM, Moffat DA. Surgical emphysema: a novel complication of aural exostosis surgery. J Laryngol Otol 1994;108(6):490–491
31. Graham MD, Larouere MJ. Miscellaneous External Auditory Canal problems. In: Brackmann DE, ed. Otologic Surgery. Philadelphia: WB Saunders Company; 1994:63–68
32. Moon IJ, Cho YS, Park J, Chung WH, Hong SH, Chang SO. Long-term stent use can prevent postoperative canal stenosis in patients with congenital aural atresia. Otolaryngol Head Neck Surg 2012;146(4):614–620
33. Plester D, Pusalkar A. The anterior tympanomeatal angle: the aetiology, surgery and avoidance of blunting and annular cholesteatoma. Clin Otolaryngol Allied Sci 1981;6(5):323–328
34. Hildmann H, Sudhoff H. External ear canal surgery. In: Hildmann H, Sudhoff S, eds. Middle Ear Surgery. Heidelberg: Springer; 2006:30–37
35. Wagner F, Todt I, Wagner J, Ernst A. Indications and candidacy for active middle ear implants. Adv Otorhinolaryngol 2010;69:20–26
36. Venkatraman G, Mattox DE. External auditory canal wall cholesteatoma: a complication of ear surgery. Acta Otolaryngol 1997;117(2):293–297
37. Reber M, Mudry A. Results and extraordinary complications of surgery for exostoses of the external auditory canal. [Article in German] HNO 2000;48(2):125–128
38. Hempel JM, Forell S, Krause E, Müller J, Braun T. Surgery for outer ear canal exostoses and osteomata: focusing on patient benefit and health-related quality of life. Otol Neurotol 2012;33(1):83–86
39. House JW, Wilkinson EP. External auditory exostoses: evaluation and treatment. Otolaryngol Head Neck Surg 2008;138(5):672–678
40. King JF, Kinney AC, Iacobellis SF II, et al. Laterality of exostosis in surfers due to evaporative cooling effect. Otol Neurotol 2010;31(2):345–351
41. Magliulo G. Acquired atresia of the external auditory canal: recurrence and long-term results. Ann Otol Rhinol Laryngol 2009;118(5):345–349
42. Meyer M. Über Entstehung, knochenzerstörende Ausbreitung und theoretische Einordnung des sekundären Cholesteatoms und über den Einfluss auf die Pneumatisation des Warzenfortsatzes. Arch Ohr-Nas-Kehlk-Heilk. 1934;139:127–149
43. Jahnke K, Lieberum B. Surgery of cholesteatoma of the ear canal. [Article in German] Laryngorhinootologie 1995;

74(1):46–49

44. Farrior J. Cholesteatoma of the external ear canal. Am J Otol 1990;11(2):113–116

45. Dubach P, Häusler R. External auditory canal cholesteatoma: reassessment of and amendments to its categorization, pathogenesis, and treatment in 34 patients. Otol Neurotol 2008;29(7):941–948

46. Holt JJ. Ear canal cholesteatoma. Laryngoscope 1992; 102(6):608–613

47. Brookes GB. Post-traumatic cholesteatoma. Clin Otolaryngol Allied Sci 1983;8(1):31–38

48. Carfrae MJ, Kesser BW. Malignant otitis externa. Otolaryngol Clin North Am 2008;41(3):537–549, viii–ix

49. Amorosa L, Modugno GC, Pirodda A. Malignant external otitis: review and personal experience. Acta Otolaryngol Suppl 1996;521:3–16

50. Mani N, Sudhoff H, Rajagopal S, Moffat D, Axon PR. Cranial nerve involvement in malignant external otitis: implications for clinical outcome. Laryngoscope 2007;117(5):907–910

51. Ito M, Hatano M, Yoshizaki T. Prognostic factors for squamous cell carcinoma of the temporal bone: extensive bone involvement or extensive soft tissue involvement? Acta Otolaryngol 2009;129(11):1313–1319

52. Rosenthal EL, King T, McGrew BM, Carroll W, Magnuson JS, Wax MK. Evolution of a paradigm for free tissue transfer reconstruction of lateral temporal bone defects. Head Neck 2008;30(5):589–594

53. Volkenstein S, Dazert S, Jahnke K, Schneider M, Neumann A. Prosthetic supply of tissue defects in head and neck surgery. [Article in German] Laryngorhinootologie 2007;86(12):854–860

第 2 章
鼓膜重建术:困境和并发症

L. Sennaroğlu, M. D. Bajin

解剖

　　鼓膜为半透明薄膜,位于鼓室和外耳道之间。鼓膜前下方朝内倾斜,与外耳道(EAC)底约成45°角。成人鼓膜宽8~9mm,高9~10mm。鼓膜边缘略厚,大部分借纤维软骨环嵌附于鼓沟内(紧张部),其上方较松弛(鼓膜松弛部,施雷普内尔膜)。鼓膜的环面把它固定在鼓沟里。纤维环并不完全包围鼓膜,纤维环的末端固定在短突的部位。前边扩大的部分是鼓膜前纹,后面的是鼓膜后纹,这些韧带连接锤骨砧骨,通过包裹这些纹形成骨膜前后皱襞。鼓膜和鼓膜前后皱襞把鼓膜分成鼓膜紧张部和松弛部。施雷普内尔膜是蒲氏间隙的外侧壁[1,2]。

> **注意**
> 为了定义和定位病变,鼓膜被通过鼓膜凸的水平和垂直辅助线分成4个部分。

鼓膜穿孔的病因学和分类

　　鼓膜穿孔常由感染和外伤引起。其中感染性疾病包括急性中耳炎、慢性中耳炎和结核性中耳炎。刺入伤、非爆炸伤、爆炸伤和医疗原因是常见的外伤原因。

　　可以根据穿孔的位置和其影响鼓膜的位置而进行分类。鼓膜被通过鼓膜凸的垂直线分开,所以穿孔可以分为前半部和后半部。另外,穿孔可以分为中央部(限制在纤维环内)和外周部(纤维环被破坏时)。最后,根据鼓膜穿孔影响的区域可分为"完全"或"部分"穿孔[3]。

手术的目的

　　虽然鼓膜重建术常被认为是一个简单的手术,但它其实是耳科比较难以成功的手术。因为要做到以下两点才能认为手术是成功的。第一,穿孔必须修补成功;第二,听力应该有所提高,且耳的功能和其他结构都被保留。没有达到这些目标有可能引起患者的不满[4]。

鼓膜重建术的手术入路

　　3种不同的手术入路可用于鼓膜的修补。分别是耳内入路、耳廓后入路和耳道内入路。每种方法都有优缺点。耳内入路与耳廓后入路相比出血和创伤较少[5],通过下部未缝合的切口可以完成耳道成形术。耳廓后入路更容易暴露鼓膜穿孔剩余的部分。这也适用于前壁突出的情况。耳道内入路在穿孔位于鼓膜后端时是首选的,因为其没有可见的切口,所以比较美观。而且这种路径组织创伤较小,所以更可能利用自身的组织。

移植材料

颞肌筋膜是鼓室成形术中最常用的移植材料,成功率高达95%[6,7](图2.1)。但是,在某些患者身上成功率会降低,例如,慢性咽鼓管功能障碍、黏合过程、鼓膜硬化和穿孔复发。在这些情况下软骨移植更常用[8,9]。首选软骨移植的原因是其高稳定性和对中耳高负压改变的抵抗性[10]。筋膜移植在小的穿孔手术中成功率较低,主要原因是移植的筋膜脱落。失败的常见原因有:

• 起支撑作用的可吸收明胶海绵随着时间的推移从鼓室前部移位到咽鼓管。

• 突出的前管壁使手术视野变小。

• 在医生处理后边的移植物时前部的移植物发生了移位。

有一些阻止移植物从鼓膜前部移位的方法。一种方法是,将移植物放在前外耳道皮肤和纤维环的下面。然而,这是一项很难的技术,有可能损伤外耳道。另一种方法是,通过鼓膜纤维环的一个小切口拉起移植物的边缘。还有一种选择适用于外耳道成形术。虽然它在鼓膜覆盖方面有很高的成功率,但是也有很多已知的并发症,例如愈合周期延长、前部变钝、移植物偏侧性和珠样上皮形成[11]。许多研究表明,鼓膜覆盖技术有更多的缺点,且易发生更多的并发症[12]。

最近几年,在鼓膜中使用软骨移植有上升的趋势。最主要的原因是它的高强度和高成功率。软骨鼓膜成形术有很多种,但是最常用的是"栅栏"和"岛屿"技术[9]。在我们诊所,我们使用前部软骨加固鼓膜成形

术来处理全部和前部穿孔,用"岛屿"技术来处理翻修病例。软骨来自耳屏和耳甲。在前部软骨增强鼓膜技术中,在可吸收明胶海绵在中耳固定后,将软骨移植物放置在剩余鼓膜的前边。然后使用垫起技术将筋膜移植物放置在鼓遗迹和软骨之间。再将筋膜放在骨性外耳道上。这项技术的目的是减少前部筋膜移植物的分离。在前部下鼓膜放置软骨可支撑中部筋膜移植物。当筋膜移植物脱离纤维环时,新形成的上皮可以继续覆盖软骨(图2.2和图2.3)。而且还可能便于在术后观察中耳的情况,以防胆脂瘤或渗出,因为软骨是新形成的膜中间部分的唯一体现。

术中并发症

出血

出血可以发生在手术中或术后。为了正确且成功地完成移植术,保持血运良好的手术视野是很重要的。

充分的准备可以使手术出血减少。出血最初可能来源于切口,切口线术前注射2%的利多卡因和1:100 000的肾上腺素有助于减少出血。正确地解剖筋膜和肌肉之间的外科层面对移植物的成活很重要。颞肌筋膜下的肌肉组织损伤会带来出血。另一出血点可能是骨性外耳道的前上部,此部位的后鼓膜动脉在肌皮瓣抬高术中可能被损伤[2]。高张力可能引起广泛的出血。一些新药例如瑞芬太尼(盐酸瑞芬太尼粉针

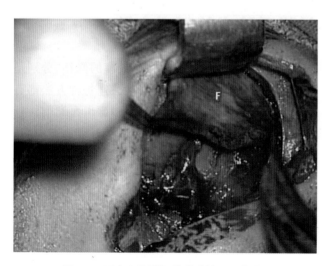

图2.1 耳内入路颞肌筋膜移植。F:筋膜。

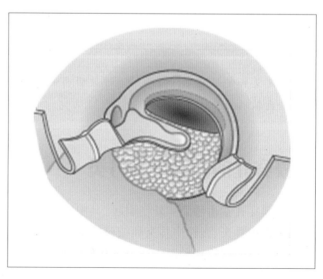

图2.2 软骨骨膜修补术前部加强示意图。(Adapted from an image supplied with courtesy of S. Sarac, MD.)

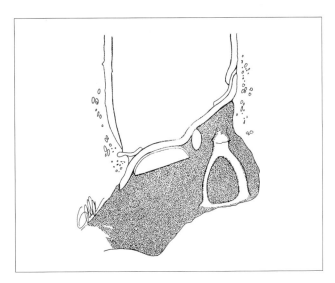

图 2.3　软骨骨膜修补术前部加强的冠状位示意图。(Image courtesy of S. Sarac, MD.)

剂,葛兰素史克,Philadelphia,PA,USA)通过减少出血已经大大改善了手术视野。如果中耳近期有感染,那么可能引起肉芽组织出血。所有的这些出血点都应该在进行手术之前烧灼或用肾上腺素泡过的明胶海绵控制住,否则术者在移植过程中会遇到大麻烦。

当处理或接近面神经时,也可能发生动脉出血。可以用明胶海绵控制住。术者靠近这根神经时也应该引起注意。

Hacettepe 大学进行鼓膜成形术时常规进行颞骨的术前高分辨率计算机断层摄影。另外,为了评价中耳或乳突病理学,轴位和冠状位成像可显示是否有高颈静脉球或异常颈内静脉[13]。虽然这些情况都很少见,但是一旦术者未意识到这些危险,可能带来毁灭性的后果。对意外损伤的高位或暴露的颈静脉球可以应用氧化纤维素(Surgicel, Ethicon Company, Somerville, NJ, USA)。理想的情况是氧化纤维素片应该比空缺大,而且要在不推进内腔从而避免肺栓塞的情况下覆盖颈静脉球[14]。

鼓室耳道皮瓣的损伤

耳道皮瓣的保护在快速和不完全愈合的术后阶段非常重要,可以帮助上皮形成,避免外耳道瘢痕狭窄的形成[15]。应对其小心处理且整个手术中都应该完好无损。通常应该在使用钻之前,在右耳 6 点钟方向鼓鳞裂的前上方掀起皮肤。如果外耳道的皮肤不能从钻孔的地方顺利移走,那么可以移走皮瓣或在手术最后重新移植。通过钻扩大骨性耳道是鼓膜成形术的一部分,目的是更好地暴露中耳和便于术后护理。在这一过程中,皮瓣可能会被钻损伤。在使用钻的时候抽吸可以保护皮瓣,如果耳道的皮肤被适当地掀起和保护,皮瓣的损伤率则会很低。

由于骨性外耳道的扩张,原来的耳道皮肤在手术最后不足以覆盖耳道表面。多余的筋膜可以用来覆盖皮肤下的骨,以促进伤口的愈合和避免外耳道不必要的瘢痕形成。

骨性耳道的扩大术

在我们诊所,骨性耳道扩大术是鼓膜成形术常规的一部分(图 2.4)。目的是扩大手术视野。首先扩大骨性耳道,延伸到中部,移走鼓膜缝合处和多余的骨,使鼓环的位置从 6 点钟方向移到 2 点钟方向。应在手术开始阶段使用钻。如果颞骨的术前高分辨率 CT 摄影显示颞骨很小,则表明外耳道和硬脑膜之间的距离也比较小,那么这项操作可能会引起硬脑膜的损伤。在任何时候都应该应用新鲜的切割钻。暴露硬脑膜甚至用它作为标志并不罕见(硬脑膜是外科医生的朋友),但是暴露这一标志不应该用新鲜切割钻,且应避免横切。

颞下颌关节的损伤

在放置移植物之前暴露穿孔鼓膜的前面很重要。穿孔前部上皮细胞的去除使暴露减少。为了更便于在鼓遗迹下放置移植物,前耳道壁的骨隆起应被移走。在一圆形和两个放射状的切口后,前耳道壁的皮肤常被掀起和向中间拉。避免损伤皮肤很重要,准备一个圆形的缝合缘可以保护皮肤(直径 6~7mm)。这

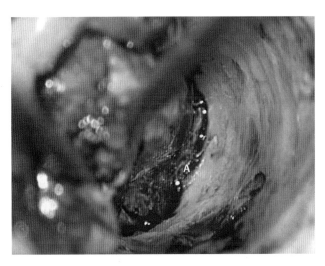

图 2.4　扩大外耳道到鼓环。A:鼓环。

时更适合使用金刚砂钻。要特别注意不能进入颞下颌关节。让患者向前倾斜，这样术者可以辨别颞下颌关节的纤维囊以避免其损伤[16]。

抬起鼓膜环进入中耳

为了提起鼓膜，应使用如 45°锥或 Plester 刀等器械从骨沟处抬起鼓环，而且要注意不要遗留附着于骨上的皮肤，以免发生医源性胆脂瘤。中耳黏膜是透明带青色的膜性结构。45°锥的尖端应朝向中耳以避免损伤鼓膜。医源性胆脂瘤的危害更多地体现在周边穿孔和严重收缩的情况下，这种情况下皮肤薄而紧，导致很难进行探查和保护[17]。

鼓索神经(CTN)的损伤

术者应该竭尽所能避免鼓索神经(CTN)的损伤。CTN 可能在打开鼓膜环进入中耳的时候受损。为避免味觉的进一步丧失，CNT 的保护显得非常重要。识别后，将其从后耳道壁和黏膜附件中分离出来。在一些情况下，鼓膜或部分胆脂瘤与 CTN 紧密相连。此时只能牺牲 CTN。

在进行鼓膜成形术之前，患者应被告知术中可能会因 CTN 损害导致味觉障碍和嘴干症。还应被告知拉伸神经会比横切神经带来更多的症状[19,20]。耳科医生的目的就是尽可能地保护这些神经。76%的患者都可以获得痊愈。

感音神经性聋

感音神经性聋是鼓膜重建术罕见的并发症。然而，一旦出现就会给患者带来毁灭性的灾难。因此，手术前必须告知患者这种可能性。尤其是单耳聋的患者，这显得尤为重要。为防止出现全耳聋，手术前应注意耳蜗移植的必要性。

该并发症是涉及听骨链操作最常见的并发症[21,22]。在鼓膜成形术中要常规检查听骨的活动性。为观察完整的听骨链，必须做鼓室上隐窝切开术探查足板的活动性。在鼓室上隐窝切开术中，术者不能用高速钻触碰听骨链。因为这样会传递一个高能量的振动到内耳并引起感音神经性聋[23]。在我们的手术中，会用切割钻扩大耳道的外侧边直到耳道成一圆锥形视野，从6点钟方向到2点钟方向鼓环完全可见(右耳)。这样不仅扩大了中耳结构的可见度，而且易于操作移植物，也利于在鼓室上隐窝切开术中更好的暴露（图2.5）。

然后，要很小心地从里面打开鼓室上隐窝，直到砧骨和镫骨的足板被暴露。除非有胆脂瘤，否则不需要更多的暴露。为检查听骨链的活动性，必须轻触锤骨检查镫骨的活动性，尤其是足板的活动性。应避免过度操作引起感音神经性聋。然而，如果需要在听骨周围做鼓室成形术，那么必须移走听骨来带动链。有时候鼓膜硬化斑块紧紧地贴在镫骨上，如果操作听骨可能引起感音神经性聋[24]。另外，在这个过程中镫骨很可能移位。那么在手术前充分的准备是必要的。鼓膜硬化斑块的去除应作为放置移植物前的最后一步。

在接下来的几天需要进行 Weber 测试检查内耳的完整性。如果有眼震和眩晕，建议在术后第一天做骨传导。如果骨传导水平下降，那么需要住院治疗，而且要和治疗急性感音神经聋一样用类固醇和静脉注射右旋糖苷治疗。

面神经的损伤

面神经在鼓膜重建术中损伤的可能性比较小。但在未受到直接损伤时可能出现面神经麻痹，特别是喇叭管开裂和局部麻醉剂过分使用时[25]。术者应该特别注意在适合的位置运用适量的局部麻醉剂。

鼓室成形术也可能损伤面神经。在鼓室部有8.6%的患者面神经可能受损[26]。用带角的器械处理砧骨中间部分时，面神经也可能受损。有时候鼓膜硬化斑块在面神经的鼓膜段，这时会影响听骨链的移动。这时应该在鼓室成形术中除去鼓膜硬化斑块以保持砧骨的活动性。在去除斑块时可能很难分辨面神经。

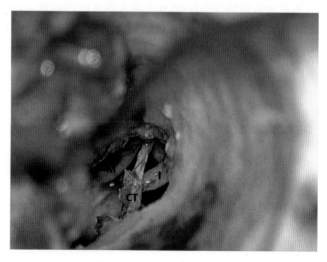

图 2.5　局限性隐窝切开术暴露听骨链。M:锤骨;I:砧骨;CT:鼓索神经。

这是另一种可能导致损伤的情况。在正常的解剖位置下找到面神经管很重要,然后在其底部操作移除引起镫骨固定的斑块。

面神经的热损伤是另一个重要原因。在钻的过程中持续灌注可避免这种并发症的发生。

即使患者在手术后即刻出现了面神经麻痹,术者也应该对手术充满信心,最好等待几个小时直到局麻的效果消失,面部功能恢复。如果术者经验不丰富,最好尽快由经验丰富的医师协助。

穿孔边缘去表皮技术

垫起移植技术需要鼓膜边缘中间部分完全去除表皮。术者应学会在不扩大穿孔的前提下进行去表皮术。这对接近完全穿孔的患者尤其重要。术者需要一成锐角的钩,在鼓膜残余部侧边和中间部做一切口,然后去除鼓膜残余的中间部分并保留外层(图 2.6)。不充分的上皮去除术可能在鼓膜下残留上皮,导致形成一上皮囊。在我们的手术入路中不使用回旋门技术,也就是将外耳道皮肤完全从纤维环的外侧部切开。因为有研究表明这种方法会使中间部分的皮肤边缘向内折叠。我们选择掀开外耳道外侧 2/3 的皮肤,而内侧 1/3 的部分保持完整(图 2.7)。这样可以避免皮肤向内旋转的边缘和胆脂瘤形成的上皮在伤口愈合期间感染。还可以给移植物的上皮提供营养。

移植定位

在完全去除上皮后,中耳被可吸收的明胶海绵填充直到鼓膜的剩余部。当患者开始吞咽时,为避免术

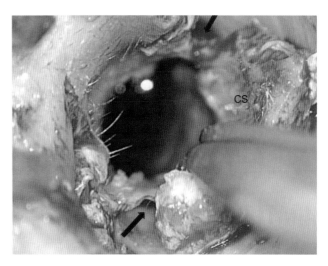

图 2.7 剪开外耳道皮肤以增加暴露范围,CS:外耳道皮肤,黑色箭头为剪开的界限。

后移植物脱位,应在咽鼓管口放一块海绵。如果明胶海绵填充不够,很容易在剩余部和移植物之间形成一裂口,导致永久的穿孔。在剩余部完全填满移植物很重要(图 2.8)。在后部,在骨性耳道填充部分移植物起支撑作用。而前部唯一的支撑来自明胶海绵。如果一些上皮组织残余在剩余部,它们很有可能会随着时间的推移形成胆脂瘤。

皮瓣的重新放置

皮瓣正确定位对避免术后外耳道的狭窄很重要。耳道皮肤的皮下部分会变薄以避免皮瓣的旋转。耳道

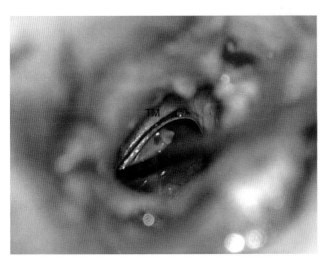

图 2.6 去除残余鼓膜内侧的上皮,不扩大穿孔。TM:鼓膜。

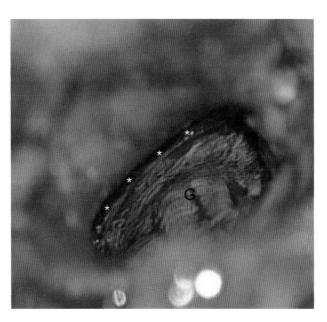

图 2.8 将颞肌筋膜移植物铺在残余鼓膜下面。G:移植物;白色星号:前面的残余鼓膜。

填充海绵以避免皮瓣移位。

耳道成形术

外耳道的扩大术支持经中耳手术入路,而且助于伤口的治愈和术后护理。可以称之为轻度耳道成形术。在耳内入路中,通过移走切口未缝合的部分常规的耳道成形术较容易进行(图 2.9)。如果耳道稍宽,可以通过耳后入路做耳道成形术。

术后并发症

伤口感染

伤口感染和软骨膜炎是非常少见的并发症,临床表现为疼痛、充血和肿胀。90%的耳部伤口感染的细菌定植是手术时造成的。因此,慢性中耳炎手术应被定义为污染手术。许多外科手术的基本原则是减少细菌定植,从而使宿主的防御系统能够克服潜在的感染。为了保持较低的感染率,许多耳科专家使用广谱抗生素。然而,Jackson 等研究指出,广谱抗生素是无害的,但也是无用的[27]。耳部术后并发软骨膜炎曾经有报道,但是其很少发生,而且能够使用抗生素治疗。引流治疗对脓肿形成的病例是非常有必要的。

出血

高血压和术中止血不充分可能是术后伤口出血或血肿形成的原因。血肿形成可能延长愈合的时间[28]。治

疗的方式是立即去除血凝块,结扎出血的动脉或静脉,填塞乳突腔。如果患者是儿童,这些处理措施应该在镇静或全麻的条件下进行。

医源性胆脂瘤

外侧表面嫁接技术需要完整的外侧表面鼓遗迹的上皮组织。应小心处理纤维环的前外侧 1mm 处,这里的皮肤连接比较紧。如果出现完全上皮化,那么剩余的部分就可以切除。如果上皮去除得不完整,有可能发生胆脂瘤囊肿。去除上皮囊肿和角蛋白碎片可以在门诊完成。

鼓膜收缩

如果发生咽鼓管功能减退,则有可能出现术后移植物排斥、顽固渗液和传导聋。这些情况有时候很难确认,尤其是在软骨鼓室成形术中。有的术者将鼓膜置管作为鼓室成形术额外的一部分。对侧鼓管回缩,或者患者患有唐氏综合征和颅面异常而出现咽鼓管功能障碍,则要同时做鼓膜重建术和咽鼓管置换术。为避免回缩,颞肌筋膜移植和软骨移植应该在后骨管定位。

面神经麻痹

术后可出现因局麻药引起的面神经麻痹。这种情况在数小时后可完全恢复[23]。也有一些报道指出,在中耳手术后出现迟发性面神经麻痹。临床表现是在正常的中耳手术 72 小时后,在没有任何感染的征兆下出现面神经麻痹。原因可能是水痘带状疱疹病毒激活[30,31]。治疗方法同面神经麻痹。愈后很好。

鼓膜的偏侧性

这主要是由于无法在锤骨柄的下边放移植物。通常发生在术后 6 个月后且常引起传导聋。在耳的检查中,在鼓膜内无法看到锤骨柄,其位于比正常位置更靠外侧。治疗方法是再次手术,将移植物放置在锤骨柄下方。

钝化前纤维环

完全移除耳道皮肤是覆盖技术的一部分。如果纤维环在鼓膜前部从骨沟处分离,那么就可以钝化纤维环。在这一区域过度纤维化会导致钝化。并发症常常是传导聋。因为二次手术很难成功,所以也可以选择植入式助听器。

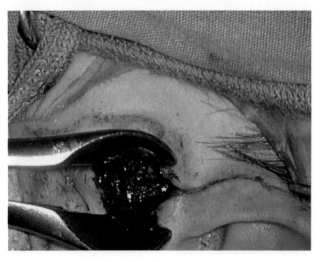

图 2.9　耳内入路外耳道成形术。注意切口下方部分不缝合(白色星号)。

(何京川　张雅娜　译)

参考文献

1. Gulya AJ. Gulya and Schuknecht's Anatomy of the Temporal Bone and its Surgical Implications. New York: Informa Healthcare USA; 2007
2. Gulya AJ. Developmental anatomy of the temporal bone and skull base. In: Gulya AJ, Minor LB, Poe DS, eds. Glasscock-Shambaugh Surgery of the Ear. Shelton: PMPH-USA; 2010
3. Sheehy JL. Tympanoplasty. J R Soc Med 1981;74(6):467–468
4. Wullstein H. Theory and practice of tympanoplasty. Laryngoscope 1956;66(8):1076–1093
5. Tos M. Approaches, myringoplasty, ossiculoplasty and tympanoplasty. In: Manual of Middle Ear Surgery. Stuttgart: Georg Thieme Verlag; 1993:88–127
6. Perkins R, Bui HT. Tympanic membrane reconstruction using formaldehyde-formed autogenous temporalis fascia: twenty years' experience. Otolaryngol Head Neck Surg 1996;114(3):366–379
7. Gierek T, Slaska-Kaspera A, Majzel K, Klimczak-Golab L. Results of myringoplasty and type I tympanoplasty with the use of fascia, cartilage and perichondrium grafts. [Article in Polish] Otolaryngol Pol 2004;58(3):529–533
8. Yung M. Cartilage tympanoplasty: literature review. J Laryngol Otol 2008;122(7):663–672
9. Dornhoffer J. Cartilage tympanoplasty: indications, techniques, and outcomes in a 1,000-patient series. Laryngoscope 2003;113(11):1844–1856
10. Zahnert T, Hüttenbrink KB, Mürbe D, Bornitz M. Experimental investigations of the use of cartilage in tympanic membrane reconstruction. Am J Otol 2000;21(3):322–328
11. Glasscock ME III. Tympanic membrane grafting with fascia: overlay vs. undersurface technique. Laryngoscope 1973;83(5):754–770
12. Singh M, Rai A, Bandyopadhyay S, Gupta SC. Comparative study of the underlay and overlay techniques of myringoplasty in large and subtotal perforations of the tympanic membrane. J Laryngol Otol 2003;117(6):444–448
13. Sauvaget E, Paris J, Kici S, et al. Aberrant internal carotid artery in the temporal bone: imaging findings and management. Arch Otolaryngol Head Neck Surg 2006;132(1):86–91
14. Huang BR, Wang CH, Young YH. Dehiscent high jugular bulb: a pitfall in middle ear surgery. Otol Neurotol 2006;27(7):923–927
15. Aggarwal R, Saeed SR, Green KJ. Myringoplasty. J Laryngol Otol 2006;120(6):429–432
16. Nunn DR, Strasnick B. Temporomandibular joint prolapse after tympanoplasty. Otolaryngol Head Neck Surg 1997;117(6):S169–S171
17. Hough JV. Revision tympanoplasty including anterior perforations and lateralization of grafts. Otolaryngol Clin North Am 2006;39(4):661–675, v
18. Gopalan P, Kumar M, Gupta D, Phillipps JJ. A study of chorda tympani nerve injury and related symptoms following middle-ear surgery. J Laryngol Otol 2005;119(3):189–192
19. Nin T, Sakagami M, Sone-Okunaka M, Muto T, Mishiro Y, Fukazawa K. Taste function after section of chorda tympani nerve in middle ear surgery. Auris Nasus Larynx 2006;33(1):13–17
20. Michael P, Raut V. Chorda tympani injury: operative findings and postoperative symptoms. Otolaryngol Head Neck Surg 2007;136(6):978–981
21. Ballantyne J. Iatrogenic deafness. J Laryngol Otol 1970;84(10):967–1000
22. Weber PC. Iatrogenic complications from chronic ear surgery. Otolaryngol Clin North Am 2005;38(4):711–722
23. Dawes PJ. Early complications of surgery for chronic otitis media. J Laryngol Otol 1999;113(9):803–810
24. Ho KY, Tsai SM, Chai CY, Wang HM. Clinical analysis of intratympanic tympanosclerosis: etiology, ossicular chain findings, and hearing results of surgery. Acta Otolaryngol 2010;130(3):370–374
25. Green JD Jr, Shelton C, Brackmann DE. Iatrogenic facial nerve injury during otologic surgery. Laryngoscope 1994;104(8 Pt 1):922–926
26. Kim CW, Rho YS, Ahn HY, Oh SJ. Facial canal dehiscence in the initial operation for chronic otitis media without cholesteatoma. Auris Nasus Larynx 2008;35(3):353–356
27. Jackson CG. Antimicrobial prophylaxis in ear surgery. Laryngoscope 1988;98(10):1116–1123
28. Schwager K. Acute complications during middle ear surgery: part 1: Problems during tympanoplasty—what to do? [Article in German] HNO 2007;55(4):307–315, quiz 316–317
29. Pulec JL, Deguine C. Iatrogenic cholesteatoma. Ear Nose Throat J 2004;83(7):445
30. Gyo K, Honda N. Delayed facial palsy after middle-ear surgery due to reactivation of varicella-zoster virus. J Laryngol Otol 1999;113(10):914–915
31. De Stefano A, Neri G, Kulamarva G. Delayed facial nerve paralysis post middle ear surgery: herpes simplex virus activation. B-ENT 2009;5(1):47–50

第 **3** 章
镫骨手术和听骨链重建并发症的处理及预防

S. Dazert, A. Minovi

简介

听骨链重建和镫骨手术开始于合适的手术入路。我们一般采用耳内入路进行镫骨手术。其他医疗中心(如美国)喜欢采用经外耳道入路。然而,进行听骨链重建术时,最恰当的手术入路取决于病变情况。病变侵及乳突区域的胆脂瘤手术常采用耳后入路,这样进行乳突、颅底或内耳道操作比较方便[1]。一旦鼓膜穿孔靠近前环,耳后入路则能更好地暴露手术区。

一般来说,耳科手术医师会将中耳手术定为"界标"手术。需要去识别和检查重要的解剖结构,比如外耳道棘、圆窗、前庭窗和面神经。最固定的解剖标志之一是圆窗,它为重建手术提供了重要的解剖定位。

在我们诊所,大多数的中耳手术是在全麻下进行的。然而,为了减少术中出血,术前 15~20 分钟的常规标准局麻是必需的。许多其他中心为了整个手术的顺利进行也喜欢选择局部麻醉。通常是注射 3~4mL 的含 1:200 000 肾上腺素的 2% 利多卡因来麻醉耳后和外耳道的四个象限。局麻起效需要一段时间,因此应在消毒之前进行[2]。另外,在进行镫骨手术时,外耳道前部的局部麻醉是尤其重要的。

如果术中出现没有预料到的弥漫性出血,可以用生理盐水进行冲洗。对于持续出血,推荐使用 0.5mL 1:1000 的肾上腺素溶液。尤其是镫骨手术,无血的手

术视野对于手术的成功是必需的,但肾上腺素只能用于镫骨足板开放之前。

中耳手术小贴士

- 术前选择合适的手术入路对于手术的顺利进行及预防并发症是必需的。
- 患者适当的头部体位(仰卧位,开角)使手术操作更舒适。
- 暴露重要的解剖标志对于手术的安全来说是重要的。
- 标准和恰当的局部麻醉技术是必需的。
- 术中应用 1:1000 的肾上腺素能够较长时间的减少出血。

镫骨手术

镫骨手术需要富有经验的手术技巧。把一位患者交由专家进行镫骨手术比交给新手更好。表 3.1 总结了对镫骨手术并发症的处理。

术中风险和并发症

入路

减少镫骨手术并发症首先要从正确的手术入路

表 3.1　镫骨手术并发症及其处理

并发症	处理
鼓膜穿孔	将筋膜置于鼓膜穿孔下
鼓索神经受损	横断神经而不是过度牵拉
镫骨动脉出血	尝试移位,如果不行则凝固
镫骨足板漂移	磨除或者小心地移除
迷路漏	可能的话,插入假体
镫骨豆状突骨折	将假体固定在最近端
足板完全闭塞伴面神经突出	将假体插入被磨除的鼓岬窗
前庭窗狭窄	用细钻磨低锥隆突
耳硬化症	用蚊子钻切除镫骨
术后轻度眩晕	皮质类固醇,每天检测
伴持久性感音神经性聋的严重眩晕	皮质类固醇,立即调整

开始。在欧洲国家,大多数的外科医师对于经外耳道入路更喜欢经内耳切口[3,4]。我们通常使用一个中号扩张器,一个用来切开软骨的 10 号刀片和一个用来切开耳道皮瓣的 15 号刀片。鼓室耳道的皮瓣不能太短,因为太短的皮瓣不能充分覆盖被刮除的上鼓室外壁,特别对于镫骨足板远后方被过度磨除的鼓室壁是必需的。

鼓膜穿孔

镫骨手术中鼓膜穿孔可能发生在骨环提起时。可见于没有经验的医师略过骨环而没有将它从骨沟提起时。但鼓膜穿孔被认为并不是最主要的并发症。如果发生,可以用颞肌筋膜或者耳周软骨膜进行鼓室成形术后衬垫。这些移植物可以采取同样的入路获取。然而,在继续镫骨手术和开放足板之前获取移植物是非常重要的。

鼓索神经损害

镫骨手术中有几个操作可能损伤鼓索神经。首先,是在近鼓索神经骨管处的骨环被提拉时。其次,是在刮除鼓室壁时。分离锤骨柄处鼓索神经附着物对于神经的自由活动也是很重要的[6]。任何时候都应该保护该神经。然而,这条神经最大程度的活动会使前庭窗不能充分暴露,所以此神经应该被横断,而不是过度牵拉[7]。几项研究资料表明,鼓索神经受损并不会使大多数患者的味觉永久丧失[8]。

砧骨脱臼

砧骨脱臼可以在用刮匙刮除上鼓室外壁时发生,

刮匙滑向砧骨豆状突时砧骨向前方脱臼,刮匙滑向砧骨短脚时砧骨向后方脱臼[5]。为了避免这一并发症,我们采用以下方式去除鼓室壁[4]。进行右耳操作时,医师应该用左手,逆时针旋转刮匙(图 3.1);进行左耳操作时用右手,顺时针旋转刮匙(图 3.2)。刮除鼓室壁至可见镫骨肌腱插入锥隆起处。如果这一区域的骨头很厚,我们可以用金刚砂钻将其磨除(图 3.3)。

砧骨豆状突骨折

豆状骨骨折可能在砧镫关节分离、假体固定和鼓壁去除时发生。一般可以将假体固定在砧骨豆状突最近端区域。如果不行,则需要行锤骨前庭开放术。

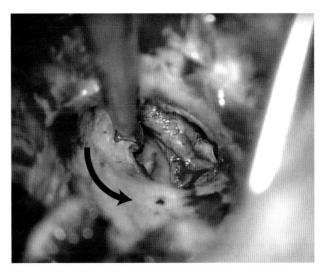

图 3.1　右耳用左手盾片逆时针方向刮除鼓室壁。

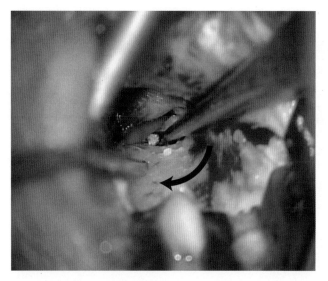

图 3.2　左耳用右手盾片顺时针方向刮除鼓室壁。

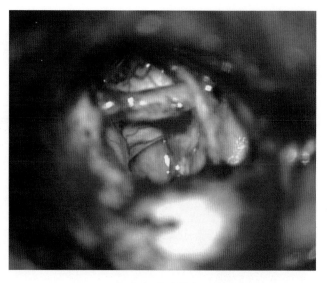

图 3.4　右耳：镫骨动脉穿过鼓室腔。

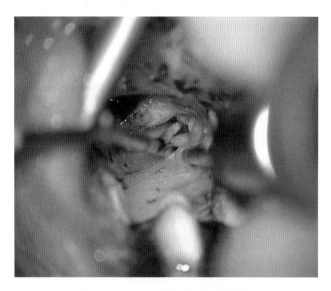

图 3.3　左耳：金刚砂钻磨除鼓室壁。

镫骨动脉持续性出血

　　镫骨刮除时镫骨动脉持续出血会使前庭窗的视野不清（图 3.4）。据报道，镫骨动脉出血的发生率为 1/1000[9]。Schuknecht 推荐去除镫骨以上结构，将动脉置于前方，如此植入假体是比较安全的[10]。一些学者认为，假如以上操作没有充分暴露前庭窗，则应该停止手术[3]。另一些人认为，如果看不清前庭窗，可以电凝镫骨动脉[4,11]。

前庭窗龛狭窄

　　肥厚的骨岬壁可能会造成前庭窗永久性狭窄。这

种情况下可以在镫骨足板开放之前，移除镫骨上区结构之后，用低转速的细钻将骨性区域磨除[12]。有时候，面神经的异常移动或者断开会部分或者完全遮盖前庭窗。但大多数情况下，对前庭窗被部分遮盖的病例，仍可能植入假体（图 3.5）。如果前庭窗被完全遮盖，一些学者建议终止手术[13]。而我们一般会做鼓岬开窗术[3]。Häusler 报道[3]，在 39 例镫骨切除和面神经异常移位的患者中，有 82% 在术后出现不足 20dB 的传导性听力丧失。没有一例出现面瘫或者全聋。

闭塞性耳硬化症

　　对于底板宽厚的闭塞性耳硬化症，常需要用细钻（如蚊子钻）打一小孔才能进入前庭（图 3.6）。闭塞性耳硬化症的发生率为 1%~16%[5]。

底板漂移

　　进行镫骨手术时，底板的自由漂移是一个严重问题。这种情况可能发生在底板打孔时，特别是中部如"夹心饼干"样的底板。如果出现底板漂移，我们建议在鼓岬的前庭缘打个小孔，然后用小弯钩仔细地将底板提起、移位[14]。如果底板部分或完全进入前庭，最好将其留在那里。此时，我们建议用相连的组织遮盖底板，然后停止手术。如果底板部分横断，那么可以用弯钩插入底板后部将横断碎片拉出来。

镫井喷

　　另一个术中情况就是"井喷"现象，即镫骨足板打

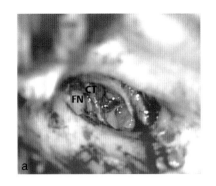 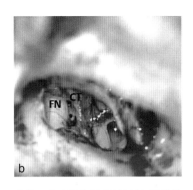 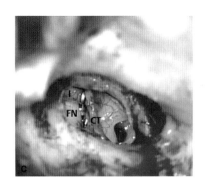

图 3.5 右耳。FN:面神经;CT:鼓索神经;I:砧骨。(a)部分足板被面神经覆盖。(b)在后足板区切除镫骨。(c)插入假体。

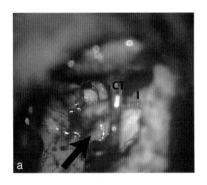 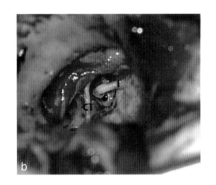 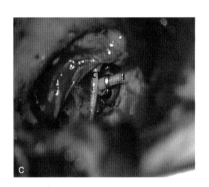

图 3.6 左耳。CT:鼓索神经,I:砧骨。(a)闭塞性硬化性足板。(b)蚊子钻行镫骨切除后状态。(c)植入假体。

孔后外淋巴液或脑脊液涌入鼓室的现象。这种现象与先天性蜗水管异常有关,在内耳畸形的患者中常见[11]。左耳镫井喷较右耳有更多的报道[15]。若出现严重的镫井喷,术者应该停止手术,并用脂肪或相连组织填压前庭窗。渗出是一种轻度镫井喷,快速植入假体或用相连的组织密封可以控制渗出现象。若脑脊液严重外漏,腰大池引流可以帮助降低颅内压[16]。

假体

砧骨长脚和底板之间的距离为 3.9~5mm。大多数病例采用 4.5mm 假体。太长的假体会进入椭圆囊或球囊,这会导致永久性眩晕和耳鸣。假体的尖端穿透前庭不应超过 0.5mm。

术后立即并发症

眩晕

术后立即眩晕可能是由外淋巴液的外漏、内耳的机械刺激或严重迷路炎引起[3]。通常在几天后减轻。如果怀疑内耳损伤, 建议应用大剂量的皮质类固醇(250~1000mg 泼尼松静滴、每天一次、持续 3 天)[17]。

疏松耳道的填塞物或许也会改善症状。

伴有波动性听力的眩晕是外淋巴瘘的特异性症状。若怀疑外淋巴瘘,应该立即修复或用邻近组织填压前庭窗。若是进行性的感音神经性聋和持续眩晕,除了保守治疗(高剂量皮质类固醇和抗生素),紧急手术修复也是必要的[18]。为了早期发现这些并发症,必须对患者持续进行 Frenzel 眼镜和音叉试验。在紧急修复假体移位手术时,改善听力的修复手术应该在 6 个月之后进行。

炎症

为了预防耳道和鼓膜感染,患者在术前一周应避免佩戴助听器。有单纯疱疹病毒感染或者其他上呼吸道感染时,镫骨手术应该延期进行[19]。

听力丧失

听力丧失被认为是镫骨术后最严重的并发症。大多数学者评估其风险为 1%,但也有学者认为听力丧失的发生率有很大的差异[3]。一般说来,术后全聋的病因尚不明确[20]。一些增加内耳和随后听力丧失风险的手术方法已经被废弃了(比如用明胶海绵遮盖前庭窗会增加内耳瘘的风险[21])。如果怀疑内耳并发症,应该早期应用大剂量的皮质类固醇和抗生素[17]。此外,在手术之前,应该告知患者有关助听器验配的替代治疗。

修复性肉芽肿

修复性肉芽肿是另一个手术并发症,通常发生在术后 7~15 天之内。主要症状之一是术后即刻改善的听力进行性下降。电耳镜检查会发现鼓膜红斑和增厚[15]。若怀疑此并发症,建议立即行修复手术。

术后长期并发症

术后眩晕持续几个月通常是假体植入前庭过长的标志。在这些患者中,为了避免活塞过短,必须修复和置换假体。

气骨导差增大导致的听力损害可以发生在镫骨术后数年[18]。修复手术的指征是进展性或突发表失至少 20dB 的传导性聋[22]。镫骨修复手术中最常见的现象是假体置换引起的砧骨磨损。这种情况下,大多数将假体固定在砧骨豆状突最近端的修复手术是成功的。如果不行,需要进行锤骨前庭听骨修复术。修复术

后内耳损伤的发生率约为估计在 2.2%左右[3]。

听骨链重建术

创伤、耳硬化症或者胆脂瘤是听骨链重建术的几个指征。手术并发症的发生取决于手术的范围和疾病的起源。听骨链重建术的关键在于对不同的患者选择不同的术式。一般说来,我们建议耳科手术的初学者在开始新的手术或者改进术式之前至少要练习 100 例到 200 例手术(筋膜或者软骨的移植、假体的使用等)。下文主要讲述听骨链重建术的主要并发症和问题以及如何解决。表 3.2 进行了总结。

术中风险和并发症

出血

出血在严重感染或组织血管化的患者中是一个普遍和常见的现象。预防出血要从患者在手术台上的合适体位开始(头高脚低)。一旦发生出血,要立即控制住,以避免持续出血遮盖术者的手术视野。中耳黏

表 3.2 听骨链重建术的并发症及处理

术中并发症	处理
弥漫性出血	1:1000 肾上腺素溶液浸润几分钟
颈静脉球破裂	用速即纱立即压迫下鼓室
面神经损伤	表浅部:用软骨覆盖
	横断:立即植入耳大神经
底板骨折	立即用组织覆盖
	1000mg 泼尼松
	静脉滴注抗生素
术后并发症	处理
眩晕,内耳听力丧失	皮质类固醇,抗生素;如果没有反应则修复
面神经麻痹	等待和观察
	如果 6 小时内没有恢复则修复
	求助检查科室
术中风险	处理
锤骨内侧旋转	横断鼓膜张肌腱
砧骨侵蚀	短期:用黏合剂桥接
	长期:插入砧骨
	胆脂瘤:钛假体
镫骨内侧旋转	在镫骨足弓间植入听骨链移植物假体
假体在底板不稳定	软骨或者软骨帽

膜的弥漫性出血可以用肾上腺素（1∶1000）控制。肾上腺素可以直接注射入血或者加入明胶海绵中。在这期间，应该准备好所需要的移植物，如软骨。严重出血的患者可以用速即纱（Ethicon Somervile NJ,USA）等止血剂填塞鼓室。最后可以请神经放射医师行出血动脉栓塞治疗。

术中下鼓室的大量出血常由高位颈静脉球破裂所致。据报道，高位颈静脉的发生率为 0.5%~25%[23-25]。鼓膜背面呈蓝色要怀疑高位颈静脉球。行中耳穿刺或注射时容易导致大出血。立即用氧化纤维素压迫几分钟后通常可以止血，手术可以继续进行。高位颈静脉球破裂部位应该用软骨遮盖。如果操作失败，出血继续，可以行鼓膜重建和填压外耳道治疗[26]。

锤骨

锤骨柄与镫骨或鼓岬之间的距离变化多样。慢性粘连性中耳炎，锤骨柄靠近鼓岬甚至与鼓岬粘连，此时若听骨链正常，鼓膜重建术是难以完成的。为了将锤骨柄从鼓岬上提起，可以切除鼓膜张肌腱。只有在没有任何方法可行时才能将听骨链断开。植入砧骨时，砧骨的高度必须适应锤骨柄与鼓岬间的距离。大多数胆脂瘤手术中，若需要断开听骨链，我们建议切除锤骨头。为了将锤骨柄向上旋转，可以横断鼓膜张肌腱。大多数情况下，这样做可以恢复锤骨柄与鼓岬的正常距离。任何时候都应该保护锤骨柄，因为锤骨柄在听骨链重建术中对于听力的恢复起到了重要作用[27]。

慢性中耳炎患者，锤砧关节固定可能与传导性听力丧失有关，应该考虑再松动术。据 Tos 认为[28]，用刮匙离断部分鼓室横隔后行上鼓室鼓窦切开术时，关节处如出现阻塞性血凝块，可以将其移除。这种方法可以保护听骨链完整，但也带来了听骨链再固定的风险。也可以移除砧骨或者用钻塑形，然后在镫骨头和锤骨柄之间插入自体移植物。也可以植入异源性假体[比如钛部分听骨链置换移植物假体（PORP）]。为了防止 PORP 金属板的突出，需要用扁平软骨将其遮盖[29]。

砧骨

需要进行听骨链重建的主要病变之一就是砧镫关节不连续。这种情况主要是由砧骨豆状突侵蚀导致的。也可见于慢性化脓性中耳炎，如鼓膜内陷或自发的Ⅲ型粘连情况（鼓膜与砧骨粘连）。大多数情况下，

砧骨与镫骨间纤维性粘连仍存在，并会导致传导性听力丧失。

文献中报道的几种听骨链重建术式均基于听骨链侵蚀的程度。对于小的缺损，一些学者推荐用一小片皮质骨连接断端，效果较好[30,31]。其他学者推荐使用黏合胶，即所谓的砧镫重接听骨链重建术。几个学者报道了应用黏合胶有不错的效果，即大多数患者气骨导差间距缩短至少 20dB[30,32]。Plester 报道，砧镫间距也可以用假体填充[33]。在我们诊所，砧骨植入对于慢性中耳炎患者来说是一个值得提倡的手术技巧。砧骨 PORP 植入可以多种方式进行[11,14,28,29]。我们建议将移位的砧骨固定在血管夹上，减少砧骨长脚带动砧骨体的活动。需要用钻打磨砧骨短脚以适应砧骨与锤骨之间的距离。此外，砧骨短脚上需要钻一个可以容纳镫骨头的小槽[29]。

在胆脂瘤手术中，我们喜欢用钛合假体代替砧骨。只有在特殊的胆脂瘤手术，比如小的未侵及听骨的先天性胆脂瘤，我们才建议行砧骨植入术。

砧骨固定通常见于锤砧关节，可用上面提及的方式治疗，而砧镫关节处少见[34]。听骨链的骨性联合可能出现在小的中耳畸形中（砾岩小骨）[35]。如果镫骨足板也被固定，或许要行镫骨手术或者锤骨前庭成形术。对于全听骨链置换移植物（TORP），不推荐在镫骨底板与锤骨间植入自体砧骨移植物，因为随着时间的推移，移植物与周围结构（如面神经窝）存在骨性固定的风险。

镫骨

中耳的多种病变会累及镫骨结构，包括创伤、鼓室硬化、耳硬化症和畸形。镫骨底板可用于连接植入助听器的传感器（如漂浮振子，振动声桥）。中耳手术的一个严重并发症就是底板断裂，随后会出现淋巴瘘、内耳损伤或全聋。特别是在包括镫骨在内的胆脂瘤手术，在解剖底板时会移动或横断底板。如果发生上述情况，应立即用邻近组织覆盖底板并静脉滴注1000mg 泼尼松和抗生素。然后在 1 年后行二次听力恢复手术。

鼓室硬化底板固定会导致传导性听力丧失。为了让听骨能振动，需要移除鼓室硬化斑块。移除镫骨通常只能获得短期的听力改善，因为很可能再固定。因此，大多数情况下推荐行镫骨假体植入术。因为鼓室硬化斑块被细菌侵袭[37]，所以在开放内耳后鼓室硬化症比耳硬化症更容易导致全聋。因此固定镫骨是很重

要的。

我们的镫骨手术基于以下临床发现。如果患者对侧耳聋,镫骨成形是禁忌的,推荐使用助听器。如果对侧耳听力正常,可以进行分阶段的镫骨成形术[36]。镫骨底板处的手术操作只能在鼓膜完整时进行。所有其他病例应该行二次听力改善术。如果镫骨手术对内耳或前庭的损伤太大,那么可以使用植入式助听器。有一些证据证明,即使底板固定,漂浮振子对前庭窗也有效[38]。

术中另一个重要的挑战是查看镫骨的状况。据Tos发现[39],有几种镫骨弓缺如情况。在他看来,镫骨腐蚀的发生率在慢性中耳炎中的3%到胆脂瘤的10%之间[28,40]。一个重要的发现就是镫骨头的缺失,这会使部分听骨移植物的植入变得困难。这种情况下或者是前后弓磨损、丢失时,我们不推荐使用PORP。当镫骨高度内旋时,最好在镫骨弓之间植入TORP(图3.7)。

先前提到由于存在潜在的骨质固定,不推荐将砧骨TORP插入镫骨底板[41]。而且,PORP植入镫骨头处随后可能会形成一个紧密固定连接,这会使修复手术中分离听骨链变得困难。通常骨化区域可以用镰刀尖或针慢慢去除。由于这些并发症,一些学者建议在整个听骨链重建过程中插入异源性假体。然而,据报道尽管钛合假体有很高的中耳生物适应性,且没有骨性固定[42],但在移植物脚与镫骨底板之间有骨性连接固定[43]。修复手术中,假体移位会带动镫骨底板移动。异源性材料与中耳局部骨间的紧密固定被认为是

一个潜在的并发症,这时可以用镰刀或激光使其松散(保护面神经)。

伴有严重中耳感染的情况下,镫骨或许会完全长到肉芽组织中,应用显微器械仔细探查镫骨的完整性和灵活性。如果镫骨与肉芽组织结合在一起,不要动它。我们的经验是,如果术者成功建立了一个含气中耳腔,那么肉芽组织通常会修复消失。

假体的插入

选定的假体必须容易且稳定地适合听骨链的所需部分。镫骨头或底板受压过大会引起眩晕。鼓膜压力过大会导致膨出。

听骨链重建术中PORP和TORP的长度取决于术者的经验。正如其他学者所描述的,大多数情况下我们用2.0mm长的PORP和4.0mm长的TORP[44]。然而,如果存在高层鼓室,可能会需要其他假体。经验较少的耳科术者在评估假体长度时会感觉不确定,他们应该毫不犹豫地使用商业性硅酮仿制品测试TORP和PORP的长度(图3.8)。

TORP在镫骨底板处的恰当放置和较好地适应鼓室,对于声波顺利传导至内耳是必需的。大多数情况下,假体脚放置时没有额外的固定。如果假体倾向于滑离底板,有多种方式可阻止其脱位。在一些经选择的病例,我们喜欢用软骨套(图3.9)。软骨套可以用市售专用器械（Atos Medical Company, Hörby, Sweden）从一片软骨中打造出来。软骨套应该与底板的形状和

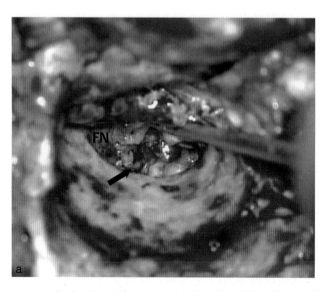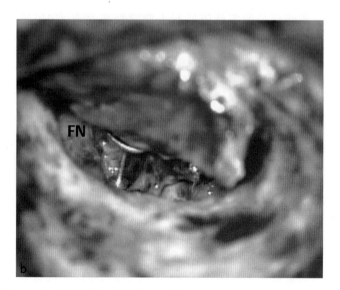

图3.7　右耳。FN:面神经。(a)砧骨插入后内侧旋转的镫骨(黑箭头)。(b)在足板的两个镫骨弓之间插入全听骨链假体移植物。

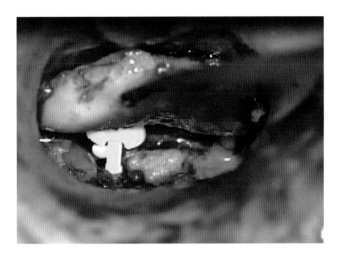

图 3.8　用硅胶仿制品测量置入的听骨链高度。

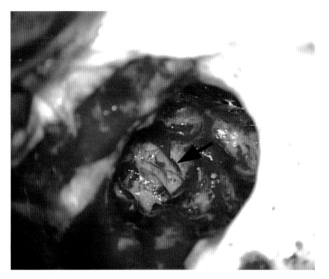

图 3.10　在修复手术中部分未被覆盖的面神经(鼓室部分)。

大小相似,同时在中心打孔以容纳假体脚[45]。另一个选择就是应用所谓的置于底板处的 Ω 连接(Kurz Company, Dusslingen, Germany)。这是一个带有连接系统的钛合装置,它可以连于 TORP 的脚[46]。当应用 Ω 连接时,假体要比没有此装置时短 0.5mm。

面神经

　　面神经是颞骨中最纤弱的结构,每个耳科术者都必须知道其经由内耳道经过鼓室、乳突到茎乳孔的精确走行。为了研究面神经的走行线路和避免医源性损伤,强烈推荐在尸体上反复解剖颞骨。面神经断裂最常发生在鼓室(图 3.10),且在胆脂瘤中比慢性中耳炎中多见。在成年人和修复手术中也较多见[47,48]。

　　面神经在颞骨走行区域会出现未被骨质覆盖的地方。这可能是先天性的或者颞骨疾病后暴露的,比如胆脂瘤或者创伤后。鼓室内裸露的面神经靠近前庭窗时,植入假体要特别注意。异源性材料不能与神经

束膜接触,也不能压迫神经组织。在假体与神经之间可以插入结缔组织以免损伤神经。如果存在神经受压危险或神经包绕镫骨底板时,适应圆窗的植入式助听器(如振动声桥)应该取代听骨链重建术。

　　当底板阻碍听骨链重建时,可以行鼓岬或后半规管开窗术以便假体能适应内耳。然而,植入式助听装置成功植入后,开窗术相对不常见。

　　颞骨手术中面神经监测不能代替解剖知识,但其对复杂耳科疾病手术的顺利进行很有帮助,比如广泛的胆脂瘤、神经节瘤、畸形或修复手术。术者不应只依靠面神经监测,而是应该根据解剖发现和手术知识再结合面神经监测来重新辨认面神经。为了减少面神经的医源性损伤,在二次胆脂瘤术中我们推荐应用面神经电生理监测。二次胆脂瘤手术面神经损伤的风险较高,因为解剖结构发生改变。在多次手术或结构异常造成解剖学上具有挑战的情况下, 高分辨率 CT 对面

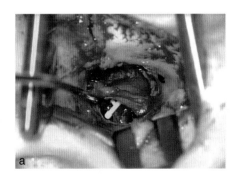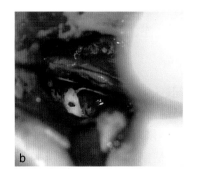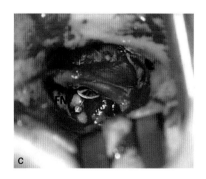

图 3.9　用软骨套。FN:面神经。(a)用硅胶假体测量全听骨链移植物假体(TORP)的高度。(b)底板上的软骨套。(c)用软骨套在底板上置入 TORP 后的状态。

神经走行可以提供有价值的信息。

　　随着现代导航软件的出现，颞骨和后颅底导航下手术也是个不错的选择。特别是颞骨肿瘤、前庭神经鞘瘤、副神经节瘤、畸形或者复杂的二次修复手术，推荐应用电脑导航技术。如果需要，可以联合 MRI 和 CT 图像。

　　如果术中发生面神经的医源性损伤，那么应该依据损伤的程度进行治疗。如果只有神经外膜鞘受损，应用软骨遮盖神经。如果神经被完全横断，可以从耳大神经截取一段植入[49]。

鼓索神经

　　鼓索神经损伤会导致患者严重不适，伴同侧味觉异常和不舒服的金属味。这些症状通常在几个月后消失[50]。然而，任何时候都应该保护鼓索神经。如果鼓索神经阻挡了进入中耳的路径，那么将其横断应该优于牵拉[7]。我们的经验显示，耳硬化症比慢性感染性耳病比如胆脂瘤中，鼓索神经更容易受到损伤。

术后立即并发症

眩晕和内耳损伤

　　鼓室成形术后发生眩晕有多种原因，比如前庭系统或者内耳的直接损害，假体移位或者过大。治疗方式应根据患者情况做个性化选择。只要音叉试验偏向手术耳，眩晕就可以忍受。松散或移除部分外耳道填塞物会减轻症状。此外，注射高剂量的皮质类固醇也可以防止内耳的进一步损害。

　　如果在上述治疗之后眩晕没有改善甚至恶化，或者音叉试验偏向对侧耳，则应该进行手术修复。通常先将异源性移植物移除，几个月之后进行二次手术。

　　耳部术后感音神经性聋的治疗方法与眩晕的治疗方法相同。应用高剂量皮质类固醇，如果音叉试验偏向未手术耳，那么必须行假体移除修复手术。

面神经麻痹

　　中耳术后面神经麻痹是一个严重问题，需要进一步评估。首先，需要考虑局部麻醉对神经的影响。如果是这个原因，那么几个小时后神经功能会恢复正常。术者需要确定术中神经的直接损伤是否是症状的来源。如果是，那么术后会即刻出现麻痹，则需要立即行面神经减压或再适应手术。如果术后面神经损伤进行

性加重，必须考虑到面神经表面毛细血管充血肿胀的原因。在这种情况下，如果应用大剂量皮质类固醇不能减轻充血肿胀，则需要再行面神经减压术。建议将患者交给经验丰富的耳科医生或耳外科专家[49]。

术后长期并发症

　　慢性中耳炎术后出现异源性假体突出有几个原因。其中之一是对异源性材料的排斥反应。然而，随着中耳高生物相容性的钛合假体出现，排斥反应不再是个问题[42]。

　　在中耳进展性疾病中，假体突出或许是由于鼓室负压所致的鼓膜持续内陷引起。为了防止假体突出，应该在假体鼓膜侧板处包绕一块厚软骨[29,41]。此外，所有试图改善中耳通气的方法都有助于预防这种并发症。如果中耳含气少，可以行乳突切开术或咽鼓管扩张[51]。如果假体突出再次发生[52,53]，可以在中耳植入助听系统。

（张强　张雅娜　译）

参考文献

1. Sudhoff H, Hildmann H. Cholesteatoma surgery. In: Sudhoff H, Hildmann H, eds. Middle Ear Surgery. Heidelberg: Springer; 2006:67–72
2. Helms J. Local anesthesia of the Ear. In: Jahrsdoerfer RA, Helms J, eds. Ear Head and Neck Surgery. Stuttgart: Thieme; 1996
3. Häusler R. Advances in stapes surgery. In: Jahnke K, ed. Middle Ear Surgery. Recent Advances and Future Directions. Stuttgart: Thieme; 2004:95–140
4. Sudhoff H, Hildmann H. Stapes surgery. In: Sudhoff H, Hildmann H, eds. Middle Ear Surgery. Heidelberg: Springer; 2006:112–119
5. Tos M. Surgical solutions for conductive hearing loss. Manual of Middle Ear Surgery, Vol. 4. Stuttgart: Thieme; 2000
6. Perkins R. Prevention of complications in stapes surgery. In: Wiet RJ, ed. Ear and Temporal Bone Surgery Minimizing Risks and Complications. New York: Thieme; 2006:81–89
7. Michael P, Raut V. Chorda tympani injury: operative findings and postoperative symptoms. Otolaryngol Head Neck Surg 2007;136(6):978–981
8. Miuchi S, Sakagami M, Tsuzuki K, Noguchi K, Mishiro Y, Katsura H. Taste disturbance after stapes surgery–clinical and experimental study. Acta Otolaryngol Suppl 2009;(562):71–78
9. Marion M, Hinojosa R, Khan AA. Persistence of the stapedial artery: a histopathologic study. Otolaryngol Head Neck Surg 1985;93(3):298–312
10. Schuknecht HF. Otosclerosis surgery. In: Nadol JB, Schuknecht HF. eds. Surgery of the Ear and Temporal Bone. New York: Raven Press; 1993
11. Sanna M, Sunose H, Mancini F, Russo A, Taibah A. Middle Ear and Mastoid Microsurgery. Stuttgart: Thieme; 2003
12. Naumann HH, Wilmes E. Operations for stapes ankylosis. In: Jahrsdoerfer RA, Helms J. eds. Head and Neck Surgery Vol II Ear. New York: Thieme; 1996:229–261
13. Welling DB, Glasscock ME III, Gantz BJ. Avulsion of the

anomalous facial nerve at stapedectomy. Laryngoscope 1992;102(7):729–733

14. Fisch U. Tympanoplasty, Mastoidectomy, and Stapes Surgery. Stuttgart: Thieme; 2008

15. Roland PS, Meyerhoff WL. Otosclerosis. In: Bailey BJ, ed. Head and Neck Surgery—Otolaryngology. Philadelphia: Lippincott Williams & Wilkins; 2001

16. Schwager K. Acute complications during middle ear surgery: part 2: Accidents in classical stapes surgery and their solutions. [Article in German] HNO 2007;55(5):411–416, quiz 417–418

17. Dornhoffer JL, Milewski C. Management of the open labyrinth. Otolaryngol Head Neck Surg 1995;112(3):410–414

18. Dazert S, Hildmann H. Stapes revision surgery. In: Hildmann H, Sudhoff H. eds. Middle Ear Surgery. Heidelberg: Springer; 2006:131–133

19. Minovi A, Probst G, Dazert S. Current concepts in the surgical management of otosclerosis. [Article in German] HNO 2009;57(3):273–286

20. Mann WJ, Amedee RG, Fuerst G, Tabb HG. Hearing loss as a complication of stapes surgery. Otolaryngol Head Neck Surg 1996;115(4):324–328

21. Sheehy JL, Perkins JH. Stapedectomy: gelfoam compared with tissue grafts. Laryngoscope 1976;86(3):436–444

22. Jahnke K, Solzbacher D, Dost P. Revision stapes surgery. Adv Otorhinolaryngol 2007;65:314–319

23. Huang BR, Wang CH, Young YH. Dehiscent high jugular bulb: a pitfall in middle ear surgery. Otol Neurotol 2006;27(7):923–927

24. Overton SB, Ritter FN. A high placed jugular bulb in the middle ear: a clinical and temporal bone study. Laryngoscope 1973;83(12):1986–1991

25. Savic D, Djeric D. Surgical anatomy of the hypotympanum. J Laryngol Otol 1987;101(5):419–425

26. Moore PJ. The high jugular bulb in ear surgery: three case reports and a review of the literature. J Laryngol Otol 1994;108(9):772–775

27. Bared A, Angeli SI. Malleus handle: determinant of success in ossiculoplasty. Am J Otolaryngol 2010;31(4):235–240

28. Tos M. Manual of Middle Ear Surgery. Vol. 1: Approaches, Myringoplasty, Ossiculoplasty, Tympanoplasty. Stuttgart: Thieme; 1993

29. Sudhoff H, Hildmann H. Ossicular Chain Reconstruction. In: Sudhoff H, Hildmann H. eds. Middle Ear Surgery. Heidelberg: Springer; 2006:49–54

30. Celik H, Aslan Felek S, Islam A, Demirci M, Samim E, Oztuna D. The impact of fixated glass ionomer cement and springy cortical bone incudostapedial joint reconstruction on hearing results. Acta Otolaryngol 2009;129(12):1368–1373

31. Solomons NB, Robinson JM. Bone pâté repair of the eroded incus. J Laryngol Otol 1989;103(1):41–42

32. Baglam T, Karatas E, Durucu C, et al. Incudostapedial rebridging ossiculoplasty with bone cement. Otolaryngol Head Neck Surg 2009;141(2):243–246

33. Maassen MM, Zenner HP. Tympanoplasty type II with ionomeric cement and titanium-gold-angle prostheses. Am J Otol 1998;19(6):693–699

34. Suzuki M, Kanebayashi H, Kawano A, et al. Involvement of the incudostapedial joint anomaly in conductive deafness. Acta Otolaryngol 2008;128(5):515–519

35. Teunissen EB, Cremers WR. Classification of congenital middle ear anomalies. Report on 144 ears. Ann Otol Rhinol Laryngol 1993;102(8 Pt 1):606–612

36. Gurr A, Hildmann H, Stark T, Dazert S. Treatment of tympanosclerosis. [Article in German] HNO 2008;56(6):651–657, quiz 658

37. Asiri S, Hasham A, al Anazy F, Zakzouk S, Banjar A. Tympanosclerosis: review of literature and incidence among patients with middle-ear infection. J Laryngol Otol 1999;113(12):1076–1080

38. Colletti V, Soli SD, Carner M, Colletti L. Treatment of mixed hearing losses via implantation of a vibratory transducer on the round window. Int J Audiol 2006;45(10):600–608

39. Tos M. Tympanoplasty in partial defects of the stapedial arch. J Laryngol Otol 1975;89(3):249–257

40. Tos M. Pathology of the ossicular chain in various chronic middle ear diseases. J Laryngol Otol 1979;93(8):769–780

41. Zahnert T. Hearing disorder. Surgical management. [Article in German] Laryngorhinootologie 2005;84(Suppl 1):S37–S50

42. Schwager K. Titanium as an ossicular replacement material: results after 336 days of implantation in the rabbit. Am J Otol 1998;19(5):569–573

43. Sudhoff H, Lindner N, Gronemeyer J, Dazert S, Hildmann H. Study of osteointegration of a titanium prosthesis to the stapes: observations on an accidentally extracted stapes. Otol Neurotol 2005;26(4):583–586

44. Dornhoffer JL. Cartilage tympanoplasty. Otolaryngol Clin North Am 2006;39(6):1161–1176

45. Beutner D, Luers JC, Huttenbrink KB. Cartilage 'shoe': a new technique for stabilisation of titanium total ossicular replacement prosthesis at centre of stapes footplate. J Laryngol Otol 2008;122(7):682–686

46. Schmid G, Steinhardt U, Heckmann W. The omega connector—a module for jointed coupling of titanium total prostheses in the middle ear. [Article in German] Laryngorhinootologie 2009;88(12):782–788

47. Kim CW, Rho YS, Ahn HY, Oh SJ. Facial canal dehiscence in the initial operation for chronic otitis media without cholesteatoma. Auris Nasus Larynx 2008;35(3):353–356

48. Magliulo G, Colicchio MG, Ciniglio M. Facial nerve dehiscence and cholesteatoma. Ann Otol Rhinol Laryngol 2011;120(4):261–267

49. Schwager K. Acute complications during middle ear surgery: part 1: Problems during tympanoplasty–what to do? [Article in German] HNO 2007;55(4):307–315; quiz 316–317

50. Guinand N, Just T, Stow NW, Van HC, Landis BN. Cutting the chorda tympani: not just a matter of taste. J Laryngol Otol 2010;124(9):999–1002

51. Ockermann T, Reineke U, Upile T, Ebmeyer J, Sudhoff HH. Balloon dilatation eustachian tuboplasty: a clinical study. Laryngoscope 2010;120(7):1411–1416

52. Iñiguez-Cuadra R, Alobid I, Borés-Domenech A, Menéndez-Colino LM, Caballero-Borrego M, Bernal-Sprekelsen M. Type III tympanoplasty with titanium total ossicular replacement prosthesis: anatomic and functional results. Otol Neurotol 2010;31(3):409–414

53. Sheehy JL. TORPs and PORPs: causes of failure—a report on 446 operations. Otolaryngol Head Neck Surg 1984;92(5):583–587

第 **4** 章
乳突切开术并发症

M. B. Gluth, J. L. Dornhoffer

乳突切开术是耳科手术中基本技术之一。它不仅是常见的操作,也可以为许多其他的颞骨手术做铺垫。因此,关于乳突切开术并发症的预防和治疗原则是一个值得讨论的话题,同时也是各个阶段耳鼻咽喉外科医师应该学习的内容。本章概述了最常见的乳突切开术相关并发症。

术前注意事项

耳科医师必须快速识别并减少易引起乳突切开术并发症的手术状况。大多数这些因素可参见图4.1。作为患者的引导者,术者有义务保证手术环境的质量。而且,如果手术必须在条件恶劣的情况下进行,应该对颞骨手术新手进行监督或者担当观察的角色。

当判断并发症的风险比较高时,比如先天性畸形、胆脂瘤、创伤或者修复手术后,一些学者建议术中行高分辨率 CT(HRCT)成像并仔细查阅,而另一些学者对乳突切开术前常规行 HRCT 有争议 [1],也没有明确的证据证明这些影像能防止手术并发症。然而,我们认为 HRCT 对预知疾病的程度、所需手术的类型和范围、认识每位患者解剖上的细微差别是有意义的[2-5]。所有这些在与患者进行术前谈话时都是有价值的。

- 手术室仪器出现故障
- 手术器械缺乏
- 破坏性的噪声或震荡
- 手术室工作人员和麻醉师对耳科手术不熟悉
- 出血过量的术野
  - 未充分降压麻醉
  - 术前应用局部血管收缩剂药物未充分渗透
  - 凝血障碍
  - 严重急性鼓室乳突炎
- 组织结构紊乱
  - 创伤
  - 再次手术
  - 肿瘤
  - 感染
- 患者解剖异常
  - 体型过大
  - 颈部灵活性不佳
  - 肩膀、胸部突出

图 4.1 导致耳科手术条件不佳的因素。

术中并发症

面神经损伤

前景和预防

可以说,在乳突手术中没有比意外损伤面神经更让人担心的并发症了。面神经损伤不仅会带来严重的不良医疗后果(如角膜暴露、眼睑外翻、口腔功能不全等),而且引起的社会心理效应是长久的,包括对自我形象不满、沮丧和排斥社会。因此,术者应尽力避免这一并发症。

面神经医源性损伤的发生率是多变的,这取决于术者的技术和经验。据报道,有经验的术者损伤面神经的概率是 1/1000,或许会比正在学习手术技巧的无经验者要高[6-8]。对于修复手术来说,面神经损伤的风险可能会增加。据报道,乳突切开术中面神经损伤最常见的部位是鼓室乳突段交界处的第二膝。与鼓室段常在小范围内发生部分断裂不同,除了广泛侵袭性胆脂瘤这种少见病之外,第二膝通常被骨质包绕。因此,这些损伤大多是由钻磨骨质发生错误时导致的。

钻相关性面神经损伤通常与没有规范和系统地识别面神经有关,或者是由没有充分冲洗引起的热损伤所致。这种现象可以在对初学者进行培训时见到,他们为了迅速直接地进入乳突腔而缩窄手术入口,常会鲁莽地钻一个又小又深的孔。在硬化型乳突中,这种错误的操作会导致水平半规管和面神经的损伤。而安全的手术方式是逐层打开乳突腔,然后逐步识别可知的解剖标志。

我们进行乳突钻孔的操作顺序如下(图 4.2)。首先,将外耳道上三角的界限大致标记出来。然后,用大钻头沿着颞线(一个大致的方向)打磨,直到能清楚地识别鼓室盖及其外侧下方的结构。然后用相似的方式标记乙状窦。下一步,用大钻头行三角形断开,在直接进入窦腔之前,形成一条通过空腔中心和 Koerner 膜的通道。为了保证手术的顺利进行,三角形断开的中心区域必须离颞弓根足够远。在扩大窦腔时,要仔细分辨后半规管和砧骨短突。下一步,从后方钻开侧窦硬膜间角,从下方分辨出二腹肌嵴。

最后一步是用能进行充分冲洗的中型粗钻头磨

1.大致描绘出外壳的界限
2.分离乙状窦
3.大三角形断开外壳以穿过空腔中心和 Koerner 膜
4.扩宽颞弓,识别外侧半规管和砧骨
5.辨认鼓窦角和二腹肌嵴
6.削薄骨性外耳道以识别面神经
7.如果需要,磨除乳突尖、迷路旁、下、后和乙状窦后方的空腔
8.用钻磨除颞弓根上鼓室前壁以开放鼓室上隐窝

图 4.2　乳突切开术的推荐步骤。

骨。这时需要通过低速可控的钻,磨薄外耳道骨质以识别面神经,范围是从外半规管下方至乳突尖和二腹肌嵴。后者可作为一个粗略的深度测量器识别面神经的下方结构。如果鼓室盖和鼓窦骨化,那么需要将面神经全程暴露。大多数情况下,一旦正确识别面神经,最好保留一薄层骨质。此时,可能在茎乳突动脉供血区域发生聚集性点状出血,通常提示"警戒出血"。如果需要止血,可用骨蜡和局部止血药代替烧灼。

作为一项规定,在每个乳突手术中正确识别(而非暴露)面神经是非常有益的,这不仅有利于手术的顺利完成,而且对于医师确认术后神经的状态也是有帮助的。俗话说,"让面神经成为你的朋友"。一旦确定,随后可用先进技术在标志清楚可见的情况下安全和有效地移除乳突尖或后鼓室。

关于监测面神经作为乳突手术辅助措施的方式还有一些争议[9,10]。争议不仅仅是关于使用还是不使用,还有关于是在常规手术中使用还是在复杂修复手术中使用。没有确切的证据表明面神经监测可以降低乳突术中医源性面神经损伤的风险。即便如此,学者们还是建议耳科手术常规监测面神经,否则损伤的风险会增加(如先天性畸形、胆脂瘤和创伤)。面神经监测有一定优势,比如在乳突广泛肉芽组织根治术中可以识别神经刺激。

处理

这一区域的临床试验通常是不可行的,所以医源性面神经损伤的紧急处理措施应基于突发事件处理准则和适用于运动神经损伤的一般原则[11]。图 4.3 总结了基于已确定损伤时间和损伤严重性时的一般处理原则,也是几十年来一直用于耳科手术教学中的版本。此外,术者一般采用静脉注射高剂量皮质类固醇来治疗这些损伤,术后恢复期可逐渐减量,改为口服治疗。

乙状窦损伤

前景和预防

乙状窦是乳突手术中的一个主要标志,因此,大多数耳科医生在职业生涯中都要处理几次乙状窦出血。对于那些不熟悉这种情况的术者,这将是一次恐怖的经历,因为术野会迅速被出血淹没。幸运的是,如果他们能正确地预测和冷静地处理,大部分情况下都可以采取简单的措施控制住出血[12]。乙状窦出血是缓

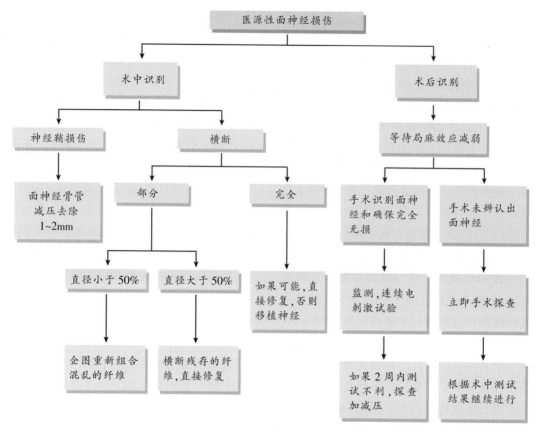

图 4.3 医源性面神经损伤的处理流程。

慢的静脉出血。

大多数乙状窦出血是钻相关性创伤的结果。在一些病例中，乙状窦位于乳突皮质层下仅几毫米处，即使用切割钻磨除一浅层骨质，也存在损伤的风险。此外，在硬化型乳突中，乙状窦常被移位至较正常位置更靠前的地方。这两种情况通常可被术前 HRCT 成像识别。当用钻磨除覆盖的骨时，用大的金刚砂钻直接接触乙状窦是非常有弹性的，然而，用切割钻或小口径金刚砂钻接触时存在乙状窦撕裂或穿孔的风险。

处理

乙状窦的出血点，特别是在乙状窦和小滋养静脉连接处的，通常可以被双极电灼控制住。不建议用单极电灼，因为它可能会扩大出血点。

对于汹涌出血者(图 4.4)，为了防止栓塞，可以用一块较损伤面积更大的明胶海绵(Baxter International，Deerfield，IL，USA)或自体肌肉填塞止血。用吸引器头垫着棉片将明胶海绵或肌肉压到指定位置。一般来说，吸引器头加压不超过 1 分钟，在吸引器头撤回之

后保留棉片和明胶海绵不动，大约 10 分钟后取出棉片，换个位置继续如此。乙状窦受损的大部分情况可以用这种方式控制住。

乙状窦损伤中需要复杂修复的情况较罕见。如果乙状窦出血凶猛，可以用一块肌肉紧压住出血点，然后用缝合线将其固定防止移位。或者，也可以插入血管球囊导管使近端膨胀，远端用缝合线修复损伤部位(4.0 不可吸收丝线，锥形针)。如果是对侧静脉出血，这种非封闭式初始修补技术是非常必要的。

在乙状窦损伤较大的情况下，特别是当窦腔和内壁均可见时，应警惕空气栓塞的可能，并及时与麻醉师沟通。为了减少这种风险，需立即采取头高脚低位，用生理盐水冲洗术野，压力直接作用在出血点上，为最后修复做好准备。

颈静脉球处损伤的处理原则与乙状窦相同。

迷路损伤

前景和预防

与面神经横断的发现过程类似，意外发现的"蛇

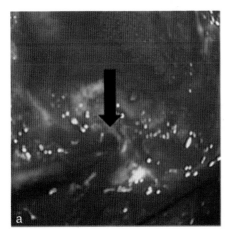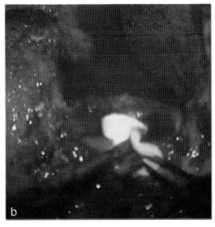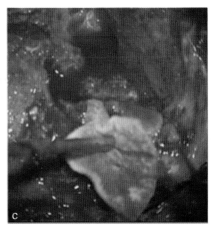

图 4.4　处理乙状窦出血。(a)处理乙状窦出血首先是吸引和压迫。(b)尽可能用一片比缺损口大的明胶海绵覆盖,防止栓塞。(c)明胶海绵用棉片覆盖,用吸引器压迫大约 1 分钟。然后停止压迫,但是棉片留在原位至少 5 分钟,然后可以保留明胶海绵撤回棉片。

眼"(指的是意外损伤的半规管)是所有耳科医生都希望避免的风险。

尽管迷路瘘在侵袭性胆脂瘤中经常发生,但有经验的术者应该能够正确识别深象牙色迷路骨的特定标志,这样就可以减少迷路瘘的发生[7,13,14]。

外侧半规管由于暴露于窦腔,存在很大的损伤风险。外侧半规管的损伤通常是由于操作上的一些错误,与面神经损伤也有关系,特别是硬化型乳突术中窄通道钻入窦腔时。事实上,曾报道过最严重的情况是医源性外侧半规管开窗和面神经膝段损伤。在空腔中钻磨迷路下和迷路上时,也分别存在损伤后半规管和前半规管的风险。

处理

尽管医源性迷路瘘有引起感音神经性聋和严重眩晕的较大风险,但这些也不是绝对的。事实上,有很多报道显示,在医源性迷路瘘时对听力和部分前庭功能方面还是有保留的。或许这并不奇怪,因为我们发现计划和控制迷路穿孔或闭塞的手术也有相似的结果。

正确处理这一并发症的关键在于早期发现,以避免迷路膜的进一步损伤。比如,如果发现迷路膜,应该立即停止钻磨,避免吸引器的直接吸引。可以通过用骨蜡或者筋膜塞紧暴露的半规管来紧急封闭迷路瘘。还可以通过应用血脑屏障的抗生素预防细菌性迷路炎和脑膜炎,特别是在术野感染的情况下。和面神经损伤相同,大剂量系统应用皮质类固醇也是有益的。

听觉损伤

尽管常规乳突手术后会出现短暂的骨传导阈值的变化,但在复杂手术中,我们并不认为钻相关性听觉损伤是造成永久性感音神经性聋的主要原因[15]。但一个明显的例外是砧骨或其他听骨链被明显磨除时[16,17]。这种情况下会导致高频感音神经性聋,一般在 4000Hz 或以上。

砧骨钻损伤人多是由于窦腔入口和腔内无规律地钻磨。这种情况可见于将砧骨外侧面非常规地磨为平面时,提示钻头接触。在用钻打磨砧骨短突附近区域时,早期识别出砧骨短突可以避免这种并发症的发生。窦腔内的积水会使光在气-液平面上发生折射,因此可以看见拐角处的砧骨,用钝弯钩可以触及。用钻扩宽窦腔的后外侧缘,以便刮除清楚可见的骨质。如此,由内向外地移除骨质,包括器械不能进入窦腔的部分。

在进行听骨链操作或术前计划要移除听骨(比如耳道下面的手术)时,最好在钻磨之前断开砧镫关节。

硬脑膜暴露和损伤

前景和预防

乳突手术在进行中颅窝和后颅窝操作时要注意安全。骨连接处的硬脑膜缺如或许是突发性的、鼓室乳突疾病侵及的或者是医源性的。虽然这些缺损中大多数都没有临床症状,但会导致硬脑膜或脑组织疝入鼓室乳突腔,造成脑脊液漏、传导性聋、血管搏动性耳鸣或者增加脑膜炎易感性。因此,当硬膜暴露局限或者较大且复杂时,乳突切开术中确定决策是必需的。

乳突术中钻相关性的硬脑膜创伤会导致撕裂,伴脑组织暴露和脑脊液漏。大多数情况下,硬脑膜和乙状窦类似,大钻头接触有弹性,而切割钻和其他小钻头很可能导致穿透。老年患者硬脑膜特别容易撕裂。

少数医生对硬脑膜损伤的担心会使他们错过乳突切除术中明确的标志,这是错误的。对面神经的识别、清楚可见的硬脑膜解剖界线特别是中颅窝盖,对顺利安全地完成乳突手术来说是至关重要的。

导致钻相关性硬脑膜暴露或者损伤的术中决策中,最常见的错误是没有预料和评估出中颅窝底的自然弯曲。在实践中,这意味着术者在用钻由外侧至内侧通过乳突空腔中心到腔内进行打磨的过程中,必须明确鼓室盖从上而下逐渐进入乳突腔的高度变化。因此,用切割钻头沿着中颅窝底内侧轨道横向侵袭性磨除颅底骨是危险的。一旦辨认出硬脑膜和外侧的骨质,我们提倡用高转速的加粗金刚砂钻头移除所有相邻的空腔。同时,可提前用双极电灼烧导致硬脑膜出血的血管。

处理

传统上,耳科教科书中认为硬脑膜缺损在 1cm² 或者更大时应该做常规修复,以预防迟发性并发症。然而,这些推荐只是趣闻。有多种材料和技术能够处理硬脑膜暴露过度,包括筋膜、骨粉、软骨、肌肉、骨蜡和各种商用颅骨替代产品[18,19]。也可以使用由筋膜、肌肉和颅骨膜组成的局部软组织帽。

在没有疝内容物或者脑脊液漏的情况下,我们喜欢用来源于皮质骨的骨粉(非感染的乳突腔)填补缺损骨。在鼓室乳突分隔处需再用筋膜或者其他软组织将其简单覆盖住。

当发生小的脑疝或脑脊液漏时,需要用更精准的分层技术将邻近乳突缺损处的硬脑膜从颅底圆形向上提起。在提起的硬脑膜和残留的颅底骨下方以三明治方式将修补材料(相对较硬的,如软骨)填塞于缺损处,由此可以封闭缺损。如果脑脊液漏持续存在,可以用其他材料如纤维蛋白胶加盖一层以加固修补处。

一旦发生硬脑膜撕裂或脑脊液漏,应该尽早用缝合线(5.0 不可吸收单丝线,三棱针)修补硬脑膜。对于较大的缺损,需要将修补物(筋膜或商用硬脑膜替代材料)缝合以确保滴水不漏。在有限空间内缝合具有一定的技术挑战性。

当脑脊液漏修补术后尝试再次修补或当颅底缺损过大时,建议行中颅窝小范围切开术以暴露受影响区域,以便更明确地修补硬脑膜和骨质缺损处。一旦硬脑膜被提离中颅窝底,大多数情况下用大块自体肌肉,伴或者不伴软骨或皮质骨覆盖,就能修补缺损处。也可以选用市售的颅骨黏合剂(主要由羟磷灰石构成)。

术后给予患者大便软化剂,几周内避免剧烈活动和捏鼻鼓气等相关动作。给予足量的可透过血脑屏障的抗生素治疗,特别是在感染术野中修补脑脊液漏或者使用非自体修补材料时。如果发现脑脊液压力较高,术后行腰大池引流也是有帮助的。

其他术中并发症

较高级的乳突切开技术可能可以减少其他并发症的发生。当需要磨除面神经隆突时,可能会损伤鼓索神经进而导致术后味觉丧失。但一般来看,如果鼓索神经受到明显创伤,如故意完全横断,其综合症状从长期看来可能不那么令人厌烦[20]。

如果需要钻磨迷路下或半规管周围空腔,可能会损伤颈动脉。然而在常规乳突手术中,颈动脉损伤的风险很低。颈动脉损伤一般是由尖锐器械或者切割钻穿透伤引起的。只有很小切口的颈动脉出血才可以用混有局部止血剂的填压物控制住。对于较大的损伤,如果技术可行,主要用缝合(5.0 不可吸收单转线,锥形针)修补。否则需行血管内介入放射治疗来修补颈动脉损伤。损伤导致的颈动脉短期扩张或长期闭塞可能会导致休克。

术后并发症

耳廓移位

乳突切开术后常见耳廓后乳突尖会有一定程度的变形。大多数情况下不会引起注意,因为注视脸部时不会特意看耳廓。再者,头发的遮盖也可以隐藏这些变化。然而,耳廓过度移位就会引起美容问题,尤其是留短发的患者。广泛侵袭乳突的切开术极易发生这种并发症。

预防性措施对于处理这种并发症特别有帮助。耳廓和耳廓后切口部位类似于下眼睑。在睫毛处的切口会引起瘢痕外翻,而由于皮肤瘢痕和耳廓后下方的肌肉有关,耳廓沟切口太深也会导致类似的结果。理想情况是,保持耳廓后皮肤和软组织有一个合理的边缘(至少 1cm),以避免因为瘢痕形成所致的耳廓移位[21]。可以尝试将耳廓后深切口隐藏在沟内,但还是位置更靠后(甚至远至发髻)的切口较少引起美容问题。

少数情况下,耳廓后乳突缺损处的软组织会在内部形成瘢痕。这种情况可以通过重新打开切口释放约束耳廓的瘢痕组织来解决。有时候,移植一片薄的软组织帽也是有帮助的,比如在乳突缺损处和覆盖在外的皮肤之间插入颞肌筋膜可以作为阻隔物防止瘢痕再形成。

在没有术野感染的情况下,可以通过使用钛网或商用颅骨替代产品重建乳突术腔外侧壁来解决术后瘢痕问题[23]。这或许对与侧颅底手术相关的乳突切开术中大的缺损特别有帮助。

感染

尽管有一定程度的重叠,但乳突切开术后感染大致可以分为两类。第一类包括耳廓后软组织的感染,类似于身体其他部位的手术创伤感染。对外科医生来说,这种感染发生的主要原因是众所周知的,包括切口裂开、血肿、无菌技术缺陷、术后局部创口护理不合要求、患者自身愈合不良因素(比如营养不良、糖尿病和吸烟)。金黄色葡萄球菌是这类感染的主要病原菌。这类术后感染需要用培养确定的抗生素治疗、脓肿或血肿的手术切开引流以及加强局部护理和清除感染灶。

乳突切开术后感染的第二种类型是乳突鼓室腔原发感染灶未被清除而持续存在所导致的感染[23]。这些类型的病原菌常是非典型或者耐药性病原体。治疗这种感染要依靠取拭子和组织标本送实验室化验,利用合理的染色和培育技术来检测真菌和分枝杆菌。传染病专家的医疗会诊或许是有帮助的,尤其是在免疫缺陷和血糖控制不良的情况下。在组织病理学方面,活组织取样有助于排除赘生物、肉芽肿和非典型炎性病变。

不幸的是,确实存在术后持续感染的病例,或许与手术未完全清除感染的软组织、骨和空腔有关[24]。如果乳突腔发生术后感染,要尽可能完全去除感染灶内空腔。通常易被忽略的区域包括鼓室盖、迷路后、乳突尖、面神经后方、迷路上前方(包括上鼓室及咽鼓管上隐窝)和在乙状窦和鼓室盖之间的窦腔。广泛且严重的感染也会扩展到岩尖,但很少见。

在术前图像中可见严重且伴有骨质缺损的乳突炎症,残留的坏死骨阻碍了对感染的控制,遗留的缺血坏死灶会使慢性感染持续存在。这个问题在免疫功能低下的患者中尤为明显,也会增加颅底骨髓炎的风险。这种情况需要通过长期静脉滴注抗生素以及行颞骨清创术来治疗。

开放式乳突腔不干耳

确认开放式乳突腔不干耳可能是主观行为,因为患者个体之间各不相同,不仅受窦腔本身解剖限制因素的影响,也会受患者的性格和生活方式的影响。比如,一位患者可能对严格防水和每隔几个月进行的随访检查比较适应,而另一位患者可能对严格防水和频繁的复查感觉不快。当然,很多不干耳是不证自明的,比如慢性耳漏未进行局部护理和治疗。

处理乳突腔溢液对于大多数耳科医师而言是一项简单的操作,即将坏死碎片和感染的组织完全清除。烘干和酸化常用于抑制肉芽组织和真菌生长。尽管部分患者可能不能忍受疼痛,但是用于烘干和酸化的乙醇、硼或乙酸还是很受欢迎的。

耳部局部应用抗生素对于治疗难治性感染是有帮助的。然而,可能发生真菌感染(是个非常普遍的问题),特别是类固醇药物依赖者。为了创造一个干燥的环境,在不干耳的乳突腔应用油性抗菌剂软膏或许是有帮助的。局灶应用硝酸银治疗肉芽肿也是非常受欢迎的,然而,必须确定面神经和其他重要结构的具体位置。

不干耳的原因或许与患者的解剖特点、生理特点和主观行为有关[25-27]。这些都总结在图 4.5 中。解剖特点在窦腔长期干燥中起主要作用,同时也依赖于手术技术。当在干燥的窦腔内发现不利的解剖因素时,应首选手术矫正[28]。通常认为,有问题的解剖因素包括面神经嵴过高、外耳道口狭窄或乳突尖开放不完全。

面神经嵴过高会导致不良后果。首先,在外耳道和乳突腔之间产生的分隔会导致自洁作用降低和不能上皮化。再者,下鼓室、后鼓室由于重力作用会产生蓄积,即碎片和水分聚集成"污水池"。因此,完全去除覆盖面神经乳突段的面神经嵴应该是乳突开放术的一项常规操作。

如果在功能上不能满足乳突腔的需要,那么耳道

- 解剖特点
  - 容积过大
  - 重力泵效应
  - 面神经嵴过高
  - 蝶形手术不足/嵴不规则
  - 通道处过度"沙漏"
- 生理因素
  - 中耳黏膜化与上皮化腔缺乏分隔物
  - 鼓膜扩张不全
  - 复发性胆脂瘤
  - 未完全根除病源腔
  - 多重耐药菌谱抗生素
  - 免疫缺陷
  - 血供不足
  - 湿度过重
  - 酸度不足
- 患者主观因素
  - 忽视后续护理
  - 卫生状况不佳
  - 助听装置的使用
  - 积极的户外生活方式

图 4.5　可能影响乳突腔状况的因素。

成形术是不充分的。最小尺寸的标准随着乳突腔的尺寸和大小而变化，关键是在非常小和部分闭塞的乳突腔内只能进行最小范围的扩大。为了方便检查和清除病灶，成形术后的耳道必须可以进入每个解剖部位。再者，应尽可能避免"沙漏"效应，即一个大的乳突腔通过一个相对较小的口引流。一般来讲，外耳道口应该扩展到乳突腔的后壁，形成一个圆锥形而不是漏斗形。这需要耳廓软骨的楔形切除。同时，也应该避免耳道成形范围过大，否则会影响外观，同时也难以植入助听器。

切除二腹肌嵴处的乳突尖有几点益处。首先，大的开放式乳突尖有助于形成上述的蓄积效应和增大整个乳突容积。然而，一个被许多耳科医生忽视的事实就是，去除乳突尖会大大减小乳突容积，这会减少乳突侧腔的深度，使邻近的软组织塌陷在内。如果这样做，即使在气化良好的乳突腔，开放的范围也会移动到乙状窦的前缘，仅离外耳道前壁2cm。在鼓室盖和新下限（乙状窦入颈静脉球处）间的上下距离也会缩短到距乳突尖下缘1cm处。如果外科医生希望达到这些效果，必须将乳突尖完全切除（即使是硬化型乳突），仅将内部横断是不够的。

碟形开放乳突腔很可能会自动闭合。这种情况就如同在地面的深洞上面放置一块潮湿的帆布一样。通过将外侧缘圆形拓宽成浅碟状，医疗分隔物会塌陷在内，使得容积减小，但洞的深度并没有改变。因此，当对开放式乳突进行塑形时，需要将鼓室盖、乳突腔和鼓骨轮廓化。

对于小容积的窦腔，塑形乳突腔仅需限制性填塞或无须填塞。有多种乳突填塞材料，包括骨粉、软骨帽和带血管的软组织垫[29-34]。我们认为，在无残存胆脂瘤的病例中进行一般性的填塞是有效且安全的。填塞有助于减少开放式乳突腔的容积，然而，填塞方式必须不违背上文所总结的其他手术原则。

眩晕

乳突术后眩晕可能有几种原因。首先，同感音神经性聋一样，手术自身的机械效应会损伤周围前庭感受终器。这种情况下，术后会立即出现眩晕和眼球震颤，会持续几天，经历一段不稳定期直到发生代偿。这种损伤很可能发生在需要术中修补迷路瘘的胆脂瘤术中。其他类似但少见的原因是感染和炎症性内耳炎。与前庭系统机械性损伤相反，这些通常可见于轻微迟发的急性术后情况。在开放式乳突腔的情况下，患者可能主诉在接触风和水的时候发生热量效应性眩晕[35]。这种状况在大型的外耳道成形术中是很常见的。

术后眩晕的治疗包括慎用抑制前庭的药物及止吐药。和前庭神经元相似，系统应用皮质类固醇治疗也可能有效。为防止内耳存在病原菌感染，推荐应用可以通过血脑屏障的抗生素。待急性眩晕的状态稳定下来后，及时停止前庭抑制药物的使用，应鼓励患者尽可能早地步行，以防恢复延迟。如果患者不稳定状态时间延长或加重，早期的前庭功能恢复是有益的。堵塞疗法被证明对于减少开放式乳突腔时热量效应所致的眩晕是有效的[36]。

乳突-皮肤瘘管或乳突-管道瘘管

乳突腔和耳廓后皮肤之间或乳突腔和外耳道之间本不该形成的上皮细胞连接，却分别组成了乳突-皮肤瘘管或乳突-管道瘘管。乳突-皮肤瘘管的形成可能是在术后恢复过程中一些复杂因素相互作用所导致的。这些因素可能包括耳廓后切口的裂开、伤口感染或过度的乳突成形术后腔隙的皮肤软组织覆盖[37]。相反，乳突-管道瘘管的形成通常归因于在完整的管壁乳突手术时操作技术上的失误，特别是在保证外侧面的外耳道皮肤恰当的重新成形和完整覆盖在骨性外耳道上时。乳突-管道瘘管通常发生在骨和软骨的连接处。

这两种情况通常都伴有脓汁和黏液的流出、不完整的愈合和耳廓后区域或外耳道肉芽组织的形成。治疗方法是手术，根本的原则是相似的。应完整清除瘘管的路径和肉芽组织，然后对生成的瘘管进行细致的分层缝合。通常需要在乳突成形术腔隙和其包括的组织结构之间插入一个软组织屏障。耳廓后区域通常需要一个带蒂软组织瓣，但这个管道通常也可以用筋膜或软骨移植物来处理。

脑脊液漏和脑膜脑炎

如果患者存在持续的单侧水性鼻溢液或耳溢液，通常应怀疑有术后脑脊液漏。当乳突覆盖材料出现过量的水性渗出，产生"光环征"（放到纸上时血液从清亮的液体中呈圆形分离出来），出现头疼或者脑膜炎时同样也应怀疑脑脊液漏。确定诊断还需 β-转铁蛋白表达的实验室分析结果。留取液体样本（通常需要 0.5mL 以上）后需要冷藏，以便转运和实验室化验。

当颅内压正常时，少量的脑脊液漏通常可以自行痊愈。因此，在大多数情况下，不是侧面颅底的乳突成形术后脑脊液漏可以经过一段时间的观察和保守治疗。通常这些患者需要卧床休息，抬高床头，同时给予通便，如果考虑可能存在内耳感染时可给予抗生素。但抗生素的应用是有争议的，因为如果患者手术区域没有感染，就可能筛选出抗生素抵抗的病原菌[38]。如果这些治疗都无效，可以选择椎管穿刺引流。

如果保守治疗后脑脊液漏仍然持续，当耳廓成形术作为以层面头骨为基础的手术的组成部分时，或者当需警惕脑膜脑炎发生时，推荐外科手术治疗。基本的硬脑膜及外部修补的原则本章前文已有阐述。需注意的是，对复杂的脑脊液漏病例需进行积极的治疗，例如咽鼓管堵塞和鼓室乳突分隔的上皮组织全面移除后外耳道的盲性囊腔堵塞。这些手术操作通常应联合应用颞肌肌瓣和游离脂肪瓣行乳突阻塞术，但后面一种在已被感染的手术区域很难操作。

在脑膜脑炎中，致命的脑组织和硬脑膜疝出必须通过双极烧灼术进行切除[39]。硬脑膜及颅底的修复如前所述，以预防癫痫。同时在脑脊液漏伴随脑膜脑炎

时，通常需要行颅中窝切开术[40]。

总结

详细的手术计划和不断改进手术技术可减少术后并发症的发生。然而，对于工作繁忙且经常面对棘手的修复手术的耳科医生来说，并发症是不可避免的。因此，本章介绍的处理原则可以帮助他们及时处理并发症，并减少发病率。

（张强　张雅娜　译）

参考文献

1. Banerjee A, Flood LM, Yates P, Clifford K. Computed tomography in suppurative ear disease: does it influence management? J Laryngol Otol 2003;117(6):454–458
2. Blevins NH, Carter BL. Routine preoperative imaging in chronic ear surgery. Am J Otol 1998;19(4):527–535, discussion 535–538
3. Chee NW, Tan TY. The value of pre-operative high resolution CT scans in cholesteatoma surgery. Singapore Med J 2001;42(4):155–159
4. Jackler RK, Dillon WP, Schindler RA. Computed tomography in suppurative ear disease: a correlation of surgical and radiographic findings. Laryngoscope 1984;94(6):746–752
5. Alzoubi, FQ, Odat HA, Al-Balas HA, Saeed SR. The role of preoperative CT scan in patients with chronic otitis media. Eur Arch Otorhinolaryngol 2009;266(6):807–809
6. Green JD Jr, Shelton C, Brackmann DE. Iatrogenic facial nerve injury during otologic surgery. Laryngoscope 1994;104(8 Pt 1):922–926
7. Harkness P, Brown P, Fowler S, Grant H, Ryan R, Topham J. Mastoidectomy audit: results of the Royal College of surgeons of England comparative audit of ENT surgery. Clin Otolaryngol Allied Sci 1995;20(1):89–94
8. Nilssen EL, Wormald PJ. Facial nerve palsy in mastoid surgery. J Laryngol Otol 1997;111(2):113–116
9. Greenberg JS, Manolidis S, Stewart MG, Kahn JB. Facial nerve monitoring in chronic ear surgery: US practice patterns. Otolaryngol Head Neck Surg 2002;126(2):108–114
10. Prass RL. Iatrogenic facial nerve injury: the role of facial nerve monitoring. Otolaryngol Clin North Am 1996;29(2):265–275
11. Green JD Jr, Shelton C, Brackmann DE. Surgical management of iatrogenic facial nerve injuries. Otolaryngol Head Neck Surg 1994;111(5):606–61
12. Graham MD. The jugular bulb: its anatomic and clinical considerations in contemporary otology. Laryngoscope 1977;87(1):105–125
13. Jahrsdoerfer RA, Johns ME, Cantrell RW. Labyrinthine trauma during ear surgery. Laryngoscope 1978;88(10):1589–1595
14. Wormald PJ, Nilssen EL. Do the complications of mastoid surgery differ from those of the disease? Clin Otolaryngol Allied Sci 1997;22(4):355–357
15. Urquhart AC, McIntosh WA, Bodenstein NP. Drill-generated sensorineural hearing loss following mastoid surgery. Laryngoscope 1992;102(6):689–692

16. Gjuric M, Schneider W, Buhr W, Wolf SR, Wigand ME. Experimental sensorineural hearing loss following drill-induced ossicular chain injury. Acta Otolaryngol 1997;117(4):497–500

17. Jiang D, Bibas A, Santuli C, Donnelly N, Jeronimidis G, O'Connor AF. Equivalent noise level generated by drilling onto the ossicular chain as measured by laser Doppler vibrometry: a temporal bone study. Laryngoscope 2007;117(6):1040–1045

18. Wootten CT, Kaylie DM, Warren FM, Jackson CG. Management of brain herniation and cerebrospinal fluid leak in revision chronic ear surgery. Laryngoscope 2005;115(7):1256–1261

19. Pelosi S, Bederson JB, Smouha EE. Cerebrospinal fluid leaks of temporal bone origin: selection of surgical approach. Skull Base 2010;20(4):253–259

20. Michael P, Raut V. Chorda tympani injury: operative findings and postoperative symptoms. Otolaryngol Head Neck Surg 2007;136(6):978–981

21. Shekhar C, Bhavana K. Aesthetics in ear surgery: a comparative study of different post auricular incisions and their cosmetic relevance. Indian J Otolaryngol Head Neck Surg 2007;59:187–190

22. Jung TT, Park SK. Reconstruction of mastoidectomy defect with titanium mesh. Acta Otolaryngol 2004; 124(4):440–442

23. Pillsbury HC III, Carrasco VN. Revision mastoidectomy. Arch Otolaryngol Head Neck Surg 1990;116(9):1019–1022

24. Nadol JB Jr. Causes of failure of mastoidectomy for chronic otitis media. Laryngoscope 1985;95(4):410–413

25. Wormald PJ, Nilssen EL. The facial ridge and the discharging mastoid cavity. Laryngoscope 1998;108(1 Pt 1):92–96

26. Bhatia S, Karmarkar S, DeDonato G, et al. Canal wall down mastoidectomy: causes of failure, pitfalls and their management. J Laryngol Otol 1995;109(7):583–589

27. Phelan E, Harney M, Burns H. Intraoperative findings in revision canal wall down mastoidectomy. Ir Med J 2008;101(1):14

28. Dornhoffer JL. Surgical modification of the difficult mastoid cavity. Otolaryngol Head Neck Surg 1999;120(3):361–367

29. Leatherman BD, Dornhoffer JL. Bioactive glass ceramic particles as an alternative for mastoid obliteration: results in an animal model. Otol Neurotol 2002;23(5):657–660; discussion 660

30. Leatherman BD, Dornhoffer JL. The use of demineralized bone matrix for mastoid cavity obliteration. Otol Neurotol 2004;25(1):22–5; discussion 25–26

31. Mahendran S, Yung MW. Mastoid obliteration with hydroxyapatite cement: the Ipswich experience. Otol Neurotol 2004;25(1):19–21

32. Ramsey MJ, Merchant SN, McKenna MJ. Postauricular periosteal–pericranial flap for mastoid obliteration and canal wall down tympanomastoidectomy. Otol Neurotol 2004;25(6):873–878

33. Roberson JB Jr, Mason TP, Stidham KR. Mastoid obliteration: autogenous cranial bone pAte reconstruction. Otol Neurotol 2003;24(2):132–140

34. Singh V, Atlas M. Obliteration of the persistently discharging mastoid cavity using the middle temporal artery flap. Otolaryngol Head Neck Surg 2007;137(3):433–438

35. Kos MI, Castrillon R, Montandon P, Guyot JP. Anatomic and functional long-term results of canal wall-down mastoidectomy. Ann Otol Rhinol Laryngol 2004;113(11):872–876

36. Beutner D, Helmstaedter V, Stumpf R, et al. Impact of partial mastoid obliteration on caloric vestibular function in canal wall down mastoidectomy. Otol Neurotol 2010;31(9):1399–1403

37. Choo JC, Shaw CL, Chong YCS. Postauricular cutaneous mastoid fistula. J Laryngol Otol 2004;118(11):893–894

38. Brodie HA. Prophylactic antibiotics for posttraumatic cerebrospinal fluid fistulae. A meta-analysis. Arch Otolaryngol Head Neck Surg 1997;123(7):749–752

39. Mosnier I, Fiky LE, Shahidi A, Sterkers O. Brain herniation and chronic otitis media: diagnosis and surgical management. Clin Otolaryngol Allied Sci 2000;25(5):385–391

40. Sanna M, Fois P, Russo A, Falcioni M. Management of meningoencephalic herniation of the temporal bone: Personal experience and literature review. Laryngoscope 2009;119(8):1579–1585

第 **5** 章
人工耳蜗及植入性助听器并发症

B. S. Tsai, G. P. B. Braga, A. Rivas, D. S. Haynes

简介

随着近十年来人工耳蜗、骨锚式助听器（BAHA）的技术发展，听觉损伤的患者可以通过不同的方式再次获得听力。上述装置的发展给听觉丧失的儿童及成年人带来了越来越多的希望。虽然装置的安全性随着技术发展得到了改善，但也不能完全避免并发症的发生。理解潜在的并发症不仅能给医师提供更多的信息，也能帮助他们避免其发生并改进治疗方案。

人工耳蜗并发症

人工耳蜗是第一个可代替感官的人工装置。如果患者的听觉终器，即耳蜗不能提供有效的输出，人工耳蜗可绕过感受细胞直接提供听神经的电刺激。人工耳蜗有很多指征，其最常应用于治疗双侧重度感音神经性听觉丧失。也可用于听觉神经病谱障碍的患者。手术过程包括经皮乳突切除术伴面神经隐窝钻孔，而后行耳蜗造口术。除此之外，有些移植物需要通过颞肌下骨质钻孔来放置。在手术的任何步骤中，损伤毗邻的解剖结构都会导致并发症。不仅如此，移植物本身也可以成为并发症的来源。乳突切开术并发症在第4章已有阐述，本章主要介绍与手术装置有关的面神经隐窝和耳蜗造口术并发症。

继发于耳蜗移植的神经损伤

在乳突切开术之后，面神经隐窝开放并暴露圆窗龛。此部位面神经及鼓索神经的解剖位置存在多样性，有易于损伤的危险。

面神经损伤

面神经自脑干至面部肌肉走行分为三段：颅内段、颞内段、颞外段或外周段[1]。颅内段的面神经由脑干至内听神经管的骨性外耳门。颞内段开始于中耳的骨性外耳门，经一弯曲段进入颞骨并穿过茎乳孔。此段又分为内耳道段、迷路段、鼓室段和乳突段。内耳道段位于耳门和基底之间，迷路段从基底走行至膝神经节，然后呈一锐角形成鼓室段。之后经过第二膝形成乳突段走行至茎乳孔。颞骨岩部骨质保护内耳道段和乳突段的颞骨内面神经。自乳突段开始，鼓索神经作为面神经的分支经一单独骨管进入并穿过鼓室，然后并入舌神经中负责味觉。颞外或外周段的面神经开始于茎乳孔，进入腮腺并支配面部肌肉。

耳部手术过程中，鼓室段和乳突段易出现手术损伤。但在耳蜗移植时，乳突段第二膝和鼓索神经更易损伤，其原因为它们位于面神经隐窝的边缘。为了合理地暴露耳蜗，需要做一个足够大的切口。做切口时很容易导致其中一条或两条神经受损。

面神经解剖的多样性会增加术中意外损伤的可能性，特别是在进入面神经隐窝时面神经不容易暴露的情况下。最常见的变异是面神经远端进入椭圆窗，向下或越过圆窗[2]。典型的创伤性损伤为神经水肿，尤其是面神经在术后早期麻痹[3]。潜在的损伤来源包括电钻的热损伤以及直接创伤。正因为如此，在面神经周围钻孔的过程中有必要进行及时充分的冲洗。术前行颞骨部非强化型 CT 进行影像学评估，可提示手术医师潜在的手术风险，以减少损伤的发生。尽管术中常进行面神经监测，但未能证实其可减小面神经麻痹的可能。

其他人工耳蜗术后面神经局部麻痹的原因包括疱疹病毒再激活、急性神经损伤、术后创伤感染等。单纯性疱疹 I 型病毒再激活继发于手术损伤之后，虽然很少见，但可导致耳部手术后面神经麻痹，尤其是在对神经根部直接操作时[4]。病毒再激活可导致炎症、脱髓鞘和麻痹。Vrabec 报道，对面神经感觉分支操作增加将导致术后面神经麻痹发生率增加；其他研究也显示，提起鼓室耳道皮瓣时如中断面神经皮下分支可促成病毒再激活[5,6]。因此，多项研究发现鼓索神经损伤可触发病毒再激活[3,7]。可以通过神经组织或神经内液体判断病毒再激活导致的神经轻瘫，然而这些方法并非没有风险。因为延迟性神经麻痹预后较好，一般不需行外科探查或活检神经减压[3]。急性神经损伤是由局部供血障碍、神经缺血或静脉血流阻塞引起的血管挛缩所导致[3,4]。尽管已有上述理论，但延迟性面神经损伤的机制仍待研究，确切的病因也有待发现[3,6]。

人工耳蜗植入后的面神经麻痹呈延迟性。研究表明，自 1980—2002 年间，对 705 例接受人工耳蜗植入的患者进行回顾性分析显示，面神经延迟性损伤的发生率为 0.71%。当患者出现此情况时，需要迅速开始进行高浓度的激素治疗并逐步减量，伴或不伴应用抗病毒药物[3]。另外，如果患者很虚弱，并有不完全性闭目，可以使用人工眼泪润滑剂和药膏。夜间增加室内湿度也有助于防止角膜干燥以及伴发的溃疡。如果眼睛很痛或出现红斑，有必要行眼科会诊。

鼓索损伤

鼓索神经包含舌下腺和下颌下腺节前纤维，支配舌部前 2/3 的味觉。通过颞下窝的腱索前段进入鼓室，也被称为 Hugier 桥梁。它从后上中耳空间进入鼓室，经过锤骨颈部内侧，然后经由后韧带离开鼓室，向下进入乳突骨内形成面神经的垂直部分。

由于其位置，耳蜗植入手术过程中进行面部凹槽钻孔时，该神经损伤的危险增加，导致味觉障碍。这些特殊味道经常被描述为口中金属味、苦味或咸味。患者偶尔抱怨舌头麻木。Lloyd 等[8]比较了接受人工耳蜗植入与保护鼓索的患者与神经从未被切开的患者的预后结果。在神经完整的患者中，大约一半有味觉的

变化，其中 42% 后来症状消失了。而在神经被切断的患者中，86% 有味觉干扰，而后 67% 症状消失。这些结果类似于耳科手术后其他味觉障碍的研究结果。

人工耳蜗植入术的感染性并发症

人工耳蜗植入术后感染比较罕见，发病率为 1.7%~3.3%，但处理较困难[9-11]。最严重的并发症是脑膜炎，已在文献中广泛讨论。然而，伤口并发症更为常见。随着接受人工耳蜗植入的儿童人数的上升，及时治疗是必要的，其目的是防止出现更严重的后遗症。

脑膜炎

脑膜炎是一种严重的感染，常见于人工耳蜗植入后的第一年[12]。许多关于人工耳蜗植入后脑膜炎风险的论文已发表，但具体原因仍在争论。脑膜炎导致深度耳聋的发病率比一般人群高[13]。同一项研究表明，由于肺炎链球菌脑膜炎的发病率是每年每 10 万人中 138.2 人，比 2000 年的数据高出至少 30 倍[13]。危险因素包括年龄小于 5 岁、损伤时免疫功能受损、颅内异物存在诸如脑室分流和脑膜炎的既往史。此外，中耳炎病史以及内耳畸形可使患者风险增加[14]。在许多情况下，特别是脑膜炎发生 30 天后，通常先出现急性中耳炎发作[15]。以前，人工耳蜗植入患者易患脊髓膜炎的另一个原因是其植入位置易造成骨螺旋叶片和耳蜗轴的损伤，使得肺炎球菌性脑膜炎经由耳源性途径传播[16]。因此，这种植入物已经退出了市场。

多种理论都提出了人工耳蜗植入后脑膜炎的病理生理过程。最常见的两种理论是耳源性传播或血行播散。耳源性传播是细菌可以通过前部缺陷或通过患者的耳蜗进入内耳，从而直接侵入中耳至脑膜。后一种是更为普遍接受的观点[12]。创建内耳开窗和插入植入物时，内耳与中耳分割的屏障受损，可能使得细菌更易进入内耳，特别是当内耳开窗密封性不够时。细菌可以通过圆窗细胞膜进入内耳。一旦进入内耳，细菌侵犯脑膜并通过脑脊液浸润耳蜗，沿电极进入骨通道，或通过神经周围或血管周围路径到达内耳道[15]。此外，耳蜗畸形往往与耳蜗导水管，即耳蜗和中枢神经系统之间更开放的通道相关[18-20]。也有证据证明，细菌血行播散是脑膜炎感染的原因，且后续感染逆行传播至内耳和中耳[21-23]。感染患者发生的菌血症会破坏内耳组织，如电极或相关区域的组织坏死，随后扩散到脑膜和脑脊液[24]。脑膜炎可能与菌血症的持续时间

和严重程度相关，因为这些因素可能影响细菌到达蛛网膜下隙的浓度[25]。

虽然不一定致病，但内耳电极的存在已被证明与脑膜炎的风险增加有关，尤其是在植入后的前 2 个月内[24]。植入物的存在已被证实可以降低诱导脑膜炎发生所需细菌的阈值水平[1]。据推测，该电极的存在可降低内耳局部免疫力，使细菌更容易接种，传播到中枢神经系统。或者植入物的存在可能降低了中枢神经系统的免疫力，打破血脑屏障，并通过全身循环血行播散[1]。耳蜗植入的创伤已被证实是肺炎球菌性脑膜炎的一个危险因素，特别是在 2002 年之前进行耳蜗植入装置中配有定位器的患者。Reefhuis 等对 4264 例儿童的研究表明，虽然只有 19% 的人工耳蜗配有定位器，即在耳蜗旁边电极处的一个楔形装置，但这些患儿中有 71% 发展为脑膜炎[24]。尽管定位器可以更好地确定刺激耳蜗神经的电极的位置，但其可能会导致内耳创伤增加和后续的坏死及耳蜗轴的吸收，并导致骨螺旋板对感染有更高的易感性[2]。尽管这些患者植入人工耳蜗 24 个月以后脑膜炎的风险会升高，但也不建议去除这些植入物或它们的定位器[24]。

预防措施

人工耳蜗植入者患脑膜炎常见的病原菌是肺炎链球菌(最常见)和流感嗜血杆菌，其中包括 b 型和不可分型。因为这是一种可预防性的感染，且可能会导致不良的后果，因此美国食品药物管理局(FDA)和全球许多其他政府机构已经建议所有植入者进行免疫，尽量降低脑膜炎的发生。在美国，所有儿童都需要注射婴儿和幼儿的 Hib 疫苗，除此之外唯一一种疾病预防控制中心推荐的额外疫苗是肺炎链球菌疫苗。最常用的疫苗是 7 价肺炎球菌多糖疫苗(PCV7;Prevnar, Wyeth-Lederle Vaccines, Madison, NJ, USA) 和 23 价肺炎球菌多糖疫苗(PPV23;pneumovax 23, Merck & Co.Inc., Whitehouse Station, NJ, USA; 和 Pnu-Immune 23;Lederle Laboratories, Madison, NJ, USA)[12,26]。考虑行人工耳蜗植入术的所有儿童都应接种最新的疫苗。人工耳蜗植入候选人和接受者免疫准则总结如下：

● 24 个月以下的儿童，应该已经接种了肺炎球菌结合疫苗 (Prevnar)。如果他们最后的接种时间在 12 月龄以前，需在 12~15 个月之间进行额外接种。到 24 月龄时，应该给予 PPV23 疫苗。

● 超过 24 个月的儿童，应该已经完成了 Prevnar

接种。如果没有，应该按照高风险界定。所有患者在接种 Prevnar 疫苗至少 2 个月后，均应接种 PPV23 疫苗[27]。

● 24~59 个月的儿童，如尚未接种 Prevnar 疫苗，需要间隔至少 2 个月接种 2 次 Prevnar 疫苗，随后 2 个月后接种 PPV23 疫苗[27]。

● 超过 5 岁的儿童，应该接种一次 PPV23 疫苗[23,28]。

● 患者计划接受人工耳蜗植入时，应该提供自己的肺炎球菌疫苗接种记录[27]。

建议患者在完成疫苗接种最少 2 周之后再进行耳蜗植入。有些学者认为，患者应在免疫接种至少一个月后再进行耳蜗植入，因为一项对 5~27 岁年龄之间患者的研究表明，2005 年有 120 例人工耳蜗植入患者接种了 PPV23 疫苗，在接种后 4 周内疫苗特异性血清抗体水平显著增加[29]。

由于人工耳蜗创伤被认为会增加发展中国家脑膜炎的风险，有些人主张采用尽可能保守的手术技术[2]，最大限度地减少对耳蜗的侧壁压力，以减少内耳的结构损伤[30]。耳蜗造口术的位置更靠近圆窗的下侧和前侧也被证实可以减少电极从鼓阶移位[31,32]。

伤口感染

耳蜗植入后伤口感染可能带来严重的后果，特别是在需要去除植入物时。通常情况下，取出植入物后不能立即更换。在此期间，鼓阶有可能形成瘢痕使得未来再植入更加困难。甚至，即便可以再植入，也会影响植入物的功能。出于这个原因，在耳蜗造口术时通常切断电极阵列并保持原位直至再次植入。

感染性并发症发生率为 1.7%~8.2%，但严重的并发症较少发生[14,25,33]。临床上表现为植入位置压痛、进行性水肿、红斑，有时会有脓肿。应该尽量努力减少假体取出的发生，所以一般开始时先静脉注射广谱抗生素进行保守治疗。如果在不破坏植入物完整性的前提下可以获得培养物，可以相应地调整抗生素。恰当的手术伤口清创和用培养物指导的抗生素治疗往往可以挽救植入物。

在治疗耳蜗植入感染性并发症时，必须考虑细菌生物膜的存在。它是由产生胞外多糖聚合物基质的细菌群落组成，具有持久附着在生物材料表面上的能力。如存在生物膜，需要进行至少 6 周抗生素治疗。然而，由于生物膜具有持久附着能力，可能需要移除装置，只保留电极[25]。Antonelli 等[34]证明，金黄色葡萄球菌是已确定的感染中最常见的病原体，提示非耳内来源。术中无菌技术抗生素冲洗可在植入时减少细菌的播种。

中耳和乳突疾病

中耳和乳突疾病可发生于儿童及成人。由于人工耳蜗植入在年轻的感音神经性聋的患者中越来越普及，所以对中耳和乳突感染的治疗也越来越重要。急性中耳炎在术后6年内的发病率是60%~80%，虽然没有研究证实进行人工耳蜗植入的患儿急性中耳炎的发生率较高，但其处理仍然是一个挑战[35]。此前，中耳炎是人工耳蜗植入的禁忌证，原因是鼓膜穿孔、胆脂瘤复发、脑膜炎和电极挤压的风险增加[28]。然而，最近的研究表明，中耳炎患者人工耳蜗植入是安全的。一项前瞻性研究甚至表明，在植入前对病情进行充分控制后植入人工耳蜗，会减少急性中耳炎发生[28]。该文献强调，在植入前对病情进行控制以尽量减少设备和脑膜炎细菌污染极为重要。

干燥穿孔患者可以在鼓室成形术后进行人工耳蜗植入。有些人认为，鼓室成形术应先于人工耳蜗植入至少3个月，以保证植入时穿孔充分愈合。在干燥穿孔条件下，一些人主张先期闭合和植入。其他人则主张耳道闭合或乳突根治术过程与耳蜗植入同时完成。然而，耳道闭合后，无法再进行耳镜探查。因此，会限制中耳疾病的早期诊断和及时治疗，从而会增加脑膜炎的风险[28]。

胆脂瘤患者颅内并发症风险增加，如脑膜炎和设备挤压等其他并发症[36]。因此，植入前应彻底根除疾病。根据疾病的程度和复发的可能性，可以选择完整耳道壁乳突切除术或乳突根治术。建议在根除疾病至少3~6个月后再放置植入物。翻修手术应在第一次手术6~12个月后进行，人工耳蜗植入手术也是如此[28]。

人工耳蜗植入装置相关并发症

设备故障

设备故障是耳蜗植入主要的并发症之一，因为其有可能需要取出或进行再植入。Cohen于2004年在他的回顾中发现，人工耳蜗再植入最常见的原因就是设备故障，且最常见于儿童，原因是头部外伤[37,38]。其他设备故障可以立即发生，如制造工厂缺陷或手术操作时损坏。设备故障可分为硬件故障和软件故障。硬件设备故障占翻修手术的42%~83%，软件故障占

15%~41.7%[39-42]。

人工耳蜗植入的硬件故障是指不符合制造商的规格与体内完整性测试显示植入异常[41]。而软件故障典型表现为植入物的性能或植入后患者病情恶化。体内完整性测试通常无法显示任何软件故障[43]。当怀疑设备发生故障时，应采取以下步骤。听力学家应检查设备，调整程序设置，并根据需要更换外部元件。进行耳科检查和植入物成像等医疗评估来确认其位置。

疑似设备故障(软件故障)，可能是内部接收器无法维持与外部语音处理器的连接，接收器和电极阵列或渐变断开器之间的连接完全丧失，或电极短路所致。患者还可以出现一些症状，如疼痛、眩晕、头痛、异常声音、音量增加、面神经刺激、间歇性人工耳蜗功能或编程困难。尽管被归类为软件故障，但38%~86%的患者在除去装置后被发现有台架测试中可检测到的缺陷[39,41]。这强调了对患者术后表现的密切随访对于及时诊断这些软件故障的重要性。在处理完与设备故障相关的症状后，可以考虑进行人工耳蜗植入手术。

设备挤压

设备挤压最常见的原因是设备故障、与伤口和皮瓣有关的问题、电极挤压、设备升级和胆脂瘤形成，本章中已有阐述。

面神经刺激

因为面神经与耳蜗神经相邻，最常见的与耳蜗植入手术有关的刺激是植入电极导致的面神经刺激，可见于1%~14%的病例[15,36,44,45]。有多种病因已被提出，如：面神经迷路段在位置上靠近耳蜗底转，特别是在内耳畸形的病例中；骨的电传导的变化，常见于耳硬化症；电极靠近蜗轴；以及耳蜗植入电极的设计问题。

电流通过电极到达螺旋神经节细胞刺激附近面神经导致的症状可以从很轻微的感觉直至面肌痉挛[46]。这被认为是面神经迷路段靠近耳蜗底转所导致的[47]。此外，在异常骨重建中骨基质性能的变化可以改变通过耳蜗骨的电流传导通路。面神经刺激大多见于患者耳蜗骨发育异常，如耳硬化症、耳蜗骨化性迷路炎或有新骨形成的耳蜗[46]。建议使用一种紧靠蜗轴的电极阵列，这样可使电流方向直接朝向面对耳蜗外缘的螺旋神经节，以减少面神经刺激[48]。然而，Ahn等在2009年发现[46]，在正常耳蜗，无论使用何种电极，面神经刺激的患病率保持不变。对于发生面神经刺激的人工耳

蜗植人者也可以有不同的选择。最保守的策略包括重新编程设备、减轻刺激的水平和电极的选择性失活。尽管这些措施能减少面神经刺激引起的不适感,但通道失活和减轻刺激水平将限制人工耳蜗发挥作用。可以考虑再植入,无论是在同侧或对侧。使用电极阵列可能有助于减少面神经刺激[46]。

磁体相关并发症

人工耳蜗植入后一个潜在的设备相关并发症是磁体从接收机刺激口袋内的中心位置移位或脱位[49-54]。这种情况在新型的设备中更常见,其磁体由硅橡胶包裹并可在门诊进行拆卸。虽然这种新型设备使得患者在拆卸掉磁体后可以进行磁共振成像,但是也增加了磁体移位的风险,因为原先的设备中磁体是被完全密封的。可能需要对磁体进行再植。

磁体移位最常见的原因是儿童的头部创伤,因为未成年人往往比成年人更容易头部受伤。儿童的颅骨较小,颅骨曲率较大,皮肤也比成年人薄,导致其可提供给磁体的保护较少。一旦磁体移位,其上覆盖的皮瓣受损的风险增加,磁性线圈也可能移位。

一般需要在门诊手术重新定位磁体。在此之前,建议患者不要自行戴上设备,以减少皮瓣损伤。在接收器后方做一个单独的切口,从包裹接收器的纤维囊处抬起皮瓣。确认磁体,然后放回正确的位置[49]。为了减少磁体移位的发生,制造商已经调整了磁体设计,将其直径减少到5.3~6mm[42]。

人工耳蜗植入后另一种罕见的并发症是外部磁体难以固定。当外部线圈不能正确地连接到接收器时,可能难以进行初始刺激和设备编程,但这种并发症在文献中并不常见。磁铁固定的问题可以是间歇性的、波动性的或成为设备的噪声信号。听觉性能下降与磁体难以固定的不同之处在于它属于软件故障[55]。磁体难以固定的最常见原因是厚皮瓣的存在。当皮瓣厚度大于7mm时,接收器-刺激器之间的信号传导就会变得困难[55]。

人工耳蜗植入的第一年,皮瓣由于外部和内部磁铁之间的自然压缩而变薄[56]。关于皮瓣厚度,可以使用经皮穿刺或超声来确定[55]。保守治疗包括增加磁体帽的强度、剔除磁体附近毛发或使用帽带以保护磁体帽。然而,这些技术并非总能成功,且有可能导致刺激或皮瓣红斑[57]。另外,手术翻修可能带来其他风险,如皮瓣损伤增加、溃疡、坏死以及潜在的磁铁暴露[14,50,58]。

其他并发症和人工耳蜗植入术的挑战

在人工耳蜗推广初期,内耳畸形是该手术的禁忌证[59]。在1983年,Mangabeira-Albernaz报道[60]了第一例蒙蒂尼发育不良(一种耳蜗畸形)患者成功的人工耳蜗植入。目前,畸形患者耳蜗植入的挑战包括难以到达耳蜗、面神经异常、井喷导致淋巴液或脑脊液漏、耳蜗神经异常和面神经刺激[61]。对于怀疑中耳畸形的患儿,必须进行适当的影像学检查,包括颞骨CT扫描和内耳道磁共振成像,以评估耳道是否通畅和耳蜗的发育情况、面神经的位置和耳蜗神经的情况,以此判断是否适合进行耳蜗植入。

面神经异常

内耳异常的存在可以提示医师面神经异常的可能性。在某些畸形,如常见的空腔和耳蜗发育不全,神经的垂直段可从隆突的前内侧脱出,覆盖圆窗和前庭窗[59,62]。耳蜗发育不全的患者往往伴随半规管的异常,可能与第二膝和乳突段的异常走行相关[59]。虽然在大多数情况下神经向前移位,但在外侧半规管发育不全的情况下也可能向外侧和后方移位[59]。大多数医师已在人工耳蜗植入术中进行面神经监测,这对于内耳异常的患者而言尤其重要,特别是神经异常或开裂时。

畸形耳的耳蜗入路

在大多数患者,可以使用标准的经乳突-面神经隐窝入路,但严重畸形的患者可能需要对入路进行调整。McElveen对71例内耳异常的患者进行了一项研究,其中6位患者需要使用经颅入路和经乳突迷路入路。

脑脊液漏和井喷

人工耳蜗植入时发生脑脊液漏可能是硬膜破坏或耳蜗和脑脊液室之间的异常通信造成的,并导致"井喷"。前者被认为是技术失误,通过适当的技术和正确的标记很容易避免,而后者与患者自身的畸形相关,了解其危险因素可以帮助医师及时地识别和处理。出现脑脊液漏时常见听软骨囊的异常发育和创伤。内耳的常见畸形包括常见的腔畸形、耳蜗发育不全、不常见的耳蜗导水管和大前庭水管综合征[59,63]。在此之中,进行耳蜗操作时出现井喷最常见的原因是腔畸形[64]。然而,有时候在正常耳蜗也可能出现脑脊液。

虽然在298例儿童的大病例系列中总的发病率是

6.7%，但许多研究显示在耳蜗前庭解剖异常的患者中50%会出现脑脊液漏[63,65-67]。然而，在Wootten等人进行的一项研究中[64]，出现井喷的患者中有一半解剖是正常的，表明即使内耳畸形是脑脊液井喷的预测因素，但内耳解剖正常也无法排除井喷的风险。

在大多数情况下，脑脊液漏可进行保守治疗。Wootten等人提出的方法见图5.1。遇到井喷时，应放置电极，随后立即行耳蜗造口术并切开中耳颞筋膜和肌肉，用或不用纤维蛋白胶。可将患者放置于反向头低脚高位，以减少脑脊液流动。其他阻止脑脊液流动的措施包括：将二氧化碳分压降低至27~29mmHg（1mmHg=0.133kPa），应用甘露醇，保持床头抬高并佩戴加压装置。进行水密关闭。有时候，如果封闭中耳空间后脑脊液漏持续存在，可能需要椎管引流。对于椎管引流无法控制的脑脊液漏，可能需要中耳脂肪填塞和耳道缝合[64]。

前庭功能障碍

由于耳蜗和前庭迷路之间的密切关系，耳蜗植入

后10%~74%的患者会出现瞬态眩晕[68-70]。耳蜗植入后眩晕的多种原因已被报道。在部分患者中，耳蜗植入电极后前庭系统的交叉刺激已被报道[71-73]。由于一些患者中耳蜗植入激活后前庭诱发肌源性电位的存在，下前庭神经或囊状黄斑部电刺激已有报道[74]。另一方面，多数患者耳蜗植入后前庭诱发肌源性电位反应减少，被认为是由电极插入时创伤所致，损害球囊处前庭受体的完整性[75]。其他研究也显示，在植入后前庭受损的发生率为30%~60%[76,77]。

术后前庭症状相关的危险因素包括：植入前前庭症状（尤其是梅尼埃病患者），植入时患者年龄偏大（>59岁），听力丧失（>26岁）和植入前动态姿势描记异常[69]。而术前的热量测试结果并不能预测哪些患者将会发生术后眩晕，而有症状的患者通常单侧虚弱更严重[78]。然后也有报道，耳蜗植入后计算机动态姿势描记有所改善[58]。

人工耳蜗植入后，患者持续的前庭症状如果超过1周，可能从前庭康复中获益。单侧前庭功能受损后，刺激前庭-眼反射训练可以使患者更快地进行代偿和

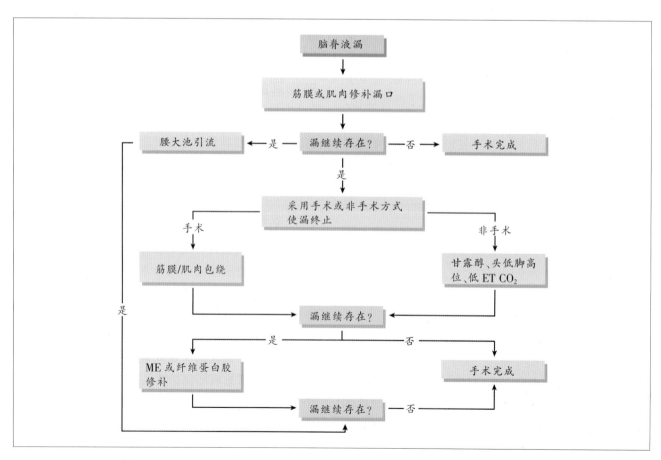

图5.1　术中漏口处理。（From Wootten et al, 2006[64]. Reprinted with permission from John Wiley and Sons.）

恢复[78]。

种植体植入并发症

骨融合移植，通常被称为骨锚式助听器（BAHA）是一种发明于 1977 年的经皮植入手术，起初是为有先天或后天单侧传导性听力损失却不能佩戴助听器的患者设计的[79-81]。随后，BAHA 的适应证被扩大到双侧传导性或混合性听力损失以及单侧感音神经性聋。尽管外科技术随着时间推移在不断发展，但创伤和皮瓣并发症仍旧是最常见的问题。多家机构已经报道了他们多年来的并发症发生率，范围从最低 8% 到最高 89%[82-94]。虽然存在这些并发症，但 BAHA 已经被证明可以改善听力结果和生活质量[88,95-99]。大多数 BAHA 并发症可以被分成两类：骨和软组织[19]。其他比较罕见的并发症有感觉异常、硬脊膜穿孔、骨坏死、硬脑膜下血肿和脑膜炎[99]。

种植体植入骨性并发症

骨锚式助听器依靠种植体植入钛的设备附着于颅骨。移植物表面可能发生炎症和感染，并导致骨质过度发育和移植物挤出。BAHA 手术最常见的骨性并发症是骨结合失败伴固定丢失。据文献报道，在 5 岁以下儿童中发生率为 5.3%~40%[85,96]。在部分病例中，表现为连接固定物松动和掉落。而在其他一些病例中，纤维附着使其仍留在原位但设备旋转松脱，导致患者听力下降或完全丧失，或者自诉有声音异常[100]。

影响骨结合的危险因素包括颅骨薄、技术不佳、创伤和新骨形成[94]。在固定装置插入中最常见的问题是颅骨厚度不足导致骨结合失败[94]。常见于年幼的儿童和异常颅面综合征患者。由于这个原因，FDA 指南建议将 5 岁作为植入手术的年龄下限，因为大多数儿童在这个年龄段颅骨厚度可以承受一个 3mm 的夹具[100]。长度小于 3mm 的夹具已被报道具有较高的故障率[101-103]。当颅骨较薄时，外科医生可以选择闭合伤口并等待 6~12 个月的时间让患者的颞骨长得更厚，或者可以将手术分成两个阶段，在 3mm 夹具周围进行骨增强，1mm 夹具暴露在颅骨上方。空间里充满骨碎片和灰尘，通过一种合成金属进行固定[100,104,105]。另外，可以放置一个比颅骨厚度更长一些的夹具（即将 3mm 长的夹具用于 2.5mm 厚的颅骨），并在植入术之前等待更长一段时间[94,103,106]。

手术技术不佳也可能导致夹具松脱，导致骨结合失败。Zeitoun 等进行的一项涉及 51 名患儿的研究显示，4.7% 的患儿夹具不完全嵌入骨。然而，部分夹具在一段较长的时间后可以完成骨结合。因为在儿童中失败率较高，一些研究者推荐在首次手术时放置睡眠设备。

创伤虽然少见（1%~2.8%），但也是较大年龄患儿中夹具松脱的原因之一[82,94]。文献中也有报道，新骨形成通常见于 5~11 岁之间的儿童，常见颞骨和顶骨的快速骨生长[102,106]。这些骨生长可以小心地除去，从而挽救夹具，避免再植入[107]。或者，可以放置一个更长的夹具，以减少骨甚至皮肤的过度生长导致再植入。

种植体植入软组织并发症

BAHA 植入中常见软组织并发症，尤其是在桥台附近，发生率为 2.4%~44%，严重程度不一[96,108,109]。皮肤增生（肉芽组织、增生性皮肤、局部皮炎、蜂窝织炎）、桥台松动和感染性并发症导致的移植物挤压是最常见的软组织并发症。治疗方式有皮肤反应（保守治疗和抗生素治疗）和手术治疗。Holger 分类系统（表 5.1）通常被用来描述皮肤反应。1 级反应推荐局部抗生素软膏治疗。2 级反应可能需要放置愈合帽和用抗生素纱布包裹一段时间。3 级和 4 级反应通常需要进行翻修手术[100]。

研究表明，皮肤反应可能与手术技术相关。应用分阶段技术的早期植入后往往在术后几年容易发生皮肤反应，而单阶段技术 BAHA 植入术在术后第 1 年有较高的皮肤反应发生率，但随着术后时间的延长，发生率逐渐下降[110]。其他研究也显示了使用皮刀、耳后皮肤移植和各种皮瓣等方法的并发症发生率之间的差异。Tamarit Conejeros 等[111]进行的共 27 例患者的研究显示，使用皮刀技术的患者并发症发生率（74%）高于使用 U 形皮瓣的患者（34%）。Van Rompaey 等[81]在 1998—2008 年间对 138 例患者进行了回顾性研究，也发现了皮刀技术有较高的并发症发生率，于是作者改用线性切口技术以降低其发生率[88,98,111,112]。

皮肤过度生长也是 BAHA 的一个常见问题。应用类固醇进行保守治疗显示出在早期阶段是有帮助的[100]。对于更严重的皮肤反应，可以考虑局部注射类固醇加类固醇药膏。然而，在怀疑或已知伤口愈合延迟的情况下，就不能应用这种方法了。此外，周边支撑的皮肤可以在门诊进行移除。如果保守治疗失败，患者可能需要翻修皮瓣，应在骨膜水平以下移除所有软组织。另外，可能需要更换更长的桥台，特别是在慢性皮肤增生的病例中。

表 5.1 软组织反应的 Holger 分类系统[112]

分类	皮肤反应	发生率
0 级	移植处皮肤无反应	90%~95%
1 级	移植处皮肤轻微红肿	3%~5%
2 级	移植处皮肤红、渗液、轻度肿胀	1%~4%
3 级	移植处皮肤红、渗液、轻度肿胀、周围组织粗糙	0.5%~1.5%
4 级	移植处反应明显	<0.5%

总结

植入设备比助听器能更好地使听力障碍患者融入社会。然而,植入装置并非没有风险或并发症。外科医生需要了解并发症,以便用最新的方法进行处理和治疗。当务之急是在手术前让患者了解手术风险,因为有些后果可能是灾难性的。

(卢醒 王铭 译)

参考文献

1. Wei BP, Shepherd RK, Robins-Browne RM, Clark GM, O'Leary SJ. Threshold shift: effects of cochlear implantation on the risk of pneumococcal meningitis. Otolaryngol Head Neck Surg 2007;136(4):589–596
2. Wei BP, Shepherd RK, Robins-Browne RM, Clark GM, O'Leary SJ. Pneumococcal meningitis post-cochlear implantation: preventative measures. Otolaryngol Head Neck Surg 2010; 143(5, Suppl 3)S9–S14
3. Fayad JN, Wanna GB, Micheletto JN, Parisier SC. Facial nerve paralysis following cochlear implant surgery. Laryngoscope 2003;113(8):1344–1346
4. Lalwani AK, Butt FY, Jackler RK, Pitts LH, Yingling CD. Delayed onset facial nerve dysfunction following acoustic neuroma surgery. Am J Otol 1995;16(6):758–764
5. Shea JJ Jr, Ge X. Delayed facial palsy after stapedectomy. Otol Neurotol 2001;22(4):465–470
6. Vrabec JT. Delayed facial palsy after tympanomastoid surgery. Am J Otol 1999;20(1):26–30
7. Joseph ST, Vishwakarma R, Ramani MK, Aurora R. Cochlear implant and delayed facial palsy. Cochlear Implants Int 2009;10(4):229–236
8. Lloyd S, Meerton L, Di Cuffa R, Lavy J, Graham J. Taste change following cochlear implantation. Cochlear Implants Int 2007;8(4):203–210
9. Hoffman RA, Cohen NL. Complications of cochlear implant surgery. Ann Otol Rhinol Laryngol Suppl 1995;166:420–422
10. Yu KC, Hegarty JL, Gantz BJ, Lalwani AK. Conservative management of infections in cochlear implant recipients. Otolaryngol Head Neck Surg 2001;125(1):66–70
11. Telian SA, El-Kashlan HK, Arts HA. Minimizing wound complications in cochlear implant surgery. Am J Otol 1999;20(3):331–334
12. Wei BP, Shepherd RK, Robins-Browne RM, Clark GM, O'Leary SJ. Pneumococcal meningitis post-cochlear implantation: potential routes of infection and pathophysiology. Otolaryngol Head Neck Surg 2010; 143(5, Suppl 3) S15–S23
13. Reefhuis J, Honein MA, Whitney CG, et al. Risk of bacterial meningitis in children with cochlear implants. N Engl J Med 2003;349(5):435–445
14. Bhatia K, Gibbin KP, Nikolopoulos TP, O'Donoghue GM. Surgical complications and their management in a series of 300 consecutive pediatric cochlear implantations. Otol Neurotol 2004;25(5):730–739
15. Niparko JK, Oviatt DL, Coker NJ, Sutton L, Waltzman SB, Cohen NL. Facial nerve stimulation with cochlear implantation. VA Cooperative Study Group on Cochlear Implantation. Otolaryngol Head Neck Surg 1991;104(6):826–830
16. Wei BP, Shepherd RK, Robins-Browne RM, Clark GM, O'Leary SJ. Effects of inner ear trauma on the risk of pneumococcal meningitis. Arch Otolaryngol Head Neck Surg 2007;133(3):250–259
17. Goycoolea MV. Clinical aspects of round window membrane permeability under normal and pathological conditions. Acta Otolaryngol 2001;121(4):437–447
18. Phelps PD, King A, Michaels L. Cochlear dysplasia and meningitis. Am J Otol 1994;15(4):551–557
19. Ohlms LA, Edwards MS, Mason EO, Igarashi M, Alford BR, Smith RJ. Recurrent meningitis and Mondini dysplasia. Arch Otolaryngol Head Neck Surg 1990;116(5):608–612
20. Bluestone CD. Prevention of meningitis: cochlear implants and inner ear abnormalities. Arch Otolaryngol Head Neck Surg 2003;129(3):279–281
21. Igarashi M, Saito R, Alford BR, Filippone MV, Smith JA. Temporal bone findings in pneumococcal meningitis. Arch Otolaryngol 1974;99(2):79–83
22. Igarashi M, Schuknecht HF. Pneumococcal otitis media, meningitis, and labyrinthitis. Arch Otolaryngol 1962;76:126–130
23. Merchant SN, Gopen Q. A human temporal bone study of acute bacterial meningogenic labyrinthitis. Am J Otol 1996;17(3):375–385
24. Rubin LG, Papsin B; Committee on Infectious Diseases and Section on Otolaryngology-Head and Neck Surgery. Cochlear implants in children: surgical site infections and prevention and treatment of acute otitis media and meningitis. Pediatrics 2010;126(2):381–391
25. Rivas A, Wanna GB, Haynes DS. Revision cochlear implantation in children. Otolaryngol Clin North Am 2012;45(1):205–219
26. Hausdorff WP, Bryant J, Paradiso PR, Siber GR. Which pneumococcal serogroups cause the most invasive disease: implications for conjugate vaccine formulation and use, part I. Clin Infect Dis 2000;30(1):100–121
27. Centers for Disease Control and Prevention (CDC). Advisory Committee on Immunization Practices. Pneumococcal vaccination for cochlear implant candidates and recipients: updated recommendations of the Advisory Committee on Immunization Practices. MMWR Morb Mortal Wkly Rep 2003;52(31):739–740
28. Hellingman CA, Dunnebier EA. Cochlear implantation in patients with acute or chronic middle ear infectious disease: a review of the literature. Eur Arch Otorhinolaryngol 2009;266(2):171–176

29. Hey C, Rose MA, Kujumdshiev S, Gstoettner W, Schubert R, Zielen S. Does the 23-valent pneumococcal vaccine protect cochlear implant recipients? Laryngoscope 2005; 115(9):1586–1590

30. Roland JT Jr. A model for cochlear implant electrode insertion and force evaluation: results with a new electrode design and insertion technique. Laryngoscope 2005;115(8):1325–1339

31. Briggs RJ, Tykocinski M, Stidham K, Roberson JB. Cochleostomy site: implications for electrode placement and hearing preservation. Acta Otolaryngol 2005;125(8):870–876

32. Skinner MW, Holden TA, Whiting BR, et al. In vivo estimates of the position of advanced bionics electrode arrays in the human cochlea. Ann Otol Rhinol Laryngol Suppl 2007;197:2–24

33. Hopfenspirger MT, Levine SC, Rimell FL. Infectious complications in pediatric cochlear implants. Laryngoscope 2007;117(10):1825–1829

34. Antonelli PJ, Lee JC, Burne RA. Bacterial biofilms may contribute to persistent cochlear implant infection. Otol Neurotol 2004;25(6):953–957

35. Lin YS. Management of otitis media-related diseases in children with a cochlear implant. Acta Otolaryngol 2009;129(3):254–260

36. Kelsall DC, Shallop JK, Brammeier TG, Prenger EC. Facial nerve stimulation after Nucleus 22-channel cochlear implantation. Am J Otol 1997;18(3):336–341

37. Achiques MT, Morant A, Muñoz N, et al. [Cochlear implant complications and failures]. Acta Otorrinolaringol Esp 2010;61(6):412–417

38. Cohen NL. Cochlear implant candidacy and surgical considerations. Audiol Neurootol 2004;9(4):197–202

39. Rivas A, Marlowe AL, Chinnici JE, Niparko JK, Francis HW. Revision cochlear implantation surgery in adults: indications and results. Otol Neurotol 2008;29(5):639–648

40. Venail F, Sicard M, Piron JP, et al. Reliability and complications of 500 consecutive cochlear implantations. Arch Otolaryngol Head Neck Surg 2008;134(12):1276–1281

41. Brown KD, Connell SS, Balkany TJ, Eshraghi AE, Telischi FF, Angeli SA. Incidence and indications for revision cochlear implant surgery in adults and children. Laryngoscope 2009;119(1):152–157

42. Cullen RD, Fayad JN, Luxford WM, Buchman CA. Revision cochlear implant surgery in children. Otol Neurotol 2008;29(2):214–220

43. Balkany TJ, Hodges AV, Buchman CA, et al. Cochlear implant soft failures consensus development conference statement. Otol Neurotol 2005;26(4):815–818

44. Rayner MG, King T, Djalilian HR, Smith S, Levine SC. Resolution of facial stimulation in otosclerotic cochlear implants. Otolaryngol Head Neck Surg 2003;129(5):475–480

45. Cohen NL, Hoffman RA, Stroschein M. Medical or surgical complications related to the Nucleus multichannel cochlear implant. Ann Otol Rhinol Laryngol Suppl 1988;135:8–13

46. Ahn JH, Oh SH, Chung JW, Lee KS. Facial nerve stimulation after cochlear implantation according to types of Nucleus 24-channel electrode arrays. Acta Otolaryngol 2009;129(6):588–591

47. Gulya AJ, Minor LB, Poe DS, eds. Glasscock-Shambaugh's Surgery of the Ear. 6th ed. Shelton: PMPH-USA; 2010

48. Polak M, Ulubil SA, Hodges AV, Balkany TJ. Revision cochlear implantation for facial nerve stimulation in otosclerosis. Arch Otolaryngol Head Neck Surg 2006;132(4):398–404

49. Nichani JR, Broomfield SJ, Saeed SR. Displacement of the magnet of a cochlear implant receiver stimulator package following minor head trauma. Cochlear Implants Int 2004;5(3):105–111

50. Migirov L, Taitelbaum-Swead R, Hildesheimer M, Kronenberg J. Revision surgeries in cochlear implant patients: a review of 45 cases. Eur Arch Otorhinolaryngol 2007;264(1):3–7

51. Yun JM, Colburn MW, Antonelli PJ. Cochlear implant magnet displacement with minor head trauma. Otolaryngol Head Neck Surg 2005;133(2):275–277

52. Stokroos RJ, van Dijk P. Migration of cochlear implant magnets after head trauma in an adult and a child. Ear Nose Throat J 2007;86(10):612–613

53. Wilkinson EP, Dogru S, Meyer TA, Gantz BJ. Case report: cochlear implant magnet migration. Laryngoscope 2004;114(11):2009–2011

54. Deneuve S, Loundon N, Leboulanger N, Rouillon I, Garabedian EN. Cochlear implant magnet displacement during magnetic resonance imaging. Otol Neurotol 2008; 29(6):789–790

55. Posner D, Scott A, Polite C, Lustig LR. External magnet displacement in cochlear implants: causes and management. Otol Neurotol 2010;31(1):88–93

56. Raine CH, Lee CA, Strachan DR, Totten CT, Khan S. Skin flap thickness in cochlear implant patients – a prospective study. Cochlear Implants Int 2007;8(3):148–157

57. Cohen NL, Hoffman RA. Surgical complications of multichannel cochlear implants in North America. Adv Otorhinolaryngol 1993;48:70–74

58. Buchman CA, Higgins CA, Cullen R, Pillsbury HC. Revision cochlear implant surgery in adult patients with suspected device malfunction. Otol Neurotol 2004;25(4):504–510, discussion 510

59. Sennaroglu L. Cochlear implantation in inner ear malformations—a review article. Cochlear Implants Int 2010;11(1):4–41

60. Mangabeira-Albernaz PL. The Mondini dysplasia—from early diagnosis to cochlear implant. Acta Otolaryngol 1983;95(5-6):627–631

61. Graham JM, Phelps PD, Michaels L. Congenital malformations of the ear and cochlear implantation in children: review and temporal bone report of common cavity. J Laryngol Otol Suppl 2000;25:1–14

62. Romo LV, Curtin HD. Anomalous facial nerve canal with cochlear malformations. AJNR Am J Neuroradiol 2001;22(5):838–844

63. Fahy CP, Carney AS, Nikolopoulos TP, Ludman CN, Gibbin KP. Cochlear implantation in children with large vestibular aqueduct syndrome and a review of the syndrome. Int J Pediatr Otorhinolaryngol 2001;59(3):207–215

64. Wootten CT, Backous DD, Haynes DS. Management of cerebrospinal fluid leakage from cochleostomy during cochlear implant surgery. Laryngoscope 2006;116(11):2055–2059

65. Papsin BC. Cochlear implantation in children with anomalous cochleovestibular anatomy. Laryngoscope 2005; 115(1 Pt 2, Suppl 106)1–26

66. Luntz M, Balkany T, Hodges AV, Telischi FF. Cochlear implants in children with congenital inner ear malformations. Arch Otolaryngol Head Neck Surg 1997;123(9):974–977

67. Weber BP, Dillo W, Dietrich B, Maneke I, Bertram B, Lenarz T. Pediatric cochlear implantation in cochlear malformations. Am J Otol 1998;19(6):747–753

68. Dutt SN, Ray J, Hadjihannas E, Cooper H, Donaldson I, Proops DW. Medical and surgical complications of the second 100 adult cochlear implant patients in Birmingham. J Laryngol Otol 2005;119(10):759–764

69. Fina M, Skinner M, Goebel JA, Piccirillo JF, Neely JG, Black O. Vestibular dysfunction after cochlear implantation. Otol Neurotol 2003;24(2):234–242, discussion 242

70. Steenerson RL, Cronin GW, Gary LB. Vertigo after cochlear implantation. Otol Neurotol 2001;22(6):842–843

71. Bilger RC, Black FO. Auditory prostheses in perspective. Ann Otol Rhinol Laryngol Suppl 1977; 86(3 Pt 2, Suppl 38)3–10

72. Black FO. Effects of the auditory prosthesis on postural stability. Ann Otol Rhinol Laryngol Suppl 1977; 86(3 Pt 2, Suppl 38)141–164

73. Black FO, Lilly DJ, Peterka RJ, Fowler LP, Simmons FB. Vestibulo-ocular and vestibulospinal function before and after cochlear implant surgery. Ann Otol Rhinol Laryngol Suppl 1987;96(1 Pt 2):106–108

74. Jin Y, Nakamura M, Shinjo Y, Kaga K. Vestibular-evoked myogenic potentials in cochlear implant children. Acta Otolaryngol 2006;126(2):164–169

75. Jin Y, Shinjo Y, Akamatsu Y, et al. Vestibular evoked

myogenic potentials evoked by multichannel cochlear implant – influence of C levels. Acta Otolaryngol 2008;128(3):284–290

76. Huygen PL, Hinderink JB, van den Broek P, et al. The risk of vestibular function loss after intracochlear implantation. Acta Otolaryngol Suppl 1995;520(Pt 2):270–272
77. Limb CJ, Francis HF, Lustig LR, Niparko JK, Jammal H. Benign positional vertigo after cochlear implantation. Otolaryngol Head Neck Surg 2005;132(5):741–745
78. Enticott JC, Tari S, Koh SM, Dowell RC, O'Leary SJ. Cochlear implant and vestibular function. Otol Neurotol 2006;27(6):824–830
79. Macnamara M, Phillips D, Proops DW. The bone anchored hearing aid (BAHA) in chronic suppurative otitis media (CSOM). J Laryngol Otol Suppl 1996;21:38–40
80. Browning GG, Gatehouse S. Estimation of the benefit of bone-anchored hearing aids. Ann Otol Rhinol Laryngol 1994;103(11):872–878
81. Van Rompaey V, Claes G, Verstraeten N, et al. Skin reactions following BAHA surgery using the skin flap dermatome technique. Eur Arch Otorhinolaryngol 2011;268(3):373–376
82. Hobson JC, Roper AJ, Andrew R, Rothera MP, Hill P, Green KM. Complications of bone-anchored hearing aid implantation. J Laryngol Otol 2010;124(2):132–136
83. Kraai T, Brown C, Neeff M, Fisher K. Complications of bone-anchored hearing aids in pediatric patients. Int J Pediatr Otorhinolaryngol 2011;75(6):749–753
84. House JW, Kutz JW Jr. Bone-anchored hearing aids: incidence and management of postoperative complications. Otol Neurotol 2007;28(2):213–217
85. Davids T, Gordon KA, Clutton D, Papsin BC. Bone-anchored hearing aids in infants and children younger than 5 years. Arch Otolaryngol Head Neck Surg 2007;133(1):51–55
86. Gillett D, Fairley JW, Chandrashaker TS, Bean A, Gonzalez J. Bone-anchored hearing aids: results of the first eight years of a programme in a district general hospital, assessed by the Glasgow benefit inventory. J Laryngol Otol 2006;120(7):537–542
87. Kohan D, Morris LG, Romo T III. Single-stage BAHA implantation in adults and children: is it safe? Otolaryngol Head Neck Surg 2008;138(5):662–666
88. Lloyd S, Almeyda J, Sirimanna KS, Albert DM, Bailey CM. Updated surgical experience with bone-anchored hearing aids in children. J Laryngol Otol 2007;121(9):826–831
89. Lustig LR, Arts HA, Brackmann DE, et al. Hearing rehabilitation using the BAHA bone-anchored hearing aid: results in 40 patients. Otol Neurotol 2001;22(3):328–334
90. McDermott AL, Williams J, Kuo M, Reid A, Proops D. The Birmingham pediatric bone-anchored hearing aid program: a 15-year experience. Otol Neurotol 2009;30(2):178–183
91. Shirazi MA, Marzo SJ, Leonetti JP. Perioperative complications with the bone-anchored hearing aid. Otolaryngol Head Neck Surg 2006;134(2):236–239
92. Wazen JJ, Young DL, Farrugia MC, et al. Successes and complications of the Baha system. Otol Neurotol 2008;29(8):1115–1119
93. Yellon RF. Bone anchored hearing aid in children—prevention of complications. Int J Pediatr Otorhinolaryngol 2007;71(5):823–826
94. Zeitoun H, De R, Thompson SD, Proops DW. Osseointegrated implants in the management of childhood ear abnormalities: with particular emphasis on complications. J Laryngol Otol 2002;116(2):87–91
95. Mylanus EA, van der Pouw KC, Snik AF, Cremers CW. Intra-individual comparison of the bone-anchored hearing aid and air-conduction hearing aids. Arch Otolaryngol Head Neck Surg 1998;124(3):271–276
96. McDermott AL, Sheehan P. Bone anchored hearing aids in children. Curr Opin Otolaryngol Head Neck Surg 2009;17(6):488–493
97. McDermott AL, Williams J, Kuo M, Reid A, Proops D. Quality of life in children fitted with a bone-anchored hearing aid. Otol Neurotol 2009;30(3):344–349
98. Tietze L, Papsin B. Utilization of bone-anchored hearing aids in children. Int J Pediatr Otorhinolaryngol 2001;58(1):75–80
99. Weber PC. Medical and surgical considerations for implantable hearing prosthetic devices. Am J Audiol 2002;11(2):134–138
100. Battista RA, Littlefield PD. Revision BAHA Surgery. Otolaryngol Clin North Am 2006;39(4):801–813, viii viii
101. Tjellström A, Granström G. One-stage procedure to establish osseointegration: a zero to five years follow-up report. J Laryngol Otol 1995;109(7):593–598
102. Granström G, Bergström K, Odersjö M, Tjellström A. Osseointegrated implants in children: experience from our first 100 patients. Otolaryngol Head Neck Surg 2001;125(1):85–92
103. Papsin BC, Sirimanna TK, Albert DM, Bailey CM. Surgical experience with bone-anchored hearing aids in children. Laryngoscope 1997;107(6):801–806
104. Proops DW. The Birmingham bone anchored hearing aid programme: surgical methods and complications. J Laryngol Otol Suppl 1996;21:7–12
105. Reyes RA, Tjellström A, Granström G. Evaluation of implant losses and skin reactions around extraoral bone-anchored implants: a 0- to 8-year follow-up. Otolaryngol Head Neck Surg 2000;122(2):272–276
106. Jacobsson M, Albrektsson T, Tjellström A. Tissue-integrated implants in children. Int J Pediatr Otorhinolaryngol 1992;24(3):235–243
107. Sunkaraneni VS, Gray RF. Bony overgrowth onto fixture component of a bone-anchored hearing aid. J Laryngol Otol 2004;118(8):643–644
108. McDermott AL, Barraclough J, Reid AP. Unusual complication following trauma to a bone-anchored hearing aid: case report and literature review. J Laryngol Otol 2009;123(3):348–350
109. Mani N, Rothera M, Sheehan P. Two-stage BAHA with one general anaesthetic in children. Clin Otolaryngol 2009;34(3):269–270
110. Badran K, Arya AK, Bunstone D, Mackinnon N. Long-term complications of bone-anchored hearing aids: a 14-year experience. J Laryngol Otol 2009;123(2):170–176
111. Tamarit Conejeros JM, Dalmau Galofre J, Murcia Puchades V, Pons Rocher F, Fernández Martínez S, Estrems Navas P. Comparison of skin complications between dermatome and U-graft technique in BAHA surgery. [Article in Spanish] Acta Otorrinolaringol Esp 2009;60(6):422–427
112. de Wolf MJ, Hol MK, Huygen PL, Mylanus EA, Cremers CW. Nijmegen results with application of a bone-anchored hearing aid in children: simplified surgical technique. Ann Otol Rhinol Laryngol 2008;117(11):805–814

第 6 章
侧颅底手术并发症

H. H. Sudhoff, D. A. Moffat

简介

侧颅底解剖结构复杂,包含颞骨及其感觉末梢器官、神经血管结构以及毗邻的重要的颅内外结构。因此,这个位置的手术并发症风险较高,严重影响术后患者生存质量。

长时间复杂的脑神经麻醉由耳鼻喉科、神经外科、头颈外科、血管外科及整形外科组成的多学科复杂的肿瘤切除术以及必要的重建手术,更增加了潜在并发症发生的风险[1]。因此,对于即将进行颅底手术的患者而言,必须考虑到容易诱发并发症的特殊因素,其中,解剖位置和组织病理学差异是最重要的。

颅底病变的复杂性常常超出了单独某一位外科医生的专业领域。

在计划进行主要血管、中枢神经系统、颅神经、咽部等肿瘤切除术时,多学科综合治疗是必要的。由于手术的重要性和耗时较长,术前应充分考虑患者的年龄、一般状况等,特别是他们的心肺功能。在围术期及术后护理中液体平衡至关重要。必须充分考虑和应对手术前后及术中发生神经损伤的风险。患者的心理状态也会影响其应对颅底肿瘤的能力和意愿。前期治疗也可能影响手术切除和重建计划。大部分患者前期治疗失败,手术和术后放疗显著增加了潜在并发症的风险。早年的学习曲线模式已不再适用,大多数复杂的手术操作都需要终身的学习。精细分科通过集中专业知识部分解决了这一问题,但面临的新问题是如何在不会对患者预后产生不利影响的前提下引入新的团队成员[2]。没有经验的外科医生与高年资的外科医生一起工作,这种方式能有效减少手术学习曲线带来的影响。

本章讲述了患者发生侧颅底手术并发症时的鉴别诊断和治疗方式。对耳鼻喉科、神经外科医生而言,作为综合治疗的一部分,对侧颅底手术并发症的管理是非常复杂的,包括术前评估、讨论最合适的手术方法以及术后管理。调查观点和手术治疗依据会使评价患者疾病对侧颅底的影响更加复杂。侧颅底手术中可能发生各种病理状况。文献中已描述过多种手术方法。在这个解剖位置有许多非常重要的神经与血管结构,手术将不可避免地导致并发症。在侧颅底手术中遇到的难题并非只有一种正确的解决方案。在处理手术造成的并发症时必须考虑多种因素。我们需要将我们的结果与已报道的数据进行比较,只有这样,患者才能够对我们的外科手术做到充分的知情同意。

本章重点强调并讨论侧颅底手术及术后的并发症诊断和管理。

术前谈话

认真详细的术前谈话是为了给患者及家属提供足够的信息,使其做出权衡考虑,因此是知情同意手术的重要方式。患者和家属的理解有助于他们应对可能发生后遗症和并发症。

患者对治疗效果的期望应该是现实的,因此必须准确告知患者发生并发症的风险。选择治疗方案,如观察、等待或重新扫描以及放射治疗是通过单剂量伽马刀、射波刀立体定向放射治疗还是通过多部位直线加速放射治疗,这都应该在多学科治疗方案设定时与肿瘤学家讨论。

颅底手术相关的后遗症和并发症

后遗症和并发症的细微差别必须与患者及家属在术前进行讨论。很多手术的后果是不可避免的,因此是后遗症而不是并发症[1]。然而,如果没有经过充分的知情告知和同意,这些后遗症就可能被患者及家属视为并发症。医生与患者和家属应该在术前和术后不断地交流,解释临床过程及其可能的最终的手术结果,能增加患者的满意度。一些可预计的侧颅底手术后遗症,包括切口处脱发、面部感觉改变、面部轮廓改变、临时或永久的节段性或完整的面瘫、咽鼓管功能障碍、传导或感音神经性聋、眩晕、耳鸣、破伤风和咬合不正、颞窝萎缩、复视、嘶哑和吞咽困难等[1]。

影像学检查

鉴于大多数颅底肿瘤的解剖定位,术前体检必须得到详细的高分辨率对比增强 CT 骨窗序列和钆增强磁共振成像[3]。肿瘤患者应该进行术前颈动脉错流造影研究。包括在同侧颈动脉系统进行球囊栓塞实验。首先,完成标准血管造影,然后在患者清醒的状态下在颈内动脉用软球囊导管测试球囊闭塞。随后在麻醉师协助下监测生命体征,在药物作用下降低血压,直到患者出现神经系统症状和体征。

大约有 10% 的患者无法忍受球囊栓塞实验。球囊近端可能形成血栓,随后是栓塞远端,得到球囊栓塞实验的结论。可能发生内侧脑动脉痉挛和灌注不足,特别是在大脑中段。老年或接受过放疗的患者,球囊的膨胀或延长可能使动脉壁内膜断裂甚至破裂。

患者在手术台上的体位

侧颅底手术中,患者可根据手术团队的偏好采取侧仰卧位或坐位[4]。一些神经外科医生推荐使用"公园长椅"位。

侧仰卧位

侧仰卧位适用于多数侧颅底手术,主要在前庭神经鞘瘤手术中使用。许多中心已经选择这一体位。这一体位也更适合卵圆孔开放患者。

将患者置于仰卧位,同侧肩部用垫子支撑。头部置于带"梅奥夹"的三点顶圈,并朝相反方向旋转 45°(这可能取决于肿瘤的大小和解剖定位)。然后在医生指导下将头部固定在最优位置。因为手术过程中可能需要倾斜手术台,所以一件很重要的事是用两条宽肩带固定患者,一条固定胸部,另一条固定髂骨,防止患者从手术台上摔下[4]。

对于长时间手术过程中皮肤或神经的压迫损伤,可以通过对患者的细致固定、使用凝胶垫和充气床垫以及在患者的胳膊和扶手之间使用棉花垫等予以避免。

坐姿(沙滩椅位)

复杂的桥小脑角(CPA)肿瘤手术,如果采用经枕骨下或乙状窦后入路,患者可采用坐姿。这种方法由于术野范围内所有的液体均被排出,为显微外科操作提供了完美的条件。由于抽吸脑脊液的必要性减少,外科医生能够腾出双手进行操作。但是这种姿势增加了空气栓塞的风险。通过放置一个特制的垫子抬高患者的腿,使其与心脏齐平,牙齿和额部齐平,可以使这种风险显著下降。如果手术过程中静脉窦开放,助手应充分冲洗术野区域,通过抽吸液体减少空气。如果经食管超声心动图检测到空气栓塞,可以由麻醉师使用中心静脉导管吸气。如果没有检测到明确的静脉窦,麻醉师应立即按压颈静脉,使头部位置低于心脏位置并抬高腿部。同时用浸湿的纱布覆盖手术区域。由于存在空气栓塞的风险,在美国、英国和荷兰很少使用坐姿,他们通常使用侧仰卧位。

潜在的麻醉并发症

全身麻醉需要谨慎和细致的准备。应该使用所有可用的监测技术,包括动脉线、中心静脉压监测、脉搏、血氧、脑电图、温度探测器、导尿管输出测量及频繁的血气分析。如果有弥散性血管内凝血的风险,应在术中监测凝血功能,如果有必要可以进行脑压监测。

脑神经外科麻醉的并发症包括由于麻醉剂引起的低血压、低氧、二氧化碳分压失调以及随之引起的

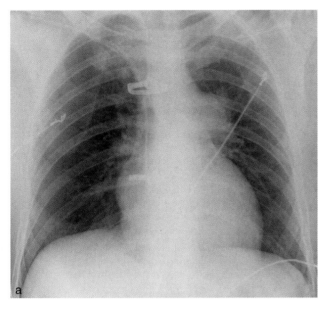
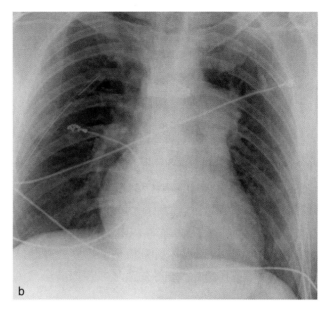

图 6.1　锁骨下静脉植入导管后出现气胸。(a)术后胸部 X 线片显示由锁骨下静脉植入导管后出现右侧气胸。(b)经颞颅骨入路左侧行听神经瘤切除术后 3 天,引流后气胸减少。

脑肿胀等。

　　气胸是一种可能出现在麻醉或锁骨下中央静脉插管后的意外危险情况 (图 6.1)。在生命体征开始出现非特异性变化时(呼吸困难和通气障碍),应排除这一可能。导致这种变化的其他原因往往比气胸常见。此外,很难表现出局部指征,尤其当胸部探查不完整时。疑似病例诊断可采用胸腔吸引术,胸腔导管的正确插入对麻醉和手术的安全至关重要[6]。

　　侧颅底手术需要避免液体过多。必须仔细监测术中用于降低颅内压的甘露醇的使用。体液和电解质平衡异常可能会影响器官功能和手术结果。围术期的液体治疗直接关系到患者的结局,因此,应根据患者的需要开具处方。择期手术液体治疗的目标是维持一个有效的循环量,同时尽可能避免组织液过载[7]。

　　颅底手术后的并发症包括肺不张、吸入性肺炎和呼吸衰竭或心血管疾病(如心肌梗死、高血压)。空气栓子更常见于坐姿。一部分为迟发性,发生在颅骨切开术后[8],通常在 2 或 3 天内再吸收。

　　在侧颅底手术中,许多因素可能增加患者深静脉血栓形成的风险,包括高龄(最大的风险因素)和长时间的手术。深静脉血栓形成是在深静脉处有血栓的形成,最常见于腿部。除了已知的危险因素如年龄、肥胖和吸烟外,还包括高纤维蛋白原水平、遗传

抗凝血酶缺乏症、蛋白 C/蛋白 S 缺乏症等危险因素。治疗末期的 D-二聚体水平异常可能是患者需要持续治疗深静脉血栓形成的信号。肺栓塞是肺的主要动脉或其分支被血液运输来的身体其他部位物质阻塞(图 6.2)。

　　肾脏并发症包括尿路感染和肾衰竭。血液学问题如出血倾向、输血反应或输血传染疾病等也可能发生。

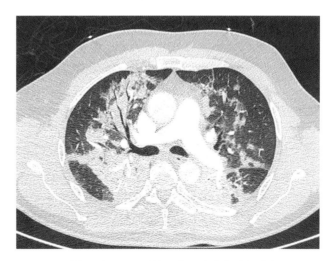

图 6.2　一例左耳 2.2mm 听神经瘤经迷路术后的胸部 CT。患者不能有效呼吸,需要插管。这位 54 岁男性患者术中出现深静脉血栓形成,伴有轻度肺栓塞和非典型性肺炎。

术中并发症

发病率

术中并发症大多数是立即可见的和可治疗的。

出血可能发生在乙状窦骨架化或降低颈静脉球期间[9]。通过在缺损处放置一块方形的止血纱布（Ethicon Inc., Somerville, NJ, USA）可以控制出血，然后在 Yassergil 牵开器作用下用脱脂纱布简单按压，在缺损的边缘将骨蜡压缩成椭圆形，在缺损处缝合一卷止血纱布或一块肌肉。如果损伤了重要的静脉结构，必要时可选择结扎。出血有发展成颅内高压的风险，尤其是当它位于静脉窦时。

颅神经损伤

颅神经损伤可能对患者的生活质量产生重大的影响[10]。低段颅神经麻痹患者可依靠鼻饲或经皮胃造口术管和气管切开术来维持生命。

面部神经损伤

确定最合适的手术时机和手术方法需要对损伤进行综合评价[11]。大多数神经损伤是局限的，可直接修复或进行简单的神经移植治疗。

面神经损伤的管理需要多学科的手术团队和多种可用的重建方法[12]。面神经麻痹患者 House-Brackman（HB）分级法 Ⅳ~Ⅵ 级和某些 Ⅲ 级患者的生活质量严重恶化。白天应用羟丙甲纤维素或"假泪"，晚上应用 Lacrilube 将有助于防止暴露性角膜炎和角膜溃疡。必要时可行临时或永久性外侧或内侧睑缘缝合术或眼睑成形术。对面神经无力患者，可考虑在微血管专业整形外科医生的帮助下，用黄金或铂金的重量使眼睑在重力下闭合。

三叉神经损伤

第五颅神经损伤很少发生在大型前庭鞘瘤切除术中。其可能导致受伤神经分布区域的麻痹。三叉神经损害偶尔会引起三叉神经营养综合征（图 6.3 和图 6.4）[13]。

小脑和脑干损伤

小脑和脑干损伤是侧颅底手术最主要和最令人

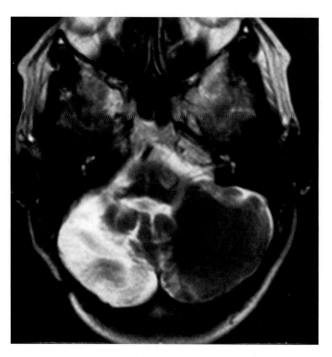

图 6.3　T2 加权 MRI 显示高加索地区一例 72 岁的女性患者，在枕下听神经瘤切除术后 20 年出现严重小脑胶质细胞增生。之前的神经外科医师在术中切除听神经瘤过程中也损伤了三叉神经（见图 6.4）。

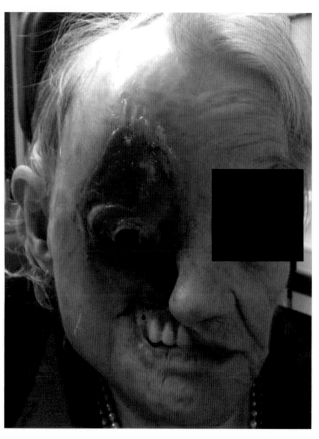

图 6.4　这例患者（见图 6.3）在初始手术后数周出现三叉神经营养综合征，通过切除眼球治疗，缺损处用游离前臂皮瓣覆盖。

担心的并发症。小脑压缩损伤更常见于乙状窦后入路中,而并非经迷路入路,因为后者是通过骨切除,而不是通过小脑收缩。牵开器对神经组织的直接压力、使用超声吸引手术刀、内在出血和水肿、或外在 CPA 的血液凝固作用可能诱导小脑损伤[14]。

出血

立即或术后延迟出现的颅后窝、硬膜下或硬膜外出血可能导致脑干压缩和快速死亡或严重的神经损伤(图 6.5)。二次出血的预防依赖严格的止血,在肿瘤

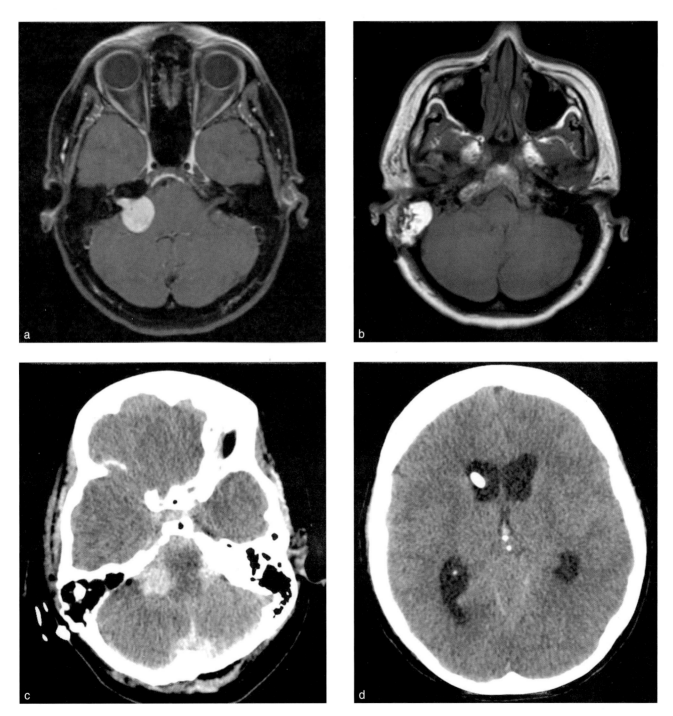

图 6.5　出血后脑干受压。(a)钆增强 MRI 显示听神经瘤位于右侧内外听道,压迫脑干。(b)T2 加权 MRI 显示术后脂肪填塞乳突腔。(c)54 岁女性患者术后 4 天由于出血丧失意识,再次插管。(d)术后放置脑室引流以减少和调控颅内高压。

切除时必须凝结两端的血管。双极凝血使止血更加细致。

动脉损伤

侧颅底手术后血管并发症具有潜在破坏性,应该尽早确诊。术后迅速拔管后,应进行系统的神经功能评估。立即进行术后 CT 扫描。迅速手术清除颅内血栓和安全止血是必要的。

血管痉挛

血管痉挛是颅底肿瘤切除术后的一种罕见并发症,往往产生严重的缺血性后遗症[15],可能使患者的术后恢复过程更加复杂。血管痉挛的原因有很多,手术路径是导致血管痉挛发生的机制之一。

小脑前下动脉

小脑前下动脉(AICA)是桥小脑角内最重要的血管结构,毗邻第Ⅵ~Ⅷ对颅神经。通常从基底动脉产生一条主干,可能也会出现两个不同的分支。在极少数情况下,它起源于后下小脑动脉的分支。AICA 由前向后走行,首先经过脑干内侧表面,进入桥小脑角后在听神经孔旁形成循环 (图 6.6)。在 15%~20% 的患者中,AICA 在折回脑干后方之前进入听管内。AICA 可以分为前段、中段和后段。AICA 损伤导致脑干和小脑不同程度的梗死,这取决于它的大小和末端动脉的位置(图 6.6)[16]。AICA 出血导致脑干和小脑压迫和梗死的风险很高。

静脉

在侧颅底手术过程中,两个静脉结构必须可以观察到。静脉的位置和数量变化较多。坚韧的静脉血管将由小脑和侧脑干返回的静脉血输送到上一级或下一级的静脉窦。这种情况通常发生在听神经前的三叉神经区域。坚韧的静脉通常携带足够的静脉血,阻塞时导致静脉梗死和小脑水肿。除非不可能,否则在任何时候都应保留其完整性。其他的静脉血通过一系列跨过桥小脑角的桥接血管到达上一级的静脉窦。虽然应尽一切努力保护这些静脉,但通常牺牲它们是无关紧要的。

吻合静脉输送由下一级静脉和颞叶侧面静脉到上一级静脉窦、小脑幕的静脉湖或横窦的静脉血。它的结构和解剖是多变的。然而在某些情况下,上一级静脉窦的阻塞和闭塞可能导致吻合静脉闭塞。吻合静脉的突然闭塞会发生颞叶梗死和迅速危及生命的脑水肿的风险增加。

术后并发症

其他形式的术后颅内出血

CPA 肿瘤手术后可能发生出血和脑肿胀。如果发生这种情况,随后的操作可能需要重新暴露伤口以止血和减压[1]。这种并发症可导致瘫痪或死亡。脑室或脑实质的术中或术后出血是一个潜在的危险。

脑积水

患者偶尔需要在术后几周内因为脑积水行脑室-腹腔分流术 (图 6.7 和图 6.8)。开始时使用腰椎导管即可显著降低颅内压。如果问题不能解决,则需要进行脑室-腹腔分流术[12]。

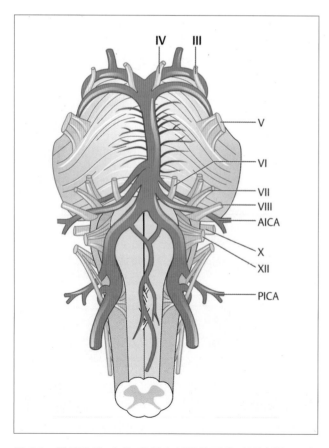

图 6.6　图示脑干、中脑、脑桥和延髓前面观,以及颅神经(左侧)和动脉(右侧)。

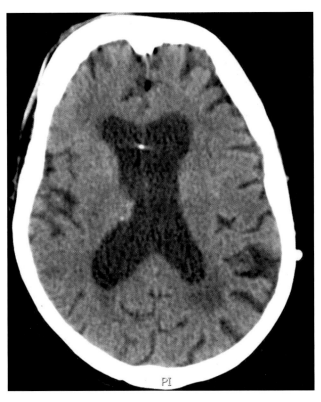

图 6.7 脑积水为脑室内脑脊液(CSF)非正常积蓄所致。听神经瘤术后 3 个月出现头痛而行 CT 扫描。

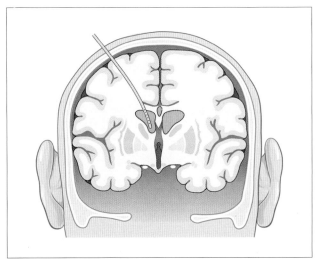

图 6.8 脑积水的治疗方式是手术,一般采用各种类型的脑室分流术。图中显示脑室导管进入脑室的位置。

中枢神经系统

血管损伤可能导致中风或死亡。颅内或实质出血可能加重脑水肿,导致颅内质量/体积效应。进一步产生颅腔积气、癫痫、脑膜炎和脑炎等严重并发症(图6.9 和图 6.10)。

死亡率

在 20 世纪,由于显微外科和新技术在脑神经外科麻醉、外科仪器、内镜和神经导航应用上的增加,使死亡率和患病率不断降低。前庭鞘毗邻重要的脑干神经通路,控制呼吸、血压和心脏功能。随着肿瘤扩大可能附着得更结实进而压缩脑干,且经常与供应这些大脑区域的血管交织在一起。在显微镜的辅助下小心地切开肿瘤,通常可以避免这些并发症[17]。Charpiot 等人[18]报道,经迷路听神经瘤切除患者的第一年死亡率为 0.8%。如果大脑至关重要的血液供应中心受损,则可能发生严重的并发症,如肌肉不受控制、瘫痪甚至死亡(图 6.11 和图 6.12)。但这在前庭神经鞘瘤手术中是非常罕见的。

完整的切除

大多数患者的前庭神经鞘瘤来源于前庭神经,只压迫耳蜗神经[19]。95%以上的听神经瘤来自前庭分支[20]。Samii 和 Matthies[20]对 1000 例听神经瘤患者进行研究发现,只有 1.1% 的 CPA 肿瘤来自耳蜗神经。因此,尽管肿瘤细胞经常见于耳蜗神经束之间,但并不建议因为试图完整地切除肿瘤而切除耳蜗神经。完整切除肿瘤的重要性和效果是众所周知的。1989 年,Hardy 等[3]报道,在 100 例经迷路听神经瘤切除手术中只有 3 例患者在围术期死亡,并且术后复发率很低,这一数据在那个年代是合理的。随后,这些作者报道的现在死亡率是 0.3% (Moffat,个人通信)。

97%的患者选择完整肿瘤切除,在 1~7 年的随访中没有复发。其中,由于所使用的手术方法,未能顾及听力的保护[3]。

脑脊液漏

即使已经采取了所有的预防措施,但仍可能发生早期或迟发的脑脊液(CSF)伤口漏、脑脊液鼻漏或脑脊液耳漏。创造一个液体密闭环境是极其重要的。脑脊液漏的常见途径是通过乳突气房,颅骨切开术时乳突气房开放连通中耳,然后下连咽鼓管导致出现脑脊液鼻漏。因此,应用骨蜡关闭乳突气房。咽鼓管可以通过小块的阔筋膜堵塞,中耳和隐窝可以

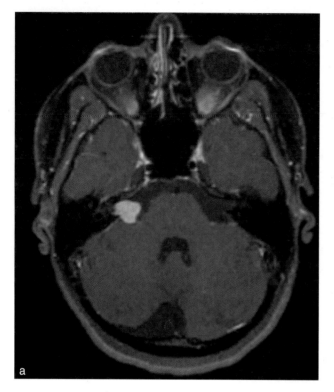

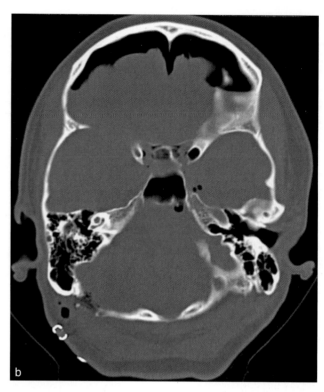

图 6.9　听神经瘤切除术后颅腔积气。(a)钆增强 MRI 显示右侧耳道内外听神经瘤。术前听觉阈正常,枕下听神经瘤切除术后术侧耳听觉阈下降 25~30dB。(b)CT 扫描显示术后 1 天出现颅腔积气,3 天后完全吸收。

通过脂肪球填塞,分隔鼓膜张肌腱以到达隐窝骨板

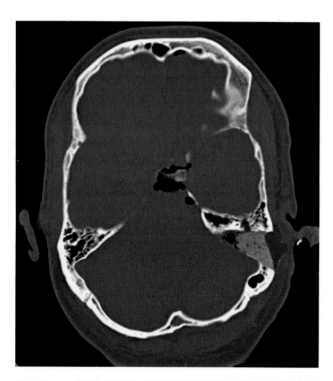

图 6.10　一例 54 岁患者,经迷路切除听神经瘤后出现轻度颅腔积气。缺损骨质用自体骨质替代。

(COG)前的踝前隐窝。阔筋膜的一部分固定于骨性外耳道壁,覆盖入口,然后折叠卷曲覆盖卵管、岬中部。这种方法可使目前的脑脊液漏发生率降至 4%,Vicryl 疝网(类似于腹部手术中使用的)和 Vivostat 系统中使用的自体蛋白胶(Vivostat A/S,Alleroed,Denmark)目前正在研发中,希望可以进一步降低脑脊液漏的发生率。大多数患者可以通过插入腰椎蛛网膜下腔导管并维持 4 天来控制侧颅底手术后发生的脑脊液漏。然而,相比经乙状窦后手术,这种方法在经迷路手术后更易成功。1%的患者腰椎导管未能控制或复发的脑脊液漏需进行修正手术。手术可引起脑脊液压力的短暂增加和颅脊柱依从性的降低[22]。

术后感染

侧颅底手术后的患者很少发生感染。感染可能诱发脑膜炎,使脑脊液和脑膜发生感染。经检查、化验、脑脊液培养确认感染后,应使用大剂量的抗生素治疗。抗生素治疗的并发症非常罕见。也可能由于 CPA 脑脊液中骨粉刺激导致出现无菌性脑膜炎,通常应用类固醇治疗有效。

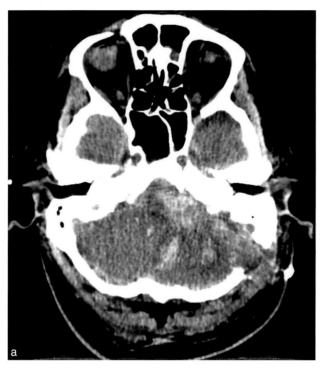

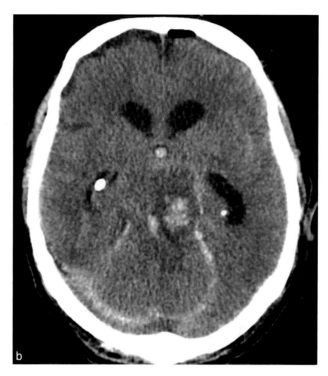

图 6.11　致命性颅内出血并发症。(a)一例 65 岁患者,左侧枕下听神经瘤切除术后 2 天出现后颅窝致命性出血和脑肿胀。(b)由于后颅窝出血或肿胀造成压力过高,导致第四脑室堵塞。

术后头痛

前庭神经鞘瘤切除后的头痛是术后早期常见的现象。罕见情况下,头痛可能会持续相当长一段时间。术后头痛明显更常见于乙状窦后入路,可能表现为枕神经痛,或者可能是由于颅骨切开术中硬脑膜的拉伸引起。枕神经痛可以通过局部麻醉证实,这将起到暂时的止痛效果,可用于诊断性治疗。用于神经性疼痛的药物,如阿米替林、卡马西平或加巴喷丁,在一些患者中可能是有效的。然而,有时可能需要注射苯酚。颅

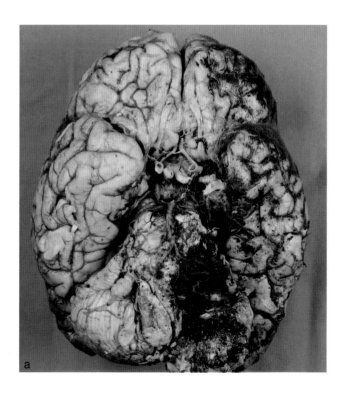

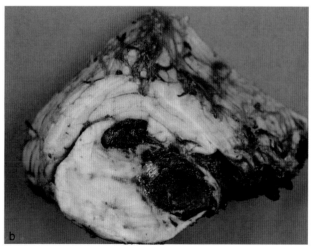

图 6.12　致命性大量颅内出血。(a)65 岁患者尸检过程中切除的脑组织,可见致命性的大量脑出血(见图 6.11)。(b)脑干和小脑局部图显示听神经瘤术后左侧桥小脑角大量出血。

骨切开术时，在骨缺损处固定一钛网片可能会缓解相关头痛，因为解除了硬脑膜的拉伸，从而降低颅内压。

侧颅底翻修手术

与首次手术相比，侧颅底翻修手术后颅脑损伤和并发症更加常见。通过颅底翻修手术完全切除可以防止复发[5]。现代重建技术可以减少颅神经损伤造成的主要术后并发症和发病率。听神经瘤立体定向放射治疗失败后的显微外科切除具有挑战性。其功能结局往往比未经处理的患者更差。部分肿瘤切除手术和立体定向手术更富有挑战性，可能导致更差的结局[5,16]。

总结

在预防侧颅底手术并发症方面，多学科治疗小组仔细选择患者、细致的手术和麻醉管理、严密的术后护理都是必不可少的。

（杭伟　卢醒　译）

参考文献

1. Wiet RJ, Teixido M, Liang JG. Complications in acoustic neuroma surgery. Otolaryngol Clin North Am 1992;25(2):389–412
2. Sharp MC, MacfArlane R, Hardy DG, Jones SE, Baguley DM, Moffat DA. Team working to improve outcome in vestibular schwannoma surgery. Br J Neurosurg 2005;19(2):122–127
3. Hardy DG, Macfarlane R, Baguley D, Moffat DA. Surgery for acoustic neurinoma. An analysis of 100 translabyrinthine operations. J Neurosurg 1989;71(6):799–804
4. Hildmann H, Sudhoff H. Middle Ear Surgery. Berlin, Heidelberg, New York: Springer-Verlag, 2006
5. Gerganov VM, Giordano M, Samii A, Samii M. Surgical treatment of patients with vestibular schwannomas after failed previous radiosurgery. J Neurosurg 2012;116(4):713–720
6. Bacon AK, Paix AD, Williamson JA, Webb RK, Chapman MJ. Crisis management during anaesthesia: pneumothorax. Qual Saf Health Care 2005;14(3):e18
7. Lobo DN, Macafee DA, Allison SP. How perioperative fluid balance influences postoperative outcomes. Best Pract Res Clin Anaesthesiol 2006;20(3):439–455
8. Hernández-Palazón J, Martínez-Lage JF, de la Rosa-Carrillo VN, Tortosa JA, López F, Poza M. Anesthetic technique and development of pneumocephalus after posterior fossa surgery in the sitting position. Neurocirugia (Astur) 2003;14(3):216–221
9. Moffat DA, Quaranta N, Chang P. Management of the high jugular bulb in translabyrinthine surgery. Laryngoscope 2003;113(3):580–582
10. Lloyd SK, Kasbekar AV, Baguley DM, Moffat DA. Audiovestibular factors influencing quality of life in patients with conservatively managed sporadic vestibular schwannoma. Otol Neurotol 2010;31(6):968–976
11. Prasai A, Jones SE, Cross J, Moffat DA. A facial nerve schwannoma masquerading as a vestibular schwannoma. Ear Nose Throat J 2008;87(9):E4–E6
12. Hardy DG, Macfarlane R, Baguley DM, Moffat DA. Facial nerve recovery following acoustic neuroma surgery. Br J Neurosurg 1989;3(6):675–680
13. Litschel R, Winkler H, Dazert S, Sudhoff H. Herpes zoster-associated trigeminal trophic syndrome: a case report and review. Eur Arch Otorhinolaryngol 2003;260(2):86–90
14. Roche PH, Ribeiro T, Fournier HD, Thomassin JM. Vestibular schwannomas: complications of microsurgery. Prog Neurol Surg 2008;21:214–221
15. Aoki N, Origitano TC, al-Mefty O. Vasospasm after resection of skull base tumors. Acta Neurochir (Wien) 1995;132(1–3):53–58
16. Kania R, Lot G, Herman P, Tran Ba Huy P. Vascular complications after acoustic neurinoma surgery. [Article in French] Ann Otolaryngol Chir Cervicofac 2003;120(2):94–102
17. Shiobara R, Ohira T, Inoue Y, Kanzaki J, Kawase T. Extended middle cranial fossa approach for vestibular schwannoma: technical note and surgical results of 896 operations. Prog Neurol Surg 2008;21:65–72
18. Charpiot A, Tringali S, Zaouche S, Ferber-Viart C, Dubreuil C. Perioperative complications after trans-labyrinthine removal of large or giant vestibular schwannoma: outcomes for 123 patients. Acta Otolaryngol 2010;130(11):1249–1255
19. Horrax G, Poppen JL. The end results of complete versus intracapsular removal of acoustic tumors. Ann Surg 1949;130(3):567–575
20. Samii M, Matthies C. Management of 1000 vestibular schwannomas (acoustic neuromas): the facial nerve—preservation and restitution of function. Neurosurgery 1997;40(4):684–694
21. Allen KP, Isaacson B, Purcell P, Kutz JW Jr, Roland PS. Lumbar subarachnoid drainage in cerebrospinal fluid leaks after lateral skull base surgery. Otol Neurotol 2011;32(9):1522–1524
22. Laing RJ, Smielewski P, Czosnyka M, Quaranta N, Moffat DA. A study of perioperative lumbar cerebrospinal fluid pressure in patients undergoing acoustic neuroma surgery. Skull Base Surg 2000;10(4):179–185

第 2 篇

鼻与前颅底

第 7 章

鼻中隔和鼻甲术后并发症

R. Douglas, A. Wood

鼻中隔矫正术和下鼻甲成形术是较常见的治疗鼻塞的手术[1]。虽然大型的并发症较少见,但小的并发症并不少见。本章将列出这些并发症,讨论其处理方法和减少其发生的办法。

当遇到因中隔偏曲而继发鼻塞的患者,常需要缩小下鼻甲,这样可增加鼻瓣膜区横断面,提高空气流量。当下鼻甲肥大而中隔居中时,应单独进行下鼻甲手术。本章将分别讨论这两种手术。

鼻中隔矫正术

指征

鼻中隔角度偏曲很常见[2]。对于鼻中隔偏曲足够引起鼻气流阻塞者常行鼻中隔偏曲矫正术[3]。如果伴有外鼻明显偏曲,常行鼻中隔成形术[4]。

鼻中隔偏曲引起的症状不易客观测量,因为体检测量鼻气流和患者主观鉴别鼻塞严重程度二者之间的相关性很低[5]。尽管如此,大多数鼻中隔偏曲患者行矫正术可缓解鼻部症状,提高术后生活质量[6,7]。

许多鼻中隔偏曲是先天性的,可能与出生创伤有关[8]。任何回顾性研究都应是客观的,消除偏见,但部分鼻中隔偏曲确实与外伤明显相关[9]。

鼻中隔任何一部分都可能偏离中线。在鼻部临床中三个最重要的偏曲部分是凸向偏曲,在骨与软骨交界处偏曲最大,中隔嵴通常由犁骨构成,是软骨尾部偏曲形成[10]。偏曲的种类(常在结合处更严重)决定了

手术入路和未来并发症的发生。中隔经鼻内半切开成Killian 切口。内镜和头灯有助于手术视野保持清晰。

> **注意**
> 这些入路的有效性和并发症发生率在至今为止的一些对比研究中是相等的[11,12]。严重尾端偏曲和累及鼻尖的偏曲最好用外部入路[13]。

术前计划

鼻中隔偏曲和鼻炎非常常见,当患者主诉鼻塞时很难估计这两个因素对相关症状的影响。当怀疑同时存在鼻炎时,需药物治疗(包括至少数周的局部类固醇激素)。许多患者会有一定的缓解,所以就不需要再行鼻中隔矫正术[14]。

如果临床怀疑慢性鼻窦炎,可行鼻窦 CT 扫描。慢性鼻窦炎患者行鼻中隔偏曲矫正术和下鼻甲缩小术而没有足够的证据排除慢性鼻窦炎的情况并不少见。由于存在鼻窦炎,术后症状缓解不明显。

多数鼻中隔偏曲矫正术是在全麻下进行的。术前需对全身状况进行评估,否则可能影响全麻的安全性。虽然鼻塞影响生活质量,但鼻中隔手术指征是相对的。对于有心血管危险因素的患者应谨慎进行鼻中隔偏曲矫正术。术前几天应停用抗凝、抗血小板和非类固醇类抗炎药[15]。如果停用抗凝、抗血小板的风险大于手术可能带来的收益,那么可以等停药后再手术。

麻醉

局麻下段鼻中隔矫正可避免全麻的风险。也有报道称局麻能缩短手术时间[19]。然而,我们的经验是全麻能使患者更好地耐受手术。

好的手术条件能改善手术视野,减少术中并发症的发生。对鼻黏膜应用局部血管收缩剂,如肾上腺素、羟甲唑啉或可卡因,可减少术中出血。鼻中隔黏膜联合注射局麻药和肾上腺素能减少黏膜出血,软骨膜下注射有助于分离黏膜瓣。然而,目前尚缺乏术前局部准备的一致意见[20,21]。

干扰和并发症

出血

鼻中隔成形术多在无血管区进行,因此较少出血。大多数的出血来源于黏膜切开处或骨缘的骨折和切开。所以鼻中隔成形术后持续的鼻出血不常见,少见严重出血[23]。然而,小量的出血可在黏膜瓣间隙形成鼻中隔血肿,引起鼻塞症状。如果血肿感染,那就是非常严重的并发症[24]。鼻中隔脓肿可破坏中隔软骨,导致鞍鼻畸形[25]。

术后在完整黏膜瓣上切口能减少血肿形成(保证无黏膜瓣撕裂)。鼻中隔连续褥式缝合能预防或限制瓣膜腔积血[26]。双侧填塞也能起到相同效果,但填塞可能会导致鼻塞,必须将其拔除。填塞物可导致一些患者全身受影响,最主要的是术后早期血氧饱和度下降[27]。将薄的硅胶板(Dow Corning. Mainland, MI, USA)放置在鼻中隔能有助于术后愈合(图7.1)[28],但鼻中隔手术后无需常规填塞鼻腔[29]。

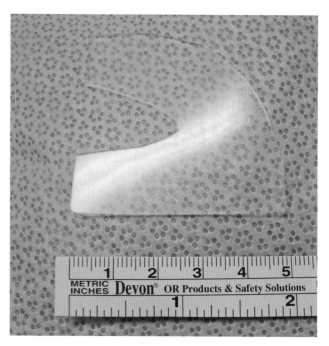

图 7.1 内镜鼻中隔矫正术后将一个硅胶片与中隔平行放置。上部分支位于中鼻道,下部分支位于水平面下,由中隔后部支撑。

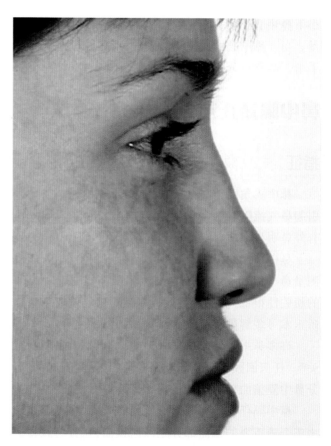

图 7.2 此前行鼻中隔术患者的鞍鼻畸形。过度切除四方软骨导致鼻背中 1/3 段塌陷。

鞍鼻畸形

鞍鼻畸形既影响美观又影响功能,是由于鼻中隔软骨失稳造成的(图 7.2)[30]。鼻背中 1/3 受压变宽。一些严重者缺乏支撑,鼻尖变圆,鼻小柱收缩。其原因可能是意外切除筛骨垂直板上段的四方软骨。上段应至少留有 1cm 的筛骨垂直板软骨,以防止外观缺损。在骨软骨连接处切开较安全。至少保证距离游离缘有 1cm 安全边缘,然后继续向下到上颌骨嵴(图 7.3)。

另一种破坏骨性支撑的方法是使鼻骨筛骨垂直板前缘骨折。这经常发生在扭转筛骨垂直板上部时,可用鼻甲剪在骨软骨结合处张力大的地方切开, 方向平行于鼻骨。骨性切开减少了扭转筛板上缘的可能性,从而减少了鞍鼻畸形和脑脊液漏的风险[30](图 7.4)。

发生鞍鼻畸形时,可用假软骨移植物覆盖在缺损部位。这需要鼻外切开入路,应在鼻中隔矫正后过些天再做[31]。

脑脊液鼻漏

这是一种很少见但很严重的并发症[32]。它可能由于移除筛骨垂直板时偶然地过度扭转筛板来分离骨膜瓣等结构而造成。低位筛板患者更危险[33]。但应注意,如果需要这样做,可从前部至中部安全地切除中隔软骨,而不用损伤颅底[34]。

在术中即可发现脑脊液鼻漏,表现为有脑脊液从筛板处流出或术后持续性清亮鼻溢液,β_2 转铁蛋白阳

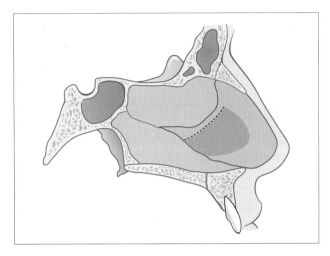

图 7.4　鼻中隔解剖示意图。虚线显示切口位置,通过中隔软骨位于骨与软骨结合处上缘。关键位置是在切口的上部。这里是中隔软骨,筛骨垂直板和鼻骨结合处。去除此部分会导致鞍鼻畸形。中隔软骨对应区域可安全切除。必须保留 10~15mm 的 L 形中隔软骨,以防止鼻尖鞍鼻畸形。

性[35]。如果怀疑脑脊液漏,应用薄层 CT 扫描来检查筛板破坏。行腰椎穿刺注射荧光剂有助于术中确认漏口的位置。大多数创伤性脑脊液漏可经内镜多层修补[36]。

穿孔

鼻中隔穿孔是鼻中隔矫正术最常见的并发症。虽然穿孔常发生于晚期,常不被记录,但报道的发生率仍为 1%~6.7%[30]。穿孔引起的症状严重与否与其大小和位置有关。矛盾的是,小穿孔往往比大穿孔出现的问题更多,因为通过小的穿孔时气流速率和不稳会更明显(图 7.5)。小穿孔会引起哨鸣音,尤其在夜里更明显。前下穿孔比后上穿孔症状更多。这是因为在鼻后部物理性气流紊乱,但前部异常的气流会导致穿孔黏膜干燥,导致结痂、局部感染、黏膜肉芽肿和出血[37]。

当黏膜或周围血运被阻断时常发生中隔穿孔可能由于双侧黏膜瓣撕裂导致。最好避免术中损伤一侧中隔黏膜,小心保护切除剩余的黏膜,常用对侧黏膜来加强瓣膜的强度[4]。在犁骨嵴周围很容易撕裂黏膜(图 7.6 和图 7.7)。幸运的是,穿孔常发生在后部,症状不明显。

> **注意**
> 如果从表面向深部软骨周围切除中隔板,会增加中隔穿孔的风险。软骨周围是中隔瓣最强的组成部分,其破坏会增加黏膜瓣失败的可能性[38]。

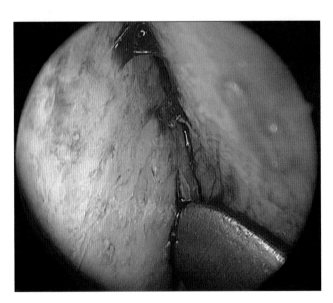

图 7.3　用剥离子分离骨与软骨结合处。至少保留结合位置上 1cm 的骨质以防止鞍鼻畸形。切口最好从上缘到上颌骨嵴。

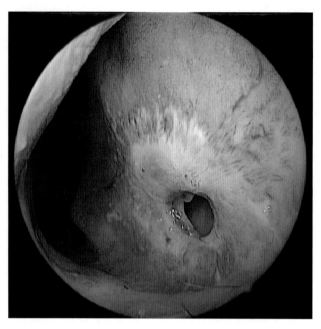

图 7.5　鼻中隔穿孔。这是个小穿孔并且位置靠前，引起了麻烦的痂皮和哨鸣音。

当中隔矫正术中发生反复的小黏膜撕裂时，仔细进行褥式缝合会使黏膜缘紧贴(图 7.8)。使用中隔夹板可撑开中隔黏膜，加速撕裂黏膜的愈合(见图 7.1)。虽然在多数发表的文献中，关于中隔穿孔的病因没有特异性的报道[39]，但直觉告诉我们技术性因素导致局部血流减少、过度褥式缝合或加强缝合中隔夹板可能造成穿孔，应该避免。为去除潜在的黏膜间隙腔应在褥式缝合中拉紧缝线[30]。

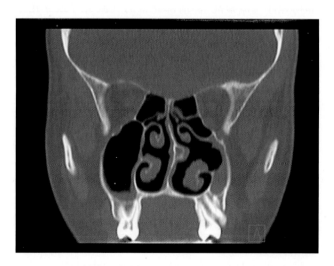

图 7.6　CT 显示鼻中隔棘突。可见右侧钩突和囟门发育不全。

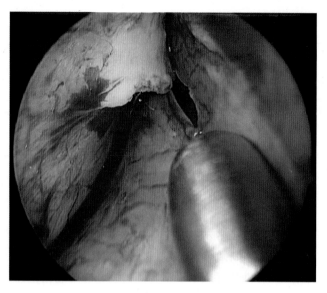

图 7.7　在分离中隔棘突黏膜时，很难不撕裂黏膜。这个裂口很容易愈合，除非对侧相对位置也发生撕裂。

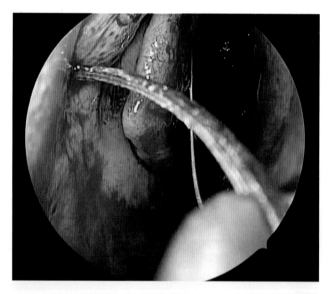

图 7.8　鼻中隔褥式缝合。筛窦被切除后，缝线穿过中鼻甲到中线。内镜下仔细地进行褥式缝合，以便使裂口闭合。

鼻腭神经

鼻腭神经是蝶腭神经的一个分支，走行于蝶窦前壁，沿着中隔到门齿孔。它经过上颌骨嵴，如果过度切除这个骨嵴，易损伤鼻腭神经，导致上唇和上门牙麻木。幸运的是症状持续较少见，一般数周或数月后可恢复，可能是因为这个区域有前腭神经支配[40]。不切除上颌骨嵴可大大减少此并发症。在这一区域用骨凿从硬腭水平板分离上颌骨嵴或用电凝会使此神经受到威胁[41]。

感染

手术几天后，感染才会明显表现出来。切口硬痂和红斑较多见。如果不进一步处理，也会停止进展。但如果有症状或进展，则需要使用抗生素治疗一段时间。大多数中隔术后感染是金黄色葡萄球菌感染，小部分是嗜血杆菌和其他病原体感染，缺乏客观的微生物数据[24]。

通常，中隔术后感染这种并发症比较少见，常规是不使用抗生素的[42]。近期的一项对术前单剂量应用头孢呋辛的随机对照研究发现，如果有明显的硬皮或术后化脓，则在延期手术中应用头孢呋辛是有益的[43]。

中隔脓肿很少发生，但比较严重。当中隔血肿感染后可能发生中隔脓肿。症状上与血肿相似，表现为鼻塞、局部不适和中隔肿胀。脓肿在临床表现上张力更大，红斑更大，穿刺有脓。

中隔脓肿需要紧急引流。常在全麻下打开黏膜切口，引流脓液，消除残留血肿，多次灌洗[30]。我们提倡在黏膜间隙放置小引流条，填塞双侧鼻道，避免脓肿再形成。

> **注意**
> 当定植在填塞物上的葡萄球菌释放外毒素时，鼻腔填塞很少引起毒血症症状。外毒素有超抗原活性，能造成严重的广泛的全身症状[44]。术后鼻腔填塞的争议在于增加了毒血症风险，如果进行填塞，那么应常规应用抗生素直到拔出填塞物。

持续性鼻塞

虽然多数鼻中隔矫正术后患者鼻塞都能缓解，但有一些不是这样的。有多种可能导致失败的原因。常见的原因是未能发现并治疗共存的鼻窦炎和鼻炎。所以在行鼻中隔矫正术前患者行 CT 扫描，在中隔矫正术的同时常规行鼻甲缩小手术。

另一个原因是忽略了鼻腔外侧壁塌陷[4]。对鼻腔外侧壁塌陷病例，我们常先行中隔矫正和下鼻甲消融，观察鼻功能是否改善。如果未改善，几天后行鼻腔外侧壁手术。如果鼻腔外侧壁塌陷的原因是下外侧软骨畸形（通常是旋转不良），可做一 J 形脚瓣，J 形瓣的黏膜和软骨取自下外侧软骨的前下方，缝合切缘以增加外侧壁张力[45]（图 7.9）。如果外侧壁塌陷是由于组织过薄或软弱，可进行加固术来增强外侧壁[46]。

另一个中隔矫正术失败的原因是偏曲部未完全切除。中隔软骨结构双侧都有张力。当张力不平衡时，就会形成偏曲。不易克服形成偏曲的张力。如果矫正术中未加强软骨，第一次随访时常发现中隔恢复到术前形状。当中隔尾部或背部偏曲没有得到合理的鉴别和处理时，也能导致失败[49]。

为克服这些困难已开发了多项技术。在偏曲凸面对软骨评分有时很有帮助。已成功应用了莫氏缝合[48]。切除一条长度超过上颌骨嵴的软骨和前鼻棘使中隔可置于更居中的位置。为克服持续性偏曲反应，可尽量切除偏曲软骨和筛板（黏膜下切除）。为了恢复到合适的位置，术后鼻腔填塞几天能减少偏曲张力。

尾端偏曲和明显的偏差在经鼻内入路很难矫正。对于纠正这种畸形来说，最可靠的技术是，在向周围软组织和骨中再插入之前行外部鼻中隔成形术，使中隔变直[9]。

虽然有明确的病例显示外鼻入路很有优势，但必须认识到其会带来额外的风险。患者会发生外部瘢痕、长时间的麻醉以及更易感染。同时也增加了迟发性瘢痕收缩导致鼻小柱收缩的风险[30]。

下鼻甲缩小术

两种状况符合缩小下鼻甲的指征。第一是下鼻甲炎性体积增加，比如变应性鼻炎。第二是中隔矫正时

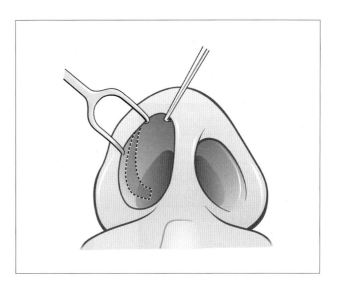

图 7.9　J 形瓣切口示意图（O'Halloran, 2003[45]）。先在鼻外侧软骨尾部做第一切口。然后在黏膜和软骨上做一 J 形切口。伤口缝合在鼻外侧瓣处增加了鼻外侧壁张力。

正常的下鼻甲缩小以便将来增加鼻道的横截面积[49]。中隔偏曲者常有一定程度的下鼻甲增大,部分在偏曲凹侧[50]。因为难以确定这两个因素对症状的影响,所以常同时进行这两个手术。

下鼻甲缩小术并发症与外科技术有关。目前已经报道了很多种技术,每种都有其长处和短处。这些技术包括黏膜或黏膜下烧灼、黏膜下组织切除、提起黏膜瓣切除下鼻甲骨和部分或完全切断下鼻甲。一项随机研究对比了几种不同技术[51]。长期随访发现,最好的技术是切除大部分下外侧骨质。减少软组织的技术常用于复发的病例,特别是随访 1 年后。

下鼻甲切除后并发症

出血

下鼻甲血运丰富,大部分血供来源于下鼻甲动脉,从后向前走行至下鼻甲骨水平部[52]。

为减少术中出血,可使用鼻中隔成形术中相同的技术:局部应用血管收缩,黏膜下注射肾上腺素,在头高脚低位和低血压下全身麻醉。术中出血可用双极或单极电凝。如果手术侵犯黏膜切口,那么用止血纱布(Ethicon Inc., Somerville, NJ, USA)或止血绵(Polyganics, Groningen, the Netherlands)压迫黏膜缘,既可控制出血,又可保持黏膜瓣在位。

术后出血可分为原发性和继发性。小的原发性出血对于黏膜切口者更常见。紧急麻醉后血压升高,应在麻醉状态下完全止血。让患者取坐位,控制血压通常对于原发性出血效果较好。偶尔需要填塞。

术后 1 周常见活动性出血。常由纤维伪膜脱落引起,如果出血严重,可行填塞或电凝。

结痂和瘢痕

如果术中应用电凝,那么术后黏膜结痂是常见的问题。术后结痂持续 3 周以上也不少见。鼻腔冲洗有助于解决这个问题, 但使用的频率和持续时间有争议,要根据创面大小而定。

损伤鼻甲黏膜也会增加下鼻甲内侧与中隔术后粘连的可能性[51]。鼻腔填塞或支撑鼻腔可能减少粘连发生。早期规律清除也可以控制结痂,减少粘连形成。

症状不完全缓解

在术后早期,如果下鼻甲切除得太小,则提供的气道并不充分。部分下鼻甲切除容易进行,但如果残留下鼻甲后部,可能难以使鼻塞症状完全缓解。为此,常行下鼻甲矫正或全切。

一些下鼻甲切除技术可以在其复发前几个月内很好地控制这些症状。这可能是由于单独对黏膜或黏膜下进行烧灼。切除下鼻甲骨可能是长期控制症状的最好方法(图 7.10)[51]。

下鼻甲缩小对于减轻鼻塞有效。据报道,下鼻甲缩小能改善一些长期的过敏性鼻炎症状, 如打喷嚏、鼻痒和鼻涕[53]。然而我们的经验是,鼻炎症状的缓解不如鼻塞症状缓解的效果好,所以建议患者术后仍需局部类固醇激素或抗过敏治疗。

有报道称,过度切除下鼻甲会造成“空鼻症”。虽然很多方法可治疗这种疾病[54],但仍需权衡扩大气流通道和切除下鼻甲的利弊[55]。遗憾的是,最佳的切除范围和症状还没有完全明了。

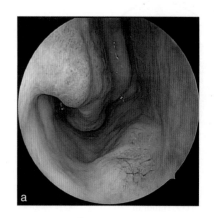
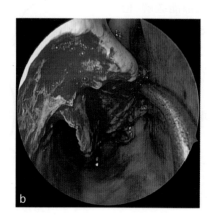
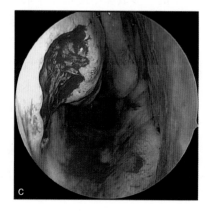

图 7.10　下鼻甲骨切除。(a)下鼻甲成形术前的右侧下鼻甲,局部使用血管收缩剂使黏膜不至于太肿胀。(b)提起内侧中隔瓣,暴露下鼻甲骨垂直部分。(c)下鼻甲骨质减少,复位黏膜瓣。

总结

鼻中隔成形术和下鼻甲缩小术可明显缓解鼻部症状和改善生活质量。大多数情况下并发症很少发生，然而潜在的错误可出现在手术的所有阶段，总结于表 7.1。

表 7.1　常见失误和避免方法总结

手术阶段	潜在失误	避免方法
术前评估	未能缓解症状，忽略了中隔背部偏曲或鼻外侧壁塌陷	合理行外侧鼻中隔成形术
一致意见	术后不满意，未充分讨论潜在的并发症	充分讨论潜在的并发症
麻醉	术中视野不佳	术中控制血压心率，反向头低脚高位
鼻局部准备	术中出血，术后早期疼痛和出血	使用局部麻醉和血管收缩剂
分离中隔瓣	损伤黏膜软骨瓣致中隔穿孔	提起前确保是正确的组织板，分离棘突时应小心
切除鼻中隔软骨/骨	过度切除导致脑脊液漏、鞍鼻、穿孔或鼻蝶腭神经损伤	熟悉中隔解剖和切除的不安全区域
闭合中隔	由于闭合无效腔失败导致中隔血肿和(或)脓肿	保证中隔黏膜后小切口无张力
下鼻甲缩小	保留下甲骨质致长期症状未控制	使用缩小下鼻甲骨质体积的技术

（李海艳 译）

参考文献

1. Cullen KA, Hall MJ, Golosinskiy A. Ambulatory surgery in the United States, 2006. Natl Health Stat Report 2009;(11):1–25
2. Pérez-Piñas, Sabaté J, Carmona A, Catalina-Herrera CJ, Jiménez-Castellanos J. Anatomical variations in the human paranasal sinus region studied by CT. J Anat 2000;197(Pt 2):221–227
3. Cottle MH, Loring RM. Surgery of the nasal septum; new operative procedures and indications. Ann Otol Rhinol Laryngol 1948;57(3):705–713
4. Dobratz EJ, Park SS. Septoplasty pearls. Otolaryngol Clin North Am 2009;42(3):527–537
5. André RF, Vuyk HD, Ahmed A, Graamans K, Nolst Trenité GJ. Correlation between subjective and objective evaluation of the nasal airway. A systematic review of the highest level of evidence. Clin Otolaryngol 2009;34(6):518–525
6. Gandomi B, Bayat A, Kazemei T. Outcomes of septoplasty in young adults: the Nasal Obstruction Septoplasty Effectiveness study. Am J Otolaryngol 2010;31(3):189–192
7. Schwentner I, Dejakum K, Schmutzhard J, Deibl M, Sprinzl GM. Does nasal septal surgery improve quality of life? Acta Otolaryngol 2006;126(7):752–757
8. Gray LP. Prevention and treatment of septal deformity in infancy and childhood. Rhinology 1977;15(4):183–191
9. Gubisch W. Extracorporeal septoplasty for the markedly deviated septum. Arch Facial Plast Surg 2005;7(4):218–226
10. Lee M, Inman J, Callahan S, Ducic Y. Fracture patterns of the nasal septum. Otolaryngol Head Neck Surg 2010;143(6):784–788
11. Chung BJ, Batra PS, Citardi MJ, Lanza DC. Endoscopic septoplasty: revisitation of the technique, indications, and outcomes. Am J Rhinol 2007;21(3):307–311
12. Paradis J, Rotenberg BW. Open versus endoscopic septoplasty: a single-blinded, randomized, controlled trial. J Otolaryngol Head Neck Surg 2011;40(Suppl 1):S28–S33
13. Chaaban M, Shah AR. Open septoplasty: indications and treatment. Otolaryngol Clin North Am 2009;42(3):513–519
14. Benninger M, Farrar JR, Blaiss M, et al. Evaluating approved an evidence-based review of efficacy for nasal symptoms by class. Ann Allergy Asthma Immunol 2010;104(1):13–29
15. Georgalas C, Obholzer R, Martinez-Devesa P, Sandhu G. Day-case septoplasty and unexpected re-admissions at a dedicated day-case unit: a 4-year audit. Ann R Coll Surg Engl 2006;88(2):202–206
16. Congdon D, Sherris DA, Specks U, McDonald T. Long-term follow-up of repair of external nasal deformities in patients with Wegener's granulomatosis. Laryngoscope 2002;112(4):731–737
17. Fuchs HA, Tanner SB. Granulomatous disorders of the nose and paranasal sinuses. Curr Opin Otolaryngol Head Neck Surg 2009;17(1):23–27
18. Slavin SA, Goldwyn RM. The cocaine user: the potential problem patient for rhinoplasty. Plast Reconstr Surg 1990;86(3):436–442
19. Fedok FG, Ferraro RE, Kingsley CP, Fornadley JA. Operative times, postanesthesia recovery times, and complications during sinonasal surgery using general anesthesia and local anesthesia with sedation. Otolaryngol Head Neck Surg 2000;122(4):560–566
20. Demiraran Y, Ozturk O, Guclu E, Iskender A, Ergin MH, Tokmak A. Vasoconstriction and analgesic efficacy of locally infiltrated levobupivacaine for nasal surgery. Anesth Analg 2008;106(3):1008–1011.
21. Higgins TS, Hwang PH, Kingdom TT, Orlandi RR, Stammberger H, Han JK. Systematic review of topical vasoconstrictors in endoscopic sinus surgery. Laryngoscope 2011; 121(2):422–432
22. Wormald PJ, van Renen G, Perks J, Jones JA, Langton-Hewer CD. The effect of the total intravenous anesthesia compared with inhalational anesthesia on the surgical field during endoscopic sinus surgery. Am J Rhinol 2005;19(5):514–520
23. Bajaj Y, Kanatas AN, Carr S, Sethi N, Kelly G. Is nasal packing really required after septoplasty? Int J Clin Pract 2009;63(5):757–759
24. Mäkitie A, Aaltonen LM, Hytönen M, Malmberg H. Postoperative infection following nasal septoplasty. Acta Otolaryngol Suppl 2000;543:165–166
25. Beekhuis GJ. Saddle nose deformity: etiology, prevention,

and treatment; augmentation rhinoplasty with polyamide. Laryngoscope 1974;84(1):2–42

26. Hari C, Marnane C, Wormald PJ. Quilting sutures for nasal septum. J Laryngol Otol 2008;122(5):522–523

27. Zayyan E, Bajin MD, Aytemir K, Yılmaz T. The effects on cardiac functions and arterial blood gases of totally occluding nasal packs and nasal packs with airway. Laryngoscope 2010;120(11):2325–2330

28. Jung YG, Hong JW, Eun YG, Kim MG. Objective usefulness of thin silastic septal splints after septal surgery. Am J Rhinol Allergy 2011;25(3):182–185

29. Suzuki C, Nakagawa T, Yao W, Sakamoto T, Ito J. The need for intranasal packing in endoscopic endonasal surgery. Acta Otolaryngol Suppl 2010; (563):39–42

30. Bloom JD, Kaplan SE, Bleier BS, Goldstein SA. Septoplasty complications: avoidance and management. Otolaryngol Clin North Am 2009;42(3):463–481

31. Pribitkin EA, Ezzat WH. Classification and treatment of the saddle nose deformity. Otolaryngol Clin North Am 2009;42(3):437–461

32. Onerci TM, Ayhan K, Oğretmenoğlu O. Two consecutive cases of cerebrospinal fluid rhinorrhea after septoplasty operation. Am J Otolaryngol 2004;25(5):354–356

33. Keros P. Ober die praktische Bedeutung der Niveau-Unterschiede der Lamina cribrosa des Ethmoids. Laryngol Rhinol Otol (Stuttg) 1962;41:808–813

34. Wormald PJ. Salvage frontal sinus surgery: the endoscopic modified Lothrop procedure. Laryngoscope 2003; 113(2):276–283

35. Fransen P, Sindic CJ, Thauvoy C, Laterre C, Stroobandt G. Highly sensitive detection of beta-2 transferrin in rhinorrhea and otorrhea as a marker for cerebrospinal fluid (C.S.F.) leakage. Acta Neurochir (Wien) 1991;109(3–4):98–101

36. Liu P, Wu S, Li Z, Wang B. Surgical strategy for cerebrospinal fluid rhinorrhea repair. Neurosurgery 2010;66(6 Suppl Operative):281–285; discussion 285–286

37. Grützenmacher S, Mlynski R, Lang C, Scholz S, Saadi R, Mlynski G. The nasal airflow in noses with septal perforation: a model study. ORL J Otorhinolaryngol Relat Spec 2005;67(3):142–147

38. Kim DW, Egan KK, O'Grady K, Toriumi DM. Biomechanical strength of human nasal septal lining: comparison of the constituent layers. Laryngoscope 2005;115(8):1451–1453

39. Døsen LK, Haye R. Nasal septal perforation 1981–2005: changes in etiology, gender and size. BMC Ear Nose Throat Disord 2007;7:1

40. Langford RJ. The contribution of the nasopalatine nerve to sensation of the hard palate. Br J Oral Maxillofac Surg 1989;27(5):379–386

41. Chandra RK, Rohman GT, Walsh WE. Anterior palate sensory impairment after septal surgery. Am J Rhinol 2008;22(1):86–88

42. Georgiou I, Farber N, Mendes D, Winkler E. The role of antibiotics in rhinoplasty and septoplasty: a literature review. Rhinology 2008;46(4):267–270

43. Lilja M, Mäkitie AA, Anttila VJ, Kuusela P, Pietola M, Hytönen M. Cefuroxime as a prophylactic preoperative antibiotic in septoplasty. A double blind randomized placebo controlled study. Rhinology 2011;49(1):58–63

44. Nahass RG, Gocke DJ. Toxic shock syndrome associated with use of a nasal tampon. Am J Med 1988;84(3 Pt 2):629–631

45. O'Halloran LR. The lateral crural J-flap repair of nasal valve collapse. Otolaryngol Head Neck Surg 2003;128(5):640–649

46. Yarlagadda BB, Dolan RW. Nasal valve dysfunction: diagnosis and treatment. Curr Opin Otolaryngol Head Neck Surg 2011;19(1):25–29

47. André RF, Vuyk HD. Reconstruction of dorsal and/or caudal nasal septum deformities with septal battens or by septal replacement: an overview and comparison of techniques. Laryngoscope 2006;116(9):1668–1673

48. Byrd HS, Salomon J, Flood J. Correction of the crooked nose. Plast Reconstr Surg 1998;102(6):2148–2157

49. Devseren NO, Ecevit MC, Erdag TK, Ceryan K. A randomized clinical study: outcome of submucous resection of compensatory inferior turbinate during septoplasty. Rhinology 2011;49(1):53–57

50. Jun BC, Kim SW, Kim SW, Cho JH, Park YJ, Yoon HR. Is turbinate surgery necessary when performing a septoplasty? Eur Arch Otorhinolaryngol 2009;266(7):975–980

51. Passàli D, Passàli FM, Damiani V, Passàli GC, Bellussi L. Treatment of inferior turbinate hypertrophy: a randomized clinical trial. Ann Otol Rhinol Laryngol 2003; 112(8):683–688

52. Padgham N, Vaughan-Jones R. Cadaver studies of the anatomy of arterial supply to the inferior turbinates. J R Soc Med 1991;84(12):728–730

53. Mori S, Fujieda S, Yamada T, Kimura Y, Takahashi N, Saito H. Long-term effect of submucous turbinectomy in patients with perennial allergic rhinitis. Laryngoscope 2002;112(5):865–869

54. Jang YJ, Kim JH, Song HY. Empty nose syndrome: radiologic findings and treatment outcomes of endonasal microplasty using cartilage implants. Laryngoscope 2011;121(6):1308–1312

55. Chhabra N, Houser SM. The diagnosis and management of empty nose syndrome. Otolaryngol Clin North Am 2009;42(2):311–330, ix

第 **8** 章
鼻泪管系统手术并发症

S. B. Nair, A. Rokade, M. Bernal-Sprekelsen

简介

鼻泪管系统手术一般可经体表或者内镜下两种途径完成。尽管这两种手术方式的有些并发症是相同的,但是本章重点讲述内镜下泪囊鼻腔造瘘术(DCR)的手术并发症。

泪液自泪湖流入下鼻道的过程称为泪液排水系统。该系统的疾病常常导致溢泪或泪漏。激光、冷凝及经过特殊设计的钻头等许多治疗方法被应用于鼻泪管疾病所导致的溢泪[1,2]。所有这些方法都不是最好的,而且都伴有潜在的并发症。在过去十年里,大家对泪腺的鼻内解剖的了解更深入以及手术技术和环境的改善,使得鼻腔内泪囊鼻腔造瘘术的成功率有所提高[3]。然而,不论是特殊的鼻泪管手术还是通常的内镜下鼻窦手术都会有并发症。完全掌握鼻泪管的相关解剖知识对降低手术并发症的风险是非常重要的,下面将会加以说明。

解剖

虽然鼻泪管系统的构造简单,但是它的功能非常复杂。泪膜均匀地覆盖于上下眼睑鼻部的上、下泪小点。泪小点开口于上、下泪小管,泪小管首先垂直于眼睑走行大约 2mm,之后急剧转角平行于眼睑继续向前延伸大约 8mm,抵达泪囊[4]。在汇入泪囊前,90%的患者的上、下泪小管在泪囊中上 1/3 交界处融合形成泪

总管(图 8.1)。

泪囊窝位于上颌骨额突和后泪骨的连接处。泪囊位于泪囊窝内,泪囊向下开口于上颌骨内的鼻泪管,鼻泪管继续向下终止于下鼻道,并在下鼻道形成哈斯纳(Hasner)瓣。在鼻腔内部,鼻泪系统和上颌骨线相对应, 上颌骨线是由中鼻甲腋延伸到下鼻甲根部下端的一个重要的易变的隆起曲线[5]。

泪囊和鼻泪管与鼻腔外侧壁的结构紧密相关。鼻泪管位于钩突附着处的前部 1~8mm 处。上颌窦的自

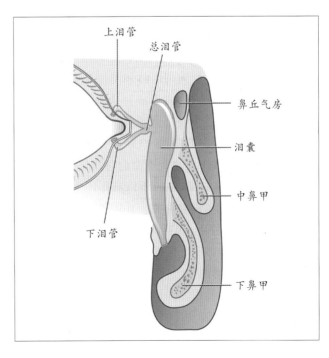

图 8.1 鼻泪管系统解剖示意图。

然口和鼻泪管后部有着同样紧密的联系。鼻丘气房向前继续扩大可到达上颌骨额突和泪骨的部位,从而使泪囊和鼻泪管更容易受压[5]。泪囊和鼻泪管在幼儿时期会更加狭小,所以我们必须清楚前颅底和泪囊的毗邻关系。

每个手术步骤的并发症

术前准备

鼻窦病理学

如果患者伴有鼻窦病变,最好在术前进行最大程度的药物治疗。应用抗生素以及在筛选的病例中口服或局部应用激素,可减少炎症介质释放。

并存病

大多数进行鼻内镜检查的患者年龄较大,常伴有全身伴随疾病,会增加手术出血量。如高血压和外周血管性疾病,需在围术期进行控制,术中控制性低血压可对麻醉造成挑战。二尖瓣狭窄患者由于静脉压高,术中出血会增加。静脉麻醉能将血压心率控制在理想状态[6]。

如果患者由于肝病、肾病、长期酗酒、营养不良或因有出血素质而患有某种凝血病,术前应求助同事适当控制凝血。

药物

一些常用药物,如阿司匹林和类似的非类固醇类抗炎药,可抑制血栓素 A2 形成,从而抑制血小板功能。这些药物会造成全身出血倾向,延长出血时间。阿司匹林不可逆地抑制环氧酶(Cox-1 比 Cox-2 更多),因此它作用于循环中血小板寿命的时间长。非类固醇类抗炎药可逆性地抑制 Cox,所以其作用时间与药物剂量、血清水平和半衰期有关。伴随使用乙醇或抗凝剂和一些相关条件下(包括年龄、肝病和其他凝血障碍疾病),阿司匹林或非阿司匹林类固醇类抗炎药出血的临床风险会增加[7]。

一些报道称,使用非类固醇类抗炎药术后出血发生率较高。对于出血患者中,40%服用非类固醇类抗炎药,16%未服用非类固醇类抗炎药[8]。术前至少停用阿司匹林 1 周,使用非类固醇类抗炎药 2~3 天。一些

中药(如银杏叶)也会影响血小板功能,银杏叶与出血事件和术后出血相关[9]。下列药物也会增加出血风险:如用野甘菊(解热菊)来治疗头痛,用大蒜抗菌和利尿,用姜来止吐,用人参治疗焦虑和胃部不适[10]。我们建议患者术前停用这类药物至少 1 周。

鼻部准备

对于大多数内镜操作者来说,有一个良好的视野很重要。局部应用血管收缩剂对于保持术野清晰很重要。我们发现,应用浸润于 2mL 4%可卡因+1mL 1:1000 肾上腺素+7mL 盐水混合物的棉片效果很好,可用于没有可卡因禁忌证的患者。然而,考虑到潜在的心脏副作用,可用 1%羟甲唑啉代替。局部用药可能的并发症已有报道[11]。联合使用局麻药和血管收缩剂浸润泪囊区即中鼻甲腋前部,能达到良好的收缩血管的效果。一般来说,使用 2%利多卡因和 1:80 000 肾上腺素混合物,对于局部手术来说已足够维持起效时间。

提起黏膜瓣——术中策略

术中患者体位很重要。保持头高脚低位,头抬高 30°~40°,可使动脉压降低,阻止静脉回流,因此出血减少。术中控制性降压到理想水平,动脉压低于 60~75mmHg,心率低于 60 次/分,有助于减少出血[12]。全身静脉麻醉较吸入麻醉效果好,因为其较少引起血管扩张[6]。

小心地处理内镜和手术器械对避免意外损伤黏膜至关重要,因其可造成很麻烦的出血。如果鼻内入路被鼻中隔偏曲阻挡,应尽量减少行鼻中隔成形术。可进行内镜下黏膜下切除,而无需进行鼻中隔成形术。术中提起中隔黏膜软骨膜瓣,进行可吸收褥式缝合。鼻中隔成形术会增加术后出血风险。在内镜下行泪囊吻合的患者中,有接近半数需行鼻中隔成形术[1,2]。

切口少许渗血,可用局部浸有血管收缩剂的棉片或双极电凝处理。内镜冲洗系统非常有帮助,因为它可以减少因清洁镜头反复进出而造成的损伤。当患者全麻苏醒时出血会增加。因为拔管时静脉压升高,尤其当患者咳嗽时,这时可以让患者头抬高 30°。对于小的渗血,可在患者鼻腔内放置浸润了血管收缩剂的棉片,到复苏室再拔出来。对于出血较多的患者,可行鼻腔填塞或止血鼻塞 12~24 小时。偶尔有需要填塞超过 24 小时的。对鼻腔填塞的病例推荐使用广谱抗生素。

鼻腔泪囊吻合

完全暴露泪囊的位置对于鼻腔泪囊吻合术很重要。有几种方法可单独或联合使用。骨钳、激光、钻常伴发并发症。术中这个阶段最常见的并发症是眶脂肪暴露和出血。颅底损伤致脑脊液漏仅报道于纠正鼻中隔偏曲，且当鼻中隔附着于筛板而非鸡冠上时[13]。

眶脂肪暴露和眶周气肿

内镜泪囊吻合术中最常见的并发症是无意中暴露了眶脂肪。其整体发生率为 1.25%[14]，但在一些报道中发生率高达 10.5%[15]。只要能够早期发现，并不再进一步进入眼眶，它就不会成为主要并发症，也不会造成明显的问题。然而，当用高速钻和剪刀时，应小心避免将更多的脂肪推入手术视野，因为这样有损伤肌肉和血管结构的风险。

如果术者偏离了解剖标志，就可能导致这一并发症。如果在钩突后进行切除，就更容易暴露眶脂肪。因此，只要术者沿着钩突前进行切除，就不容易进入眼眶。当鼻丘气房缺如或气化较差时，穿过上颌骨额突后时就有进入眼眶的危险。

当同时进行辅助内镜鼻窦手术时，进入眼眶的概率就增加了，尤其是进行传统的钩突切除术时。没有将钩突与纸板分隔开的筛窦病例并不少见。钩突 2mm 小的切口就能穿破纸板进入眼眶。逆行钩突切除术在减少进入眼眶的可能性方面是很有优势的。

如果纸板有缺口，那么会导致小的瘀斑，一般持续 3~5 天（图 8.2）。如果在眼眶骨膜周围有缺口，会发生眶脂肪疝。如果怀疑纸板有裂口，可选择按压眼睛，可见脂肪移动。应该保留眶脂肪并且不进一步破坏。理想情况下，应禁止将脂肪压回眼眶、抽出或烧灼。这

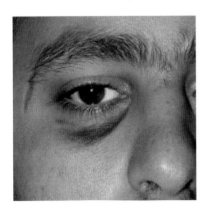

图 8.2 脸颊瘀斑。

将使结果更糟。除非脂肪疝出太多，否则不需要手术。可用湿润的棉片或明胶海绵（Dow Corning, Midland, MI, USA）覆盖在脂肪上面进行保护，同时继续手术。同样，如前所述，应小心应用动力系统。

术后 10 天不能击打鼻子。在此期间，打喷嚏时应保持张口，这样有助于避免眶周气肿。监测视觉信息如瞳孔反射和视力是很重要的。手术结束时触诊眼球会给术者提供一些眶压的信息，这对于情况恶化和眼眶出血的发生非常重要。这种情况下，应考虑外眦切开。为避免眶周蜂窝织炎，术后应用广谱抗生素。

主要的眼眶并发症

已有文献报道，在行内镜泪囊吻合术后出现严重的眼眶并发症导致失明。还有报道内直肌麻痹造成复视。这可能是由于局麻浸润所引起[16]。不需要处理，因为局麻药物作用消失后不会有后遗症。曾有报道，1 例术中无意间损伤了内直肌造成复视，几周后恢复[17]。

区域性眼眶麻醉很少发生出血。少量出血可以是只见眼睑红斑，严重的球后出血（管内）会导致眼压增高[18]。球周出血（管外）（图 8.3）在内镜泪囊吻合术中很少见，但也有报道[16]。眶周麻醉意外浸润时有可能

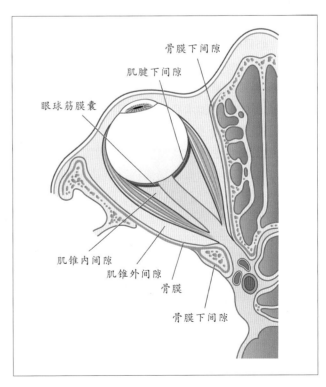

图 8.3 眶内容物。四对直肌及其纤维隔将眶内容物分为两部分：肌锥外（球周）和肌锥内（球后）间隙。

发生。可以进行减小眶内压处理,如 Honan 球囊。如果不行,可用水银包。白内障手术中的球后出血可用此方法。包括减压或水银包盖在受累闭合的眼睛上[19]。5~10 分钟后拿开。如果眼球内压力下降,那么继续再压 20 分钟。内镜泪囊吻合术中明显的球后血肿(管内)还未见报道。

如果使用像内镜这种附加工具进行手术,那么眶内主要并发症发生率将增加。然而,术者应该注意到潜在的并发症并最大限度地减少其发生。如何控制这种并发症将在其他章节中详细介绍。

出血

原发性出血

内镜泪囊吻合术中黏膜出血是预料之中的,但麻烦的术中出血并不常见。Boezaart 和 Van der Merwe 评分系统对评价术中出血很实用(表 8.1)[20]。

• 不遮盖手术视野的少量出血(约<10mL),只需常规处理,发生在 50% 以上患者中[17,23]。局部血管收缩剂即可控制,如果需要,可用双极电凝。这种程度的出血很少需要填塞。

• 中等量出血,需反复吸引,导致视野模糊,可用相似的方法处理。麻醉控制心率<60 次/分,可有效止血[12]。

• 大量出血(4 级和 5 级)在内镜泪囊吻合术中不常见。如果附加鼻窦或中隔手术可出现。据报道,发生率为 5%~11%[21]。

• 需要术腔填塞的出血发生率约为 5%[17]。

出血可能会增加术后住院时间。偶尔会发生因出血行局部处理或全身应用降血压降心率的药物后仍然大出血而终止手术的情况。一些患者需鼻腔填塞或进一步手术干预鼻出血。局部抗纤溶药对出血有效。可全身应用环甲酸,但在这种情况下局部应用大多数也都有效[22]。

表 8.1 内镜鼻窦手术出血分级系统

分级	手术区域
1 级	最小吸引就能解决
2 级	少量出血,偶尔需要吸引器吸引
3 级	活动性出血,频繁吸引
4 级	吸引后还未等器械操作,出血就遮盖了术野
5 级	不可控制的出血,移开吸引器马上从鼻孔冒血

单独鼻腔泪囊吻合术还没有主动脉出血的报道。如果同时进行鼻窦手术时出现筛前动脉损伤,可造成严重出血。可用特殊的内镜下双极电凝进行控制[15]。

充分的术前准备和围术期治疗(如前所述)可减少出血。

反应性出血

可在术后 12 小时内发生,为术中痉挛的小血管出血。这些血管可能因为舒张或纤溶而打开,应选择性地进行直视下烧灼。如果看不清,可进行鼻腔填塞或球囊止血。

继发性出血

内镜鼻腔泪囊吻合术后继发性出血不常见。可发生在术后 2~8 天。可能是由于手术位置的血凝块溶解或术后感染引起。据报道,继发性出血发生率为 3.8%~11%[8,23]。

进行局部麻醉喷涂后,可在内镜下检查时清除血凝块和硬皮。如果有感染的表现,有必要口服或静脉注射抗生素。麻烦的出血可能需要进行鼻腔填塞或目标双极透热治疗。

暴露泪囊

利用解剖标志很容易打开上颌骨升支,可用 45°或 90° Kerrison 或向前咬合的 Hajek-Kodffler 钻孔。然而,暴露泪囊底常需要应用电钻。如果没有进行充分的冲洗,钻会损伤骨。如果不是鼻内手术专用的钻,可能会损伤鼻孔。向眼眶方向刮除厚壁骨质需要用锤子和成角的刮匙,而且需要有经验的助手帮助。

当用冷光源照亮泪囊来确定位置时,必须意识到可穿透光的薄骨质,其常在泪囊后部,接近眼眶。

打开泪囊

一旦暴露泪囊,包括上部基底,就打开了泪囊。切除中鼻甲腋部骨质通常会暴露鼻丘气房。从鼻丘气房黏膜或皮肤上分辨泪囊壁是很困难的。用光导管或泪道探针通过下泪小管,可毫无阻力地进入泪囊。光导管或泪道探针有助于确定或保护泪囊黏膜,使其更容易辨认(避免光纤插管造成的潜在并发症——见上文)。

经鼻向泪囊黏膜内侧插入探针。当清楚地看到探针通过黏膜层时,利用探针做标志便可安全切除泪囊。太向后切开泪囊易暴露眶脂肪。手术通常可以顺利完成。之前章节已介绍了如何处理眶脂肪的暴露问题。

泪小管插管

用探针打开泪囊前或插管后，都可能造成假道。如果泪小管狭窄，更易产生。因此，扩张泪总管使其开口可视，以保证两个探针从相同开口穿出是很重要的。这就突显了充分切除泪囊底部骨质的重要性，以利于检查这个区域。

鼻腔泪囊吻合术后，可以根据病理情况用硅胶管来支撑泪小管和鼻泪管系统。它相对不活动，所以容易耐受。然而，有可能发生并发症。鼻部管固定得太紧可导致泪小管乳酪样变化(图 8.4 和图 8.5)。这可能影响泪泵系统。为了避免这种并发症的发生，可在泪小点部分制作一个管环，在鼻内管固定之前保证其足够松弛。可以通过回缩眼睑进行检查，使其舒适得放置在上下泪小管之间。

如果管太松，会出现半脱位。打结点会在鼻切开术中移动到泪囊中，导致泪小点处的角膜磨损或化脓性肉芽肿。用硅胶套缠绕管作为一个空隙有助于防止其移位(图 8.6)。半脱位的管可经鼻腔放回和固定，或者如果不需要可拔除。应将化脓性肉芽肿切除并烧灼。角膜磨损可使用抗生素、糖皮质激素和局麻药处理。进行硅胶管扩张的患者泪囊鼻黏膜结合处前缘的肉芽组织很常见。较容易拔除扩张物和肉芽并进行肉芽基地硝酸银烧灼。

术后即刻出现的问题

眶周气肿

当术中发生纸板破坏而同时患者擤鼻或打喷嚏时，空气会进入眶周软组织中，导致眶内压增加，此情

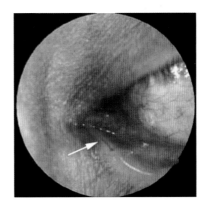

图 8.5 泪小管下段乳酪样线(白箭头)。

况发生率约为 2%[14,15]。术者要谨慎告知麻醉师术中的任何纸板损坏细节。拔管后通过面罩提高通气量时应提醒麻醉师要小心。建议不要固定循环通气阀，这会导致鼻内压增高。

手术气肿约在 3~5 天吸收。有些学者建议预防性使用抗生素，使眶周蜂窝织炎发生率最小化[24]。

面部皮下气肿和瘀斑

皮下气肿和瘀斑可发生在颌骨前区域。它是在用钻或骨钳切除上颌骨额突时损伤皮下组织和皮肤所导致的。笔者的经验是皮下气肿和少量颈部瘀斑的发生率分别为 9% 和 44%[15]。

Massergur 等人[25]提出，使用来自鼻丘下鼻甲下方的基底黏软骨膜瓣，在手术结束时覆盖外侧壁，能明显减少瘀斑的发生(图 8.7)。

如果用钻，能使泪囊损伤最小化，尤其是使用金刚砂钻。面部气肿、瘀斑和血肿常为自限性，会在 2~4 天内吸收。建议术后预防性应用抗生素以避免蜂窝织炎[15]。

感染、结痂和粘连

术腔并不是一个无菌的环境，任何鼻腔的手术干

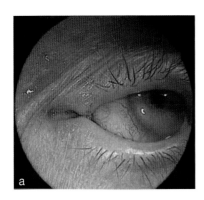
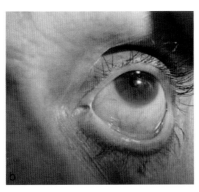

图 8.4 硅胶管并发症。(a)管太紧。(b)泪小管瘢痕。

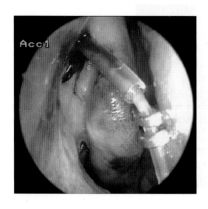

图 8.6　硅胶套。

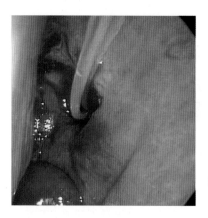

图 8.7　下方的黏膜瓣。瓣是由中鼻甲头向内下方外翻形成。

预都可能导致感染。在鼻腔泪囊手术中,黏膜切除、钻损伤或使用骨钳都可能导致感染。建议手术开始时使用单剂量抗生素。当泪囊潜在感染时,如表现为慢性泪囊炎或上颌窦炎,手术中应预防性应用抗生素。

内镜鼻腔泪囊吻合术后,纤维渗出和粘连形成并不少见。进行内镜手术时应注意细节,最大限度地避免损伤和粘连形成。内镜鼻窦手术粘连的发生率为4%~6%[24],与鼻腔泪囊吻合术相似。同样的,应控制出血以避免形成血凝块导致粘连[26](图8.8a)。粘连可能妨碍鼻窦功能,研究表明其会明显影响鼻腔泪囊吻合术的结果[27]。泪囊袋中纤维粘连带可能造成泪囊池症状。应用丝裂霉素C可减少粘连形成[28]。

如果粘连影响鼻功能,在临床上通过咬切钳可轻松分离。鼻窦切开处发生的粘连或瘢痕可在进行鼻泪管系统注射时发现(图8.8b)。如果影响泪液引流,需分离粘连。可用硅胶管进行再插管4~8周。

任何鼻窦手术都会结痂,鼻窦泪囊手术也不例外。所以结痂只是一种术后过程而不是并发症。然而结痂明显可能伴发有感染,可能是不适当冲洗所造成的。许多研究强调了术后鼻腔冲洗的正面效果,这有助于在术后早期减少结痂和粘连[29]。

特殊情况

结膜泪囊鼻腔吻合术并发症

如存在泪小管狭窄,当其他治疗失败时,结膜泪囊鼻腔吻合术可明显改善症状。此操作包括:插入Lester Jones耐热玻璃穿通管,建立一个从结膜到鼻腔的泪液引流通道,通过泪小管和泪囊。然而,管挤压、阻塞、移位、感染和肉芽形成都不少见。很重要的是,要将Lester Jone管放置于相应鼻内解剖区的正确位置。鼻内部分不能接触中鼻甲或中隔。选择正确长度的管能防止移位或肉芽形成。管的后下部弯曲成角可使泪液自行引流。用镊子抓住并切开很容易切除泪阜。这样可以防止过多的结膜阻塞泪小管的部分管道[30]。

激光辅助鼻腔泪囊吻合术

激光在止血方面有优势,能根据激光束来切除骨质和软组织。有很多关于不同种类的激光应用于内镜鼻腔泪囊吻合术的报道。Sadiq等人的早期报道指出[16],激光辅助鼻腔泪囊吻合术性价比高,局麻比传统的

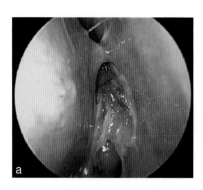

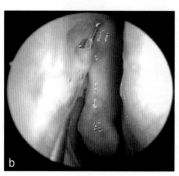

图 8.8　粘连和结痂。(a)中隔和外侧壁粘连。在鼻窦切除和硅胶管周围结痂。(b)穿过鼻窦切除的粘连。在荧光泪液试验后沿导丝置入球囊。

手术更舒适。虽然鼻内激光辅助鼻腔泪囊吻合术比内镜鼻腔泪囊吻合术有优势,包括术程较短,但成功率较低[14]。它的另一个不足是不能切除厚骨质。这可导致热损伤后瘢痕和粘连形成[31]。

　　激光相关的并发症将在其他章节详细介绍。

泪池综合征

　　泪池综合征是在泪小管腔吻合术中低位形成囊

袋的结果(图 8.9)。这会导致分泌物积聚,形成永久性溢泪。积聚的分泌物也可能感染。泪池也可能由于泪囊切开的瘢痕、不全骨质切除、不全瓣形成和吻合或切开泪囊失败所导致[32]。

　　即便在解剖上有泪道系统,泪池综合征仍会发生。在 837 例进行内镜鼻腔泪囊吻合术的患者中,90例有持续性溢泪[33]。钕钇铝石榴石激光已成功用于治疗内镜鼻腔泪囊吻合术后泪池综合征[34]。鼻腔泪囊吻

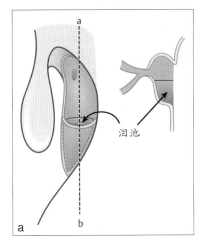
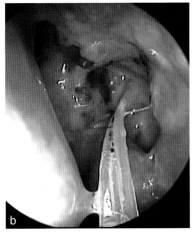

图 8.9　泪池综合征。(a)冠状位示意图(左)和横断位图(右)。(b)泪囊下部穿刺。

合可用荧光染料消失试验进行评估。将荧光剂放在结膜内侧穹隆会很快消失。减少泪池综合征发生的关键点见图 8.10。

总结

　　经鼻内镜鼻腔泪囊吻合术是一种治疗鼻泪管堵塞的安全有效的技术。不同于外部鼻腔泪囊吻合术,它的目的是保护泪泵机制。然而会发生常见并发症,参见图 8.11。为了使并发症发生率最小化,需要丰富的解剖知识和谨慎的操作。

1.开口大
2.充分暴露泪囊
　　完全切除超过上颌骨额突和中鼻甲腋部以上水平的骨质,暴露泪囊底部
　　保证泪囊下部充分暴露并打开,如果有泪囊慢性感染,那么壁会增厚
　　细心设计黏膜瓣,让泪囊底和下部充分暴露
3.使用黏膜瓣来使骨质暴露和瘢痕最小化

图 8.10　预防和处理泪池综合征。

手术
- 出血
- 眼眶
　脂肪暴露(破坏纸板)
　少量眶周出血
- 泪囊创伤(钻孔意外)

早期(4 周内)
- 鼻内粘连
- 鼻内结痂
- 感染
- 鼻窦开放
　瘢痕和纤维化
　肉芽肿
- 管的问题
　半脱位
　鼻腔内段移位
　切口乳酪样

晚期(6 周内)
- 鼻窦开放后瘢痕狭窄
- 鼻结痂
- 鼻粘连
- 泪池综合征

图 8.11　鼻腔泪囊吻合术的并发症。

（刘钢　张强　译）

参考文献

1. Tsirbas A, Wormald PJ. Mechanical endonasal dacryocystorhinostomy with mucosal flaps. Br J Ophthalmol 2003;87(1):43–47
2. Tan NC, Rajapaksa SP, Gaynor J, Nair SB. Mechanical endonasal dacryocystorhinostomy—a reproducible technique. Rhinology 2009;47(3):310–315
3. Wormald PJ, Kew J, Van Hasselt A. Intranasal anatomy of the nasolacrimal sac in endoscopic dacryocystorhinostomy. Otolaryngol Head Neck Surg 2000;123(3):307–310
4. Hollsten DA. Complications of lacrimal surgery. Int Ophthalmol Clin 1992;32(4):49–66
5. Cohen NA, Antunes MB, Morgenstern KE. Prevention and management of lacrimal duct injury. Otolaryngol Clin North Am 2010;43(4):781–788
6. Wormald PJ, van Renen G, Perks J, Jones JA, Langton-Hewer CD. The effect of the total intravenous anesthesia compared with inhalational anesthesia on the surgical field during endoscopic sinus surgery. Am J Rhinol 2005;19(5):514–520
7. Schafer AI. Effects of nonsteroidal antiinflammatory drugs on platelet function and systemic hemostasis. J Clin Pharmacol 1995;35(3):209–219
8. Tsirbas A, McNab AA. Secondary haemorrhage after dacryocystorhinostomy. Clin Experiment Ophthalmol 2000;28(1):22–25
9. Bent S, Goldberg H, Padula A, Avins AL. Spontaneous bleeding associated with ginkgo biloba. A case report and systematic review of the literature. J Gen Intern Med 2005;20(7):657–661
10. Fessenden JM, Wittenborn W, Clarke L. Gingko biloba: a case report of herbal medicine and bleeding postoperatively from a laparoscopic cholecystectomy. Am Surg 2001;67(1):33–35
11. Benjamin E, Wong DK, Choa D. 'Moffett's' solution: a review of the evidence and scientific basis for the topical preparation of the nose. Clin Otolaryngol Allied Sci 2004;29(6):582–587
12. Nair S, Collins M, Hung P, Rees G, Close D, Wormald P-J. The effect of beta-blocker premedication on the surgical field during endoscopic sinus surgery. Laryngoscope 2004;114(6):1042–1046
13. Fayet B, Racy E, Assouline M. Cerebrospinal fluid leakage after endonasal dacryocystorhinostomy. J Fr Ophthamol 2007;30(2):129–134
14. Leong SC, Macewen CJ, White PS. A systematic review of outcomes after dacryocystorhinostomy in adults. Am J Rhinol Allergy 2010;24(1):81–90
15. Sprekelsen MB, Barberán MT. Endoscopic dacryocystorhinostomy: surgical technique and results. Laryngoscope 1996;106(2 Pt 1):187–189
16. Sadiq SA, Hugkulstone CE, Jones NS, Downes RN. Endoscopic holmium:YAG laser dacryocystorhinostomy. Eye (Lond) 1996;10(Pt 1):43–46
17. Dolman PJ. Comparison of external dacryocystorhinostomy with nonlaser endonasal dacryocystorhinostomy. Ophthalmology 2003;110(1):78–84
18. Kallio H, Paloheimo M, Maunuksela EL. Haemorrhage and risk factors associated with retrobulbar/peribulbar block: a prospective study in 1383 patients. Br J Anaesth 2000;85(5):708–711
19. Cionni RJ, Osher RH. Retrobulbar hemorrhage. Ophthalmology 1991;98(8):1153–1155
20. Boezaart AP, van der Merwe J, Coetzee A. Comparison of sodium nitroprusside- and esmolol-induced controlled hypotension for functional endoscopic sinus surgery. Can J Anaesth 1995;42(5 Pt 1):373–376
21. Fayet B, Racy E, Assouline M. Complications of standardized endonasal dacryocystorhinostomy with unciformectomy. Ophthalmology 2004;111(4):837–845
22. Athanasiadis T, Beule AG, Wormald PJ. Effects of topical antifibrinolytics in endoscopic sinus surgery: a pilot randomized controlled trial. Am J Rhinol 2007;21(6):737–742
23. Razavi ME, Eslampoor A, Noorollahian M, O'Donnell A, Beigi B. Non-endoscopic endonasal dacryocystorhinostomy—technique, indications, and results. Orbit 2009;28(1):1–6
24. Simmen D, Jones N. Patient consent and information. In: Manual of Endoscopic Sinus Surgery and its Extended Applications. New York, NY: Thieme Medical Publishers; 2005:146
25. Massegur H, Trias E, Ademà JM. Endoscopic dacryocystorhinostomy: modified technique. Otolaryngol Head Neck Surg 2004;130(1):39–46
26. Valentine R, Athanasiadis T, Moratti S, Hanton L, Robinson S, Wormald PJ. The efficacy of a novel chitosan gel on hemostasis and wound healing after endoscopic sinus surgery. Am J Rhinol Allergy 2010;24(1):70–75
27. Edelstein DR. Revison Endoscopic Dacryocystorhinostomy in Revision Surgery in Otolaryngology. Stuttgart: Thieme; 2009:414
28. Tirakunwichcha S, Aeumjaturapat S, Sinprajakphon S. Efficacy of mitomycin C in endonasal endoscopic dacryocystorhinostomy. Laryngoscope 2011;121(2):433–436
29. Freeman SR, Sivayoham ES, Jepson K, de Carpentier J. A preliminary randomised controlled trial evaluating the efficacy of saline douching following endoscopic sinus surgery. Clin Otolaryngol 2008;33(5):462–465
30. Hollsten DA. Complications of lacrimal surgery. Int Ophthalmol Clin 1992;32(4):49–66
31. Metson R, Woog JJ, Puliafito CA. Endoscopic laser dacryocystorhinostomy. Laryngoscope 1994;104(3 Pt 1):269–274
32. Jordan DR, McDonald H. Failed dacryocystorhinostomy: the sump syndrome. Ophthal Plast Reconstr Surg 1997;13(4):281–284
33. Park WH, Kim MJ, Choi YJ, Kim S Jr. Endonasal Dacryocystorhinostomy. J Korean Ophthalmol Soc. 2005;46(7):1089–1094
34. Migliori ME. Endoscopic evaluation and management of the lacrimal sump syndrome. Ophthal Plast Reconstr Surg 1997;13(4):281–284

第 9 章
内镜鼻窦手术并发症

M. A. Tewfik, P.–J. Wormald

简介

尽管手术技术和手术器械发展很快,但是内镜鼻窦手术(ESS)还是存在严重并发症的风险。这是由各种关键结构,如眼眶、颈内动脉和颅底,与鼻旁窦极为邻近所导致的不可避免的结果。需要手术医生通过细致的术前准备、严谨的手术技巧及术后精心护理来尽力降低风险。ESS的并发症可按解剖位置、严重程度和时间等进行分类。前两种方法通常被认为与ESS最相关。

关于解剖位置,可根据所涉及的解剖部位或组织的不良反应分类。其中包括血管、神经、眼科、鼻内伤口愈合、面部和填塞相关的并发症。以严重程度为基线,不良反应可大致分为严重并发症和轻微并发症。ESS的严重并发症是指会导致持久或永久后遗症的并发症。涉及颅脑的严重并发症包括脑脊液(CSF)漏、张力性气颅、脑膜炎、脓肿、颅内出血、直接脑损伤及脑膨出形成。同样,严重并发症还可累及眼睛,如内直肌损伤、视神经损伤、眼眶内血肿及鼻泪管损伤,并可能导致复视、失明及溢泪。因局部血管损伤(包括筛前或筛后动脉、蝶腭或颈内动脉)引起的并发症,如果造成的出血影响脑循环或导致血红蛋白水平显著下降或需要输注红细胞,此类并发症应视为严重并发症。其他值得一提的严重并发症包括失嗅和中毒性休克综合征,而且ESS的并发症可能是致命的。幸运的是,所有这些并发症都是相当罕见

的。但是,由于该手术可能会发生严重并发症,因此应该在术前的知情同意书中明确说明这些风险。

ESS的轻微并发症更为常见。可能需要手术矫正,但一般不会产生任何严重的长期不良后果。其中包括因筛骨纸板损伤造成的眶周气肿、瘀斑和脂肪疝。围术期不需要输血的少量出血可视为轻微并发症,如面部肿胀、嗅觉减退、眶下神经或牙齿的感觉减退、粘连形成、肌小球体病、萎缩性鼻炎及骨炎也都视为轻微并发症。

最后,也可以按术中、术后早期或术后晚期进行分类。脑脊液漏是术中并发症之一。与大多数其他术中并发症一样,医生在开始手术时最好就意识到脑脊液漏的可能,以便进行及时修复,并最大限度减少严重后遗症(如肺炎、脑膜炎或颅内脓肿)的发生。术后早期并发症包括感染、出血或粘连形成,这些并发症可能会在术后立即发生一直到术后2周在鼻腔各部位发生。晚期并发症包括囊肿或黏液形成,并且可能会在术后多年才出现。应注意的是,所有上述分类都是人为分类,需要根据具体情况解读。这可以作为一种共识,有助于与患者和其他医生进行沟通。

ESS发生并发症存在几个危险因素[1],大致可分为与麻醉和手术医生相关的因素以及与疾病有关的因素。全身麻醉在进入敏感结构,如筛骨纸板和颅底手术时,因缺乏患者反馈,增加了并发症的风险。而且,某些形式的全麻(尤其是吸入式)往往对术中出血造成不利影响,因此需要可视化手术。因为内镜和

手术器械角度的原因，进行右侧鼻腔手术对于右利手外科医生来说是一个危险因素，同样左侧手术对左利手的外科医生来说也是危险因素。因为不熟悉解剖结构及手术器械的使用，所以缺乏外科经验也是危险因素。最后，由于大范围的鼻窦疾病手术、出血过多及修正手术等原因使手术过程中常遇到的鼻腔鼻窦结构变得模糊不清或变形，这些都是重要的危险因素。

本章目的在于对 ESS 术中或术后可能发生的并发症进行全面有序的论述。也尽可能提供有关并发症的定义和发生率的数据。本章是根据并发症的类型进行细分，而且也会阐明手术过程中存在并发症发生风险的精确时刻。最后，根据现有证据论述每种并发症的治疗，也会提出避免并发症的建议。

各鼻窦的注意事项

上颌窦

上颌窦是 ESS 治疗中最常处理的鼻窦。钩突摘除术，无论做或不做额外的窦造口术，往往是鼻窦内镜手术中的第一步。无论是否需要进行有限的或大范围的手术，上颌窦都是 ESS 步骤的开始和后续进行的可靠标志。此外，控制上颌窦内的疾患对于达到良好的手术效果至关重要。虽然普遍认为这里并不是有难度的手术区域，但基于上述理由，有必要深入了解可能累及上颌窦的并发症及其治疗。

对于上颌窦手术非常重要的解剖关系包括上眼眶、上颌口前的鼻泪管、鼻窦顶内或鼻窦顶下面的眶下神经、窦囟门后方的蝶腭孔和动脉(图9.1)。

额窦

额窦一直被认为是手术治疗中最具挑战性的区域之一。不同患者的气腔形成、解剖复杂性和疾病特征具有显著差异性，因此治疗额窦疾病的外科医生需要具有全面的外科技术。

额窦前壁是厚实的额骨前骨板，上面覆盖着骨膜、面部肌肉、帽状腱膜、软组织和皮肤；后壁是较薄的骨板，与前颅窝硬脑膜相邻。下方是额骨眶板、筛顶及内侧额嘴；上方是额骨，构成前颅盖。额隐窝恰似一个沙漏的下半部，向上开口于额窦(图9.2)。额窦后上界限是颅底，其前下方是鼻丘气房和后壁，侧

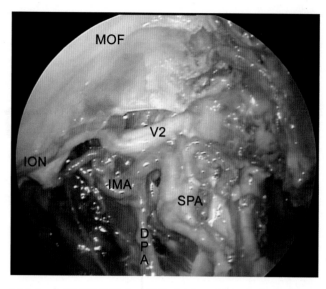

图 9.1　内镜下尸体标本，展示了右侧上颌窦切除后的后壁和上颌窦相关的解剖关系。DPA：腭升动脉；IMA：上颌内动脉；ION：眶下神经；MOF：眶下壁内侧，V2：三叉神经上颌支。

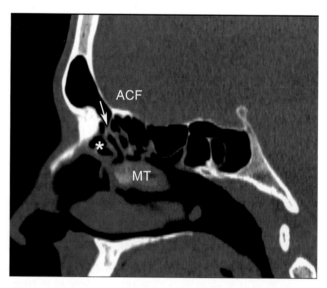

图 9.2　上颌窦的 CT 扫描图，通过额隐窝水平矢状切面 (箭头)，展示了鼻丘(星号)、中鼻甲(MT)和前颅窝(ACF)的关系。

面是眼眶和内侧中鼻甲。额窦引流通路穿过该区域，形成气腔的额顶筛骨窦影响其结构。准确理解每个患者的解剖变异对于额隐窝清扫术的安全性和长期效果非常关键。

筛窦

筛窦是解剖学上最复杂的结构，是鼻旁窦的变异。然而，许多筛窦可通过术前成像和术中可预测的

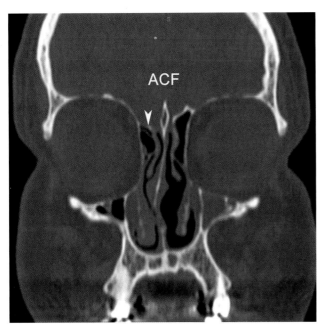

图 9.3 鼻窦的 CT 扫描，前筛水平的冠状位平面图显示前颅窝(ACF)和眼眶相靠近。注意这位患者的筛顶不对称，右侧(三角箭头)明显较左侧低，术中更容易损伤。

方式确定。从这些窦腔内充分去除阻碍的骨质和疾病物质对于医学上难治性患者的慢性鼻窦炎的防治非常重要。但是，由于其位置紧邻侧面的眼眶，并且是上颅前窝板的一个重要部分，在筛骨区(图 9.3)进行 ESS 时尤其存在严重并发症的可能性。此外，大多数医源性脑脊液漏发生在筛窦区。术前了解高风险的解剖变异尤为重要，以避免在筛窦区内进行手术时发生并发症。

蝶窦

蝶窦位于鼻窦的后部，是内镜经蝶摘除垂体瘤手术中到达蝶鞍的通路。充分的蝶窦开放术还可使手术医生更准确地确定 ESS 手术中的颅底水平，因为蝶窦与如脑、视神经、颈动脉、海绵窦和其中所含的颅神经等这些关键结构关系密切(图 9.4)，而且往往是在较严重的慢性鼻窦炎基础上进行，所以更容易发生严重的鼻腔鼻窦疾病感染和炎症性并发症。出于这个原因，建议进行更积极的手术清除和清创以便治疗严重的蝶窦疾病。也正是这种与关键结构密切相关的解剖关系使其容易发生灾难性的手术并发症，因此导致许多外科医生不愿意行蝶窦手术。

血管并发症

出血

ESS 在术中或术后可能会发生出血过多，多数出血发生在术后早期。术中过多出血可能会明显影响术者的视野，看不清标志，进一步诱发手术并发症。发生少量出血情况下，会影响手术进度；严重情况下，医生不得不中止手术。需要干预的鼻出血报道发病率是 0.6%~1.6%[2]，需要输血的大出血发生率为 0.76%[3]。出血的原因可能与手术/技术或与患者有关。出血可能是弥漫性或局部性，如果出血严重，可能会影响手术视野，增加手术风险。

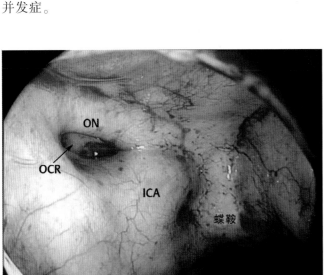

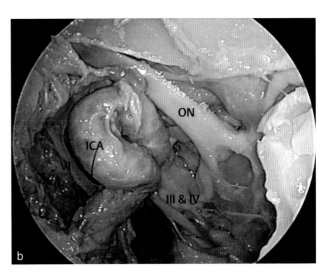

图 9.4 (a)内镜下观察右侧蝶窦外侧壁和垂体鞍隔表面附有正常黏膜。ICA：颈内动脉；OCR：视神经颈动脉凹；ON：视神经。(b)内镜下尸体标本观察显示切除右侧蝶窦外侧壁后的情况，显露了蝶窦相关的重要解剖，包括第Ⅲ、Ⅳ、Ⅵ对颅神经。

风险因素

造成患者手术出血增加的因素大致可分为局部（如感染）或全身并发症。后者必须在术前评估中予以考虑。有潜在高血压或周围血管疾病的患者应制订术前最佳方案，因为此类患者的控制性低血压可能更具挑战性。肝肾疾病是凝血因子缺乏症和血小板功能障碍的重要原因。长期酗酒、营养不良和维生素缺乏（尤其是维生素 K）也可影响凝血功能，如果临床上怀疑有此类症状，必须明确检查。易出血体质，如血友病 A 或 B 及血管性血友病，需要用凝血因子替代物或专门药物（去氨加压素、氨甲环酸或氨基己酸），并且必须制订好计划。遗传性胶原蛋白和血管异常，包括遗传性出血性毛细血管扩张和动静脉畸形，是手术出血不太常见的其他原因。会增加手术出血的药物在术前必须停用，包括非类固醇类抗炎药、阿司匹林、香豆素、肝素和抗血小板剂。几种中草药和替代疗法也会影响凝血途径，如人参、银杏、卡瓦药和鱼油。谨慎的做法是让患者至少在术前 7 天停止服用所有中草药和替代药物。

在 ESS 中达到最佳视野的重要措施包括将患者置于头高脚低位，以及外用局部血管收缩剂[4,5]。此外，研究表明，理想的平均动脉压为 60~75mmHg，理想的心率为低于 60 次/分[6,7]。使用全静脉麻醉能达到最佳效果[6,8]。术前给予全身性类固醇有助于降低患有显著鼻息肉患者的息肉大小和血管分布，从而在进行功能性 ESS 中减少毛细血管出血[9]。围术期使用抗生素有利于急性感染和鼻窦炎患者的恢复。但是，需进行进一步研究，以明确最佳剂量、最佳治疗期间，以及哪些患者群体会受益于此类治疗。

在每次 ESS 手术结束时，麻醉师均应将患者的血压恢复到术前水平，同时确定已经止血。用生理盐水彻底冲洗并从鼻道和鼻窦中抽吸血液，然后仔细检查鼻咽部，查看是否有鲜血汇集。需要准备双极吸引器，因为其可在对出血点施行烧灼的同时抽吸术区血液。鼻窦手术后大多数黏膜渗血会自然停止。但是，较大血管可导致术后明显出血，特别是如果这些血管在手术过程中处于痉挛状态，且未能及时进行处理。ESS

后应认真检查的动脉出血的常见区域，主要是蝶腭动脉和筛前动脉的大分支血管供血的区域。包括上颌窦造口术的后缘和蝶腭孔区域，特别是如果施行了中鼻甲摘除术。此外，应仔细检查蝶窦前壁（由鼻后/鼻中隔支供血）和前颅底。适当烧灼出血点后，再次抽吸鼻咽部，检查是否有新鲜血液汇集。这应是内镜鼻窦手术的最后一步。

鼻窦手术妥善止血后通常并不一定要进行鼻腔填塞，但一些医生仍然采用这种做法。凡士林纱布填塞的一些替代物包括生物可吸收材料，如止血绵（NasoPore）（Stryker Corp., Kalamazoo, MI, USA）、注射凝胶或手指套敷料（手指处塞满 5cm×5cm 纱布海绵的无菌手套）。这些可在术后立即去除，或留在患者体内稍后再去除。其留在患者体内的时间长短取决于所使用的材料，生物可吸收材料停留的时间最长。

严重的术后出血可能需要积极的治疗，首先要注意患者的"基本体征"。患者的呼吸道和呼吸由于大量出血而需要干预或保护的情况很少见，但如果判断是这种情况，可进行插管、镇静和通气。术后的鼻腔填塞对脆弱的愈合组织会造成创伤，应尽量避免。可使用充气止血器械，如 Rapid Rhino（快速犀牛）（ArthroCare ENT, Austin, TX, USA），可作为暂时的止血措施，直到采取更明确的治疗。根据出血的区域，可能需要施行蝶腭或筛前动脉结扎术。如果进行蝶腭结扎术，局部麻醉剂和肾上腺素有益于自腭大孔渗透[5]。沿后硬腭可触摸到腭大孔，在腭中线与第二磨牙的中间。笔者进行的尸体研究表明，最佳方法是弯曲 25G 针以 45°插入针尖约 2.5cm 能实现成功注射[10]。

筛前动脉损伤

筛前动脉（AEA）是颈内动脉的末梢分支，其在眼眶内分岔为眼动脉，向内侧穿过纸板，进入前组筛窦。AEA 通常沿筛骨顶进入颅底，正好是在筛泡前面的后方，分出分支供给鼻腔上外侧壁。彻底开放筛窦到达颅底后，在这个区域应可见该分支（图 9.5）。然后其通过嗅隐窝的侧壁进入颅前窝。动脉从那里穿过筛板供给前隔膜。尸体研究表明，约 1/3 病例的 AEA 在骨膜中穿过，悬垂于颅底下方，20% 的病例适合用血管夹[11]。但是使用内镜双极手术器械，动脉充分烧灼的患者比例明显增高。

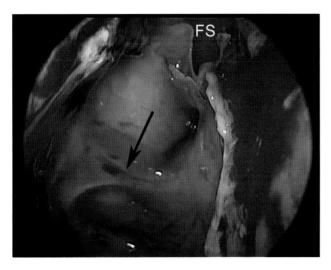

图 9.5　左侧额隐窝术中图像,显示前筛动脉(箭头)在颅底下面通过骨性隔膜。FS:额窦。

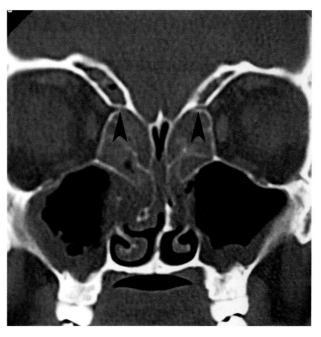

图 9.6　鼻窦 CT 扫描,筛窦水平冠状面图像显示隔膜里的筛前动脉(箭头)在颅底双侧走行。

注意

术中筛前动脉出血能引起明显的血肿,但更重要的是,筛前动脉完全切断会导致近端缩回到眼眶。血肿快速形成需要紧急手术,下文将有详细阐述。

在每个手术前的术前成像中确定 AEA 的位置,以确定其是否在骨膜内并在筛骨顶内穿过。冠状面断层扫描(CT)可以发现动脉是内直肌和上斜肌之间的"窄点"或"突头"(图 9.6)。在骨膜中穿行的动脉往往与嗅凹较长骨板层(Keros,2 型或 3 型)及高筛骨颅底相关。使用显微电动吸切器清除筛骨顶的息肉组织和骨头时必须注意不要切断 AEA。防止横切动脉的一个技术要点是,避免使显微电动吸切器刀片的刀尖由后向前靠近颅底通过(图 9.7a),更安全的方法是将刀尖以正切于颅底的角度推进和收回,直到去除多余的组织和骨骼(图 9.7b)。这样,清创术比较柔和,可避免动脉的完全切断。如果有必要,可使用双极抽吸电灼法轻松治疗动脉的局部损伤。需要注意 AEA 在眼眶内的近端出血端缩回,避免眼眶快速血肿形成。治疗方法见下文的眼眶血肿部分图 9.22。

蝶腭动脉分支血管损伤

蝶腭动脉为鼻腔大部分供血,也是 ESS 中动脉出血的源头。经常遇到的分支血管是后鼻动脉,因为它从蝶腭动脉分叉并沿着蝶窦口下方的蝶窦前壁穿行,最终成为鼻后中隔动脉(图 9.8)。如果是以从上到下的方向使用尖锐器械从自然开口摘除前蝶骨面,它通常都会被横切。如果病症严重,需要蝶窦广泛切开,使用锋利的 Kerrison 咬骨钳或 Hajek-Koeffler 钻骨器可完全干净地横切血管,有利于损伤后通过血管的有效痉挛进行止血。采用这种方法,猛烈的动脉出血很短暂,因为血管迅速处于痉挛状态。但是,动脉可能会在术后早期再次打开,导致大量出血。因此,建议当施行蝶窦宽造口术时,在手术结束时对横切后的鼻动脉近端和远端进行电凝术。如果后鼻腔黏膜在手术过程中受到过度创伤、动脉撕脱或部分切除,那么动脉痉挛无法有效达到止血,应在受到损伤时对出血立即进行烧灼治疗。

因为与蝶腭动脉主干及供血分支血管接近,如鼻后外侧动脉和下鼻甲分支[12],上颌窦的后囟门区域在扩大窦造口术中具有大出血风险。此外,血管从蝶腭孔中穿出,分别为下鼻甲和中鼻甲供血。这些血管是鼻甲后端的最大血管,在黏膜内穿行到相应的鼻甲内侧骨(图 9.8)。因此,在进行涉及这些区域的鼻甲复位术或鼻甲切除术中经常会发生猛烈出血。如果

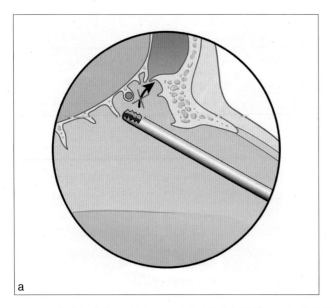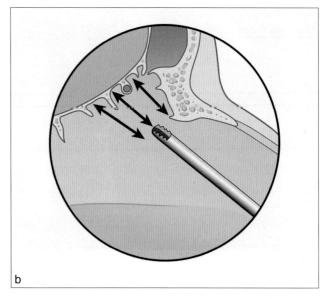

图 9.7 鼻腔矢状位示意图。(a)展示了沿着颅底使用吸切器的错误方法,从后向前筛前动脉很容易被切断。(b)展示了沿着颅底使用吸切器的正确方法,来回移动并远离颅底。

怀疑这些血管有损伤(即使手术结束时没有发生出血),建议对鼻甲后端进行双极电热疗法,以防止潜在出血。

　　蝶窦手术过程中可能受损的附近其他动脉包括筛后动脉以及翼管动脉。对鼻腔血管解剖的详细了解有助于避免不必要的严重手术出血。

颈内动脉损伤

　　进行功能性鼻内镜手术时,当切除增生骨质以及蝶窦中隔时,颈内动脉也有损伤危险。许多患者的蝶窦中隔紧附在蝶窦侧壁的颈动脉上,在去除隔膜时,应注意避免钳取、撕脱隔膜。否则锋利的骨刺会刺穿颈动脉。约 10% 的患者颈动脉壁暴露于蝶窦侧壁,如果在蝶窦中使用器械或显微电动吸切器,血管也有损伤的危险。在内镜鼻窦手术过程中,当肿瘤累及颈动脉时,其损伤的风险较高。这常见于延伸到海绵窦的垂体肿瘤和斜坡颅底肿瘤,以及脊索瘤和脑膜瘤。

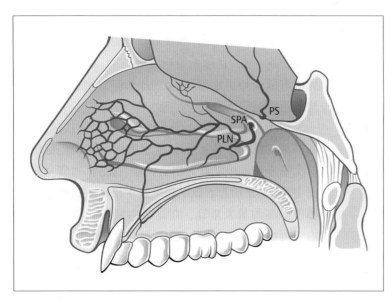

图 9.8　展示鼻腔后外壁和鼻中隔向上连接的原理图,示出蝶腭动脉的分支解剖。PLN:鼻后外侧壁分支;PS:鼻后中隔分支。

治疗

如果颈动脉发生损伤,建议应遵循以下步骤处理(图 9.9)。需要有麻醉师和外科医生协助。再增加一位外科医生会显著提高患者的治疗效果,因为这种情况下的内镜治疗通常需要两名外科医生完成。麻醉师应积极抢救患者,保持合理收缩压,这会使对侧的颈动脉通过脑循环有持续的对侧血流量,并有助于保持脑血流灌注。外科医生需要立即从患者的大腿或胸锁乳突肌割取肌肉。该肌肉的大小应为 1.5cm×1.5cm×1.5cm,通常是用手术助理护士桌上的两个肾形金属盘将其压扁。需要两个高流量吸引器。第二名外科医生将一个吸引器放在大量出血的源头一侧内,抽吸尽可能多的血流。主外科医生将大容量吸引器和内镜放在对侧鼻孔内,在内镜进入出血血管的区域时保持手术视野清晰。然后第二名外科医生把他的吸引器放在出血的动脉上,将其直接悬在损伤部位上面。应使用最强的吸引器,如果吸引充分,大部分的出血可以被吸走。现在,主外科医生可以清楚地看到病变部位,换掉吸引器,使用 Blakesley 镊子夹住肌肉补片。而第二名医生要保持血流远离主外科医生一侧,主外科医生将肌肉补片迅速直接放置到病变部分,在此过程中要持续对补片和病灶保持压力。第二外科医生清除病灶渗出液,以便可以看到肌肉补片正确地放置在患处,这时补片应能控制患处的血流。

肌肉补片固定在适当位置应至少保持 5 分钟,最好是 10 分钟。第二外科医生现在可以把神经外科肉垫放到肌肉补片上,并可慢慢减轻 Blakesley 压力。第二外科医生以温和的压力通过肉垫对肌肉补片施加压力,没有再次出血时,可松开 Blakesley 钳。现在,轻轻取下肉垫,肌肉补片应该能够止血。然后在补片上放置几个正方形止血纱布(Surgicel)(Ethicon Inc., Somerville, NJ, USA),如果出血点是在蝶骨,将一个带蒂的鼻中隔皮瓣旋入蝶骨以覆盖肌肉补片。用胶粘合到位,并覆盖上明胶海绵,在皮瓣上放置填充物(纱条或其他),以便能继续在皮瓣和肌肉补片上施加温和的压力。

患者保持插管,并处于睡眠状态,进行血管造影,以确保达到止血,并查看是否还有任何渗出液。如果控制不佳或持续渗漏,就需要进行血管内介入治疗,血管植入支架或弹簧圈。5 天后全身麻醉下取出填充物。如果初始血管造影显示正常,应在第 6 周和第 3 个月重复此程序,以确保没有假性动脉瘤形成。

神经系统并发症

颅内损伤/脑脊液漏

脑脊液漏的风险一直是 ESS 需要关注的问题。大多数系列研究报道的发生率为 0.4%~0.8%[2,13],但最近美国审查报告称,2003 年至 2007 年美国进行的 40 638 例 ESS 手术中,报道的发生率为 0.17%[3]。对颅底骨和硬脑膜的侵犯会导致脑脊液鼻漏。通常在手术时,因覆盖周围组织的血液稀释而从受伤区域"流出"的清亮液体可以识别脑脊液鼻漏。如果创伤处周围有大量炎症组织和出血,脑脊液漏可能看起来像猝发的静脉剧烈出血,而没有任何明显的"流出"[2]。颅底附近出血突然增加时,十有八九就是脑脊液漏。如果无法识别或未治疗,脑脊液漏可导致术后颅内积气、张力性气颅、脑膜炎、脑炎或硬膜外或硬膜下脓肿。

手术时另一个无法识别的颅底损伤风险是颅内损伤,包括脑血管或大脑损伤。受伤的严重程度取决于几个变量,如所用手术器械的大小和形状、器械类

- 需要有麻醉师和外科医生协助
- 麻醉复苏,以维持足够的脑血流灌注
- 使用两个高流量吸引器——第二名外科医生将一个吸引器放在大量出血的一侧,主外科医生把他的吸引器和内镜放置在对侧鼻孔处
- 割取 1.5cm× 1.5cm×1.5cm 的肌肉,然后压扁
- 使用 Blakesley 镊子夹住压扁的肌肉补片放置到位 5~10 分钟,稳固施压用力,但不能闭塞动脉
- 放置了神经外科肉垫后,将 Blakesley 镊子和肌肉片依次慢慢取出
- 将带蒂中隔皮瓣旋入蝶窦覆盖肌肉补片,粘牢到位,覆上明胶海绵和柔软填塞物
- 患者保持插管并立即进行造影,以确定是否需要植入支架或弹簧圈
- 5 天后在全身麻醉下取出填塞物
- 应在第 6 周和第 3 个月重复进行血管造影,以确保没有假性动脉瘤形成

图 9.9 颈内动脉损伤的治疗。

型(电动清创器或电灼器或钢制器械)、穿透深度、手术医生辨识并发症与颅底穿透的时间间隔,以及损伤的解剖结构。根据受影响的结构,颅内损伤的后遗症可包括持续性头痛、神经损伤、颅内出血和颅内感染。术后晚期有可能发生脑膜膨出。幸运的是,这些都极为罕见。ESS 的主要颅内并发症的报道发生率为0.47%~0.54%[2]。

发生医源性脑脊液(CSF)漏的一个常见位置是构成嗅窝侧壁的腭筛隐窝的前垂直板。这个位置靠近中鼻甲附着体和筛板的交界处(图 9.10)。这个区域中的骨板是在额隐窝解剖的最内侧,也是颅底最薄的区域,厚度仅为 0.1mm。筛前动脉由此穿过。如果这个区域受损,对该血管进行电灼术会导致传导性颅底和硬脑膜热损伤,造成术中或术后脑脊液漏。使用单极电灼术风险较大,使用双极电灼术会将风险减到最小。额隐窝切开过程中使用的切开器械对着嗅沟方向也可对这一区域造成损伤。因此,切开器械(如刮匙和探针)在额隐窝沿颅底分离骨质时应保持竖直,以从后向前的方向施力。

涉及额窦及其引流通路的内镜手术是 ESS 中最具挑战性的方面。因此,在这个关键区域内进行手术需要专业培训和专业知识。额骨的后骨板是颅底的前

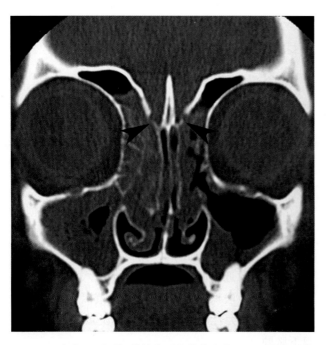

图 9.10　鼻窦 CT 扫描,前筛水平冠状位成像显示了深部的嗅隐窝、前颅底和水平板倾斜的外侧壁和极薄的筛顶附近有筛前动脉通过(三角箭头)。这个解剖特征使患者发生术中脑脊液漏有更高风险。

界限,前颅窝是额隐窝的后上界限。额窦手术最可能造成颅底损伤的操作包括在摘除阻塞额隐窝的前圆筛房时切开器械放置不当。在某些患者中,该区域的筛房形态可能非常复杂和混乱,而对此毫无准备的外科医生在术中很容易变得不知所措。

术中发生颅底损伤的另一个比较常见的区域是沿后筛窦顶靠近蝶窦前面。如果医生不确定蝶窦口位置,试图使用手术器械,如 Freer 剥离器、直刮匙或显微电动吸切器强力进入筛窦窝,误认为颅底位于靠上位置就会发生颅底损伤 (图 9.11)。这可能会导致CSF 漏,或如果最初未识别,会导致颅内结构(如大脑、动脉血管)或静脉窦损伤。考虑到对颅底、视神经或颈内动脉可造成严重损伤,强烈建议在进入蝶窦或进行蝶窦扩大开放术时不要使用电动器械。

另外,在额骨钻孔(内镜改进 Lothrop. 或 Draf Ⅲ)手术中取下"额骨 T"时,可能会发生颅底损伤。作为骨钻孔的最后步骤,摘除嗅球前骨是扩大前后向的额骨开口的关键,可降低术后再狭窄的可能性。这一步明确确定了筛板的 T 形前突起(图 9.12)。通过识别形成嗅隐窝前界限的第一嗅觉神经元确定最大的后界限。应利用影像导航确认颅底前界限,对该骨进行缓慢钻孔,必须格外注意不要把钻头滑过骨突起,因为这个区域的颅底更薄。

预防

准确了解每位患者的解剖结构至关重要,在进行手术之前必须仔细审查术前影像。这会使外科医生识别高风险的解剖变异,在切开手术中会了解颅底损伤的可能性。高风险变异包括前颅底低或不对称、深嗅窝(Keros 2 或 3)、嗅沟侧叶倾斜远离垂直面(图 9.10)以及任何膨胀性突起,例如造成颅底脱钙和骨质疏松的黏液囊肿或肿块(图 9.13)。

术前必须仔细检查 CT 成像,充分了解额窦引流通路,并对额隐窝切开制订手术方案。这样便可将切开器械精确地沿已知通路放置,可防止损伤并以最小阻力按事先预定的手术方案逐步折断阻塞的额筛缝[14,15]。安全切井的关键原则是不得将切开器械穿过额筛缝顶,这样会造成脑脊液漏的风险。要根据额窦引流通路的位置,将手术器械居中或向后进入窦壁。如果出血过多使外科医生在该棘手区域的视野模糊不清,抽吸器械非常适合施行切开手术,如 Wormald 韧性抽吸刮匙(Medtronic ENT, Jacksonville, FL, USA)。在额隐

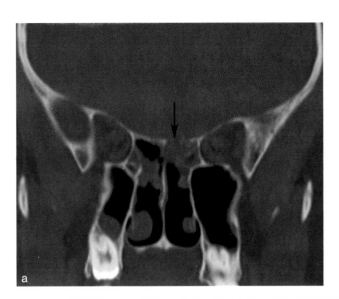

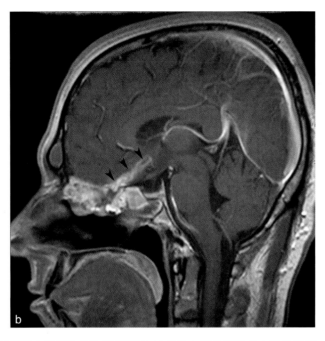

图 9.11 颅内损伤。(a)鼻窦 CT 扫描,后筛水平冠状位成像显示后筛凹水平创伤性缺损(箭头),这里是内镜鼻窦手术中经常损伤的位置。(b)脑钆增强 T1 加权磁共振成像,旁矢状位显示了鼻内镜手术后额叶直回损伤。

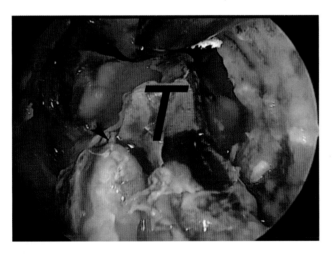

图 9.12 Draf Ⅲ 型额窦钻钻出的新的开口的术中图像,显示由额窦底、鼻中隔上部和嗅隐窝前部构成的 T 形,需要向下钻到第一嗅神经元水平(三角箭头)来最大化地显露新的开口。

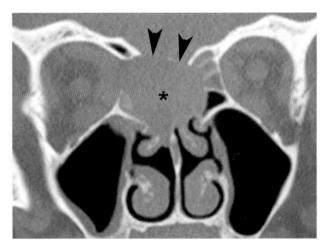

图 9.13 鼻窦 CT 扫描,后筛水平冠状位图像,显示一个黏液囊肿(星号)突出于鼻中隔、颅底(三角箭头)和右眶内壁。

窝应尽量避免使用电动器械,如显微电动吸切器。如果要使用,破坏性清创应只能向前朝向额嘴,这会避免颅底发生危险。最后,如果解剖结构复杂,患处较大,或既往手术使引流通道结构不清,额窦显微环钻术(Medtronic ENT)能有所帮助。通过在额骨显微环钻滴入荧光素,一条颜色鲜艳的荧光素液流能清楚显示额窦引流通路。切开器械可以准确地放置到这条通道,可以去除周围的气房。

如前所述,术中早期识别和修复脑脊液漏能最大限度降低严重或长期后遗症的可能性。但是,也有可能是手术时发生未能识别的颅底损伤,术后诊断出损伤后的脑脊液漏。患者主诉有带咸味的水样鼻漏,在前倾或做瓦氏动作时加剧,通常是脑脊液漏临床诊断的依据。可以用 β_2 转铁蛋白测定进行生化确认,流体中存在葡萄糖也暗示有 CSF。影像学通常是有帮助的，如 CT 脑池造影术和放射性核素扫描。鞘内灌注荧光素有助于术中定位，CSF 会染上荧光绿色。我们的方案是从腰椎穿刺抽取 10mL 脑脊液，添加 0.1mL 过滤过的 10% 荧光素，最终浓度为 0.1%，于手术前 30~60 分钟缓慢注入鞘内。

治疗

如果术后检查发现脑脊液漏，谨慎的处理方法是首先要让患者卧床，头部抬高，给予通便剂，以避免用力排便导致颅内压增高。预防性使用抗生素是一个有争议的问题，在下一节"脑膜炎/颅内脓肿"中将进一步详细讨论。但是，在我们的实践中，患者通常在 ESS 后给予抗生素。如果有 CSF 漏，就换为具有更佳 CSF 渗透性的药物，例如第一代或第二代头孢菌素。也可施以腰椎引流，以便在 36~48 小时内降低颅内压。但是，持续的脑脊液鼻漏需要手术探查和修复。

一般来说，小的颅底损伤可以用小的脂肪筋膜或鼻腔黏膜移植物有效修复。方法虽然很多，但我们比较喜欢采用浴缸塞技术[16]，将小的可吸收缝线连接到细长脂肪的一端，然后纵向穿过脂肪移植物，在打结的对面出来。移植物的宽度应足够薄，以便穿过硬脑膜开口。大多数患者的耳垂是足够的供区。通过清除小范围的周围黏膜对缺损部位适当准备后，用钝探针将脂肪从打结端一头仔细通过硬脑膜填入。当整片脂肪已在硬脑膜内通过时，缝线没有固定的一端应穿过缺损出来。然后使用钝器，如 Freer 剥离器放在缺损下作为反支撑轻轻拉出缝线，这将导致脂肪径向扩大，形成有效的防渗塞。然后可在该部位覆盖一个小的黏膜游离移植物，或邻近黏膜的局部皮瓣更好。较大的缺损可用带蒂鼻中隔皮瓣修补。手术后，患者应住院过夜观察，应给予 CSF 预防措施（头部抬高，通便剂等）。如果有持续脑脊液鼻漏，可先进行 48 小时腰大池引流，然后决定是否需要进手术室进行第二次修复。

如果已有颅内损伤，应进行神经外科会诊。如果怀疑有血管损伤，应进行血管造影。即使术后早期显示为正常，术后数周也应进行血管造影，以排查是否有动脉瘤/假性动脉瘤形成。

颅腔积气

如果在 ESS 期间造成脑脊液漏，空气会在术后进

入颅内，导致颅内积气。张力性气颅的特征为通过相当于单向阀的颅底缺损进入颅内的空气不断增加，采用腰大池引流消除术后脑脊液漏会加速这一过程。由于空气体积增大，压力施加在脑组织血管，导致脑血流灌注降低，严重的情况下小脑幕会有疝形成。已知患有脑脊液漏的患者如出现头痛、嗜睡或意识水平下降的症状，应怀疑为此病症，进行头部 CT 扫描可提供明确诊断。这些症状通常是在手术或插入腰椎引流管几小时内出现。因为颅内张力上升，神经功能损伤包括意识水平下降、共济失调和颅神经麻痹，症状可能会更加明显。虽然空气可进入硬膜外、硬膜下或蛛网膜下隙，但典型的影像学表现是"富士山"征，即前额叶两侧的空气将大脑挤压成火山的形状，因整个桥静脉牵拉引起双峰，并出现中间火山口。

要根据症状的严重程度决定颅内积气的治疗，首先要给予 100% 氧气吸入。气颅内所含的大多数气体是氮气，氧气会使氮气逐渐吸收到血液中。如果腰椎引流位置是影响因素，应夹紧引流管。如果情况更严重，应确定颅底缺损位置并进行修复，绝大多数情况可在内镜下完成。但是，如果无法从颅底排出空气，应进行神经外科会诊，以确定是否进行针刺抽吸或开颅术。

脑膜炎/颅内脓肿

ESS 后，如果颅底有缺损，从鼻腔鼻窦到颅腔会出现病菌。如果不及时治疗，感染性颅内并发症可能会逐渐发展，刚开始为脑膜炎，然后是脑炎和脓肿形成，所有这些病症都可能危及生命。如果在最初手术时颅底缺损未被发现、未修复或修复不当，这些病症进展的风险就会增加，因此对此类损伤的术中识别和治疗非常重要。通常情况下，脑膜炎的及早发现和积极治疗可以防止其发展为脑炎、脓肿或死亡。

脑膜炎的症状包括发烧、头痛、畏光、颈强直及嗜睡。体检 Kernig 征或 Brudzinski 征阳性有助于诊断是否为脑膜炎。进一步检查包括腰椎穿刺脑脊液培养和敏感试验，及头部对比增强 CT 扫描以排查颅内脓肿。该扫描还可识别颅底缺损，如果有 CSF 漏，应当在患者身体状况稳定能够经受全身麻醉时进行内镜修复治疗。在颅内感染中发现的细菌通常是感染鼻腔鼻窦和鼻咽部的细菌，包括肺炎链球菌、流感嗜血杆菌，有时也有鼻黏膜炎莫拉菌。也有金黄

色葡萄球菌和 A 群链球菌及厌氧菌,但较少见。必须根据培养结果选择抗生素,并应具有良好的脑脊液渗透性。

由于医源性脑脊液漏会使颅内腔容易受到上呼吸道潜在的病原生物体感染,颅底损伤后预防性使用抗生素可能会有益。但是对此仍然有争议。反对者认为,预防性应用抗生素可导致因耐药菌而造成更严重的感染,预防治疗并没有降低脑膜炎的风险。Brodie 在汇总分析中对此提出了相反观点[17],他认为脑脊液漏预防性使用抗生素能显著降低脑膜炎的发病率。如果出现颅内脓肿,可能需要手术引流,因此必须进行神经外科会诊。

视神经损伤

视神经沿蝶窦上外侧壁的视神经管内穿行。它在眶尖前方和鞍上池之间稍偏内侧方向行走,在此连接对侧神经形成视交叉。视神经结节对应于视神经孔的水平,通常位于蝶窦的前面。没有过度黏膜病时,通常在蝶窦可以清楚地看到神经管(见图 9.4a)以及颈内动脉的一个隆起。这两个结构被一个称为视神经颈内动脉隐窝的凹陷分隔开,其对应于蝶骨小翼的前床突。覆盖此神经的骨质厚度随着该神经在视神经管内穿行而不同,可能会缺损,对蝶窦使用器械时造成神经损伤。此外,前床突形成气腔的程度也不同,如果气腔形成显著,视神经管实际上可能在蝶骨膜内穿行(图9.14)。这种情况下,对视神经的潜在损伤可能会更大,因为切割器械,如 Kerrison 咬骨钳或 Hajek-Koefler 钻骨器,可能会避开神经,在横穿过鼻窦顶时将其横切。

另一个增加视神经损伤风险的解剖变异是存在 Onodi 气房。这表明有一个沿蝶窦上外侧向后形成气腔的后筛窦气房,因此在其侧壁含有视神经。在这种情况下,切开后筛窦时会遇到视神经,而不是预料中的蝶骨。如果不了解这个解剖形态,医生就会因在靠近神经的位置进行操作而损伤神经。此外,如果该骨质分隔是嵌入到视神经管上,折断 Onodi 气房和蝶窦之间的分隔壁会损伤神经。

因此,在每个手术前必须通过术前影像积极查找并识别 Onodi 气房。可进行 CT 扫描显示完整骨质鼻后孔桥(蝶窦前壁)的第一冠状平面进行确定。一旦确定该位置,其上面的气室是蝶窦,如果蝶骨内有非垂直分隔,该分隔的上侧气室就是 Onodi 气房(图 9.15)。

> **注意**
> 防止视神经损伤的最好办法是预防,尽量减少与避免视神经切断相关的视力丧失。

图 9.14　鼻窦 CT,蝶窦水平冠状位图,显示出一个气化良好的前床突(箭头)和相应的视神经颈内动脉凹(OCR),使视神经(星号)穿过骨性隔膜。

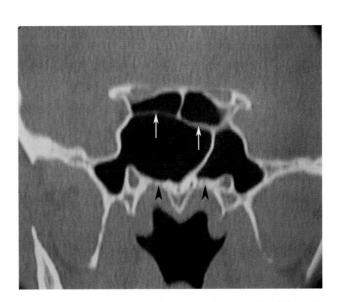

图 9.15　鼻窦 CT 扫描,蝶窦水平冠状位图,显示出骨性后鼻孔(三角箭头)和窦内水平间隔(箭头),可见 Onodi 气房。注意视神经位于该气房的外上侧。

如果在鼻窦手术时神经遭受钝挫伤，可在内镜下解压神经，为创面腾出空间扩展，直到肿胀消退。不论视神经损伤确认与否，患者均可能主诉同侧视力下降及摆动闪光灯测试出现相对性瞳孔传入障碍。这种情况下应立即进行眼科检查。鼻腔填塞(如果有的话)应及时去除。如果没有医疗禁忌证，应给予患者大剂量皮质类固醇。激素治疗反应不佳，并经术后 CT 或磁共振成像证实为视神经损伤，应与眼科医生合作决定患者是否需要重新进入手术室探查或解压。然而应当指出的是，无论是类固醇治疗还是手术减压都不是标准治疗方法，因为没有证明其优于单独的观察法[18]。

眶下神经损伤

眶下神经是支配脸颊皮肤神经的三叉神经 V2 的终末分支，其损伤可能会导致暂时或永久性感觉异常。上颌窦常规内镜手术中，眶下神经损伤比较少见。但是，该神经沿鼻窦顶穿行，在鼻窦使用手术器械时就很容易受到损伤。尤其是如果该神经在窦房骨膜内位置较低或穿行就更容易受到损伤(图 9.16)。这包括撕脱伤、神经完全或部分断裂。

在清除上颌窦顶的病灶以及在内镜扩大入路手术中，为进入颞下窝而摘除上颌窦后壁时非常容易造成神经损伤。预防的最好方法是：术前行 CT 扫描确定低位 V2 神经，使用一个指向外侧的 70°内镜或图像引导系统(如有)，在手术中确定异常神经的位置，沿

鼻窦顶最小限度使用手术器械。一旦出现损伤，需要进行保守治疗。如果神经没有完全切断，患者可能在几个月后逐渐恢复感觉。但是，必须告知患者，感觉异常可能是永久性的。

眼部并发症

眼眶损伤

眼眶损伤会出现在将眶内容物与鼻窦腔区分开的眶壁的任何位置。筛骨纸板组成了筛窦的外侧壁，并构成了大部分眼眶内侧壁。它位于上颌窦自然开口上面，在进行上颌窦造口术期间很容易受损。细小的骨膜层，也被称作眶骨膜，直接位于纸板的内侧面并保护眼眶的内容物。眼眶可大致分为包含大部分脂肪的外腔以及除脂肪外还包含眼外肌、视神经和眼球的内腔。该"圆锥"分界线沿着眼外肌平面，该平面起始于 Zinn 环后面，然后在虹膜前面插入。应当指出的是，内直肌在略微与薄平面正切的平面内活动，所以后面的肌体非常接近于骨头，因此在 ESS 中其受损的风险远大于由较厚的脂肪层将薄片与其分开的前方肌肉(图9.17)。

眼眶损伤公认的风险包括外科医生搞错方向、手术出血过多、以前手术瘢痕以及内侧壁异常。相对于鼻腔外侧壁(图 9.18)或发育不全的中鼻甲，某些解剖异常更容易引起眼眶穿透，如纸样板过度靠

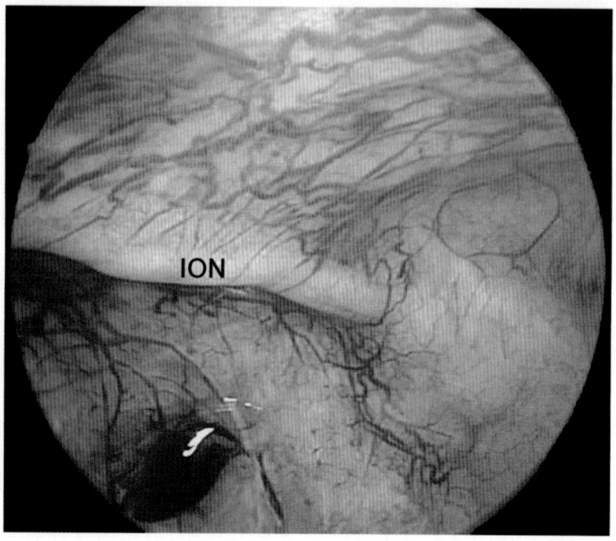

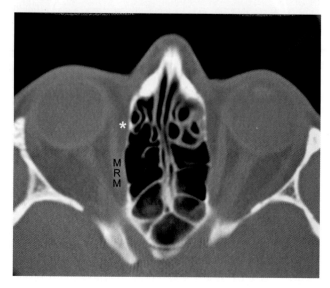

图 9.16　70°内镜下进入右上颌窦口，显示突出的眶下神经(ION)通过窦顶。

图 9.17　鼻窦 CT 扫描，通过眶水平的轴位切面图，显示内直肌(MRM)和眶纸板的紧密关系，但被一层眶脂肪(星号)隔开。

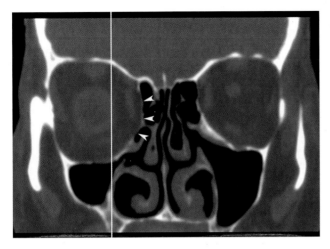

图 9.18　鼻窦 CT 扫描，上颌窦口水平冠状位图像，显示右侧上颌窦发育不良，导致眶内壁（三角箭头）较对侧更靠内（白线）。

内侧。这种情况可能会出现在发育不全或膨胀不全的上颌窦或隐匿性鼻窦综合征中。因为异常小的中鼻甲可能会让缺乏经验的外科医生认为上颌窦口比实际位置高，导致医生在尝试穿刺自然开口时将其损伤。

有几种可能的机制会在 ESS 中损伤眼眶，包括直接穿透、眼眶附近电烙或射频消融的热传导产生的热损伤[19]，而利用供电的器械，如微吸切钻，很有可能导致严重和持久的后遗症。抽吸和快速去除组织的结合可从眼眶内切除组织，即使是在非常有限的薄片损伤范围内。因为损失了大量的组织，所以这些损伤通常是无法弥补的[20]。所以，及时发现纸样板的裂开是防止内直肌损伤以及包括失能复视在内的长期严重影响的关键所在。

在钩突切除术过程中、最初试图穿刺自然开口或行窦造口术向内侧扩大眼眶底时，会出现眼眶损伤。各种程度的眶内结构损伤都可能出现，这取决于所使用器械的类型和眼眶内穿透的深度。脂肪疝可能是由于眶周缺口造成的（图 9.19a）。也可能发生复视或无复视肌肉损伤以及导致失明的视神经或眼球损伤。

> **注意**
> 电动器械动作非常快，很容易损伤这些结构。

在额窦进行手术时，尤其是沿着额隐窝侧方眼眶损伤的风险会很大，但损伤很少会出现在额窦底。这种情况很少见，已报道严重的 ESS 眼眶并发症的总发病率为 0.07%~0.12%[2,3]，这种并发症经常出现在以最大程度横向扩大解剖额隐窝时。同样的，在前额进行环钻期间，为使额窦口的前外侧区域最大化（图 9.19b），可能会使滑车神经韧带和眼斜肌腱区域受损。因此，在这些区域附近进行任何外科手术时都必须小心谨慎。

预防

避免眼眶损伤的措施包括仔细检查术前设置的成像，同时注意整个双侧纸样板。医生必须积极寻找并确定高风险的解剖变异，如筛骨或上颌窦中存在的骨间裂缝或眼眶脂肪突出（图 9.20），或相对于鼻腔外侧壁过于靠内侧，特别是在上颌窦膨胀不全的情况下（图 9.18）。这些情况必须在手术前进行确认，因为它们加大了眼眶刺穿的可能性。进行外科手术时，必须注意切勿将解剖器械或探头指向眼眶，并且切勿在纸板上施力。相反，解剖探针或刮匙应始终放置在较高位置，保持该器械的尖端在医生的视野范围内。仅在由后向前的方向上施力，清除破碎的骨片。

在一项旨在比较钩突切除术技术安全性和有效

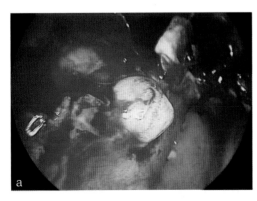

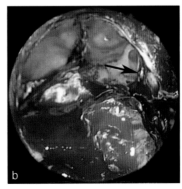

图 9.19　眼眶损伤。(a)内镜下可见右侧纸样板缺损，眶周脂肪膨出。(b)使用 Draf Ⅲ 型钻行环钻过程中内镜下观察额窦新口，显示眶周组织暴露，左侧眶滑车损伤。

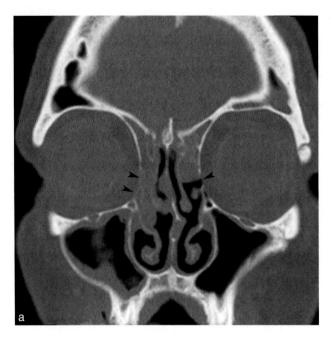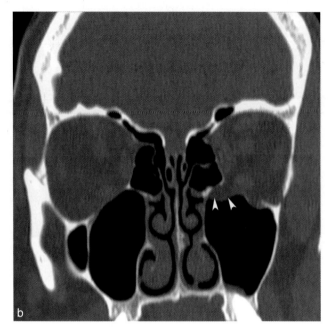

图 9.20　鼻窦 CT 扫描。(a)前筛窦水平冠状切面显示纸样板很薄(三角箭头),增加了眼眶损伤的危险。(b)后筛窦水平冠状位切面图显示左侧眶内下缺损,有脂肪突出(三角箭头)。

性的研究中[21],在 636 例手术中,作者发现采用传统切除技术时,眼眶刺穿率为 0.94%,而采用回旋式钩突切除技术,刺穿率为 0。后一种技术能将钩状突中部完整切除,并露出上颌窦的自然开口。用镰状刀在中鼻甲腋水平下方切除钩状突,刺穿眼眶的概率非常低。接下来,用儿科反咬钳切除钩突。使用直角球状探针破碎钩状突中部靠前位置, 然后用上翘 45°的 Blakesley 镊子切割与鼻腔外侧壁齐平的钩状突。现在可以整片去除钩突的中间部分。

不建议使用吸切器切除钩状突的垂直部分。为切除与上颌骨额突齐平的钩状突,微型清创器必须紧紧贴着眶壁。这会明显增加刺穿眼眶并损伤内直肌的危险。如果微型清创器只是轻轻地靠着额突,必然会留下大量的钩突, 这会大大增加识别自然开口的难度。此外,即使在该部分的纸板上轻轻使用切割器也可能足以刺穿眼眶。因为纸板最薄、最危险的区域是上颌骨额突正后方位置,实际上某些患者的这个区域是裂开的。这通常在眼部冲击触诊检查时会显露无遗,因此在纸板附近手术时,应频繁使用该检查法。使用冷钢器械就可以轻松干净地切除钩状突的中部而不会对眼眶造成任何重大风险,所以建议使用该技术。通常使用带方向的微型清创器在纸板下方远离纸板的位置切除或修剪钩状突的水平截面,因此不会将该区域置于危险之中。

在钩突切除术后首次进入上颌窦口时,在水平面下确定直角球状探头或尖端旋转 45°的短弯曲探头方向同样很重要。一般来说,探头和解剖器械不应指向眼眶,并且切勿在纸板上施加压力。同样,当在上颌窦进行翻修手术时,术前影像学和术中冲击触诊时寻找眼眶骨间隙裂的证据是至关重要的。

眼眶骨壁的意外膨出会导致不同程度的眼眶损伤。在其正常形态中,眶骨膜或眼眶脂肪的无症状暴露会出现在骨缺口侧。在眼眶骨壁严重变形时,会损伤一个或多个眼外肌从而引起重度复视。出现轻度损伤,但没有伤害到眼眶内容物时,建议不要触碰缺口位置并且避免检查损伤处。明智的做法是,在该缺陷附近范围内不使用抽吸或任何形式的电动器械。视力及眼外肌功能的临床评估是术后早期必要的程序,因为需要检查是否出现变色、眼眶周围肿胀或气肿或眼球突出。在充分治愈前,叮嘱患者在手术后的几周内切勿擤鼻涕,以防止将空气或感染物质吹入眼眶。

注意

准确的定位、损伤的性质和严重程度均应清楚地记录在患者的病历上,供其他医生参考。比如,未意识到的眶壁裂开可能会在接下来的其他手术程序中导致更多的损伤。

治疗

如果术后检查发现任何异常，或在手术时发现明显眶内损伤，应紧急眼科会诊。在术中可进行眼球牵拉试验，以评估眼球移动范围，防止眼外肌压迫。手术后必须进行彻底的眼科检查，如检测复视、评估眼外运动、确定视敏度和眼压。还应检测患者眼球后血肿的症状，如疼痛、眼球突出和眶周瘀斑（图9.21）。血肿的治疗将在下文讲述。

上斜肌或滑车神经损伤可导致医源性Brown综合征，并伴有严重复视。几个影响滑车神经结构完整性或功能的手术均能引起Brown综合征，其临床特点是眼球向上凝视及内收障碍，从而导致复视。有几例鼻外入路引发医源性Brown综合征的报道[22,23]，但这种情况同样也会出现在ESS手术中[24]。在一例报道中，在前额钻出（Draf Ⅲ型）手术中，骨膜暴露于眶顶区域以及额窦后部。手术医生没有及时发现70°切割钻已经切割到骨膜，直到眶骨膜牢固地围裹在钻头上时，手术医生才意识到。此时，立即出现血压下降和心动过缓，但手动释放切割钻后症状恢复正常。

眼外肌损伤

如上文所述，在将筛骨分隔从眼眶内侧壁分离的

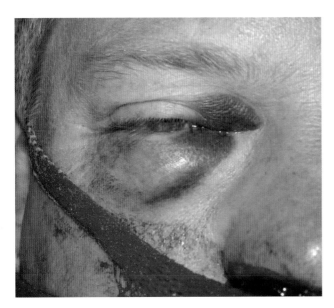

图9.21 一位内直肌损伤患者出现的眼睑水肿和眶周瘀斑。

过程中可能会损伤纸样板。但幸运的是，眼外肌损伤的发生率极低。在一所多功能治疗中心的报道中，已确诊的30例的发病率仅为0.0014%[25]。眼外肌损伤通常会涉及内直肌，其次是下直肌。损伤形式包括肌肉横断、挫伤或血肿、动眼神经分支损伤以及肌肉断裂[25]。这些形式的损伤都与外斜视和眼内收障碍相关，除压迫外，其特点是内转功能障碍。

预防

最佳的预防措施是：仔细询问病史和体格检查，细致推敲术前CT影像，以及在手术过程中保持警惕。之前如果进行过外科手术，或有颌面创伤、鼻腔鼻窦肿瘤、膨胀性炎症或原发性眼眶病变的病史，应考虑眶内侧壁裂开。最好在评估纸样板结构完整性的同时观察术前冠状CT骨窗扫描。观察每一侧纸样板，同时由前至后查看切口，要特别注意是否存在骨折区域、重塑或裂开或眶内容物下垂进入筛窦腔（图9.18和图9.20）。可能导致眶壁脱钙的鼻腔鼻窦病变包括黏液囊肿、黏脓液囊肿、严重息肉病和真菌病。

术中，在接近纸样板包括钩突切除后以及进入筛泡后应常规进行眼内冲击触诊。在有骨质缺损的内侧眶壁上对眼球施加压力导致眶内容物在缺损一侧发生传动，这提醒医生眼眶受损的风险增大了。必须小心地避免任何解剖器械（探针、刮匙或其他锋利的器械）指向纸板，它们必须保持与纸板平面平行的垂直方向去开放筛窦间隔。因有刺穿的风险，所以切勿在眼眶方向施加压力。Hajek-Koefler或Kerrison咬骨钳可安全切除附着于纸板的筛骨分隔。即便这样，最好还是反复验证纸样板的完整性。

应避免直接在纸样板上使用电动器械，特别是震动模式下，因其可能导致切除过多的软组织。显微电动吸切器最好保持与纸样板有几毫米的距离，使水肿和息肉样组织能被器械轻轻吸出。最好的做法是沿着骨性间隔的边缘轻轻移动器械，只要在未识别的眶壁裂开部位停留几秒钟就会增加眼眶受损的风险。最后需要注意的是，当在敏感区域附近时，如内侧眶壁，显微电动吸切器可用于正向模式（即非震动模式），这样会减轻软组织的创伤，同时又可优先清除骨间隔。

治疗

一旦怀疑眼外肌受损，应立即评估严重程度，是否为可逆的并发症，因为这会威胁到患者视力。必须立即进行眼科会诊，包括眼压和眼底检查，以保证视神经和视网膜的灌注[20]。如果排除眼压升高或对眼压升高进行了适当的管理，则治疗的重点变为肌肉损伤。钆增强磁共振成像是首选的影像学检查方法，其能精准地确定眼外肌损伤的位置、程度和形式。根据组织损失的程度，可尝试外科再吻合术、移植或使用可调节缝线缝合。此外，在同侧外直肌上注射肉毒杆菌，在治愈后的最初几周内有辅助作用，可降低整个吻合部位的张力[27]。

眼眶血肿

眼眶血肿即局部血管出血后在眼眶内聚集。眼眶血肿形成有两种机制[28]：一种是由于从静脉或毛细血管沿着纸板缓慢出血造成的，另一种是由于快速的动脉出血所致。眼眶血肿形成最常见的原因是，ESS 期间由于筛前动脉横断以及随后近端出血动脉回缩入眼眶所致。如上所述，这通常发生在前颅底清除病变时，并且无论眶骨膜是否受损都会发生这种情况。

眼眶血肿最可怕的后果就是失明。因为眼眶是在眼球前缘支承眼球的，带有绷紧筋膜附件的骨性狭窄的空间。因此，在该空间内出现出血会引起眶内压力迅速增加，导致视网膜或视神经缺血性损伤。在静脉性球后血肿中，视网膜可耐受 60~90 分钟的压力升高。但在动脉快速血肿中，视神经受到的瞬时高压必须在 15~30 分钟降低，以避免失明[28]。100 分钟局部缺血后，曾发现动物的视网膜已永久性损伤[29]。因此，这种并发症的及时发现和治疗是防止视力长期丧失的关键，在眼眶附近进行任何耳鼻喉科手术时医生都必须有这种意识。

动脉出血引起的临床症状和体征比静脉出血快。症状包括眼球突出、眼睑水肿和瘀斑（图 9.21）、球结膜水肿、结膜下出血、瞳孔散大以及传入性瞳孔障碍。神志清醒患者的症状包括眼眶疼痛、复视、色觉或视力丧失甚至不可逆的失明。

预防

手术开始时，用药膏润滑眼部并使其暴露在外，

以便在手术期间对其进行检查。另外，需要特别注意的是，如果眼睑持续张开会导致暴露性角膜炎，可用透明敷贴遮盖双眼。应定期检查眼球，粗略评估眶压以及内镜寻找纸样破裂的区域。如果眶内壁被刺穿，看到眶内脂肪，或额隐窝后部的颅底有明显出血，形成血肿，应考虑手术。如果术后患者有疼痛、复视、眶周瘀斑或水肿、视力或色觉丧失等症状，则应考虑是否出现眶内出血。

治疗

最好制订一个清晰的计划用来处理该并发症，如果其发生的概率相对比较低，要对其进行定期检查。图 9.22 总结了推荐的治疗方法。如果诊断可能出现了眼眶血肿，应该进行紧急的眼科咨询，并进行一系列的检查寻找上述症状。应将鼻腔内的填充材料立即清除。建议采用眼眶按摩以重新分配眼内和眼外的液体，降低球体上的压力，甚至可能抑制眼内出血[28]。实际上，更为有效的策略是将四个手指放在球体上进行按压，将压力传递到流血的血管上。这么做的目的是在血肿完全充满眼内空间并向外蔓延之前抑制出血。但是，需要强调的是，如果球体变得异常坚硬，应停止

- 疑似眼眶出血：是否有疼痛、眼球凸出、瞳孔传入障碍、视力丧失或者眼内高压？
  - 如果没有：进行观察
  - 如果有：进行紧急眼科咨询
- 取出所有的填充物并对出血处进行抽吸
- 如果眼球柔软，对眼球进行四指按压
- 眼眶按摩（有争议）
- 开始治疗
  - 药物治疗：
    - 每 20 分钟静脉注入 20% 的甘露醇 1~2g/kg（500mL 的袋子中为 100g）
    - 每 8 小时静脉注入地塞米松 8~10mg，3~4 剂
    - 按要求每 4 小时静脉注入乙酰唑胺 500mg
    - 0.5% 噻吗洛尔眼部滴注（仅用于慢性出血）
  - 手术治疗：
    - 横向眦切开术/眦切开术（用于在复苏室中进行急性减压）
    - 之后进行眼眶减压以彻底治疗
    - 内镜减压，或者
    - 通过林奇切口 ± 筛前动脉结扎进行眼眶外侧减压术

图 9.22   眼眶出血的治疗。

施加此类压力。对之前接受过眼科手术的患者必须格外小心，因为在这种情况下是禁止进行眼眶按摩的。如果这种情况出现在手术过程中，应停止手术直到血肿消除或者得到了适当的控制。

眼科检查应该包括眼压测量以检查眼压是否升高，升高的眼压是否超过了 21mmHg。眼内检查注意是否有由视网膜动脉灌注引起的灰白，在这种情况下，视网膜黄斑呈"樱桃红色点"。必须根据眼科医生做出的评定或者外科医生做出的临床进展决定下一步是进行保守的内科药物治疗还是外科手术减压。

可以采取几种药物治疗方法以减轻眼眶内压力。静脉注射甘露醇（20%，1~2g/kg，20 分钟）具有十分快速的效果。大剂量的静脉注射类固醇，如地塞米松（每 8 小时 8~10mg）可能也有较快的效果。也可以采取静脉注射 500mg 乙酰唑胺以及噻吗洛尔滴剂（0.5%，1 或 2 滴，每天 2 次），它的作用是减少眼的房水产物，所以效果比较缓慢，因此它们只能用于慢性的静脉出血。持续升高的压力或者临床进展则需要进行外科手术治疗。

如果患者仍然处在全身麻醉中，最好在手术室直接进行内镜下眼眶减压。包括暴露纸样板，小心地去除覆盖眶骨膜的骨板，切开眶骨膜，使眶脂肪疝入鼻腔以充分减压。如果患者在复苏室或病房，尽管已经治疗但是血肿仍然快速进展，可以通过内、外眦切开术进行减压（图 9.23）。这样可以为患者争取时间，直

到患者进入手术室进行内镜减压手术。这时通过使用锋利的虹膜剪刀纵向切开上睑和下睑之间的外眦，然后切开横向的眼角肌腱与 Whitnall 结节之间的连接物，位置为距离眼眶边缘 5mm。眦切开术可以降压 14~30mmHg，减压术可以再降压 10mmHg。

筛前动脉和筛后动脉是颈内动脉的眼动脉分支，因为有失明和中风的风险，所以不推荐进行栓塞术。如果需要的话，这些动脉可以通过林奇切口使用经皮切开方法接近眼眶进行结扎。在沿额筛线，泪前嵴后方 24mm 的眼眶内侧壁处可找到 AEA。筛后动脉位于再往后 12mm 的位置，视神经孔位于再往后 6mm 的位置。

鼻泪管损伤

鼻泪管仅位于上颌窦自然口上方 3~6mm 的位置，通过鼻泪管裂进入下鼻道，与下鼻甲骨前端的距离仅为 1cm。在上颌窦造口术中，可能裸露或者损伤鼻泪管。对鼻泪管的损伤以及瘢痕形成可能造成泪道部分或完全阻塞，导致不同程度的溢泪。

早期发表的报道发现，鼻泪管损伤的发病率为 15%[30]，但是通过回顾比较发现，回旋门技术的损伤率为 0.62%，传统的镰状刀技术损伤率为 0[21]。尽管 ESS 中，泪道的术中损伤可能很常见，但临床后遗症却十分罕见，因为鼻泪管能自动修复或者在受损的鼻泪管和中鼻泪管之间建立了专门的排放系统[3]。鼻泪管损伤后泪漏的发生率为 0.14%~1.7%[31-33]。根

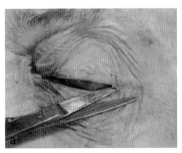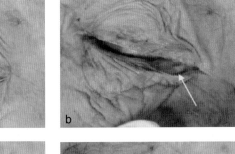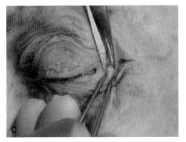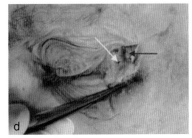

图 9.23 外眦切开术。(a)用直剪行外侧切开。(b)外眦切开后观察下眦韧带(箭头)。(c)切开下眦韧带完成下眦切开。(d)切开的下眦韧带内端(白箭头)和外端(黑箭头)。

据 Serdahl 等报道[34]的 ESS 术后发生泪漏的 8 例患者以及其他患者的情况，患者通常会有一些临床后遗症，症状常在术后立刻出现或者在术后两周内出现。

损伤常发生于钩突切除术中，尤其是钩突垂直中间部分切除过程中。因为鼻泪管就在泪骨的侧面，过度使用反咬钳向前扩大上颌窦自然口可能损伤到鼻泪管。对于钩突弯曲的患者来说，尽量减少使用反咬钳。反咬钳从水平面向上旋转 45° 角闭合时可以从鼻泪管中间通过，这种策略减少了鼻泪管损伤的风险。应该注意的是，鼻泪管的横切要按一定程序进行，例如鼻内镜下内侧上颌骨切除术。在这种情况下，应尽可能快速切开鼻泪管并将其张开以使鼻泪管在开放的结构中愈合。

如果在鼻泪管损伤后出现泪漏，建议进行单独观察。如果泪漏发展，应进行完全的眼科检查。即使症状的原因被推断为手术创伤，也应当排除其他原因。建议对这些患者进行几个月的跟踪观察，因为泪漏问题可能在术后鼻内炎症消失后恢复。持续的泪漏可以通过泪囊鼻腔造瘘术进行彻底解决。

鼻内伤口愈合并发症

中鼻甲偏侧化

中鼻甲并发症是 ESS 中最常见的并发症，也是 ESS 失败的最常见原因。一系列关于 ESS 术后持续或复发的并发症的调查发现，中鼻甲结痂和中鼻甲偏侧化最为常见[35,36]。在中鼻甲失去平衡或者被部分切除的情况下，这类早期手术后并发症，使得中鼻甲和鼻外侧壁之间黏膜受损，刮擦或剥除，导致黏膜表面接触并形成粘连（图 9.24）。在额隐窝切开时，由于鼻内侧或者筛骨内侧通常为构成中鼻甲前侧的连接，对这些部分的过度切除会导致中鼻甲失去平衡。在中鼻道造口术中，对中鼻甲自身过度处理也会造成这种情况。

中鼻甲偏侧化可以造成窦口鼻道复合体以及额隐窝流出通道的堵塞。这将造成受影响的鼻窦通气不良以及鼻窦黏膜局部用药的效果不良。上述现象将造成黏膜炎症的恶化、黏液积累以及感染。晚期手术并发症包括急性或者顽固性额窦炎、黏液囊肿以及黏液潴留。

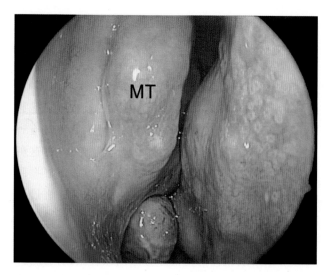

图 9.24　内镜下观察外偏移中鼻甲（MT），鼻甲下部和外侧壁之间粘连。

预防

防止中鼻甲偏移最好在术中进行。几个技术解剖点可能有助于防止中鼻甲腋下形成瘢痕：应注意不要对鼻甲用力过大（尤其是侧向力），以保持其稳定性。腋瓣（图 9.25）既在鼻甲和鼻腔外侧壁之间保留了间隔，又提供了一个覆盖在额窦切开术中去除鼻丘前壁和底板时裸露骨质的黏膜[14]。

如果鼻甲确实不稳定或"摆动"，那么在手术结束

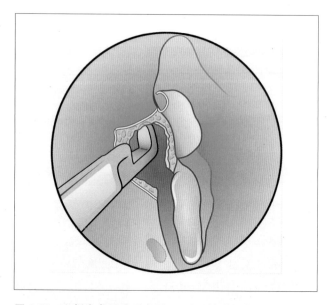

图 9.25　左侧中鼻甲腋示意图，显示了瓣膜的位置，在额隐窝切除前要将其掀开。

前必须进行稳定性固定。有多种替代技术：一些学者主张把中甲缝合到中隔上；在同时进行鼻中隔成形术的情况下，我们的首选技术是使用一端打结的 4-0 快薇乔可吸收缝线进行褥式缝合。缝合线穿过一侧中鼻甲、中隔，然后穿过对侧中鼻甲。按照从后到前的方向从一侧穿到另一侧，最终穿过鼻中隔前端切口，在鼻前庭内打结，深至鼻小柱。另外，通过被称为"Bolger-ization"的技术，可以促进鼻甲内侧面与鼻中隔之间瘢痕的控制[37]。术后早期置入中鼻道支架是一种已被广泛接受的原则，目前有各种各样的可吸收和不可吸收材料可供选择。一些常用的选择包括不可吸收隔离物，如硅橡胶片和手术手套指套。另外还可以使用可吸收的生物敷料，例如透明质酸、羧甲基纤维素和 Nasopore（纳吸棉）(Polyganics, Groningen, the Netherlands)。应该避免使用明胶海绵，因为它有导致瘢痕形成的倾向。一些学者甚至主张去除不稳定的中鼻甲，这对于患有广泛息肉样变及中鼻甲显著脱钙的患者而言可能是必要的，但是这种做法有几个潜在缺陷：过度切除可能破坏或去除嗅觉上皮，使嗅觉减退，引起头痛或萎缩性鼻炎，鼻甲前端的切除不足可以引发鼻甲偏移[35]。

如果在第一次术后随访时注意到鼻甲偏移，临床上可以尝试松解粘连，但这可能会导致患者明显不适，如果不放置隔离物很难成功。如果在粘连后在中鼻道放置一个隔离物，成功的可能性增大。所以有必要在手术室中进行修正手术并放置硅橡胶片 (Dow Corning, Midland, MI, USA)。

额隐窝瘢痕

额隐窝瘢痕是指先前手术的额窦引流通路的阻塞，是瘢痕性挛缩的结果，而不仅仅是复发性炎症或息肉病所致。因为瘢痕组织往往会在手术后逐渐形成，通常作为晚期并发症。一些研究在内镜改良 Lothrop 术后报道了这一现象[38-43]；现已证明，手术后的第一年额窦新口的平均收缩率为 33%[41]。在 12~18 个月后[38]，当纤维组织变薄，不再重建后，口的大小趋于稳定。

瘢痕往往发生于手术时产生黏膜损伤或者大面积黏膜剥离导致额隐窝内骨质裸露的情况下。继之而来的骨炎会导致密集的纤维化反应，可导致瘢痕以及阻塞额窦引流通路(图 9.26)。危险因素包括狭窄的额隐窝解剖，需要在术前 CT 矢状面上根据额喙和颅底之间的距离来评定。其他因素包括先前失败的 Draf

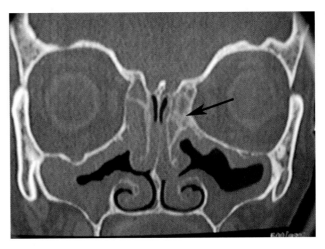

图 9.26　鼻窦 CT 扫描，上颌窦造口术冠状位成像显示前筛区阻塞性病变是由鼻内镜手术后慢性骨炎引起的。

ⅡA 型术式、既往手术的中鼻甲偏移、息肉病和额隐窝区域的骨质增生形成。人们还认为，术中和术后出血过多也易产生瘢痕。留在额隐窝区域的血液凝块可作为成纤维细胞迁移和瘢痕形成的支架，因此，为了防止这种情况发生，彻底的术后清创非常重要。

瘢痕的形成可能引起不同程度的窦道引流梗阻。轻微或无症状的狭窄可以进行观察，而严重或完全的再狭窄会引起术后晚期并发症，包括囊肿、黏脓液囊肿、急性或慢性顽固性额窦炎，需要进行干预。这些并发症的处理将在下面详述。

预防

如能考虑到上述所有风险因素，则能实现额隐窝瘢痕的预防。正确选择需要认清额隐窝手术的适应证，术前鉴别狭窄或复杂的额窦引流通道解剖，清晰认识每个患者的额隐窝解剖结构，制订完善的手术计划都是有益的措施。手术器械必须精确和无损伤地进入到额窦引流通路，在去除筛前气房的同时尽量减少黏膜损伤。在解剖结构复杂、疾病较多，或者因为以前的手术已存在局部瘢痕，应用额窦微型环钻术(Medtronic ENT)和荧光素滴注可有助于显现引流通路。在合理使用的情况下，弯角切割钻在清理额隐窝通路时可能非常有用。但是必须小心，避免周边组织损伤或者过度去除这一狭窄区域的黏膜。此外，由于可能发生显著的纤维化反应，建议避免对额隐窝内侧的额嘴使用磨钻，除非对额窦进行最大程度的开放(Draf Ⅲ 型或内镜改良 Lothrop 术式)。

症状性额窦阻塞或者额隐窝瘢痕周围的局部疾病复发形式的手术失败需要行修正手术。包括额隐窝的分离修正或环钻术。为了防止修正手术后再狭窄,建议放置长期硅橡胶支架[44]和局部应用丝裂霉素 C[45]。

上颌口狭窄

如同额隐窝一样,上颌口阻塞可能作为晚期并发症出现,特别是在鼻道造口手术过程中产生圆周黏膜损伤的情况下。这通常是随着时间的推移,瘢痕引起窦口向心性变窄的结果。然而,黏膜水肿或息肉复发也能导致术后开口处阻塞。另外,中鼻甲偏移可使鼻道复合体开口阻塞。在术后持续性或复发性鼻窦疾病原因的观察中,发现中鼻道鼻窦造口狭窄占病例的 27%~39%[36,46]。

上述原因均能造成急性或慢性持续感染、顽固性炎症鼻窦疾病,以及极少见的囊肿形成。在手术时应通过避免以下影响因素预防开口处狭窄,包括圆周黏膜损伤(特别是最终中鼻道造口尺寸小)、窦口周围黏膜剥离引起骨外露及骨炎、出血过多及凝血以及不稳定的中鼻甲。

预防

确定上颌窦造口的适当尺寸, 仍然是一个有争议的问题。尸体研究表明,对于术后局部治疗良好的渗透,最小 4mm 的窦口开放是必要的[47]。如果窦中存在任何病变需要在手术时使用器械,则有必要扩大鼻道造口进入囟门。针对这个问题,一种合理的方法是根据上颌窦疾患严重程度评估决定手术范围。在轻度黏膜疾病或复发性急性感染病史情况下, 简单的钩突切除术,保护自然窦口的后部和上部黏膜即可。如果可能,可以暴露黏膜边缘,以促使一期愈合(图 9.27)。如果上颌窦的检查结果显示有小到中等大小的息肉、黏液潴留性囊肿或黏膜下脓肿,则有可能向后扩大鼻道开口进入囟门。这将允许弯曲器械进入鼻窦,彻底清除病变。如果手术中发现较大息肉或较多的嗜酸性黏液,扩大鼻道开口(使用或不使用辅助手段,如犬齿窝环钻术)可能是术中清除炎症组织及术后控制疾病的最佳选择。

手术结束时仔细止血,固定不稳定的中鼻甲,充分进行术后生理盐水灌洗,以及临床彻底清除血块,是有助于防止中鼻道狭窄的有效措施。如果症状顽固的鼻

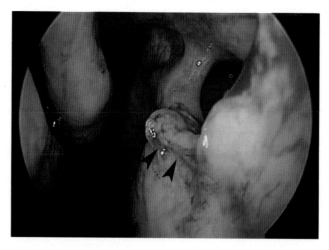

图 9.27 术中钩突切除后直接暴露的黏膜边缘(三角箭头),有利于术后愈合。

窦疾病发生狭窄,应当进行修正鼻道造口术。

黏液囊肿形成

囊肿形成是一种良性的、扩张性的病变,充满黏液,毗连呼吸道黏膜。当窦阻塞而充满黏液时,会向外施加压力,引起窦壁骨质重塑,出现囊肿。黏液可能被感染,形成黏液脓肿,并可以延伸进入邻近结构,如眼眶或颅底。当 CT 显示圆形光滑不透明扩大的完全骨化的鼻窦伴有骨质弱和变薄时(图 9.28),应怀疑存在黏液囊肿。

由于额窦具有狭窄的解剖引流通道,特别容易发

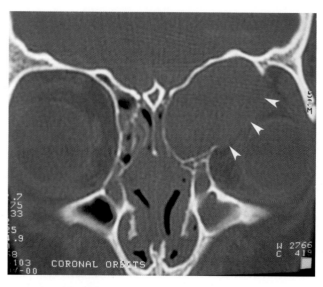

图 9.28 鼻窦前筛水平冠状位 CT 扫描影像,患者有一个大的额筛黏液囊肿,侵蚀眼眶(三角箭头)。

生这种并发症,因此经常需要鼻窦翻修手术。它最常作为额窦外切口手术后的晚期并发症出现,如骨成形瓣引起的窦闭塞;但是,它也可能发生于内镜手术后。在 Graves 眼病内镜眶减压环境下,如果减压后的眶脂肪阻塞额窦引流通道,可能会出现囊肿(图9.29)。为了防止这种情况,必须小心不要从太高位去除额隐窝附近眶纸板。相反,上颌窦产生的黏液囊肿相对少见,占所有鼻窦黏液囊肿的不到 10%[48,49]。这种情况最常见于 Caldwell-Luc 手术后,黏膜已被剥离,导致黏液囊肿。

> **注意**
> 避免黏膜瓣形成的关键与避免额隐窝瘢痕形成相似,都是必要的第一步。此外应避免剥脱额窦黏膜。

与许多局部病症一样,遵循额窦黏液囊肿分级方法是非常有用的。如果囊肿是内侧伸入额隐窝,那么可以如下实施简单的内镜造袋术,带或不带支架均可。如果病变在鼻窦内的位置更偏横向,那么可选择内镜下修正 Lothrop 术或骨成形瓣术。

窦口倒流/黏液再循环

窦口倒流最初由 Parsons 等人描述[50],发生于钩突最前部未完全切除,且遮蔽上颌窦自然口的位置时。这样便阻止了中鼻道开口与自然开口连通,从而产生再循环现象(图9.30)。黏膜纤毛摆动使黏液从自然开口流出,越过黏膜的干预桥梁,通过在囟门区域医源性开放的副口重新进入鼻窦。这将导致上颌窦的功能障碍和鼻窦疾病的持续。常见的主诉是仰卧位明显的鼻后滴,因为再循环导致上颌窦黏液潴留,在患者躺下睡觉时流出。

窦口倒流可以通过在钩突切除术时特别注意确保完整切除,以及在任何情况下采用 30°内镜观察自然开口来预防。这样,能够确保中鼻道开口与上颌窦自然口直接连通。

对于这个问题的处理,如同上颌窦副窦口的黏液再循环处理一样,要切除两窦口之间的中间组织,消除产生再循环的桥梁。70°内镜非常适合检查这些区域,以确保没有残留钩突或瘢痕存在。

其他并发症

皮肤损伤

额环钻手术过程中使用电动器械,如显微电动吸切器或钻,可能损伤面部皮肤。这是由于额环钻术的初始步骤之一是暴露鼻锥上方的皮肤。来自电动器械的损伤可能为机械性或热灼性。因为切削钻如果应用于某一区域数秒就可能穿透皮肤,最好是围绕着被钻的骨质区域连续移动钻头。因此,如果暴露的皮肤区域最初无法识别,产生穿孔的概率会大大降低。同样,

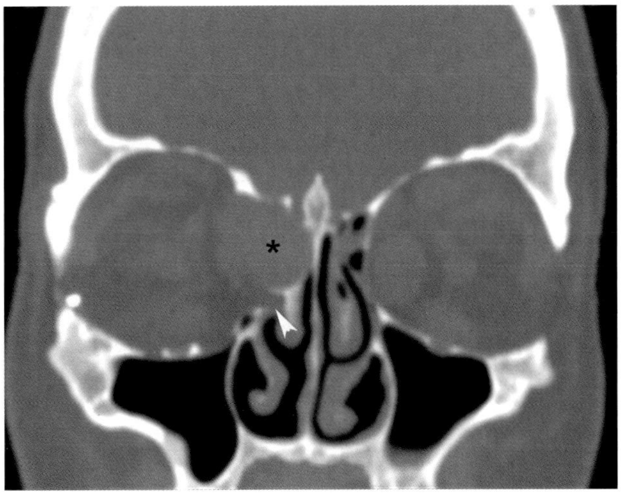

图9.29　前筛水平冠状位鼻窦 CT 扫描图像,患者右侧额筛黏液囊肿(星号),此前因 Graves 眼病曾进行内镜眶减压手术(三角箭头)。

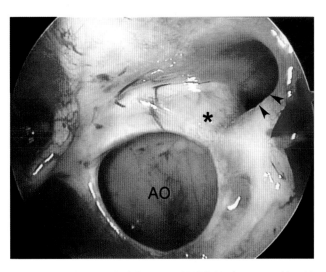

图9.30　内镜下所见的囟门区医源性错位的副口(AO),前面是上颌窦自然开口(三角箭头),桥组织(星号)将其分成两部分,诱发患者黏液再循环。

建议进行大量喷水以消散钻头产生的热量,防止皮肤热损伤。

电灼也可能引起皮肤损伤,但使用双极电灼不太可能发生这种情况。应尽量避免使用单极电灼。任何皮肤损伤都应当用局部伤口护理措施加以处理,以促进愈合的最佳结果。恢复不良的患者要考虑后期进行瘢痕修复。

皮下气肿

皮下气肿是指皮肤下存在气体或空气。在 ESS 中损伤眶纸板时,即使伤口很小,气肿也能发生于眶周区。可通过下眼睑伴有瘀斑、肿胀和眶周组织触诊摩擦音来确诊。

空气要进入皮下组织,必须先强力突破眶纸板,然后通过眶周软组织分散开。这通常因手术后患者擤鼻子而发生,所以应指导患者手术后前 2 周不要擤鼻涕,这将有利于眶壁损伤的愈合。另外,迫使空气进入软组织的其他机制还包括麻醉医生麻醉时过度挤压气囊、患者在术后早期打喷嚏或过度疲劳。

一般而言,皮下气肿是一种良性的自限性疾病,患者可以放心,空气会在 7~10 天内再吸收。但是,由于眼眶的渗透会有相关出血风险,建议进行一系列床边检查,观察眼眶血肿。

> **注意**
> 眼眶水肿在少数情况下可能延迟发生。患者术后的任何眼疼、水肿、瘀斑或者视力改变的症状都应引起注意,必须立即到医院急诊处理。

嗅觉丧失/嗅觉减退

这种并发症是指术后嗅觉能力丧失或减弱。这种改变发生的机制是手术损伤嗅黏膜。然而,患有慢性鼻窦炎的患者,嗅觉往往因为急性和慢性炎症、感染或息肉阻塞气流而被抑制,进一步使情形复杂化。嗅觉上皮沿鼻腔内嗅裂的顶部分布,仅低于筛骨筛板,在鼻中隔顶端和中甲黏膜上有多种不同的分布。黏膜剥离或伤害到这些区域中的任何一部分,或者过度切除中鼻甲,都可对患者的术后嗅觉能力造成不利影响,所以特别要注意避免这些事件。此外,由于黏膜过度损伤而发生术后鼻腔粘连,也可能会通过感觉上皮瘢痕或嗅裂阻塞气流来干扰嗅觉。

嗅觉丧失的预后取决于损伤机制(传导与感觉神经)。

- 源于中鼻甲与鼻中隔之间的瘢痕传导丧失,阻碍气流进入嗅裂,防止气味接触嗅觉神经上皮受体。这种类型的嗅觉丧失,可以通过粘连分解和鼻气流优化来改善。
- 源自损伤嗅神经上皮本身的感觉神经丧失,包括黏膜损伤、分离或者全中鼻甲切除术。这种类型的嗅觉丧失往往是不可逆的。

如前所述,术前患有慢性鼻窦炎的患者,嗅觉减退和嗅觉丧失的发病率较高,因此潜在疾病本身会使术后嗅觉结果的评估变得模糊且困难。我们的经验是,经历完整的 ESS 包括额隐窝手术的患者,54%术后嗅觉功能有改善,36%没有任何变化,10%会恶化(未公开数据)。

> **注意**
> 尽量避免直接损伤嗅觉神经上皮的操作,包括向中鼻甲内侧的操作和过度切除中鼻甲。任何患者表现失嗅,无论是否由手术导致,都应该注意食物中毒和烟雾报警器故障的危险。

毒性休克综合征

毒性休克综合征是一种发热、休克和多器官损害的严重疾病,由金黄色葡萄球菌外毒素介导。症状可能包括不适、头痛、高热、寒战、低血压、恶心、呕吐、腹泻、多器官衰竭(通常是肾脏和肝脏),而且全身性红斑性皮疹会导致手掌和脚底脱皮。这种情况通常与术后的鼻腔填塞有关,但是鼻腔未填塞而出现过度结痂也会出现,出现这种情况的时间可长达术后5 周[51]。

处理办法包括静脉注射抗生素、液体复苏和在重症监护环境下的救助措施。预防性治疗要求在鼻腔填塞时使用针对金黄色葡萄球菌的抗生素。

> **注意**
> 若未及时进行治疗,休克可能会随时发生,通常需要对患者进行及时的治疗。

肌小球体病

肌小球体病是一种罕见的特发性异物反应，此反应源于覆盖创面的软膏油性成分或手术结束时支撑材料中的抗生素涂层。这种反应的组织病理学表现为肌肉或皮下组织出现类似囊肿或类囊疱的改变[52]。这种情况的发生不利于附着力的形成[53]。因为油性软膏在鼻腔内不可吸收，所以大大限制了它在手术中的应用。水性抗生素乳胶更适合应用于鼻腔植入术中。

总结

内镜鼻窦手术是治疗顽固性慢性鼻窦炎的一个基本治疗措施。内镜技术的不断改进可以扩大其应用范围，并且可以降低这种手术的并发症发生率。然而，潜在的破坏性并发症一直都存在。鼻外科医生必须意识到上述事实，并在手术前及时有效地识别高风险，运用谨慎的手术技术降低并发症的风险，并且要有明确的急救措施，来处理那些无法避免的状况。最后，鼻外科医生必须认识到自身的能力，选择外科病例要与自身专长相适应。

（张金玲　张海　译）

参考文献

1. Stankiewicz JA. Complications of sinus surgery. In: Bailey BJ Johnson JT, Newlands SD, eds. Head & Neck Surgery—Otolaryngology. 4th ed. Philadelphia: Lippincott Williams & Wilkins; 2006:477–491
2. May M, Levine HL, Mester SJ, Schaitkin B. Complications of endoscopic sinus surgery: analysis of 2108 patients—incidence and prevention. Laryngoscope 1994;104(9):1080–1083
3. Ramakrishnan VR, Kingdom TT, Nayak JV, Hwang PH, Orlandi RR. Nationwide incidence of major complications in endoscopic sinus surgery. Int Forum Allergy Rhinol 2012;2(1):34–39
4. Cohen-Kerem R, Brown S, Villaseñor LV, Witterick I. Epinephrine/Lidocaine injection vs. saline during endoscopic sinus surgery. Laryngoscope 2008;118(7):1275–1281
5. Wormald PJ, Athanasiadis T, Rees G, Robinson S. An evaluation of effect of pterygopalatine fossa injection with local anesthetic and adrenalin in the control of nasal bleeding during endoscopic sinus surgery. Am J Rhinol 2005;19(3):288–292
6. Wormald PJ, van Renen G, Perks J, Jones JA, Langton-Hewer CD. The effect of the total intravenous anesthesia compared with inhalational anesthesia on the surgical field during endoscopic sinus surgery. Am J Rhinol 2005;19(5):514–520
7. Athanasiadis T, Beule AG, Wormald PJ. Effects of topical antifibrinolytics in endoscopic sinus surgery: a pilot randomized controlled trial. Am J Rhinol 2007;21(6):737–742
8. Eberhart LH, Folz BJ, Wulf H, Geldner G. Intravenous anesthesia provides optimal surgical conditions during microscopic and endoscopic sinus surgery. Laryngoscope 2003;113(8):1369–1373
9. Sieskiewicz A, Olszewska E, Rogowski M, Grycz E. Preoperative corticosteroid oral therapy and intraoperative bleeding during functional endoscopic sinus surgery in patients with severe nasal polyposis: a preliminary investigation. Ann Otol Rhinol Laryngol 2006;115(7):490–494
10. Douglas R, Wormald PJ. Pterygopalatine fossa infiltration through the greater palatine foramen: where to bend the needle. Laryngoscope 2006;116(7):1255–1257
11. Floreani SR, Nair SB, Switajewski MC, Wormald PJ. Endoscopic anterior ethmoidal artery ligation: a cadaver study. Laryngoscope 2006;116(7):1263–1267
12. Lee HY, Kim HU, Kim SS, et al. Surgical anatomy of the sphenopalatine artery in lateral nasal wall. Laryngoscope 2002;112(10):1813–1818
13. Bumm K, Heupel J, Bozzato A, Iro H, Hornung J. Localization and infliction pattern of iatrogenic skull base defects following endoscopic sinus surgery at a teaching hospital. Auris Nasus Larynx 2009;36(6):671–676
14. Wormald PJ. The axillary flap approach to the frontal recess. Laryngoscope 2002;112(3):494–499
15. Wormald PJ, Chan SZ. Surgical techniques for the removal of frontal recess cells obstructing the frontal ostium. Am J Rhinol 2003;17(4):221–226
16. Wormald PJ, McDonogh M. The bath-plug closure of anterior skull base cerebrospinal fluid leaks. Am J Rhinol 2003;17(5):299–305
17. Brodie HA. Prophylactic antibiotics for posttraumatic cerebrospinal fluid fistulae. A meta-analysis. Arch Otolaryngol Head Neck Surg 1997;123(7):749–752
18. Levin LA, Beck RW, Joseph MP, Seiff S, Kraker R. The treatment of traumatic optic neuropathy: the International Optic Nerve Trauma Study. Ophthalmology 1999;106(7):1268–1277
19. Bhatti MT, Schmalfuss IM, Mancuso AA. Orbital complications of functional endoscopic sinus surgery: MR and CT findings. Clin Radiol 2005;60(8):894–904
20. Graham SM, Nerad JA. Orbital complications in endoscopic sinus surgery using powered instrumentation. Laryngoscope 2003;113(5):874–878
21. Wormald PJ, McDonogh M. The 'swing-door' technique for uncinectomy in endoscopic sinus surgery. J Laryngol Otol 1998;112(6):547–551
22. Blanchard CL, Young LA. Acquired inflammatory superior oblique tendon sheath (Brown's) syndrome. Report of a case following frontal sinus surgery. Arch Otolaryngol 1984;110(2):120–122
23. Rosenbaum AL, Astle WF. Superior oblique and inferior rectus muscle injury following frontal and intranasal sinus surgery. J Pediatr Ophthalmol Strabismus 1985;22(5):194–202
24. Leibovitch I, Wormald PJ, Crompton J, Selva D. Iatrogenic Brown's syndrome during endoscopic sinus surgery with powered instruments. Otolaryngol Head Neck Surg 2005;133(2):300–301
25. Huang CM, Meyer DR, Patrinely JR, et al. Medial rectus muscle injuries associated with functional endoscopic sinus surgery: characterization and management. Ophthal Plast Reconstr Surg 2003;19(1):25–37
26. Thacker NM, Velez FG, Demer JL, Wang MB, Rosenbaum AL. Extraocular muscle damage associated with endoscopic

sinus surgery: an ophthalmology perspective. Am J Rhinol 2005;19(4):400–405

27. Hong S, Lee HK, Lee JB, Han SH. Recession–resection combined with intraoperative botulinum toxin A chemodenervation for exotropia following subtotal ruptured of medial rectus muscle. Graefes Arch Clin Exp Ophthalmol 2007;245(1):167–169

28. Stankiewicz JA, Chow JM. Two faces of orbital hematoma in intranasal (endoscopic) sinus surgery. Otolaryngol Head Neck Surg 1999;120(6):841–847

29. Hayreh SS, Kolder HE, Weingeist TA. Central retinal artery occlusion and retinal tolerance time. Ophthalmology 1980;87(1):75–78

30. Bolger WE, Parsons DS, Mair EA, Kuhn FA. Lacrimal drainage system injury in functional endoscopic sinus surgery. Incidence, analysis, and prevention. Arch Otolaryngol Head Neck Surg 1992;118(11):1179–1184

31. Davis WE, Templer JW, Lamear WR, Davis WE Jr, Craig SB. Middle meatus anstrostomy: patency rates and risk factors. Otolaryngol Head Neck Surg 1991;104(4):467–472

32. Freedman HM, Kern EB. Complications of intranasal ethmoidectomy: a review of 1,000 consecutive operations. Laryngoscope 1979;89(3):421–434

33. Kennedy DW, Zinreich SJ, Shaalan H, Kuhn F, Naclerio R, Loch E. Endoscopic middle meatal antrostomy: theory, technique, and patency. Laryngoscope 1987; 97(8 Pt 3, Suppl 43):1–9

34. Serdahl CL, Berris CE, Chole RA. Nasolacrimal duct obstruction after endoscopic sinus surgery. Arch Ophthalmol 1990;108(3):391–392

35. Chu CT, Lebowitz RA, Jacobs JB. An analysis of sites of disease in revision endoscopic sinus surgery. Am J Rhinol 1997;11(4):287–291

36. Musy PY, Kountakis SE. Anatomic findings in patients undergoing revision endoscopic sinus surgery. Am J Otolaryngol 2004;25(6):418–422

37. Bolger WE, Kuhn FA, Kennedy DW. Middle turbinate stabilization after functional endoscopic sinus surgery: the controlled synechiae technique. Laryngoscope 1999;109 (11):1852–1853

38. Schlosser RJ, Zachmann G, Harrison S, Gross CW. The endoscopic modified Lothrop: long-term follow-up on 44 patients. Am J Rhinol 2002;16(2):103–108

39. Casiano RR, Livingston JA. Endoscopic Lothrop procedure: the University of Miami experience. Am J Rhinol 1998;12(5):335–339

40. Georgalas C, Hansen F, Videler WJ, Fokkens WJ. Long terms results of Draf type III (modified endoscopic Lothrop) frontal sinus drainage procedure in 122 patients: a single centre experience. Rhinology 2011;49(2):195–201

41. Tran KN, Beule AG, Singal D, Wormald PJ. Frontal ostium restenosis after the endoscopic modified Lothrop procedure. Laryngoscope 2007;117(8):1457–1462

42. Rajapaksa SP, Ananda A, Cain T, Oates L, Wormald PJ. The effect of the modified endoscopic Lothrop procedure on the mucociliary clearance of the frontal sinus in an animal model. Am J Rhinol 2004;18(3):183–187

43. Samaha M, Cosenza MJ, Metson R. Endoscopic frontal sinus drillout in 100 patients. Arch Otolaryngol Head Neck Surg 2003;129(8):854–858

44. Weber R, Mai R, Hosemann W, Draf W, Toffel P. The success of 6-month stenting in endonasal frontal sinus surgery. Ear Nose Throat J 2000;79(12):930–932, 934, 937–938 passim

45. Amonoo-Kuofi K, Lund VJ, Andrews P, Howard DJ. The role of mitomycin C in surgery of the frontonasal recess: a prospective open pilot study. Am J Rhinol 2006;20(6):591–594

46. Ramadan HH. Surgical causes of failure in endoscopic sinus surgery. Laryngoscope 1999;109(1):27–29

47. Grobler A, Weitzel EK, Buele A, et al. Pre- and postoperative sinus penetration of nasal irrigation. Laryngoscope 2008;118(11):2078–2081

48. Caylakli F, Yavuz H, Cagici AC, Ozluoglu LN. Endoscopic sinus surgery for maxillary sinus mucoceles. Head Face Med 2006;2:29

49. Har-El G. Endoscopic management of 108 sinus mucoceles. Laryngoscope 2001;111(12):2131–2134

50. Parsons DS, Stivers FE, Talbot AR. The missed ostium sequence and the surgical approach to revision functional endoscopic sinus surgery. Otolaryngol Clin North Am 1996;29(1):169–183

51. Younis RT, Lazar RH. Delayed toxic shock syndrome after functional endonasal sinus surgery. Arch Otolaryngol Head Neck Surg 1996;122(1):83–85

52. McClatchie S, Warambo MW, Bremner AD. Myospherulosis: a previously unreported disease? Am J Clin Pathol 1969;51(6):699–704

53. Sindwani R, Cohen JT, Pilch BZ, Metson RB. Myospherulosis following sinus surgery: pathological curiosity or important clinical entity? Laryngoscope 2003; 113(7):1123–1127

第 10 章
内镜颅底手术并发症

B. A. Otto, D. de Lara, L. F. S. Ditzel Filho, R. Codore Malfado, D. M. Prevedello, A. B. Kassam, R. L. Carrau

简介

随着科技的进步和人们对复杂的颅底解剖更深的认识,应用内镜颅底手术(ESBS)来处理颅底的良恶性病变的数量呈指数增长。据统计,过去 10 年神经外科医师和耳鼻喉科专家们已将内镜颅底手术从起初的可替代地位转变为治疗颅底疾病的主流标准。

正如其他医学邻域新术式的开展会受到批评和怀疑一样,ESBS 也面临这样的问题。脑脊液鼻漏、鼻部细菌污染以及潜在的感染风险,不能顺利到达术野及完整的切除病变组织、熟练掌握技术前所花费的学习代价,都是开展这一新兴技术必须克服的障碍。许多问题已逐步得到解决,最近的研究结果证明,当经验丰富的内镜医师对合适的患者使用内镜时,尽管内镜技术并不完美,但其具有一定的安全性和有效性。尽管如此,就像传统的颅底手术一样,颅底解剖结构的复杂性和疾病的多样性仍会影响外科手术相关疾病的发生率和死亡率。

本章的目的主要是对内镜颅底手术并发症进行概述。正如任何外科手术操作一样,与治疗相关的和与疾病相关的潜在并发症存在于患者护理过程中的每一个环节(即术前、术中和术后)。尽管术前并发症的讨论不是本章的目的,但是潜在的治疗相关并发症往往与患者最初的基础身体状况有关。同样,减少风险的策略和术中术后并发症的预防往往也开始于术前阶段。

问题的范围

已确定的颅底手术并发症发生率各不相同,这是因为要治疗的疾病病因不同以及解决颅底损伤部位所用的手术方式有多种。据同时期的文献报道,外科手术切除颅底恶性肿瘤的并发症发生率和死亡率分别为 30%~50% 和 0%~7%[5,6]。最近一项国际多机构研究旨在识别并预测颅面部手术的发病率和死亡率,通过对 1193 名颅底疾病患者进行研究,发现的发生率和死亡率分别为 36.3% 和 4.7%。这项研究发现,存在的伴发疾病是影响死亡率的一个显著的指征,并且伴发疾病、术前放疗、硬脑膜及脑实质的侵犯是影响术后并发症的重要指标[5]。

> **注意**
> 内镜颅底手术的总体并发症发生率数据尚未确定,但显然与传统手术相当甚至较有优势[1]。

虽然内镜颅底手术也会遇到传统手术过程中会遇到的大部分问题,但是也有一些不同之处,主要是因为鼻腔在术中起到手术通道的作用。此外,与传统手术方式相比 ESBS 仍处在起步阶段。在不同的医疗机构之间,颅底疾病治疗的技术和方案还没有形成通用的标准。此外,在医疗机构内部,并发症的发生率毋庸置疑也会由于医疗人员技术熟练性的不同而有所波动。在最近的一项研究中,Kassam 等人报道了 800 例不同颅底疾病中应用 ESBS。除了脑脊液鼻漏外,ESBS 相关的并发症总体发生率为 9.3%。其他的研究中发现,脑脊液鼻漏的总体发生率为 15.9%。但如上所述,术后脑脊液鼻漏的发生率是不固定的,随着带蒂皮瓣的应用,脑脊液鼻漏的发生率已下降到不足 5%[7]。

如何避免并发症

> **注意**
> 并发症的综合处理从减少和避免手术风险开始。

首要的是手术团队应进行内镜手术和传统手术技术培训。虽然耳鼻喉科医生一般能够熟练地进行内镜手术,但是当开始尝试两人、三人甚至四人手术时所面临的挑战就会增加。因此,手术团队在开展手术时应首先从简单的手术开始,随着技术经验的成熟逐渐过渡到复杂的手术。

内镜下鼻内入路的解剖通道

鼻内镜手术时鼻内入路基于矢状面和冠状面的解剖通路应该有一个规范的操作模式:

1.矢状面上通过中线到达纸样板和颈内动脉(ICA),包括经筛骨、经鞍结节、经蝶鞍、经斜坡、经齿状突入路。

2.冠状面入路被分为前、中、后三种方式。

颅前冠状面

颅前平面可经由外入路和内入路到达眼眶。Grave 病的眶内减压是外入路的一个例子。内入路普遍应用在内直肌和下直肌之间的通路来减轻视神经内侧的损伤。

中冠状面和后冠状面

中和后冠状平面依据它们与颈内动脉的关系被分为 7 个解剖区域。岩上部和岩下部平面的讨论需参考它们与颈内动脉岩部的关系,并不是必须按岩骨来分区。这 7 个解剖区域如下:

- 区域 1:岩尖部前方。
- 区域 2:颞骨岩部的中间部,位于颈内动脉岩

部水平面以下。

- 区域 3:由四边形区域构成的颞骨岩部以上区域。这个四边形的区域一般内侧是斜坡外的颈内动脉,下方为岩部颈内动脉水平段,外侧为三叉神经第二支,上方为海绵窦内的第六对颅神经。通过该入路能到达 Meckel 腔隙和半月神经节。
- 区域 4:上侧方的海绵窦,有动眼神经、滑车神经、三叉神经第一支以及展神经从中间穿过。
- 区域 5:通过翼点或颞下窝可直接到达中颅窝。
- 区域 6:枕骨髁区域,它的旁正中区域位于斜坡和枕骨大孔侧下方的第三颈椎附近。它的前侧方界限为咽鼓管咽口和咽隐窝,主要标志为咽旁侧的颈内动脉。上方能到达颞骨岩部和枕骨斜坡的软骨结合部。这个区域的损伤可以累及舌下神经管。
- 区域 7:咽侧部颈内动脉旁区域。这个解剖区域是指沿着上颌窦的底壁一直延伸,包括翼突外侧板以及附带的软组织。最重要的是,这个区域跟颈静脉孔的后方毗邻[8-11]。

难度渐进的入路系统的培训分级方法已经被推广(表 10.1)[4]。表 10.1 描述的难度分级是很重要的,因为这个分级对患者在围术期可能遭受的并发症有重大的影响。

鼻内镜手术的原则

鼻内镜颅底手术的技巧在文献中已经被广泛描述,本节我们不再详细叙述。但是,这里面有几个关键原则应该重视和注意:

- 选择正确的手术入路,使其有足够的空间以满足三人或四人同时进行操作。
- 细致地解剖和分离肿瘤组织或损伤部位。
- 将神经血管组织周围的创伤降到最小。

表 10.1 培训分级建议

1 级	鼻腔鼻窦手术
2 级	外伤性或自发性脑脊液鼻漏 蝶鞍内或局限性的蝶鞍外的损伤
3 级 (硬膜外)	正中入路到达无硬脑膜延续的齿状突入路的颅底
4 级 (硬膜内)	正常组织通过血管结构与损伤组织分离 病变邻近或黏附于血管结构
5 级 (血管)	旁正中入路(颈内动脉的解剖) 病变侵犯或围绕血管结构

- 进行充分的颅底重建,将颅内空间和鼻腔分离开。

> **注意**
> 手术过程中应注意保护鼻腔鼻窦结构,术中因疏忽大意造成的鼻部黏膜损伤可能导致不必要的鼻部疾病的发生。

制订手术计划

除了必要的手术培训之外,手术团队应该制订常规的标准化手术计划。术前的影像学检查是必需的。在我们的规划中,我们团队整体每周要进行一次影像学的回顾及讨论。同样的,所有已行的病理学检查也应该做一次回顾。在没有禁忌证的情况下,在肿物完整切除之前,对膨出的脑膜、血运丰富的肿瘤组织等累及鼻腔鼻窦的新生物在术前或术中应做活组织检查。这使外科医师只依据肿瘤的大小、生长部位以及组织病理学检查结果就能更准确地告知患者术中切除肿瘤的范围、预计的患病率以及术中潜在风险。将患者转诊到适当的医疗服务机构和(或)麻醉机构需顾忌到转诊期间的危险评估和医疗资源优化配置。

> **注意**
> 为了防止预料中可能出现的大出血,应该准备充足的血液制品。

手术步骤

根据术前病理检查、病变的范围、已制订的手术计划以及患者合并的其他疾病,应该采取进一步的措施,至少是最佳治疗方案,来避免术后并发症和手术中可能遇到的障碍。电脑指导下的立体定向导航系统在鼻内镜颅底手术中已得到广泛的应用。回顾已做的影像学检查是非常重要的,它能够确保术中按照合适的手术方式完成手术。

神经生理学的监测在我们机构已常规应用,包括躯体感觉诱发电位和术中对颅神经的监视。除了监测过程中颅神经的反馈指标外,躯体感觉诱发电位在颈动脉损伤后皮质灌注治疗中也起到一种指示器的作用。

在那些颈动脉被肿瘤组织包围的地方,或者动脉周围需要广泛解剖分离的地方,术前的影像学检查如磁共振血管成像和 CTA 能够使术者对颅内血管有一个更好的理解。这些研究可以用来为立体定向导航系统服务。除此之外,造影能够为肿瘤血运、颅内血液循环和侧支循环提供一个精确的解剖评估。但是,为了更好地评估是否存在足够有效的侧支循环来代偿闭塞的颈内动脉血运,推荐行氙气计算机断层扫描血管造影术球囊闭塞[14]。

术中并发症

> **注意**
> 颅底手术的大部分术中并发症及其患病根源与术中神经或血管的损伤息息相关。正如预期的那样,神经或血管并发症在情况复杂的患者中发病率会更高,尤其是在 4 级或 5 级手术中。

术中出血和血管损伤

术中的出血问题一直是安全切除颅内肿瘤最主要的挑战之一。不论手术采用何种入路,肿瘤的位置、大小和血运,手术时间以及全身因素造成的出血倾向都可能会引起出血。在鼻内镜颅底手术中,由于鼻黏膜的血管分布,鼻内通路可能在所有引起出血的因素中起到一个很关键的作用。

出血的分类

大体上,出血分类依据两个因素:出血源(静脉或动脉)和出血速度(低速或高速)。

- 低流量的静脉出血最常见的原因是弥漫性黏膜渗出。然而有个别例外,如海绵窦静脉丛的出血是高流速的静脉出血。
- 低流量的动脉出血见于小动脉,如滋养血管等;而高流量的动脉出血包括大中动脉,比如蝶腭动脉或者颌内动脉,甚至是颈内动脉。

总体来说,这种分类为外科医师们采取合适的止血方法提供了依据。但是,止血方法的选择也需要参考其他的因素,如组织的类型(黏膜、骨质或者肿瘤)、邻近神经血管结构以及解剖区(硬脑膜内外)[12]。

低流量的静脉出血

低流量的静脉渗出性出血在经鼻入路的手术中是非常常见的。根据我们的经验,温盐水输注对预防这种类型的出血是非常有效的。建议温盐水的温度应保持在40℃~42℃[12]。尤其是在那些持续时间比较长的手术中,记录术中输注温盐水的量是很重要的,它可以用来精确地评估失血量。对于那些持续的低流量静脉出血以及那些快速的静脉出血,例如由于海绵窦损伤引起的出血,止血材料如 Floseal (Baxter Inc.; Deerfield, IL, USA) 或 Avitene (Ethicon Inc., Johnson and Johnson; Somerville, NJ, USA) 是非常有效的。

动脉出血

尽管动脉出血的速度与血管的大小呈正比,但是动脉损伤后反射引起的神经调配结果跟血管的大小没什么必然联系。这个事实强调,我们必须保护所有尺寸的动脉血管,练习审慎地使用烧灼术来做精确的解剖(图10.1)。

在把肿瘤组织从附着的神经血管床剥离的过程中,小动脉的损伤是很常见的。对于合适的患者,他们没有明显的皮质袖套以及在肿瘤和鼻腔通路之间没有关键的神经血管结构(如视神经),内镜下鼻内入路使得在切除肿瘤时对脑组织的牵拉很少或切除很小。尽管如此,在肿瘤组织与周围的神经血管基质分界处必须认真细致地解剖分离。在前颅底肿瘤如嗅神经母

细胞瘤及嗅沟脑膜瘤的切除过程中,可能会损伤额极动脉。同样,在中颅窝和后颅窝,为了阻止潜在的灾难性损伤发生,必须注意保护供应脑干和视神经的小滋养动脉[15]。

在前面提到的800例手术中,Kassam等[1]报道了大约有7例术中出现血管并发症,发生率为0.9%。其中一位患者,P1型穿孔器形成的撕脱伤造成了很严重的后果,出现了短暂的言语障碍。还有3位患者由于血管的损伤术后出现了严重的永久性神经损伤:1位患者由于脑桥的出血造成四肢瘫痪,1位患者由于颌内动脉的出血造成轻偏瘫,另1位患者由于额极的损伤造成单侧下肢的麻痹。其中1位患者由于眼动脉撕裂伤的发生造成了该侧视力的丧失。

总之,在分离或切除病变组织时可能会出现这些中小血管的损伤。对出血的控制不仅要考虑到血流的速度,还应考虑到周围相邻的解剖结构。双极电凝在止血方面是非常有效的,在适当的时候是一种不错的选择方法。但是,热量造成邻近组织结构的损伤可能会妨碍双极电凝的使用。在这种情况下,可以使用止血材料,例如 Floseal 或 Avitene 效果很好,尤其是当周围的解剖结构能够承受轻微压力的止血材料时。

颈内动脉的损伤

颈内动脉的损伤可能是内镜颅底手术中最令医生担心的血管并发症。在上面提到的7个(0.9%)有关术中血管损伤的病例中,2例牵扯到颈内动脉,都没有造成永久性损伤。占据所有颅内动脉瘤12.8%的海绵窦段颈内动脉瘤并不罕见,并且在合并垂体瘤的患者中更常见。在对一组有关颈内动脉损伤的回顾性分析中发现,111例术前未发现颈内动脉瘤的病例有6例在术中发现存在动脉瘤。

> **注意**
> 术中颈内动脉损伤的解剖风险包括动脉的裂开、蝶窦中隔附着于颈内动脉和颈内动脉的闭塞。其他的风险还包括修正手术、术前放疗、溴隐亭治疗以及肢端肥大症[16]。

在内镜颅底手术危险性最高的快速大量动脉出血中,一个应急、有效、协调的团队是手术成功的关键。在脑损伤患者的手术中,因为多项操作需同

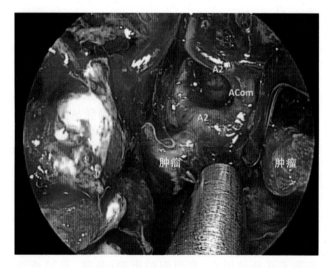

图10.1 经筛入路切除嗅沟脑膜瘤术中内镜下图像。术中对血管的精细解剖在预防脑血管并发症方面起到很重要的作用。A2:大脑前动脉A2段;ACom:前交通动脉。

时进行,手术团队中的每一位成员都要做好应急的准备。除了修复损伤外,还应该采取相应的措施来阻止可能伴发的不利后果。必须保持充足的脑灌注压力。因此,控制高血压有利于维持脑灌注压,但禁止控制性降压。在这种情况下,神经电生理学监测是一个关键指标,因为它是脑灌注量的一个反应。除此之外,患者还需进行抗凝治疗。在颈动脉损伤的情况下,抗凝治疗在减少整体出血方面起的作用很小。但是它对术后血管修复过程中栓子的形成有阻碍作用。此外,由麻醉人员和后勤人员执行的医疗急救和血液制品管理必须是持续性的、动态调整的过程。

尽管压迫同侧的颈内动脉能够减少近端的血流,然而这并不能完全阻断血流,这是由于侧支循环的代偿能够增加远端的血流量并且压迫并不能使血流完全中断。成功及时地控制和修复损伤需要直接针对病变部位。在这种情况下,两位手术医师进行四手操作是非常关键的,其中一位术者用双手修复病变组织,同时另一位术者清理术野的血液以保持清晰的手术视野。

根据颈动脉损伤的动物模型试验,Valentine 和 Wormald[17]评估了多种技术方法在控制颈动脉破裂中的作用。根据他们的经验,缝合技巧、团队合作协调能力以及保持术野可视化的能力在外科手术中是非常重要的。保持术野清晰的方法包括:使用清理镜头的装置,使用更大功率的吸引器(12Fr 或更大),以及经鼻腔出血更少的内镜定向导航。通常,中隔后缘能够使一侧鼻腔避开血流,使该侧鼻腔更利于内镜手术操作。一旦有了清晰的术野,就可以在修复损伤的同时

使用吸引器直接吸取血流。使用吸引器有利于损伤部位术野的暴露和修复。在一些病例中,必须切除病变周围的骨质才能更好地到达损伤部位。修复损伤部位的方法包括:双极电凝焊接血管或者使血管损伤部位形成栓子,直接压迫止血,缝合修补术,用动脉瘤夹重建(图 10.2),血管结扎或损伤血管部分切除[15]。肌肉组织团块的应用也是一种选择[17],如果大腿或腹部已准备好切割筋膜,可以由另一位医生快速获取肌肉组织。

一旦出血被控制,患者需进行血管内评估,然后进行可靠修复。需要注意的是,如果硬脑膜开放,应施以适当的压力,以避免血液流到硬脑膜外空间。尽管大部分病例颈动脉基本上都有损伤,但还是可以使用覆膜支架来保持颈动脉开放[18]。术中保护血管的最好方法是使用动脉瘤夹或者内径较小的 SundtKeyes 夹。

神经损伤

内镜颅底手术中明显的神经损伤的发生率为0%~33%不等,主要取决于手术难易程度的分级[1,19,20]。根据以前的报道,神经损伤的发生率为 1.8%,所有患者中有 0.5%正经受着不可逆转的颅神经病变,0.8%有短暂的颅神经损伤,还有 0.5%遗留短暂的轻度偏瘫。持久的神经损伤包括第Ⅵ对颅神经(2 例)、第Ⅸ、Ⅹ对颅神经(1 例)和第Ⅸ、Ⅹ、Ⅻ对颅神经(1 例)。短暂的损伤病例包括第Ⅲ对颅神经(2 例)、第Ⅵ对颅神经(3 例)和轻偏瘫(4 例)[1]。按照损伤的严重程度分级时,Ⅳ级和Ⅴ级患者更易出现神经损伤。当只考虑蝶鞍外的手术时,术中神经损伤的发生率为

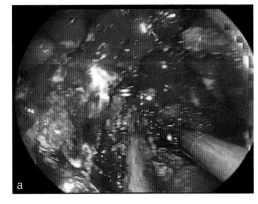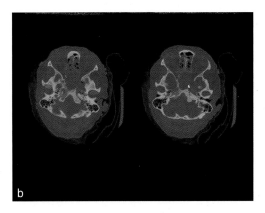

图 10.2　动脉瘤夹。(a)术中内镜下放置一个动脉瘤夹,用来控制损伤的左侧颈内动脉。(b)术后的 CT 扫描显示在修复左侧颈内动脉中使用的动脉瘤夹。

2.4%（1%为永久性损伤），其与显微镜下的经蝶骨手术或者传统的肿瘤切除手术相比更有利，至少是有可比性的[1]。除了上面提到的病例，延迟性神经损伤发生率为 1.9%，0.6% 的患者遗留永久的损伤。尽管如此，永久的神经损伤的整体发生率为 1%[1]。

展神经（第Ⅵ对颅神经）麻痹

最常见的颅神经病变是第Ⅵ对颅神经麻痹[1,21]。展神经的损伤会引起外直肌功能障碍，进而会造成复视。在斜坡或海绵窦层面，展神经是在最前方的一对颅神经。无论是经斜坡入路还是中线入路都可能损伤到该神经。肿瘤或颅底病变可能会压迫该神经，进而引起术前的麻痹，这些占据桥前池的肿瘤可能使颅神经向任何方向移位，增加术中风险。对颅底解剖的细致了解有利于术中准确地预测最初损伤的位置[21,22]。

根据 Barges-Coll 等的描述[21]，识别关键的解剖标志有助于预防在手术过程中对外展神经的损伤。在经斜坡入路的手术过程中，基底动脉结通常用来作为切开硬脑膜的标志。其他重要的解剖标志包括：岩尖中部入路时的颈内动脉破裂孔段，Meckel 腔隙入路时的颅神经 V2 段。V2 段颅神经可作为决定四边孔能切除的最高高度的一个标志。以上提到的这几种手术入路需要细致的解剖颈内动脉，以及对手术步骤胸有成竹。虽然颈内动脉为寻找第Ⅵ对颅神经提供了一个有用的解剖标志，但是它不仅增加了颈内动脉自身的损伤风险，也增加了颈内动脉通过下外侧干损伤而导致第Ⅵ对颅神经神经滋养血管的损伤风险。

如上所述，神经生理学监测要应用于可能出现颅神经病变的任何病例。宽敞的鼻腔通路为严谨的解剖提供了可能，细致入微的解剖在切除那些环绕颅神经的损伤时是很重要的（图 10.3）。除非是切除一段颅神经或者在神经周围进行广泛的切除，否则在切除病变时一定要注意保护病变周围的神经。如果术者没有足够的耐心进行切除，解剖入路不应选在有已知神经走行的地方。因此，必要时可采用多重入路（前入路或后入路）。当术后出现麻痹时，尤其是那些之前没有预料到的，影像学检查有助于排除术后血肿的致病源。除此之外，其他原因引起的压迫也应该注意，例如，鼻部压迫材料挤压视神经可能会引起术后视力丧失[1]。

术后并发症

大部分与手术相关的并发症都与颅底结构的破坏相关，伴发有脑脊液鼻漏或颅内积气、感染（脑膜炎或者脓肿）、迟发性颅内出血、迟发性神经损伤（如视力丧失或半身不遂）或系统并发症（如深静脉血栓或肺炎）。

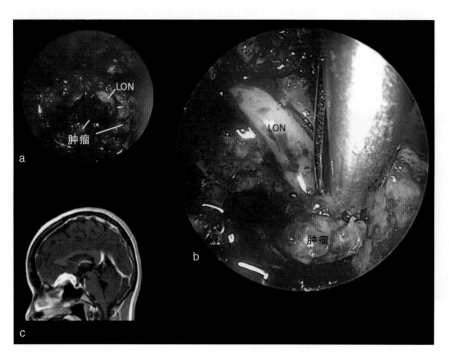

图 10.3 通过蝶骨平台入路鼻内镜下切除蝶骨平台脑膜瘤的术中示图。(a)嗅神经被瘤体所包围。LON：左侧嗅神经。(b)直视下切除神经周围的肿瘤。(c)术前矢状位 T1 加权 MRI。

与颅底重建相关的并发症

内镜颅底手术后颅底重建的主要目的是把颅内和鼻腔分隔开。没有达到这个目标，临床上就会出现脑脊液鼻漏等情况，这是一件很麻烦的事情。在术后患者中对与脑脊液鼻漏相关的潜在并发症或者伴随症状应保持高度警惕。例如，一位脑脊液鼻漏患者出现精神状态的改变，需要迅速检查和治疗可能存在的颅内积气。同样，与脑脊液鼻漏相关的脑膜炎也需要迅速及时的治疗，以避免出现危及生命的并发症。

脑脊液鼻漏

阻碍内镜颅底手术进行的障碍之一是术后的脑脊液鼻漏。颅底重建的方式存在几种不同的选择，而 Hadad-Bassagaisteguy 的鼻中隔皮瓣的发明使内镜颅底手术发生了一次革命，使得复杂的颅底重建可以采取内镜下手术方式。从那以后，还发现了其他鼻内皮瓣并应用于临床，包括中鼻甲、下鼻甲、前后鼻腔外侧壁黏膜瓣。除此之外，局部皮瓣例如颅骨膜、颞肌、腭或颊黏膜瓣也已经应用，但是这些部位的皮瓣只有在鼻内皮瓣不够修补缺损时才考虑应用。

> **注意**
> 随着与鼻中隔皮瓣相比有绝对优势的富于血管的皮瓣的常规应用，术后脑脊液鼻漏的发生率从最开始的超过 40% 下降到 5% 以下[7]。

皮瓣最主要的生理学优点在于可以持续供给组织营养物质，而黏膜移植物需要吸收营养，非细胞材料在病变痊愈过程中需要使其黏膜化。因此，与鼻内皮瓣应用相关的最重要的技术之一是对神经血管蒂的保护。鉴于许多病例的良好效果，这个结论是可靠的，即血管蒂必须完整切除并游离，使其能够完全覆盖病变部位。事实上，完整地切除血管蒂是修复病变的一个关键步骤。为了防止血管蒂的干燥和皮瓣种植的失败，下方组织必须支持黏膜瓣。在一些情况下，必须调整修复的过程使其达到要求，同时缩短皮瓣到达最远端病变的长度。例如，经筛切除前颅底肿瘤可能会遗留一些延伸到额窦的病变。在这种情况下，当血管蒂在蝶骨附近打

褶时，鼻中隔皮瓣不足以覆盖病变部位。在黏膜移植后，可以移植一部分脂肪组织到蝶窦，以缩短到达额窦后部的距离，也为血管蒂的存活提供一个附着部位。尽管这种方法是使皮瓣存活很有效的一种方法，但在一些病例中还需采取其他一些手段来确保皮瓣安全存活。例如，U 形夹（Medtronic, Inc.; Minneapolis, MN, USA）的使用能够避免皮瓣在康复和收缩时沿着修复部位裂开（图 10.4）。最后，在皮瓣移植之前移植床必须达到最佳化。尽管在许多病例中整体皮瓣表面的移植床是裸露的，但证据表明皮瓣最小的需求量是沿黏膜周围圆形移除后迅速移植到病变部位[23]。

在我们的规划中，邻近皮瓣可用于多层封闭术腔。在皮瓣移植前，硬膜的病变部位需要先覆盖可吸收的胶原移植物（Duragen Dural Graft Matrix; Integra LifeSciences Corporation; Plainsboro, NJ, USA）。如果可能，编者喜欢放置嵌入移植物。然后，将皮瓣放置到固定部位，完全覆盖确定的病变部位。当移植的皮瓣不足以覆盖整个病变部位时，可进行调整来填补遗留的部位。就像上面讨论的一样，将脂肪移植到蝶窦可能会提供更充足的皮瓣来覆盖前方的病变。皮瓣间隙或中部的病变可以用筋膜、脂肪或者脱细胞真皮材料来覆盖。然后，在最初的治疗阶段，皮瓣必须存活。人工胶（Duraseal; Covidien; Mansfield, MA, USA）有利于皮瓣存活，然后结合可吸收填塞物和可移除的支持物。可移除的支持物由

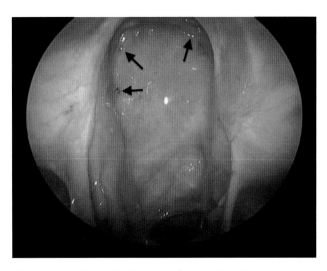

图 10.4　内镜下经筛切除嗅神经母细胞瘤术后内镜影像。在修复重建的过程使用 U 形夹（黑色箭头）来帮助固定鼻中隔皮瓣。

鼻腔填塞物和气囊导管等部件构成。我们应该意识到，没有任何一种材料能完美地用在所有患者身上。任何支撑材料的关键组件应能够与病变边缘组织相吻合且有足够的压力来阻止脑脊液的流出，使其能够滋润皮瓣组织。在皮瓣和支撑的填塞物之间应用可吸收的或可降解的材料有助于消除术后皮瓣移位。移植物取出的时间取决于病变的大小和漏口周围的条件。流速较快的漏口和较大的病变需要5~7天。

总之，以上提到的这些方法能够使患者预后更好。尽管如此，术后仍存在一定的并发脑脊液鼻漏的风险。Patel等[7]回顾分析了150例使用鼻中隔皮瓣来修复颅底的患者，其中6例(4%)确诊并发了脑脊液鼻漏。其中，59例术中即出现了脑脊液鼻漏，4例(6.7%)出现了迟发性脑脊液鼻漏。在那些术中出现少量脑脊液鼻漏的患者中，术后脑脊液鼻漏发生率为2.1%(2/91)。当术后发现存在脑脊液鼻漏时，需尽快采取相应的措施来避免颅内积气和脑膜炎的发生。可以采取的修复措施包括麻醉下重新修复或采取腰大池引流。尽管腰大池引流可能会解决小流量的脑脊液鼻漏[7]，但有效的手术评估和修复使得手术医师可以评估病变、合理地放置移植物或皮瓣、用新的组织进行重建，若必要时可以采用腹部脂肪。在那些术后并发脑脊液鼻漏的患者中，若术中有较大漏口，或者当移植皮瓣很充分时，椎引流可能有助于解决术后脑脊液鼻漏。同样，有效的脑脊液腹腔分流有助于降低那些合并颅内高压和颅底并发症的患者出现延迟的脑脊液鼻漏的概率。例如，对于那些表现为自发性脑脊液鼻漏或怀疑为自发性脑脊液鼻漏的患者，我们的术后处理措施包括腰椎穿刺或术后36~48小时内监测颅内压，如果颅内压大于25mmHg，我们将为患者采取脑室分流。

颅内积气

颅内积聚的高压气体是一个潜在的危及生命的并发症，它是由颅底病变形成的单向瓣膜所致。尽管颅内气体在ESBS术后影像学上很容易显现，但是其自然病程是缓慢的。颅内气体因持续地由单向活瓣进入颅内，结果导致颅内高压和脑组织受压。积聚在颅内的气体频繁压迫额叶，导致"富士山"征，出现一个对称的锥形额叶表现(图10.5)[24]。

治疗颅内积气的方法包括释放颅内气体和修复颅底病变，最简单的治疗方法是紧急行再次手术。打开以前修复的颅底以便使空气放出，然后，再小心地修复颅底病变。如果必要，用移植物或其他材料修复增加的缺损。维持一定的血压和氧气供应有助于保持脑组织血液灌注，甚至有助于空气的吸收，但是用外科手术来排出颅内气体解决颅内积气是最重要的方法[24,25]。与术后合并脑脊液鼻漏的患者相似，颅底病变导致的颅内积气可能是脑膜炎的一种风险。

感染并发症

脑膜炎

另一种更为严重的神经外科手术并发症是急性细菌性脑膜炎，即脑膜感染，其常会引起听力损失，尽管使用过抗生素，但仍有5%~40%的儿童以及20%~50%的成人是致命性的[26]。传统的经蝶窦手术术后脑膜炎的发生率为0.7%~3.1%[27~29]，开颅手术后脑膜炎

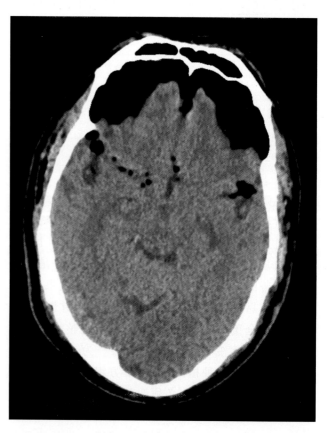

图10.5　轴位CT扫描显示"富士山"征，即因颅内积气导致的额叶对称的锥形低密度影。

的发生率为 0.9%~2.5%[30-32]，然而在颅底手术中，发生率上升为 2%~4.8%[33,34]。在回顾了 100 例患者后，Kono 等[2]报道的发生率为 1.8%。显著的风险因素包括男性、手术史（开颅或内镜手术史）、危险度分级很高（IV 或 V 级）、住院前的脑室外引流或脑室腹腔分流和术后的脑脊液鼻漏。最重要的风险因素是术后的脑脊液鼻漏，在 140 例术后出现脑脊液鼻漏的患者中有 13 例（9.3%）出现了颅内感染，其他研究也给出了相同的结论[35,36]。

如果手术时没有急性鼻窦炎，内镜下颅底手术分类属于无污染手术。因为在病理学上，细菌接种量与急性细菌性鼻窦炎相关，如果手术存在化脓性感染，这种手术方式就得终止。有些学者[37]建议，慢性鼻窦炎引起的慢性炎症可以不作为内镜下垂体手术的禁忌证，前提是这些患者近期并没有出现急性感染的加重。应该合理规划手术时机，并且在颅底手术前对任何存在的感染情况都应该进行控制。尤其是在手术切除会累及硬脑膜内时，细菌的扩散可能会带来危及生命的后果。

目前尚没有某种抗生素能安全地抑制鼻腔细菌滋生。此前曾对围术期的抗生素预防进行过评估，但还缺乏专门的内镜下颅底手术的随机对照实验。对已广泛应用于传统颅底手术的广谱抗生素进行了评估，总体而言围术期抗生素应用减少了术后伤口的感染[36,38]。但是，预防性使用抗生素在预防脑膜炎和脑脓肿方面尚有争议，因为并不是所有的研究结果都认为有益[36]。在 Kono 等[2]进行的研究中，脑膜炎发病率不到 2%，预防性使用的抗生素有头孢曲松钠和头孢吡肟。万古霉素以及氨曲南可用于那些对 β-内酰胺类抗生素过敏的患者。如果手术穿透硬脑膜并伴有脑脊液的溢出，术后需继续使用抗生素直到鼻腔填塞被清除。那些术中硬脑膜没有穿透的患者，术后可使用氨苄西林-克拉维酸或可替代的抗生素，直到填塞物被清除。对于那些术后未进行填塞的患者，应停止使用抗生素。尽管围术期抗生素的使用所起到的作用还有待证实，但是近来与 ESBS 相关的脑膜炎的发生率维持在低水平。

尽管如此，坚持绝对严格的无菌技术、术前外鼻及鼻腔的准备以及术腔冲洗在我们机构内仍是常规标准。在手术开始前，聚维酮碘溶液常规用来消毒鼻部皮肤、面中部及眉间皮肤。需采取相应的措施防止溶液进入眼睛。如果需要采取任何其他的手术入路，术前的消毒需延伸到相应的部位。我们并没有常规地用聚维酮碘溶液来为鼻前庭后部进行皮肤消毒。但是，在颅神经解剖暴露之前，需用盐水充分地冲洗鼻腔。鼻腔清洗在理论上减少了鼻部细菌生存量，并且很可能是减少整个鼻腔及手术通路上微生物量的一个重要因素。

尽管与 ESBS 相关的脑膜炎发生率很低，但是每一例患者都存在这样的风险。应该让患者知道脑膜炎的临床表现并告知其存在的危险因素。脑膜炎的临床诊断应该迅速敏捷，一经确诊应立即将患者转移到监护室，使用广谱抗生素。类固醇类药物的添加使用会降低发生脑膜炎神经后遗症的风险，包括感觉神经听力丧失。但是，并没有证据提示类固醇类药物的使用会有显著的收益[26]。

全身并发症

与 ESBS 相关的全身并发症的总发病率为 2.9%，根据病例的复杂情况范围在 1.6%~6.7% 之间。危险因素，例如年龄大于 60 岁、Cushing 病以及术后的脑脊液鼻漏，对术后全身并发症有一定的预示作用[1,39]。在其他的外科手术中，心肺、周围血管、肾脏、胃肠、内分泌或其他全身并发症可能会成为手术成功的一个障碍。手术前风险分级和医疗最佳化可能有助于清除一些手术障碍。尽管如此，经历手术的任何一个人都可能真实地遇到这些并发症。在手术中遇到并发症时，需尽可能快地邀请相应的专家来会诊。根据需要，将患者转移到急症室有助于使其减少不必要的并发症。除了术后常规的监测和护理外，适当的补充营养也是很重要的。如果需要放置饲管，需要由耳鼻喉科医师在内镜下完成，以防止意外的颅内插管。

总结

ESBS 是一个新兴的、有活力的学科。这项技术的应用使手术团队有了一种新的创伤更小的方式来处理颅底疾病。尽管还有许多技术需要完善，但 ESBS 由那些经验丰富的团队来执行是比较安全的。尽管如此，ESBS 也会遇到与传统手术相似的风险，至少定性上是这样的。术前了解疾病潜在的风险是减少手术并发症的最佳方式。经验丰富的手术团队需要具备迅速处理术中严重并发症的能力以及预防术后并发症的最佳方案，至少可最大限度减少长期并发症。

（杭伟　胡云磊　译）

参考文献

1. Kassam AB, Prevedello DM, Carrau RL, et al. Endoscopic endonasal skull base surgery: analysis of complications in the authors' initial 800 patients. J Neurosurg 2011;114(6):1544–1568
2. Kono Y, Prevedello DM, Snyderman CH, et al. One thousand endoscopic skull base surgical procedures demystifying the infection potential: incidence and description of postoperative meningitis and brain abscesses. Infect Control Hosp Epidemiol 2011;32(1):77–83
3. Lund VJ, Stammberger H, Nicolai P, et al. European position paper on endoscopic management of tumours of the nose, paranasal sinuses and skull base. Rhinol Suppl 2010;(22):1–143
4. Snyderman CH, Carrau RL, Kassam AB, et al. Endoscopic skull base surgery: principles of endonasal oncological surgery. J Surg Oncol 2008;97(8):658–664
5. Ganly I, Patel SG, Singh B, et al. Complications of craniofacial resection for malignant tumors of the skull base: report of an International Collaborative Study. Head Neck 2005;27(6):445–451
6. Kryzanski JT, Annino DJ Jr, Heilman CB. Complication avoidance in the treatment of malignant tumors of the skull base. Neurosurg Focus 2002;12(5):e11
7. Patel MR, Stadler ME, Snyderman CH, et al. How to choose? Endoscopic skull base reconstructive options and limitations. Skull Base 2010;20(6):397–404
8. Kassam A, Snyderman CH, Mintz A, Gardner P, Carrau RL. Expanded endonasal approach: the rostrocaudal axis. Part I. Crista galli to the sella turcica. Neurosurg Focus 2005;19(1):E3
9. Pirris SM, Pollack IF, Snyderman CH, et al. Corridor surgery: the current paradigm for skull base surgery. Childs Nerv Syst 2007;23(4):377–384
10. Kassam AB, Gardner PA, Snyderman CH, Carrau RL, Mintz AH, Prevedello DM. Expanded endonasal approach, a fully endoscopic transnasal approach for the resection of midline suprasellar craniopharyngiomas: a new classification based on the infundibulum. J Neurosurg 2008;108(4):715–728
11. Kassam AB, Vescan AD, Carrau RL, et al. Expanded endonasal approach: vidian canal as a landmark to the petrous internal carotid artery. J Neurosurg 2008;108(1):177–183
12. Kassam A, Snyderman CH, Carrau RL, Gardner P, Mintz A. Endoneurosurgical hemostasis techniques: lessons learned from 400 cases. Neurosurg Focus 2005;19(1):E7
13. Hadad G, Bassagasteguy L, Carrau RL, et al. A novel reconstructive technique after endoscopic expanded endonasal approaches: vascular pedicle nasoseptal flap. Laryngoscope 2006;116(10):1882–1886
14. Snyderman CH, Carrau RL, deVries B. Carotid artery resection: Update on preoperative evaluation. In: Johnson JT, Derkay CS, Mandell-Brown MK, Newman RK, eds. AAO-HNS Instructional Courses. Alexandria (VA): American Academy of Otolaryngology-Head and Neck Surgery 1993:341–346
15. Solares CA, Ong YK, Carrau RL, et al. Prevention and management of vascular injuries in endoscopic surgery of the sinonasal tract and skull base. Otolaryngol Clin North Am 2010;43(4):817–825
16. Valentine R, Wormald PJ. Carotid artery injury after endonasal surgery. Otolaryngol Clin North Am 2011;44(5):1059–1079
17. Valentine R, Wormald PJ. Controlling the surgical field during a large endoscopic vascular injury. Laryngoscope 2011;121(3):562–566
18. Lippert BM, Ringel K, Stoeter P, Hey O, Mann WJ. Stent-graft-implantation for treatment of internal carotid artery injury during endonasal sinus surgery. Am J Rhinol 2007;21(4):520–524
19. de Divitiis E, Cappabianca P, Cavallo LM, Esposito F, de Divitiis O, Messina A. Extended endoscopic transsphenoidal approach for extrasellar craniopharyngiomas. Neurosurgery 2007; 61:(5, Suppl 2):219–227, discussion 228
20. de Divitiis E, Cavallo LM, Esposito F, Stella L, Messina A. Extended endoscopic transsphenoidal approach for tuberculum sellae meningiomas. Neurosurgery 2008; 62(6, Suppl 3):1192–1201
21. Barges-Coll J, Fernandez-Miranda JC, Prevedello DM, et al. Avoiding injury to the abducens nerve during expanded endonasal endoscopic surgery: anatomic and clinical case studies. Neurosurgery 2010;67(1):144–154, discussion 154
22. Esposito F, Becker DP, Villablanca JP, Kelly DF. Endonasal transsphenoidal transclival removal of prepontine epidermoid tumors: technical note. Neurosurgery 2005;56(2 Suppl):E443; discussion E443
23. Bleier BS, Wang EW, Vandergrift WA III, Schlosser RJ. Mucocele rate after endoscopic skull base reconstruction using vascularized pedicled flaps. Am J Rhinol Allergy 2011;25(3):186–187
24. Michel SJ. The Mount Fuji sign. Radiology 2004;232 (2):449–450
25. Schirmer CM, Heilman CB, Bhardwaj A. Pneumocephalus: case illustrations and review. Neurocrit Care 2010;13(1):152–158
26. Brouwer MC, McIntyre P, de Gans J, Prasad K, van de Beek D. Corticosteroids for acute bacterial meningitis. Cochrane Database Syst Rev 2010;9:CD004405
27. van Aken MO, de Marie S, van der Lely AJ, et al. Risk factors for meningitis after transsphenoidal surgery. Clin Infect Dis 1997;25(4):852–856
28. van Aken MO, Feelders RA, de Marie S, et al. Cerebrospinal fluid leakage during transsphenoidal surgery: postoperative external lumbar drainage reduces the risk for meningitis. Pituitary 2004;7(2):89–93
29. Dumont AS, Nemergut EC II, Jane JA Jr, Laws ER Jr. Postoperative care following pituitary surgery. J Intensive Care Med 2005;20(3):127–140
30. Korinek AM; Service Epidémiologie Hygiène et Prévention. Risk factors for neurosurgical site infections after craniotomy: a prospective multicenter study of 2944 patients. The French Study Group of Neurosurgical Infections, the SEHP, and the C-CLIN Paris-Nord. Neurosurgery 1997;41(5):1073–1079, discussion 1079–1081
31. Korinek AM, Golmard JL, Elcheick A, et al. Risk factors for neurosurgical site infections after craniotomy: a critical reappraisal of antibiotic prophylaxis on 4,578 patients. Br J Neurosurg 2005;19(2):155–162
32. Korinek AM, Baugnon T, Golmard JL, van Effenterre R, Coriat P, Puybasset L. Risk factors for adult nosocomial meningitis after craniotomy: role of antibiotic prophylaxis. Neurosurgery 2006;59(1):126–133, discussion 126–133
33. Donald PJ. Complications in skull base surgery for malignancy. Laryngoscope 1999;109(12):1959–1966
34. Kryzanski JT, Annino DJ, Gopal H, Heilman CB. Low complication rates of cranial and craniofacial approaches to midline anterior skull base lesions. Skull Base 2008; 18(4):229–241
35. Harvey RJ, Smith JE, Wise SK, Patel SJ, Frankel BM, Schlosser RJ. Intracranial complications before and after endoscopic skull base reconstruction. Am J Rhinol 2008; 22(5):516–521

36. Horowitz G, Fliss DM, Margalit N, Wasserzug O, Gil Z. Association between cerebrospinal fluid leak and meningitis after skull base surgery. Otolaryngol Head Neck Surg 2011;145(4):689–693

37. Heo KW, Park SK. Rhinologic outcomes of concurrent operation for pituitary adenoma and chronic rhinosinusitis: an early experience. Am J Rhinol 2008;22(5):533–536

38. Carrau RL, Snyderman C, Janecka IP, Sekhar L, Sen C, D'Amico F. Antibiotic prophylaxis in cranial base surgery. Head Neck 1991;13(4):311–317

39. Semple PL, Laws ER Jr. Complications in a contemporary series of patients who underwent transsphenoidal surgery for Cushing's disease. J Neurosurg 1999;91(2):175–179

第 11 章
鼻窦及颅底的鼻外入路手术

A. Janjua, I. J. Witterick

简介

在内镜发明之前，大多都是通过鼻外入路进行鼻窦手术。在鼻窦炎性疾病的治疗中，鼻外入路可以直观地看到鼻腔鼻窦黏膜内层，去除病变鼻窦黏膜的内层，然后制造一条独立的（功能性的）引流通道使鼻腔鼻窦畅通。硬管鼻内镜技术的发明和临床医师对鼻腔鼻窦引流生理学模式的理解推动了内镜手术取代传统的鼻外入路手术模式，内镜手术可以更好地保护黏膜并使鼻腔鼻窦的自然引流通道明显恢复（通过纤毛的摆动，黏液可以从自然引流通道流出）。

目前，鼻外入路在那些需要通过外科手术切除鼻腔鼻窦肿瘤的患者中仍在继续使用。尽管内镜技术在 20 世纪 70~80 年代在解决鼻腔鼻窦炎性病变时已取得不断发展[1-6]，但是鼻腔鼻窦的肿瘤性病变仍继续以鼻外入路手术为主。直到近些年肿瘤整体切除的优越性面临挑战[7]，先进的内镜设备才越来越多地应用于切除鼻腔鼻窦肿瘤。

然而，内镜手术也有一定的局限性，在一些情况下，如与鼻窦广泛接触的病变中，鼻腔的鼻外入路手术还是需要的（甚至还有优越性）[8]。但也有人报道了更宽泛的内镜可以处理类似的病变情况[9-11]。尽管如此，现代先进的内镜鼻腔手术需要昂贵的专业设备和技术，因此在有些情况下没有条件使用。因此，所有的

鼻科医生都需要对鼻窦的鼻外入路手术很熟悉。由于鼻外手术入路外科培训的减少，对于鼻科医生来说了解手术中可能遇到的并发症很重要，需要采取相应的措施来预防和减少并发症的发生。

在任何外科手术中，出血造成的术野模糊都会导致术中的并发症，所以控制术中出血很关键。在本章中讲到的所有手术方法中，将讨论预防术中出血及避免术野模糊的关键环节（图 11.1）。

对患者术前身体基本状况及术前影像学的仔细评估有助于减少潜在并发症的发生。仔细阅读患者术前的 CT 扫描图像对评估患者颅底的完整性及高度是很重要的，尤其是有助于预防颅内并发症的发生。随着手术向后方进行，颅底和硬腭不在一个平行线上，而是向内有一些倾斜。倾斜的角度可以通过术前的影像学检查确定，这样可以预防术中对颅底的损伤。

术前需要谨慎地了解患者是否存在眼科疾病情况，了解患者的视敏度和眼球的活动范围。如果怀疑有眼部病损，正式的眼科会诊是很必要的。May 和他的同事[12]通过分析传统手术和功能性鼻内镜手术的并发症，尤其是球后血肿的发生，认为两者存在显著不同。在对 2108 例患者进行分析后，他们报道了轻微和严重眶部并发症发生率分别为 1.7% 和 0.05%。

如果术前能把以上问题考虑进来，并发症会因此减少。而且，手术医师在用器械开放鼻窦时的经验也是决定手术风险和并发症类型的关键因素。

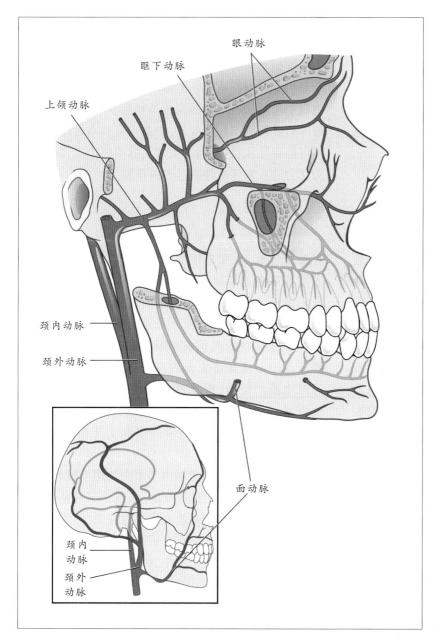

图 11.1　鼻窦及其周围的主要血管解剖示意图。眶下动脉主要供应上颌窦的顶壁和眼眶，面动脉供应面中部的一部分。眼动脉穿过筛窦的顶部发出筛前和筛后动脉（图上未显示）。

上颌窦鼻外入路手术

简介

George Caldwell 和 Henri Luc 在 19 世纪初首先描述了上颌窦的前入路手术。他们最初采用上齿龈槽切口，通过完整地剥离尖牙窝进入上颌窦，可以看见上颌窦黏膜并进行下鼻道上颌窦造口术 [13]。最近，Caldwell-Luc 团队常通过上齿龈槽切口从前壁进入上颌窦。

适应证

采用鼻外入路进入上颌窦适用于以下几种情况：

• 上颌窦存在分隔或附近有炎性病变存在这两种情况很难通过内镜进入上颌窦或很难采取鼻内入路。

• 需要广泛打开上颌窦的后壁时（即青少年血管纤维瘤的切除，需要开放翼腭窝或颞下窝时以及肿瘤的切除）。

• 在眶底骨折修复时需要暴露眼眶底部骨质。

• 为了有助于内镜手术时对颌窦前壁进行操作

(即去除上颌窦前壁黏膜巨大的病变)。

• 为了直接封闭口腔上颌窦瘘(尽管大部分此类病变可以通过内镜解决,使上颌窦引流到鼻腔或通过口腔黏膜皮瓣翻转技术来封闭瘘管)。

• 在处理难治性鼻出血时需要进行上颌动脉结扎时。但这种入路很大一部分已经被内镜下蝶腭动脉结扎术替代。

并发症:预防和治疗

口腔上颌窦瘘

采用齿龈切口进行上颌窦手术可能会造成上颌窦腔和上颌窝(或齿龈槽)的持久性贯通。据报道,口腔上颌窦瘘的发生率为1.0%(图11.2)[14]。

预防术后口腔上颌窦瘘可以制造一个从上颌窦到鼻腔的畅通的引流通道(最常用的是经中鼻道造口术),来确保充分的术后鼻窦引流以避免切口线附近过高的压力和张力。瘘管(如果持续存在)的切除以及上颌窦或口腔黏膜皮瓣的利用使组织能植入瘘管区域。计划的切口范围应至少保留瘘管周围5mm的口腔黏膜皮肤,以减少瘘管形成的风险。在术后1~2周使用盐水或其他非酒精的口腔清洗剂可保持该区域的清洁并预防术后感染。

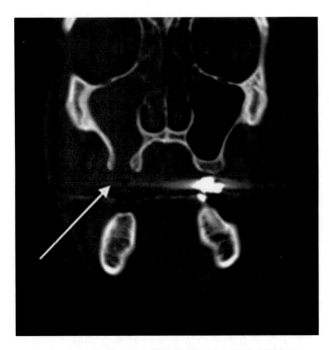

图 11.2　CT 显示口腔上颌窦瘘(箭头)和慢性上颌窦炎。

上颌动脉损伤

上颌动脉的走行靠近上颌窦的后壁。避免侵犯上颌窦后壁可以预防损伤上颌动脉,引起大量的出血。电凝引起的延迟出血的发生虽然很少见,但是可以导致术后显著的出血。此外,中鼻道造口术过度向后延伸可能会导致蝶腭动脉(上颌动脉的终末支)损伤,因为它会进入紧邻筛骨嵴后方的鼻腔。

眶下神经痛

眶下神经(V2)或其上牙槽分支的损伤可能会导致牙齿麻木、面部疼痛和面部感觉减退。外科手术需要暴露上颌窦前壁面部的软组织。需要切开上颌窦前壁的骨膜以使上颌窦前壁骨质充分暴露。切开骨膜的过程中,需要十分小心辨别眶下神经,以免引起该神经的损伤或切断。在矢状面上,眶下神经所在的面部骨骼表面的位置靠近瞳孔。靠近该神经时电凝的使用,以及覆盖神经的面部软组织的过度收缩,都可能导致术后的神经功能紊乱。上颌窦前壁骨质的过度迁移通常会引起上牙槽神经功能的紊乱。

眶下神经损伤可能是由于术中使用器械导致,也可能是侵犯上颌窦上壁造成的。在这个区域使用器械和剥离上颌窦顶壁的黏膜时需高度注意,因为在这个位置上眶下神经不一定有骨质覆盖。眶下神经可能包绕在上颌窦顶壁的软组织中,因此在这些区域使用器械时需格外小心。

在暴露翼腭窝的过程中可能会侵犯或移动上颌窦的后壁,造成上颌神经腭后支的损伤,导致同侧面部软腭和硬腭的麻木。

上唇的局部麻木可能是由于频繁地采用齿龈槽切口造成皮肤感觉神经的损伤。但是,这种麻木通常是短暂的,损伤愈合后可通过感觉神经移植修复。在愈合的过程中,患者通常会在术后数月内主诉损伤同侧的上列牙齿麻木和疼痛感,因此术前应该对该问题进行适当咨询。据统计,长期的面部麻木或感觉异常者约为9.0%(图11.3)[14]。

溢泪

上颌窦手术术后引流通道的开通可以使用上颌窦下鼻道造口术,更常见的是中鼻道造口术。在上颌窦下鼻道造口时应密切注意避免损伤鼻泪管(NLD)

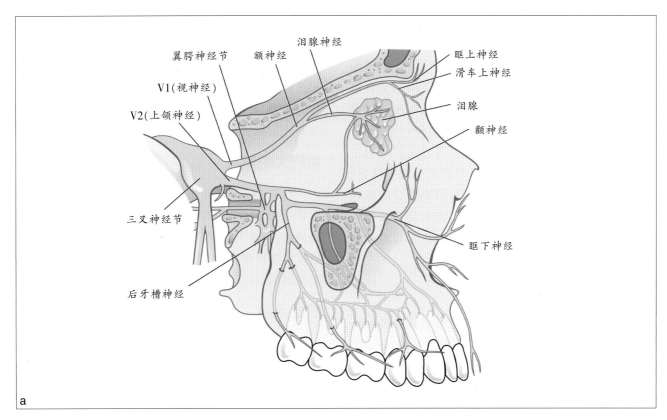

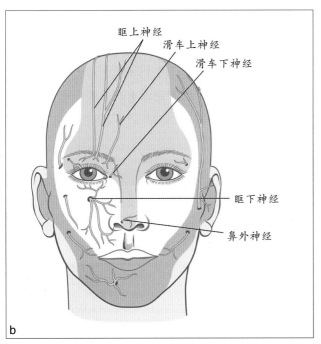

图 11.3　鼻窦及其附近的感觉神经及其相关的皮肤分布示意图。(a)三叉神经第一支及第二支矢状面观以及其支配的鼻部区域。(b)三叉神经三大主要分支支配的皮肤区域说明。在鼻腔鼻窦外入路手术中应密切注意 V1 和 V2 的皮肤分支,避免损伤。

以及形成严重的瘢痕,这些可以导致溢泪。因疏忽而造成的泪腺损伤经常发生,但是,准确的发生率和普遍性还没有专业统计。大部分的损伤都有一定的自愈性,但是溢泪常常不会自愈。

在下鼻道造口中,应该避开下鼻道前上方的区域(Hasner 瓣膜区域)以减少损伤风险。尤其是准备进行下鼻道后 2/3 部分上颌窦造口术时更应该谨慎。

在中鼻道造口术中,鼻泪管损伤的风险可以通过术中远离鼻腔外侧壁的前部使其降低。在手术后愈合期通过泪小点进行暂时的硅胶管植入也可能引起鼻泪管的损伤,但是,这个步骤是不必要的。

对于复发的难治的或严重的鼻泪管引流通道瘢痕,可采用泪囊鼻腔造瘘术使泪道引流到上方接近鼻泪管的狭窄部鼻腔。这个手术可以采用内镜完成,也可以采用鼻外入路。术中将鼻腔的外侧壁前方黏膜掀开覆盖到骨鼻泪管的上段。骨性鼻泪管的中部通常被移除(用细钻),并将鼻泪管引流到中鼻道,需考虑到术后泪液溢出的问题。可以在愈合阶段进行暂时的硅胶置管,术后需要移除。或者当需要永久置管来确保鼻泪管通畅时,也可以植入永久性玻璃材质管道。

鼻腔结痂

鼻腔的结痂通常是由术后骨质的暴露或者剥离覆盖在软骨上黏膜导致的。一项术中技术,即清除黏膜内层(减少黏膜下骨质及软骨的暴露)能显著减少并发症。频繁的术后鼻腔冲洗可能会减少鼻腔痂皮并且能加速术中无意中剥离的黏膜以及病变黏膜切除后新生黏膜的生成。鼻腔痂皮通常伴有恶臭,如果结痂存在,术后加强鼻腔盐水冲洗、加强换药以及系统的抗生素治疗都是必需的。

填塞物相关的并发症

上颌窦手术后通常不必使用填塞物。如果要进行填塞,可溶解的填塞物或前鼻孔填塞都可以应用。可吸收填塞物的优点是术后不用清除,清除过程对患者来说通常是很不舒服的。当医师决定选择使用正规的不可吸收的填塞物时,必须采用相应的措施确保填塞物是安全的,并且要使填塞物容易移除,确保其术后不能轻易移走或被吸走,并且确保没有填塞物被故意保留。不论使用何种填塞物,术后适当地使用抗生素均可预防二次感染。注意:当放置填塞物后,术后不必过早地进行盐水冲洗。然而,当填塞物移除后就需要尽早进行鼻腔冲洗。

中毒性休克综合征

中毒性休克综合征是一种与鼻腔填塞物相关的罕见的致命性感染并发症。大多数患者是由于金黄色葡萄球菌释放的外毒素引起的。U.S 中心对该病的控制和预防的诊断标准包括:体温>102°F(39℃),弥漫性黄斑皮疹、脱皮和低血压。除此之外,至少还要累及

其他 3 个器官。这种情况通常发生在填塞物植入 48 小时内,并且与鼻腔填塞物的类型有关。尽管常规推荐使用抗生素来预防中毒性休克综合征和其他感染相关并发症,但是效果却不理想[15-17]。其治疗包括填充物的移除、坏死或感染组织清创术、血压复苏以及抗葡萄球菌抗生素的应用。

骨肥大的形成

在 Caldwell-Luc 入路中,上颌窦前壁或中部侵犯后常引起骨实质的改变。这种并发症通常继发于黏膜的剥离,但并不仅仅局限于此。骨肥大的形成可以造成术后难以解释的影像学变化,也使以后再次进入窦腔变得困难。

面部水肿

面部水肿是上颌窦 Caldwell-Luc 入路手术的一个很常见的并发症,89%的患者都可能出现[14]。术后 24~48 小时的冷敷以及头部抬高可以减少其发生。

面部蜂窝织炎或脓肿

鼻前庭或覆盖上颌窦区域的面部软组织的继发性感染大部分由金黄色葡萄球菌引起,可能发生于上颌窦的鼻外入路手术后(图 11.4)。之后也可以形成脓肿的聚集(图 11.5)。患者在围术期需要应用抗生素以减少该并发症的发生。

面部不对称

上颌窦前壁骨质的过多切除可能会引起面部表情的改变。上颌窦内侧壁垂直段移除过多可能会导致

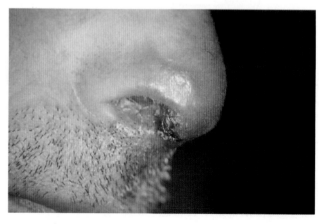

图 11.4　Caldwell-Luc 入路经鼻前庭进入上颌窦。

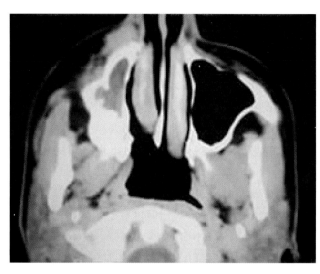

图 11.5　Caldwell-Luc 入路术后右侧面部并发蜂窝织炎的 CT 影像。

侧方软骨的塌陷,肉眼看去就像鼻翼的外侧像被整平了一样。

过多地切除或削减上颌窦内侧壁可能会导致潜在的面部不对称发生率的增加。有证据表明,通过向泪沟线植骨可以减少这种风险[18]。据报道,面部肿胀术后继发面部不对称的发生率为 2%~3%[19]。

口腔并发症

在手术中选择经上颌窦前壁进入上颌窦,或者在经牙根进入上颌窦时移除牙根黏膜,有可能会引起牙根损伤(大多数是齿臼的损伤,因为牙根常常突入上颌窦底壁)。在进行上颌窦造口时,应尽量避免切口过低或者切除过多的骨质(沿着上颌窦前壁)。术前的影像学检查有助于判断是否存在牙齿突入上颌窦,可以减少手术风险。在总结 670 例 Caldwell-Luc 入路手术后,据统计存在牙齿损伤的概率为 0.4% (n=2)[14]。这些患者需要牙根管植入来解决这些并发症。

鼻外筛窦切除术

Ferris Smith 在 1933 年首先报道了经鼻外入路进行筛窦切除手术[20]。从那以后,经过了几次修订,其中包括一系列经鼻腔侧壁的面部切口手术。典型的切口是在鼻根和内眦中间做切口,当伴有额窦病变时可把切口向上或向侧方延伸。

目前,筛窦手术大部分都是通过内镜完成的,与传统的头灯下手术相比,其视野更清晰切口更小。

适应证

鼻外入路筛窦切除手术的适应证包括下列几种情况:

- 解决累及筛窦及额窦的慢性炎症疾病。
- 为了进行筛前和筛后动脉的结扎。
- 为了进行经筛入路到蝶窦和蝶鞍的手术。
- 骨膜下引流或者眶部脓肿,鼻外入路比内镜入路手术更快捷。此外,在内镜手术下视野难以保证而且内镜难以处理筛窦的急性炎症。
- 眶减压术。
- 在处理累及范围从筛窦到内眦部位的良性肿瘤时(例如骨瘤)。当使用外部切口时,外科医师能够在直视下进行眶骨膜剥离,随后便可以从鼻腔侧壁进入筛气房。
- 鼻外入路手术还可用于前颅底或筛窦区域的脑脊液鼻漏的修补、皮样囊肿的切除、脑膜脑膨出以及肿瘤等(如嗅神经母细胞瘤)的切除[8]。

手术技巧

鼻腔的外入路手术到达筛窦需要沿着眉弓的内下端直到鼻腔的侧壁在中眼睑线及鼻背之间做曲线切口。这种切口通常愈合良好,遗留的瘢痕不明显。但是,在一些骨质异常增生的患者中可能出现明显瘢痕。软组织的处理及细致的缝合能减少瘢痕。"之"字形切口或 W 成形术也可以用来掩饰面部瘢痕,尤其是预防那些过敏体质患者的面部瘢痕。这个区域成角度的血管可以通过双极电凝来结扎。必须要注意的是,一定要避免损伤沿着眶缘走行的眶上及滑车上神经血管。应该在泪前嵴前缘切除骨膜并且掀起泪骨。内眦韧带也必须从其下的骨面上彻底掀起来。这样做可以使内眦韧带保持完整,并且泪器可以从骨面上暴露出来,也可以使眼眶周围组织游离出来。在手术结束时,为了维持面部的审美对称性,必须重新使内眦韧带复位。韧带可以通过不可吸收的丝线缝合,通过在邻近的鼻骨上钻一个小孔固定丝线,然后通过韧带来重新评估内眦的适当位置。

在其后的手术中,必须要注意避免支配上斜肌的滑车神经的损伤,并且必须从骨面上分离出该区域的骨膜以避免术后出现复视。随着手术的进行,眶纸板、额筛缝以及筛前筛后动脉和视神经被暴露,打开筛窦气房的过程中有可能穿透眶纸板。依据适应证,在开放筛前或筛后气房的过程中需要适当暴露整个或部分眶纸板,有可能还会被移除。对筛顶及其下方斜坡的了解是很重要的。外科医师必须掌握这部分的解剖,并且知道眼眶、筛窦附近各个方向的主要解剖结构,以避免不必要地进入颅腔。在整个手术过程中,必须要保持眼球固定,可以偶尔柔和地释放一下眼球,以防止视网膜缺血。

并发症:预防和处理

出血和失明

表面角血管的出血可能会引起视野模糊,从而使进行深部手术变得困难。双极电凝止血是控制出血的最佳方式。有效的止血将会显著减少术后眶周淤斑的发生率。在皮肤较薄的地方进行血管结扎会导致术后该部位皮肤的增厚。同样,用夹子结扎止血也应该避免。

筛前或筛后动脉的出血可能会导致显著的球后出血,从而引起视力的丧失。筛前动脉位于额筛缝的内侧,在泪前嵴后方 20~26mm。筛后动脉在筛前动脉后方 10~12mm。视神经接近筛后动脉(在筛后动脉后方 2~8mm)[21]。可以使用夹子或双极电凝来控制这些血管的出血。很多手术医师选择在术中至少进行筛前动脉结扎来预防术中操作可能导致的筛前动脉切断,最终导致眶内血肿。预防性结扎筛前动脉可能更安全,因为眶内血肿的后果是很严重的。筛后动脉不需要进行常规结扎,除非需要眼眶侧后部更大的暴露。如果筛后动脉必须进行结扎,需要额外注意避免损伤视神经,因为视神经与筛后动脉的后端离得很近。

两根筛动脉中任何一根损伤都可能会使血管收缩进入眶脂肪内,使病情复杂化,可能会导致迟发型球后出血或形成血肿。眼球的短期内突出可能预示着凶猛的眶后出血。少量的眶后出血可能表现为眼部淤斑、眼球突出或者传入性瞳孔障碍。在术中,眼球应该暴露出来以便发现早期的出血信号。术后,无论缺血是发生在术中还是术后,持续的视网膜缺血(60~90 分钟)都会导致患者视力的丧失。应该迅速进行眼科会诊。

如果术中出现眼球突出,需要采取相应的措施来测试眼内压。可通过眼压计进行持续的检测。可以切

开眶骨膜使集聚的出血进入球后空间。如果动脉的末端能够很明显地辨别出来,就需要进行电凝和结扎。但是,如果动脉的末端不易辨别,就需要进行更深的眶部脂肪切除使切断的动脉不会残留,以免引起更深的眶部损伤。剩余眶纸板的切除需要考虑进行眶减压防止眶内容物进入鼻腔,因此需要减少眶内压[22]。

有些患者可能直到术后才会出现眼球的明显突出,可能是因为术中筛前或者筛后动脉损伤后在恢复室由于咳嗽等引起的快速出血,或者是由于缓慢的进展性静脉出血所造成。对任何可疑的术中眼部供血动脉破坏,术后都需要压迫填塞并且禁止鼻腔吹气。术后需要仔细监测眶部淤斑情况,与对侧相比,眼球的硬度以及不同的压缩情况也需要引起注意。可能发生眶内压达到 40mmHg 或者明显的瞳孔损伤。动脉或静脉的出血导致眼压持续增高或者视力减退是急诊手术的指征,这时需要重新回到手术室进行眶减压术(通过以上手术方式或内镜)。在等待眼科医师评估手术风险之前需要立即采取紧急措施(参照第 9 章图 9.22 处理眶内出血等紧急情况)。任何同侧鼻腔的填塞都需要被清除。外眦切开术(从眼睑缝合线附近切开直到眶缘)和内眦切开术可以迅速在床边执行,使眶内容物向前方有一个扩展的空间,以利于血液的回流。下睑板能辨别时可以用锐器切开。睑板的一小部分需要保留下来,以便出现紧急情况时采用。

在切除包绕视神经的后组筛气房时有可能引起视神经的损伤。这种情况下,在这些筛气房的内侧切开可能会导致视神经的损伤和视力减退以及失明。视神经的损伤会导致视敏度下降和视野缺损。对于视神经损伤目前还没有最佳治疗方案。大剂量的类固醇激素的使用一直存在争议。当出现视神经损伤时,通用治疗方案建议静脉内应用地塞米松,初始计量为 1mg/kg,其后每 6 小时给予 0.5mg/kg[23]。如果视力有恢复,治疗应该持续 5 天以上。如果 36 小时视力没有恢复,或者开始出现恢复然后又恶化,可以考虑进行视神经减压。然而,根据国际视神经创伤研究组对 133 例患者进行的对比介入性研究,研究者最后发现经过对比激素治疗、外科视神经减压以及外伤后视神经病这三种情况,患者的预后并没有什么不同[24]。他们指出,无论是激素还是外科手术减压都不应作为治疗标准,在许多病例中,没有任何手段可以解决末端视神经受损的问题。

用明显的眶内容物横向牵引收缩来改善视力可

能会导致视网膜血流以及眼眶结构的损伤。细致谨慎的收缩配合收缩压力的频繁改变,可以促进眼球血液的流动。

眶骨膜的损害

在切除的过程中以及眼球存在偏侧优势时,必须充分注意对眶骨膜的保护,眶骨膜的破坏可能会引起眶脂肪向内疝。这会使视野变得模糊(尤其是疝入后筛和眶尖)。

眶脂肪的疝出可能会导致轻微的术后眼球内陷,因为眶脂肪被转移到邻近的筛气房。这可能会引起或加重短暂的复视,复视也可能发生在经筛入路手术中。疝出物或者脂肪可能会导致额窦引流通道的阻塞,引起继发性医源性慢性额窦炎症。这可以通过限制骨沿着眶内侧壁向前或向上过度切除,或者通过愈合期在额窦引流通道内放置支架来预防。

在眶内侧使用仪器对眶脂肪进行操作时可能会引起内直肌的损伤,导致短暂或永久性复视(图 11.6)。尽管还有其他的解决办法,但迅速及时的眼科会诊对处理内直肌损伤是必需的。内直肌完全横断可以通过外科手术重新复位,但一部分肌肉常会丢失,致使手术过程变得困难且易失败。在处理局部的机械损伤和

热损伤(电凝)时,需要采取相应的措施来减少瘢痕和防止肌肉纤维化,包括直接的类固醇注射或者全身应用类固醇。此外,肉毒杆菌 A 型(Botox[©])向内直肌内注射可能会减弱眼球的侧拉[25]。

颅内并发症

额筛缝可以作为筛板平面一个近似的参考标志。同样,内侧骨向额筛缝上方的移动可能导致破入前颅底以及潜在的脑脊液鼻漏及颅内出血的发生。脑脊液鼻漏在术中就应该修复好[26]。

颅内动脉损伤引起的颅内出血是一种紧急的、威胁生命的并发症,必要时需要立即进行神经外科手术及神经放射学会诊和治疗。

感觉减退

手术中损伤到眶上和滑车上血管束可能会引起出血,损伤眶上神经和滑车神经可能会出现同侧头皮的感觉障碍。当沿着眶缘内侧向上切除时必须时刻小心谨慎。滑车上切迹可以在外部触摸到。以解剖学作为参考,如果把眶部长度从眼睑内侧到眼睑外侧分为三等份,那么神经血管束位于眶上缘中 1/3 分割线上。此外,必须注意肌肉收缩或者电凝损伤可能会导致短暂的神经功能紊乱(见图 11.3)。

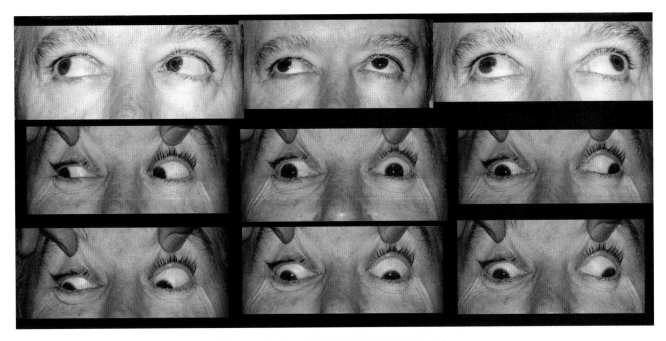

图 11.6 右侧内直肌损伤造成的眼球运动异常。

填塞物相关并发症

在经筛入路手术后一般习惯性地填充筛窦窦腔。认为填塞物能够阻止复杂筛窦内瘢痕的形成以及维持筛窦的长期通气,因此可以预防近期的炎性疾病。填塞物也会出现与上颌窦填塞后相同的并发症(即感染风险,不能及时使用盐水雾化和冲洗)。此外还须注意,如果没有眶内侧壁的保护,过多的填塞或者填塞物的肿胀,可能会导致眼球内容物的直接受压,有导致潜在的视神经和视网膜缺血的风险。

内眦瘢痕及皮下增厚

采用 Z 形切口可能会减少内眦韧带切口术后的瘢痕肥大。如上所述,对皮下组织的出血使用双极电凝可以减少血管夹和缝合材料的使用,其可能会导致该部位的皮肤增厚(图 11.7)。术后大的瘢痕可以通过皮肤内类固醇的注射来消除(图 11.8)。

内眦韧带绕行或距离过远

在完成对内眦韧带的切除重建时,骨膜应采取近接疗法。可以通过直接的缝线缝合或者向残留的骨壁上钻孔并在内侧眼角肌腱的位置放置永久性的缝线来实现。如果没有进行以上操作,可能会导致内眦韧带绕行或距离过远。

溢泪

鼻泪管上端或下端的损伤以及泪腺的瘢痕都有可能导致溢泪。这可能是由于术中使用器械使泪器上

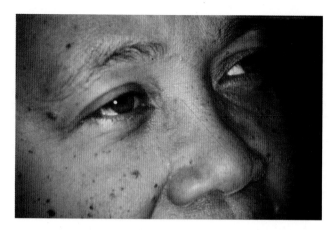

图 11.8　内眦韧带切口术后使用 3 次类固醇注射后瘢痕的改观。

掀或重新定位导致眼眶内侧壁骨膜的偏移所引起。可以通过术中对软组织的精细操作来避免。一旦泪器损伤难以避免,就必须使用短暂的或永久性的支架。

筛窦黏液囊肿的形成

在采用外入路到达鼻腔和筛窦时,必须注意不要使上皮黏膜进入软组织内。骨闭合以后诱导的周围黏膜生长使鼻内原有的引流能力丧失,导致切口线附近黏液囊肿的形成(图 11.9)。这可能发生在最初手术后几年内(图 11.10)。如果这些不具有排泄功能的黏膜组织变得干燥(即上呼吸道感染期间),该部位可发生潜在的脓肿,使患者出现沿着以前切口线间歇性的肿胀。

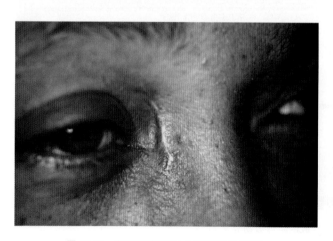

图 11.7　内眦韧带切口术后形成的瘢痕。

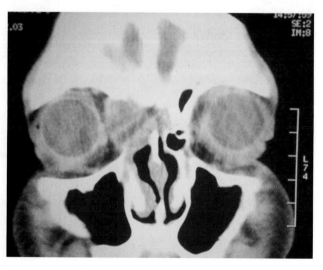

图 11.9　鼻侧切开术后 7 年,CT 扫描可见右侧筛窦的一个黏液囊肿。

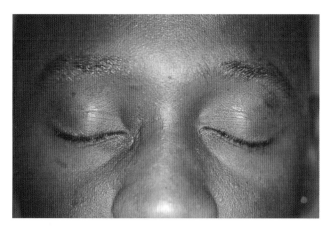

图 11.10　鼻侧切开术后 7 年，右侧内眦区域由于筛窦黏液囊肿而出现明显肿胀。

额窦鼻外入路手术

额窦的前上方给额窦鼻外入路手术提供了几种选择。在鼻旁窦内镜手术的最初阶段，由于没有成角内镜或缺乏使用经验，相当一部分额窦病变不得不继续使用原有的鼻外入路。现在，几种先进的成角内镜改善了临床医生进行额窦内镜手术的能力，但仍然存在不适合内镜手术的环境。

适应证

额窦手术的鼻外入路适应证包括以下几个方面：
- 当需要额窦侧方入路时；通过内镜到达额窦侧方(需要延伸到眼眶宽度的 1/2)是很困难的。
- 解决由对侧额窦病变引起的巨大的 Ⅲ 型或者 Ⅳ 型额窦气房。
- 额窦后壁脑脊液鼻漏的修补。
- 额窦骨折的修补。
- 缺乏内镜手术器械或者专业能力者要进行额窦手术时。
- 内镜手术失败的患者。
- 需要进行额窦封闭或金属额窦骨壁重建者。

手术技巧

通过鼻外入路进入额窦的方式有很多种。包括直接的外切口方式进入额窦，就像外入路进入筛窦一样，例如横跨双侧眉弓和双侧眉间的鸥翼状切口或者直接的眉部切口(传统上通过皮肤水平皱纹做切口)。除此之外，还有几种鼻外冠状切口可用于骨成形瓣入路到达额窦。这类冠状切口可以从头皮的顶点开始或是通过发际线的前后方附近切开。

当要决定采取哪种切口进入额窦时，必须考虑到切口是否明显或者术后是否会影响头皮的感觉。由于该部位皮肤的感觉由眶上神经或者滑车上神经支配，切口越低术后皮肤麻木的可能性就越大。此外，尽管低切口(如鸥翼状切口、眉弓切口)可以提供到达额窦更直接的途径，但是这种低切口往往会导致术后切口过于明显，影响美观。因此，对大多数患者来说，与冠状切口相比，鸥翼状切口和直接的眉弓切口很难接受。对那些发迹线比较靠后或者头发较少的男性来说，可能更容易接受头顶部冠状切口，因为发迹线附近的切口容易随着时间变得明显。女性可能更乐意做头顶的冠状切口，因为术后较少出现皮肤感觉障碍。对于女性来说，问题在于当她们吹头发时她们可能感觉不到热量传到皮肤上，从而引起皮肤灼伤。因此，头顶部的冠状切口是到达额窦最常用的手术入路。

一旦额窦通道打开，鼻窦手术器械的选择需根据病变的具体性质而定(即肿瘤的切除)。在到达额窦后，必须考虑术后封闭额窦的合适途径。术后需要采取相应的措施来保证鼻腔空气的流通以及引流通道的开放。否则，可能会继发黏液囊肿。除此之外，在适当的条件下还可进行额窦封闭或颅化。

全身并发症

症状缺乏有效的解决方法及黏液囊肿形成

大部分额窦外切口手术并没有充分解决额隐窝的问题。因此，如果想达到维持术后额窦功能正常的目的，外切口手术必须考虑到其失败率很高的问题[28]。如果未能成功解决额窦引流通道的问题，有可能会导致长期的额窦引流或排泄不畅，以及随后出现的黏液囊肿。外入路手术和鼻内镜手术相结合来切除额隐窝可以减少风险及黏液囊肿的形成。额窦引流通道上放置支架或者术中谨慎地清创可能会减少额窦引流通道的狭窄，以维持长期的开放。

如果术中用额窦封闭或者额隐窝阻塞解除前额窦黏膜剥离不彻底的话，会导致由于阻塞引起的额窦黏液囊肿形成。一个潜在的可能存在残留黏膜的区域是 Breschet 两边的小孔(小静脉从鼻窦黏膜流向硬脑膜),它沿着额窦后壁分布。此外,在处理额窦后壁及眶顶壁骨侵蚀的过程中,对于硬膜以及眶骨膜周围黏膜的彻底清除是很困难的。在这个过程中,应该注意避免额窦的闭塞,因为其会显著增加额窦黏液囊肿形成的风险(图 11.11)[29]。

颅内并发症

应该时刻注意避免误入前颅底,以预防如脑脊液鼻漏以及颅内出血等并发症的发生。术前可以通过 6 英寸 Caldwell X 线片或者透光试验来确定额窦的大小。为了确保安全,在切除额窦边缘的前骨壁时,影像导航系统已经常规地取代了通过以上技术进入额窦[31]。

当切除窦腔内病变时,必须时刻注意额窦后壁手术中仪器的使用,因为额窦后壁的侵犯可能会导致术后硬膜的损伤和潜在的脑脊液鼻漏风险。

特殊鼻外入路手术的并发症

环钻术

在一些外科手术中,可以采用环钻术作为内镜额窦手术的一种辅助治疗[32]。市场上小型的环钻术设备包括固定的注射泵端口以方便冲洗。在治疗急性额窦炎时冲洗是非常有用的,这也是内镜额窦手术中定位

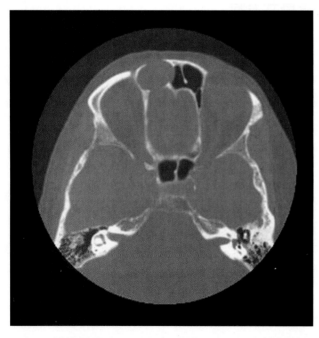

图 11.11　经轴位 CT 扫描显示额窦黏液囊肿。可见额窦前后壁侵蚀导致继发性黏液囊肿的扩散。

额窦引流通道的一种辅助方法。当使用小型环钻术设备时,外科医师可以缓缓地向术腔注入含或不含荧光素的生理盐水,在内镜下判断额窦引流通道的具体位置。在盐水缓缓注入的过程中,外科医师应该确保盐水是从同侧或者对侧(少数几例)额窦流出道流出。如果看不见液体流出,必须考虑大量液体进入颅内前向眶下渗入的可能性。

在以下情况下需要用更大的钻进行额窦环钻术,包括急性感染引起的额窦引流通道的阻塞、直接的内镜系统监视或者直视下的操作。环钻术中的并发症包括眶上神经或滑车上神经血管束的损伤、误入颅内,以及瘢痕的形成及切口附近头发稀疏。

切口应该取在内侧的眉弓部并且与毛囊轴相平行,以便预防秃头的发生。除此之外,切口应该止于眶上切迹的内侧,以避免引起潜在的眶上神经损伤的可能。此外,在进入额窦之前,可以把该区域松弛的皮肤推到眶缘以上。当在额窦的内下部做切口时,这种定位可以观察到整个窦腔,而不仅仅是额窦的引流通道部分(额隐窝)。在理论上,从额窦的底壁进入上颌窦引起骨髓炎的风险远远低于从额窦前壁的板障骨进入。额窦的大小因人而异,因此必须进行术前 CT 扫描。影像导航系统的应用可减少钻到额窦空间外的风险[33]。

额筛切除术

一些文献中描述了打开额窦前壁和底壁的基本步骤。这些窦壁可能会由于筛窦入路手术切口向上或侧方延伸而暴露。应考虑到与经筛入路手术类似的并发症。但是,潜在的眶上神经和滑车上神经血管的损伤更为严重。

在 Reidel 手术方案中,必须切除额窦的前壁和底壁。其目的是瓦解前额或者眶周的软组织,使其进入额窦然后排出。不幸的是,这种手术入路会破坏外观,因为额窦前壁或底壁(包括眶上缘)的完整切除会遗留显著的前额瘢痕。Killian 提出了修正的 Reidel 手术方案,他建议应该保留眶上缘。尽管这项技术有助于美观,但是它常由于并没有封闭眶上缘后方的部分窦腔而导致手术失败(包括增加了黏液囊肿形成和窦腔脓液形成的风险)。

Lynch 的手术方案采用经筛入路手术,但仅仅切除了额窦的底壁。近来,许多 Lynch 手术方案的修正版本建议尽可能多得保留黏膜,就像在鼻内镜手术中

尽量保护黏膜一样。值得注意的是，眼眶前部内侧壁和上壁的切除可能会使眶内容物疝入额窦的引流通道，从而导致手术的失败。为了预防该现象的出现，可以延伸手术切口。

以上所有手术方案最常见的并发症是面部畸形和经常失败。

骨成形术的皮瓣

大部分外入路进入额窦的方案已被更先进的内镜技术所替代。对于那些需要提高器械使用能力以及需要在额窦内操作的病变（如脑脊液鼻漏、骨折和肿瘤等）或者内镜器械无法到达的区域（如额窦的侧壁），成骨皮瓣的使用是一个很成熟的方法。这种手术方案主要用来挽救那些内镜手术后通气功能障碍的患者[34]。

手术技巧

成骨皮瓣手术入路可以通过做鸥翼状切口、直接的眉部切口、沿发迹线的冠状切口或者头顶的冠状切口来完成。如前所述，考虑到面部外形及感觉障碍，鸥翼状切口或者直接的眉弓切口并不是很受欢迎，不经常使用。

与发迹线切口和传统的头顶切口相比，发迹线切口术后并发广泛头皮感觉障碍的可能性更高（发迹线前后）。在以上两种情况下，需向前翻转头部皮肤直至颅骨膜的上方平台。在这个平面需要谨慎小心，避免损伤面部肌肉以及面神经颞支，面神经的颞支支配面部肌肉。面神经的终末支走行于颞筋膜中，直到到达面部肌肉的下方，在眉弓侧方约 1cm 处。

不论出现以上哪种损伤，都有可能造成前额肌肉组织的麻痹。为了预防面神经颞支的损伤，切除时应该在面部的表层避开深在的面神经颞支。该平面上可以看到与颞肌相连的浅层。切断这种较韧的白色筋膜将会看见颞肌。直视下在正确的平面上观察有助于减小面神经颞支损伤的风险。

在掀开前方的皮肤软组织后，把颅骨骨膜从额骨上切开并掀起，除非颅骨骨膜直接附着在额窦上。额窦边缘（如前所述）需要通过残留的颅骨膜与额骨前方平台（形成额窦的前壁）的关系来确认。这种方案有助于维持骨瓣的血液供应并且可以提供直接的术后可视化来减小骨皮瓣坏疽的风险。

移除皮瓣过程中最常见的术中并发症是误入

颅内以及继发脑脊液鼻漏。脑脊液鼻漏的发生率约为 3%。当额窦的边缘定位不清时，或者是在额窦前面进行骨切开和成骨皮瓣掀起的过程中引起额窦后壁损伤，都有可能会引起这种并发症。在额窦前表面额窦边界的内侧成角度地切开骨面可以减少术后脑脊液鼻漏的风险。如果发生这种情况，应该将硬膜缝合起来并且覆盖人工筋膜皮瓣（即颞筋膜）。

这种技术的发明为一些手术提供了更多进入额窦的方式（如前所述）。一旦手术接近尾声，术后主要是通过替代和保护骨瓣以及软组织皮瓣封闭术腔。

术后并发症

骨外观缺陷和骨瓣骨折不愈合

骨皮瓣成形术一种棘手的并发症是骨皮瓣不愈合（图 11.12）。该并发症的发生率很低，即使在骨膜都不连续时，因为头皮的血运是很丰富的。在皮瓣的移植过程中，小心地保护骨瓣以减少术后骨折不愈合的风险是很重要的。在过去，缝合和丝线可用来保护皮瓣。最近，微型钢板内固定的常规应用有可能会减少骨皮瓣不愈合的发生。

此外，如果外科医师弄错最初的骨切开部位或钻掉了过多的骨，可能会导致前额部骨外观缺陷（常在外侧）。这可能会导致骨皮瓣和邻近的额骨之间较大的骨间隙残留。这种情况也可能是由在骨成形术中额

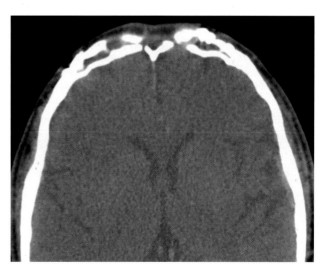

图 11.12 经轴位 CT 扫描显示成骨皮瓣术后额骨前壁形成的坏死。

窦前表骨壁骨折所造成,更有可能由处理额窦黏液囊肿所造成,因为囊肿使额窦前表骨壁变薄。在这种情况下,外科医师可以使用钛网或者骨替代品来覆盖并消除骨缺口。

秃头症

短期的切口周围 1cm 范围内毛发不生长是很普遍的现象。长期的毛发不生长可以通过术中采取与冠状位成角度的切口,或与发迹线平行的切口以及术中尽量少使用电凝来避免(图 11.13 至图 11.15)。术中避免切口部位单极电凝的使用以及明智地选择在头皮下方使用双极电凝可减少秃头症的发生,因为双极电凝减少了热灼伤。采用合适的途径掀起头皮无血管分布的帽状腱膜平面深处的毛囊也是很关键的[35]。

血肿形成和表面皮肤的感染

骨皮瓣成形术后可能形成血肿等并发症。引流条常规地放置在皮肤切口下方可以避免此类并发症的发生。继发并发症包括感染导致的脓肿以及周围的蜂窝织炎。围术期应用抗生素能减少这些风险。最后,可以通过外科手术疏散脓液来避免骨瓣下坏疽的形成。皮肤感染和皮肤坏疽通常不会形成感染性血肿,因为移植的皮瓣较厚并且眶上和滑车上血管血运极其丰富。

成骨皮瓣沿切口线的裂开

当有张力存在的情况下,封闭切口可能会导致术后切口的裂开,可以通过术中帽状腱膜下进行多重可

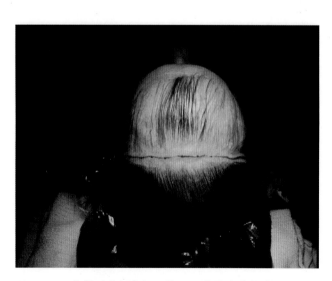

图 11.13　较靠后的冠状切口外观,其导致感觉障碍的概率较小。

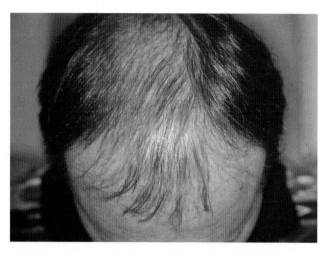

图 11.14　与发迹线平行的冠状位成角度的切口以及术中限制电凝的使用使术后外观影响较小。

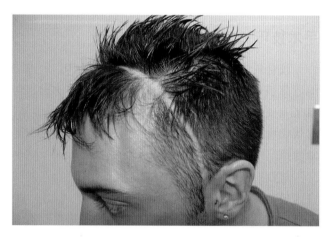

图 11.15　冠状位成角度切口失败以及电凝的使用导致沿着切口线分布的无毛发区域。

吸收缝线缝合来避免,然后外层需要用皮钉或者坚固的、不可吸收的材料固定,这些材料最少要放置 10 天。如果发生裂开,裂口边缘需要在接近毛发生长的区域创造新鲜创面。如果发生二次愈合,该部位可能会不长毛发。

感觉障碍

那些术中采用冠状切口的患者术后大约会出现持续 3 个月或更长时间的感觉障碍。眶上或滑车上感觉神经走行的眶上中部的小孔可能会在术中掀起眶上缘的皮瓣时受到损伤,从而使这两条神经有较高的损伤风险。在翻转头顶皮瓣的过程中,应在直视下看到这两条神经。在 10% 的患者中,这些神经可能走行于距离眶上缘上部 1~2cm 的小孔,并且在没有直视

的情况下可能会出现损伤[36]。

蝶窦外入路手术

蝶窦的位置深在，周围有非常重要的组织结构[如颈动脉，三叉神经的 V1、V2 分支，海绵窦，视神经，支配眼球运动的神经(动眼神经、展神经、滑车神经)和蝶鞍]，因此在外入路进入蝶窦时，必须考虑到引起这些重要结构损伤的风险。因为它位于鼻腔的后上方，内镜被证实是一种较好的工具，能够在直视下进入蝶窦。

从 20 世纪 70 年代早期开始，显微镜下及外入路相结合的手术方案就已经应用于经蝶骨鞍底入路进行蝶鞍部手术中[37,38]。蝶骨内及其周围组织结构的可视性显著提高。但是，这些手术方式都必须考虑到术中视野范围受限以及术野中繁琐的操作[39]。显微镜下手术进入蝶鞍途径的优势是它可以进行双手操作。

最近，随着先进的鼻内镜技术的发展，以及耳鼻喉科和神经外科合作构建的鼻内镜下颅底手术团队，使得内镜下蝶鞍旁及前颅底病变的四只手操作成为可能。

适应证

蝶窦外入路手术的适应证包括以下几个方面：
- 鼻窦的慢性炎症波及蝶窦时。
- 蝶窦脑脊液鼻漏的修补。
- 蝶窦脑膜脑膨出的修补。
- 需到达蝶鞍或者蝶鞍旁重要结构的神经外科手术(需要两只手切除时)。

并发症

鼻外入路到达蝶骨最主要的困难是，尽管采用了外切口，但是视野的清晰度仍然不能保证，因为从皮肤表面到窦腔的距离是很深的。这导致到达术野的路径很窄，通过该通道可看到蝶骨和其周围的结构，但是这限制了术中器械的操作空间。因为蝶窦往往存在显著的解剖变异，这样就会使情况更复杂。这包括：
- 蝶窦气化的差异：蝶窦广泛的气化使许多重要的结构就像漂浮在窦腔上一样，周围骨壁给予的保护作用就相对少些。一些解剖学和影像学研究表明，蝶

骨段颈内动脉的破裂以及视神经损伤的发生率分别为 4.8%~14.4% 和 0~24.0%[40]。
- 蝶窦间隔变异，往往向后上方延伸到颈内动脉。
- 眶上筛气房(也称 Onodi 气房)，向后上方气化到蝶窦上并且使蝶骨解剖变得复杂，随后可以在气房内进行切除。在 Onodi 气房内进行手术解剖时，最大的风险是造成视神经的损害。

全身并发症

蝶窦鼻外入路手术引起的并发症，主要发生在进入蝶骨的过程中或进行蝶骨内手术时。这些全身并发症可能发生在下面讨论的任何进入蝶窦的路径中。这是通过讨论基于不同路径进入蝶窦可能遇到的特殊并发症得出的结论。

通过前方进入蝶窦可能会并发显著的蝶腭动脉鼻后分支出血。蝶腭动脉鼻后分支走行于蝶窦前方的后鼻孔上缘和蝶窦自然口中间。该动脉的出血可以通过吸引器、单极或双极电凝来处理。值得注意的是，鼻后动脉继续向内向前走行，供应鼻中隔后部黏膜。在这个位置大家都称之为鼻后中隔动脉。

在蝶骨内进行操作时，有可能会损伤蝶骨的顶部，导致脑脊液鼻漏和颅内积气。此外，蝶鞍前壁的破坏可能会导致垂体的损伤。并且有可能会引起蝶窦侧壁包括海绵窦在内的关键结构损伤。包括颈内动脉，支配眼外运动的神经(动眼神经、滑车神经及展神经)和视神经及三叉神经的前两支(眼神经、上颌神经)损伤。

术中出现颈动脉的损伤处理起来非常棘手，因为术野受限并且常规结扎动脉很困难。通常，在遇到这种情况时，需要进行填塞并请神经血管及神经放射学专家协助处理。Valentine 和 Wormald[41]在绵羊身上试验了几种材料控制颈动脉出血的情况。结果发现，将碎肉片放置到出血的颈动脉上是一种有效的止血方式，并且还能保持血管畅通。

脑脊液鼻漏术中应该及时鉴别并且利用衬垫和覆盖技术进行合适的封闭。术后必要时可以进行腰大池引流。

蝶窦手术后的填塞可能会导致蝶窦引流通道阻塞继而出现感染，使蝶窦内出现黏液状的不流动液体。由于蝶窦的位置关系，在填塞物未取出前，患者需预防性使用抗生素来避免脑膜炎等并发症的发生。此外，如果蝶窦后壁、上壁及侧壁切除了大量的骨组织，

然后进行过多的填塞或者填塞物膨胀，通过挤压会导致显著的颅内压及海绵窦内压力增高。这最终可能会导致颅内压增高和视力损害(要么是支配眼球运动的神经受压导致眼肌麻痹，要么是视神经受压或视网膜缺血导致视力损害)。术后必须仔细地监测出现功能障碍的信号，并且一旦出现并发症应及时清除填塞物。

蝶窦外入路手术相关并发症

鼻外经筛入路进入蝶窦

并发症包括前文提到的那些,还包括"鼻外筛窦切除术"一节中所讨论的那些。

经上颌窦入路进入蝶窦

并发症包括前面提到的那些,也包括在"上颌窦鼻外入路手术"一节中所提到的。应用该入路时,应尤其小心位于上颌窦后壁的脉管系统。在该入路进行操作时,需要切除上颌窦后壁的中间部分才能看到蝶窦。在这个部位,应小心避开或者常规结扎上颌动脉,腭降动脉在此部位的出血需要采用电凝结扎。采用该入路以及血管的电凝可能会导致同侧腭部麻木[42]。

经鼻中隔入路进入蝶窦

所有经鼻中隔入路的手术方案术后都有引起鼻中隔偏曲的风险,包括中隔尾部的脱位。还有一种风险是鼻中隔黏膜的撕裂以及随后出现的鼻中隔穿孔(图 11.16)。如果中隔大量的软骨被切除而又不能确定背侧和尾部的中隔支柱是否残留,该患者在将来有发生鞍鼻畸形和鼻尖下垂的风险(图 11.17)。术后血液积聚在鼻中隔的黏膜瓣间可能导致中隔的血肿,若继发二次感染,可能会导致中隔脓肿(图 11.18)。鼻中隔入路术后中隔黏膜瓣之间的无效腔应该消除，不论是通过中隔皮瓣的缝合还是双边鼻腔的填塞。

经鼻中隔入路手术其他的并发症取决于进入中隔黏膜皮瓣下空间的时机选择。如果选择唇下切口进入鼻中隔,可能出现许多与唇下切口进入上颌窦相关的并发症,包括上唇水肿、麻木以及潜在的瘘管形成的风险。如果选择鼻小柱切口的话,可能会出现许多鼻整形并发症，最明显的是鼻小柱瘢痕或者鼻尖下垂。采用鼻内黏膜切口似乎会减少并发症,最常见的并发症是鼻内粘连的形成。但是,这种情况下手术入路较窄,视野不清晰。

可以采取直接的鼻内入路到达蝶窦自然口,但是,在不使用鼻内镜的情况下,蝶窦的位置深在、鼻内视野欠清晰以及切除困难都会影响该入路的可行性。

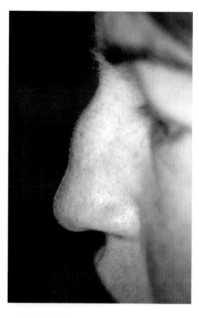

图 11.17 鞍鼻畸形。

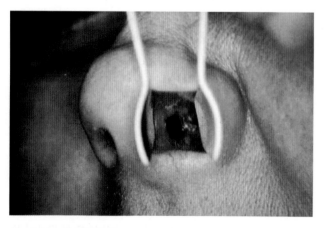

图 11.16 鼻中隔穿孔。(Image courtesy of Michael Hawke, MD, University of Toronto.)

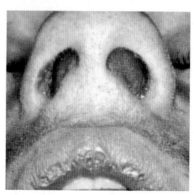

图 11.18 鼻中隔血肿。

(杭伟 胡云磊 译)

参考文献

1. Draf W. The endoscopy of paranasal sinuses. Diagnostic and therapeutic possibilities (author's transl). [Article in German] Laryngol Rhinol Otol (Stuttg) 1975;54(3):209–215
2. Draf W. Therapeutic endoscopy of the paranasal sinuses. Endoscopy 1978;10(4):247–254
3. Stammberger H. Endoscopic endonasal surgery—concepts in treatment of recurring rhinosinusitis. Part II. Surgical technique. Otolaryngol Head Neck Surg 1986; 94(2):147–156
4. Stammberger H. Nasal and paranasal sinus endoscopy. A diagnostic and surgical approach to recurrent sinusitis. Endoscopy 1986;18(6):213–218
5. Stammberger H. Personal endoscopic operative technic for the lateral nasal wall—an endoscopic surgery concept in the treatment of inflammatory diseases of the paranasal sinuses. [Article in German] Laryngol Rhinol Otol (Stuttg) 1985;64(11):559–566
6. Messerklinger W. Background and evolution of endoscopic sinus surgery. Ear Nose Throat J 1994;73(7):449–450
7. Lund VJ, Stammberger H, Nicolai P, et al. European position paper on endoscopic management of tumours of the nose, paranasal sinuses and skull base. Rhinol Suppl 2010;(22):1–143
8. Murr AH. Contemporary indications for external approaches to the paranasal sinuses. Otolaryngol Clin North Am 2004;37(2):423–434
9. Kassam A, Snyderman CH, Mintz A, Gardner P, Carrau RL. Expanded endonasal approach: the rostrocaudal axis. Part I. Crista galli to the sella turcica. Neurosurg Focus 2005;19(1):E3
10. Kassam A, Snyderman CH, Mintz A, Gardner P, Carrau RL. Expanded endonasal approach: the rostrocaudal axis. Part II. Posterior clinoids to the foramen magnum. Neurosurg Focus 2005;19(1):E4
11. Kassam AB, Gardner P, Snyderman C, Mintz A, Carrau R. Expanded endonasal approach: fully endoscopic, completely transnasal approach to the middle third of the clivus, petrous bone, middle cranial fossa, and infratemporal fossa. Neurosurg Focus 2005;19(1):E6
12. May M, Levine HL, Mester SJ, Schaitkin B. Complications of endoscopic sinus surgery: analysis of 2108 patients—incidence and prevention. Laryngoscope 1994;104(9):1080–1083
13. Macbeth R. Caldwell, Luc, and their operation. Laryngoscope 1971;81(10):1652–1657
14. DeFreitas J, Lucente FE. The Caldwell-Luc procedure: institutional review of 670 cases: 1975-1985. Laryngoscope 1988;98(12):1297–1300
15. Kaygusuz I, Kizirgil A, Karlidağ T, et al. Bacteremia in septoplasty and septorhinoplasty surgery. Rhinology 2003;41(2):76–79
16. Finelli PF, Ross JW. Endocarditis following nasal packing: need for prophylaxis. Clin Infect Dis 1994;19(5):984–985
17. Mäkitie A, Aaltonen LM, Hytönen M, Malmberg H. Postoperative infection following nasal septoplasty. Acta Otolaryngol Suppl 2000;543:165–166
18. Kim E, Duncavage JA. Prevention and management of complications in maxillary sinus surgery. Otolaryngol Clin North Am 2010;43(4):865–873
19. Cutler JL, Duncavage JA, Matheny K, Cross JL, Miman MC, Oh CK. Results of Caldwell-Luc after failed endoscopic middle meatus antrostomy in patients with chronic sinusitis. Laryngoscope 2003;113(12):2148–2150
20. Duvvuri U, Carrau RL, Lai SY. External approaches in sinus surgery. In: Bailey BJ, Johnson JT, eds. Head and Neck Surgery—Otolaryngology, 4th ed. Philadelphia, PA: Lippincott Williams & Wilkins; 2006:365–76
21. Buus DR, Tse DT, Farris BK. Ophthalmic complications of sinus surgery. Ophthalmology 1990;97(5):612–619
22. Patel ZM, Govindaraj S. The prevention and management of complications in ethmoid sinus surgery. Otolaryngol Clin North Am 2010;43(4):855–864
23. Levine M. Ophthalmologic complications of endoscopic sinus surgery. In: Levine HL, Clemente MP, eds. Sinus Surgery: Endoscopic and Microscopic Approaches. New York: Thieme; 2004:285–289
24. Levin LA, Beck RW, Joseph MP, Seiff S, Kraker R. The treatment of traumatic optic neuropathy: the International Optic Nerve Trauma Study. Ophthalmology 1999;106(7):1268–1277
25. Dutton JJ. Orbital complications of paranasal sinus surgery. Ophthal Plast Reconstr Surg 1986;2(3):119–127
26. Schnipper D, Spiegel JH. Management of intracranial complications of sinus surgery. Otolaryngol Clin North Am 2004;37(2):453–472, ix
27. Close LG, Stewart MG. Looking around the corner: a review of the past 100 years of frontal sinusitis treatment. Laryngoscope 2009;119(12):2293–2298
28. Javer AR, Alandejani T. Prevention and management of complications in frontal sinus surgery. Otolaryngol Clin North Am 2010;43(4):827–838
29. Bockmühl U, Kratzsch B, Benda K, Draf W. Paranasal sinus mucoceles: surgical management and long term results. [Article in German] Laryngorhinootologie 2005; 84(12):892–898
30. Melroy CT, Dubin MG, Hardy SM, Senior BA. Analysis of methods to assess frontal sinus extent in osteoplastic flap surgery: transillumination versus 6-ft Caldwell versus image guidance. Am J Rhinol 2006;20(1):77–83
31. Sindwani R, Metson R. Impact of image guidance on complications during osteoplastic frontal sinus surgery. Otolaryngol Head Neck Surg 2004;131(3):150–155
32. Hahn S, Palmer JN, Purkey MT, Kennedy DW, Chiu AG. Indications for external frontal sinus procedures for inflammatory sinus disease. Am J Rhinol Allergy 2009; 23(3):342–347
33. Zacharek MA, Fong KJ, Hwang PH. Image-guided frontal trephination: a minimally invasive approach for hard-to-reach frontal sinus disease. Otolaryngol Head Neck Surg 2006;135(4):518–522
34. Isa AY, Mennie J, McGarry GW. The frontal osteoplastic flap: does it still have a place in rhinological surgery? J Laryngol Otol 2011;125(2):162–168
35. Lee JM, Palmer JN. Indications for the osteoplastic flap in the endoscopic era. Curr Opin Otolaryngol Head Neck Surg 2011;19(1):11–15
36. Isse NG. Endoscopic facial rejuvenation. Clin Plast Surg 1997;24(2):213–231
37. Hardy J, Vezina JL. Transsphenoidal neurosurgery of intracranial neoplasm. Adv Neurol 1976;15:261–273
38. Hardy J. The transsphenoidal surgical approach to the pituitary. Hosp Pract 1979;14(6):81–89
39. Isolan GR, de Aguiar PH, Laws ER, Strapasson AC, Piltcher O. The implications of microsurgical anatomy for surgical approaches to the sellar region. Pituitary 2009;12(4):360–367
40. Unal B, Bademci G, Bilili YK, Batay F, Avci E. Risky anatomic variations of sphenoid sinus for surgery. Surg Radiol Anat 2006;28(2):195–201
41. Valentine R, Wormald PJ. Carotid artery injury after endonasal surgery. Otolaryngol Clin North Am 2011;44 (5):1059–1079
42. Cavallo LM, Messina A, Gardner P, et al. Extended endoscopic endonasal approach to the pterygopalatine fossa: anatomical study and clinical considerations. Neurosurg Focus 2005;19(1):E5

第 3 篇

头颈手术并发症：
口腔及口咽部手术

A. Elmaraghy

第12章
腺样体扁桃体切除术并发症

简介

　　腺样体扁桃体切除术是一项常规手术,在美国每年完成30万例以上[1]。大多数腺样体扁桃体切除在技术上没有困难,并且各级训练水平和经验水平的耳鼻喉科医生都可以完成这种手术(图12.1)。尽管这种手术很普通,但腺样体扁桃体切除术还是会发生或大或小的并发症。

腺样体扁桃体切除术后出血

　　腺样体扁桃体切除术后出血(图12.2)发生率为2%~3%[2],并且规定术后24小时内出血为原发性出血,24小时后发生的出血为继发性出血。原发性出血是由于术中止血不完善造成的。原发性出血的发生率为0.2%~1%[3]。

　　系统地检查扁桃体窝是防止原发性出血的最基本方法。应特别注意的是扁桃体下极部位,因为这个区域的血管密集(图12.3)。一般情况下,取出口腔开口器或鼻咽部导管可减小对扁桃体窝的张力,重复检查可发现不明显的出血部位。

　　继发性出血比较难避免。使用电灼或射频时在扁桃体窝内形成焦痂,在扁桃体术后5~7天脱落,这是引起继发性出血的常见病因(图12.4)。维持咽部收缩肌和无肌肉遮盖的扁桃体之间的平面,可防止暴露大

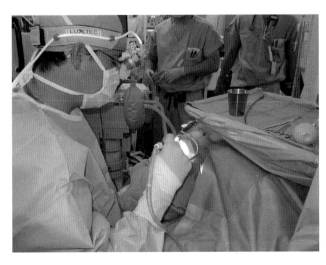

图12.1　耳鼻喉科专家正在进行腺样体扁桃体切除。

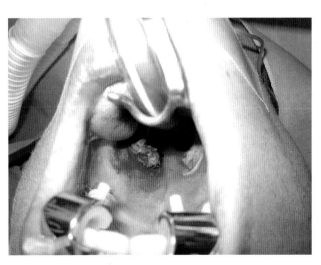

图12.2　左侧扁桃体窝内的血凝块。

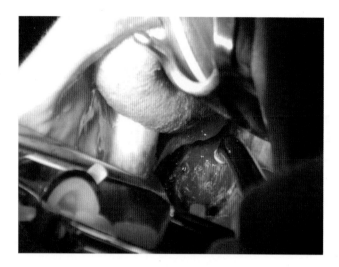

图 12.3　扁桃体下极出血。

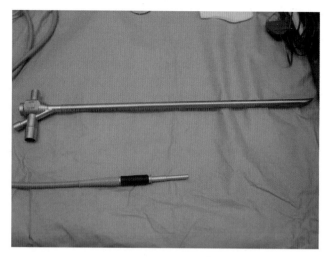

图 12.5　通气支气管镜。

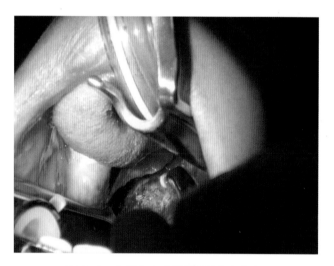

图 12.4　电凝止血后的扁桃体窝内焦痂。

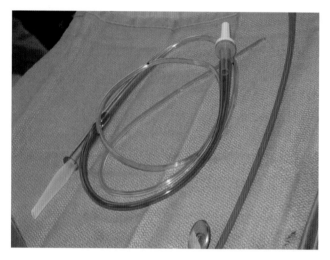

图 12.6　口胃管。

口径的血管。出现严重出血时，首先要保持呼吸道通畅。然后迅速紧急插管，因为患者常常已吞噬大量血液并有误吸的危险。如果发生血液误吸并出现呼吸困难，应使用支气管镜。必须使用带有吸引孔和大口径吸引导管的通气支气管镜作为治疗方案(图 12.5)。在控制出血之后，立即用经口胃管吸出吞噬下去的血液，以防止术后呕吐(图 12.6)。

　　虽然出血是腺样体扁桃体切除术后最常见的并发症，但同时也要考虑患者有没有被掩盖的典型的出血特异性体质，以及是否存在异常出血的病史或容易出血或挫伤的个人史，有没有隐匿的 A 型或 B 型溶血病史，这些并发症必须在就诊耳鼻喉科之前做出诊断。然而，一些出血性异常是在腺样体扁桃体切除术

后发生出血才被发现。Von Willebrand 病发病率占总人口的 1.3%，并且常常是以出血这种方式被发现的[4]。1 型和 2 型主要为常染色体遗传，并且这种疾病的第一表现是扁桃体切除术后出血。Von Willebrand 病患者在手术后有较高的出血危险性，术后治疗应请血液科医生协助进行。术前术后使用鼻内和口服止血药物可能有助于防止术后出血，但即便采用这些方法，Von Willebrand 病术后出血发生率仍高达 13%~17%[5]。进行这种手术的理想方式目前尚无统一意见，一般原则是在扁桃体切除术中谨慎解剖和术中止血。必须询问患者凝血功能并了解其亲属的相关风险因素。一定要权衡手术潜在的益处和出血的发生率。

　　偶尔，出血可能不能控制地经口流出。对这些病

例,必须结扎颈外动脉。在扁桃体切除术后大出血或反复出血的患者采用这种方法已有报道[6]。在咽后和颈中央的异常血管走行可能造成灾难性大出血。有腭-心-面综合征或 22q11 染色体的患者有中央化颈动脉的危险,需要特别注意。异常走行的血管在鼻咽部也有报道[7]。多数血管误伤是致命的,并且需要采用介入放射治疗。在扁桃体切除术中进入咽旁间隙可能造成颈部假性动脉瘤。反复出血的患者或术后 14 天后发生出血的患者需进行全面检查,包括假动脉瘤的鉴别诊断。诊断中使用血管造影可以发现受损血管栓塞。

术后呼吸窘迫

腺样体扁桃体切除术后呼吸困难罕见,预期发生率约为 1.3%[8]。阻塞性睡眠呼吸暂停是术后呼吸困难最常见的危险因素。阻塞性睡眠呼吸暂停患者腺样体扁桃体切除术后呼吸障碍的发生率为 6%~21%[9]。他们可能表现为需氧量增加,也可能表现为肺水肿或麻醉剂导致通气量过低而造成的爆发性呼吸衰竭。

危险因素

多导睡眠监护仪可以有效地提示和发现术后呼吸窘迫。儿童睡眠呼吸暂停且呼吸暂停低通气指数大于 5 和最低氧饱和度小于 80%,是呼吸障碍的独立预测因素[10]。因阻塞症状而接受腺样体扁桃体摘除术的 4 岁以下儿童可能有较高的呼吸窘迫并发症发病率,手术当日应予以注意[11]。

除阻塞性睡眠呼吸暂停之外,还存在其他少见并发症,可能增加呼吸障碍的发生机会。哮喘患者腺样体扁桃体切除术后呼吸并发症的发生率增加[12]。需要麻醉医生、肺科医生和耳鼻喉科医生共同合作,以防哮喘加重。在近期有哮喘加重病史的哮喘患者应预防其加重。

肥胖是引起腺样体扁桃体切除术后呼吸困难的另一个独立的危险因素。体重指数[体重(kg)/身高的平方(m²)]大于 30 定义为肥胖,术后需要增加氧气量供应,术后上呼吸道阻塞的概率也会增加[13]。肥胖者因呼吸并发症风险增加可能需要整夜进行监护。

有神经肌肉疾患的患者,腺样体扁桃体摘除术后发生呼吸困难的危险也会增加。这种患者术后可能出现口咽部水肿、分泌物增多、疼痛和吞咽困难。其并发症发生率高达 20%~25%,导致其中 13% 的患者需要重新插管[14]。预防严重并发症发生,要加强肺部监护、维持充分的止痛以及呼吸道消肿有助于清除分泌物。

呼吸道烧伤

在腺样体扁桃体切除术中采用电器设备可能会在术中灼伤气道[15]。如果发生烧伤,必然存在易燃物质、点火源头以及氧化剂。在腺样体扁桃体切除术中,易燃物质包括支气管内的导管、鼻咽部插管、扁桃体填塞物或组织。火源有电凝或射频,而氧化剂是供应的氧或笑气(一氧化二氮)。为了预防呼吸道烧伤,供氧浓度应低于 40%。这需要与麻醉剂师直接沟通,并且必须确定需要吸入较高浓度氧的时机。采用适合的气管内导管也很重要。缝隙较大的无套囊管可增加手术部位的氧浓度,因此用合适大小的插管保持缝隙最小是很重要的。限制电凝的功率是另一个因素,应保证该功率是能完全止血的最小功率。过分灼烧可能生成可燃的有机气体。

口周烧伤

使用电凝可能有口周烧伤的危险。文献中此类病例报道很少,故这种并发症的确切发病率尚不明确。一项研究报道的发病率为 0.16%,调查报道的发病率为 0.01%~0.04%[16]。与电凝导电部接触可能发生烧伤。也可能是由于无意中打开电凝或者暴露出机头与绝缘区域之间的烧灼器耦联部分造成烧伤。

小的烧伤局部处理即可,但严重烧伤可导致瘢痕、畸形以及功能障碍。接近口角的严重烧伤可导致张口困难。预防这些并发症需要尽力保证电凝尖端完全插入,导电电极不外露。使用带有保护层的尖端也应慎重,绝缘部分不要接触导电的电极。有的医生用开口器保护口周区域。处理口周烧伤可能需与烧伤科合作,局部使用抗生素,可能需要类固醇注射或缝合自体移植。

腺样体扁桃体切除术后颈部并发症

涉及颈部的并发症很少见,但认识这些并发症也很重要,因为这些并发症可能是很严重的。腺样体扁桃体切除术后比较常见的颈部并发症是寰枢关节半脱位或 Grisel 综合征。因为其报道较少,故确切发病率尚不明确。患者通常由于术后几天主诉疼痛和斜颈就诊。可能有轻微或严重的半脱位,其发生的原因是咽部感染血行播散到颈椎,造成寰枢韧带不稳定。Dawn 综合征患者发生这种并发症的危险最大,术后寰枢关节不稳的发生率高达 15%。

认识这种并发症是很重要的,因为严重的神经后遗症,例如脊髓受压、四肢瘫痪和死亡可能随之而来。诊断包括 CT 扫描了解骨性解剖,MRI 诊断韧带的炎症。预防这种并发症需要对 Dawn 综合征患者拍颈椎屈位 X 线片。在腺样体扁桃体切除术前应请矫形科或神经外科医生对异常的 X 线片进行会诊。治疗包括全身使用抗生素、卧床、肌肉放松和应用非类固醇消炎药,对轻度疼痛使用软颈托使颈椎稳定,严重者用硬颈托或固定进行颈椎牵引[17]。

腺样体扁桃体切除术后软腭咽部功能不全

腺样体扁桃体切除术后常发生发音改变。切除较大的扁桃体可改变发音的性质,并且一些资料显示,声学参数可以有一定的改善[18]。然而,手术后软腭咽部功能不全导致的鼻音过重是很麻烦的,但其不常出现。在一项病例研究中,腺样体扁桃体切除术后53%的患者有持续性鼻音过重,需要手术矫正[19]。这是腺样体切除术后的常见结果。腭裂或黏膜下裂开的患者发生这种并发症的危险非常大。对于这种患者切除部分腺样体并保留下面一小块是聪明的做法。暂时的鼻音过重比较常见,但其确切发病率尚不明确。鼻音过重的原因是失去了带有下腺样垫的软腭关节形成的鼻咽部封闭。预防的方法是触摸硬腭以发现隐匿的黏膜下裂隙,并避免过度切除腺样体。手术治疗可能涉及后咽部扩大或咽瓣。

鼻咽部狭窄

鼻咽部狭窄是腺样体扁桃体切除后少见的并发症,手术后数周至数月,打鼾或阻塞症状复发预示着鼻咽狭窄的发生。在扁桃体腭弓、软腭和后咽部之间的瘢痕可能是由于过分切除后弓所致。有瘢痕体质的患者,以及存在严重炎症,如扁桃体周围脓肿或在腺样体切除同时进行悬雍垂腭咽成形术

的患者往往容易出现这类并发症。这种并发症的发病率在悬雍垂腭咽成形术后为 3.5%[20]。鼻咽狭窄的诊断需要对扁桃体术后存在阻塞症状的患者进行内镜检查。如果患者表现出阻塞性睡眠呼吸暂停,其瘢痕可能需要处理。鼻咽狭窄的矫正可能需要游离瘢痕组织,或使用丝裂霉素或类固醇类药物。

(于焕新 韩曦 译)

参考文献

1. Hall M, Lawrence L. Ambulatory surgery in the United States, 1996. Advance data from vital and health statistics; no. 300. Hyattsville, MD: National Center for Health Statistics, 1998
2. Evans AS, Khan AM, Young D, Adamson R. Assessment of secondary haemorrhage rates following adult tonsillectomy—a telephone survey and literature review. Clin Otolaryngol Allied Sci 2003;28(6):489–491
3. Abou-Jaoude PM, Manoukian JJ, Daniel SJ, et al. Complications of adenotonsillectomy revisited in a large pediatric case series. J Otolaryngol 2006;35(3):180–185
4. Jiménez-Yuste V, Prim MP, De Diego JI, et al. Otolaryngologic surgery in children with von Willebrand disease. Arch Otolaryngol Head Neck Surg 2002;128(12):1365–1368
5. Statham MM, Myer CM III. Complications of adenotonsillectomy. Curr Opin Otolaryngol Head Neck Surg 2010;18(6):539–543
6. Windfuhr JP. Excessive post-tonsillectomy hemorrhage requiring ligature of the external carotid artery. Auris Nasus Larynx 2002;29(2):159–164
7. Hofman R, Zeebregts CJ, Dikkers FG. Fulminant post-tonsillectomy haemorrhage caused by aberrant course of the external carotid artery. J Laryngol Otol 2005;119(8):655–657
8. Richmond KH, Wetmore RF, Baranak CC. Postoperative complications following tonsillectomy and adenoidectomy—who is at risk? Int J Pediatr Otorhinolaryngol 1987;13(2):117–124
9. Brown KA, Morin I, Hickey C, Manoukian JJ, Nixon GM, Brouillette RT. Urgent adenotonsillectomy: an analysis of risk factors associated with postoperative respiratory morbidity. Anesthesiology 2003;99(3):586–595
10. Jaryszak EM, Shah RK, Vanison CC, Lander L, Choi SS. Polysomnographic variables predictive of adverse respiratory events after pediatric adenotonsillectomy. Arch Otolaryngol Head Neck Surg 2011;137(1):15–18
11. Brigger MT, Brietzke SE. Outpatient tonsillectomy in children: a systematic review. Otolaryngol Head Neck Surg 2006;135(1):1–7
12. Kalra M, Buncher R, Amin RS. Asthma as a risk factor for respiratory complications after adenotonsillectomy in children with obstructive breathing during sleep. Ann Allergy Asthma Immunol 2005;94(5):549–552
13. Fung E, Cave D, Witmans M, Gan K, El-Hakim H. Postoperative respiratory complications and recovery in obese children following adenotonsillectomy for sleep disordered breathing: a case–control study. Otolaryngol Head Neck Surg 2010;142(6):898–905
14. Manrique D, Sato J, Anastacio EM. Postoperative acute respiratory insufficiency following adenotonsillectomy in children with neuropathy. Int J Pediatr Otorhinolaryngol 2008;72(5):587–591
15. Mattucci KF, Militana CJ. The prevention of fire during oropharyngeal electrosurgery. Ear Nose Throat J 2003;82(2):107–109

16. Nuara MJ, Park AH, Alder SC, Smith ME, Kelly S, Muntz H. Perioral burns after adenotonsillectomy: a potentially serious complication. Arch Otolaryngol Head Neck Surg 2008;134(1):10–15
17. Richter GT, Bower CM. Cervical complications following routine tonsillectomy and adenoidectomy. Curr Opin Otolaryngol Head Neck Surg 2006;14(6):375–380
18. Subramaniam V, Kumar P. Impact of tonsillectomy with or without adenoidectomy on the acoustic parameters of the voice: a comparative study. Arch Otolaryngol Head Neck Surg 2009;135(10):966–969
19. Fernandes DB, Grobbelaar AO, Hudson DA, Lentin R. Velopharyngeal incompetence after adenotonsillectomy in non-cleft patients. Br J Oral Maxillofac Surg 1996; 34(5):364–367
20. Katsantonis GP, Friedman WH, Krebs FJ III, Walsh JK. Nasopharyngeal complications following uvulopalatopharyngoplasty. Laryngoscope 1987;97(3 Pt 1):309–314

第 **13** 章
阻塞性睡眠呼吸暂停手术并发症

A. F. Lewis, R. J. Soose

简介

阻塞性睡眠呼吸暂停(OSA)可以用多种内科和手术方法来治疗。维持气道正压通气(CPAP)、使用口腔矫形器械和减轻体重是适用于多数患者的内科疗法。对于那些不能耐受内科治疗或治疗无效的患者,手术可取得较好效果——可以成功改善症状和生活质量,并减少心血管危险。OSA 手术可作为改善内科治疗(CPAP 或口腔器械)疗效的辅助手段,也可作为单独的治疗策略,最常见的是分期手术方案。

多数 OSA 手术方式是以扩大和稳定上呼吸道狭窄和塌陷部分为目标。正常的呼吸道外形、彻底检查、内镜技术和适当的术式选择是治疗成功的关键。但这已经超出本章的范围。总之,OSA 手术是围绕鼻呼吸道、咽和颅面骨的手术。肥胖症、舌下神经刺激和气管切开也属于 OSA 手术治疗的范畴。本章将重点讨论咽部软组织手术和伴发的并发症,而鼻部手术和颅面骨手术将在其他章节讨论(图 13.1)。另外还会讨论非阻塞性打鼾的治疗过程或 OSA 手术相关的轻微并发症,以及全麻患者的围术期处理。

腭部手术

自从 Fujita 在 1981 年引入以来,腭咽部成形术(UPPP)已成为治疗 OSA 最常用的手术之一[1]。随着

包括的手术:
- 上腭手术
  悬雍垂-腭-咽成形术
  经腭前移咽成形术
  扩大的咽成形术
  前部咽成形术
- 下咽手术
  消融术
  腭基底射频术
  硬腭悬吊术
  舌骨悬吊术
- 打鼾手术
  腭部植入术
  鼾症成形术
  腭射频术

不包括的手术:
- 骨骼成形术
  颏舌肌前移术
  下颌骨前移术
  上颌骨前移术
- 鼻部手术
- 气管手术

图 13.1　本章讨论的睡眠手术。

手术过程的改进,一些并发症的发生率和严重性已发生改变。然而,针对 UPPP 的报道最多的并发症是出血、软腭咽部功能不全、鼻咽部狭窄和癔球症。同时,治疗 OSA 的所有手术都有呼吸道阻塞、呼吸功能损伤、血管并发症和持续 OSA 的潜在危险。

围术期并发症

与 OSA 有关的解剖因素和并发症使患者容易发生手术并发症。然而，在多数研究中 UPPP 手术早期发生严重并发症的概率相对较低[2-7]。多数资料来自于病例数有限的病例组，而描述的并发症也不同。Kezirian 等[2]对 1991—2001 年间在国家退伍军人事务部就诊的超过 3000 例接受 UPPP 手术的住院成年人进行了一项前瞻性研究，收集关于严重并发症发病率和 30 天并发症发病率的资料，结果发现总发病率仅为 1.5%。其中包括死亡、呼吸骤停、心脏停搏、心肌损伤、脑血管意外、肺栓塞、超过 3 个单位浓集红细胞的出血、昏迷、伤口感染、败血症、深静脉血栓和肾衰竭。

最常见且隐匿的严重并发症是呼吸系统并发症。呼吸系统并发症的严重性不同，包括氧饱和度低、重新插管、肺炎、延长通气（超过 48 小时）、急症行气管切开或肺水肿。在不同的研究之间，呼吸系统并发症的发病率差别很大，范围为 1.1%~11%[2,8]。

评估 UPPP 手术能否在门诊安全进行的研究，结果显示，术后可迅速出现呼吸道阻塞和肺水肿等严重并发症，一般在术后几小时内在复苏室里就很快发生。在术后随时都可能发生氧饱和度低，但因为氧饱和度低是基础疾病的一部分，所以难以判断这是疾病本身还是术后并发症。据 Riley 等[7]报道，182 例患者中有 6 例在术后 2 天内氧饱和度低于 80%。Hathaway 和 Johnson[8]进行的回顾性调查显示，接受 UPPP 手术伴或不伴鼻中隔矫正术的患者有 3% 在复苏室内氧饱和度低。研究显示，术后氧饱和度低与术前多导睡眠图观察到的结果具有可比性。当选择可以在门诊安全进行手术的患者时，要考虑多导睡眠监测和患者的身体质量指数、心肺状态以及其他临床因素[8,9]。

仔细选择患者以及术后监护几个小时，可以避免围术期的很多心肺并发症，即使是门诊手术也应如此。在文献中，关于 UPPP 手术后严重并发症的危险因素的报道有时是相互矛盾的。Haavisto 和 Suonpaa[4]发现，以前存在的心脏病可能有促使并发症发生的作用。Esclamado 等[3]认为，在多导睡眠呼吸监测中体重、呼吸暂停-低通气指数及术前麻醉剂均与围术期危险相关联。同时进行鼻部手术在手术后可能立即引发睡眠呼吸异常暂时加重，尤其是进行鼻部填塞，控制呼吸的鼻腔感受器被干扰时[3-5]。Kereizian 等[10]分析了 3130 例退伍军人的病历记录并得出结论，呼吸暂停-低通气指数、身体质量指数、并发症以及同时进行鼻部手术都可增加严重并发症发生率。

出血和伤口裂开

UPPP 术后出血发生率估计在 2%~14%，似乎与成年人扁桃体切除术后出血发生率相似[9,11]。一项队列研究显示，大量出血发生率为 0.3%[2]。出血可在术后立即发生，这可能表明有手术技术上的失误。伴或不伴扁桃体切除术的腭部手术后的延迟出血更为常见，在术后的第 1~2 周的任何时候都可能发生[12]。延迟或继发性出血似乎与伤口愈合因素有关，这些因素包括肉芽组织形成、炎症过程和伤口破裂。虽然资料存在矛盾，但是饮食和活动量的限制及术后内科治疗以减少炎症和促进黏膜生长（例如类固醇和抗生素治疗），可能会减少术后出血的危险。扁桃体窝的肌肉暴露同样可导致术后出血。通常是在扁桃体切除的同时闭合扁桃体弓。作用在闭合腔的张力异常导致闭合腔破裂，特别是在扁桃体窝下端，导致肌肉裸露和潜在出血。

腭咽功能不全

腭咽功能不全是指吞咽和说话时软腭咽括约肌不能将鼻咽部与口咽部完全隔断。软腭咽的闭合依靠悬雍垂和提腭肌。

在传统的 UPPP 术后，常因过多切除悬雍垂和软腭造成暂时的软腭咽功能不全（VPI）。而且，也可造成影响生活质量的较长时间或长期的 VPI。据一些研究报道，高达 10%~24% 的患者主诉术后 1 年间断发生鼻咽反流[4,13]。然而，在 Fairbanks 对 72 个医疗中心进行的长达 9 年的调查报道中，仅有少数患者发生这种并发症[14]。

不同患者可以安全切除的软腭长度不同，因为软腭本身长度不同，而黏膜的接触点和咽后壁的长度也不同。传统切除 1~2cm 可能会使某些患者发生软腭咽功能不全。术前评估与提腭吊带远点相对应的弯曲点是很重要的。在手术中，可以通过把软腭往后放到咽后壁进行评估。手术切除不应该破坏咽部肌肉提升的作用。广泛的烧灼和随后生成的瘢痕可能使腭进一步短缩，并减弱软腭咽的功能。

因为 VPI 有潜在严重的长期并发症，所以 VPI 最好的治疗方法是预防，而不是破坏或切除手术。保留黏膜、悬雍垂结构和功能的重建术是最好的预防措施。因为腭的缩短和瘢痕形成使 VPI 的手术矫正很困难，也常常增加 OSA 的风险。上部咽瓣或括约肌腭成形术被认为是有效的。腭后推手术、闭塞器和泰富隆注射也有报道[16-18]。

鼻咽部狭窄

鼻咽部狭窄（NPS）是由于扁桃体弓和咽后壁环形瘢痕挛缩，从而使鼻咽部与口咽部之间部分或完全阻塞（图 13.2 和图 13.3）。NPS 可以造成鼻呼吸道完

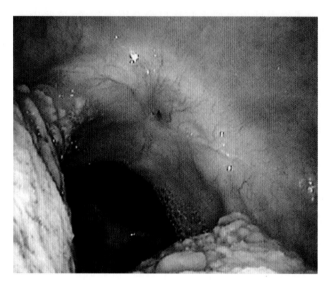

图 13.2 鼻咽部狭窄：术前经口鼻咽镜观察可见一个宽且厚的瘢痕带影响了软腭的活动，鼻咽部只有一个小的裂缝。(Image courtesy of Prof. M. Gerek, MD.)

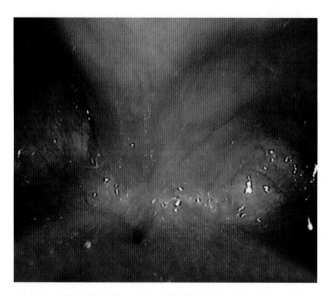

图 13.3 鼻咽部狭窄：经鼻纤维喉镜观察可见软腭上坏死。(Image courtesy of Prof. M. Gerek, MD.)

全阻塞、说话鼻音重、鼻溢液和 OSA 加重。庆幸的是，这种并发症发病率很低，估计低于 1%[20]。预防鼻咽部狭窄最重要的是避免在鼻咽峡部形成相邻的创面[15]。可能增加 NPS 发病率的原因包括过多切除或烧灼后侧扁桃体黏膜、从根基处破坏咽后壁黏膜或在有张力的情况下缝合。同时应避免切除腺体[13,21]。

如同 VPI，NPS 最好的预防方法是通过 UPPP 最大限度地保护软腭咽部黏膜。一旦发生 NPS，其治疗是困难的[21]。Krespi 和 Kacker[22]报道了 18 例 UPPP 术后的 NPS 患者，全部采用 CO_2 激光，同时使用或不使用闭塞器治疗，治疗后鼻咽部空腔足够大。其严重性可以从轻微到严重，轻微者通常结局比较好。Jones 等采用激光然后配合丝裂霉素和闭塞器治疗取得成功[23]。其他治疗选择包括扩张瘢痕并修整同时进行或不进行皮肤移植、瘢痕切除同时置入上颌面部假体或游离移植组织[23-28]。

味觉减退

虽然 UPPP 术后的上述并发症已得到很好的证实和研究，但很少有人注意到术后的味觉紊乱。回顾文献资料可以发现，味觉紊乱的发生率为 7%~10%[29,30]。专门研究 UPPP 术后味觉紊乱的研究显示，术后 3 个月发病率为 4.6%。术后 9 个月，5 例中 1 例味觉得到恢复。味觉功能试验显示，甜味缺失是最常见的味觉紊乱[31]。Cahali[32]也提到，1 例患者咽成形术之后对于巧克力的味觉紊乱在 6 个月后恢复。

引起味觉功能丧失的原因可能包括：位于扁桃体隐窝内的舌咽神经舌支损伤、软腭中的味觉感觉器被切除或舌受到机械性压迫。可以设想，在扁桃体切除术中减少使用电烧灼，特别是在扁桃体下极区域，可能降低味觉功能丧失的发病率。腭部是通过经由颞骨岩部的枕大神经的膝状神经节获得味觉的。腭部也是感觉甜味的主要部位。在 Li 等[29]进行的研究中发现，对于悬雍垂腭发育期使用烧灼的患者，其味觉紊乱的发病率明显升高。因此，在腭咽手术中避免切除软腭和减少使用电烧灼可能会减少味觉减退，特别是甜味觉[29,31]。

声音异常

悬雍垂腭咽成形术后出现声音异常的现象在文献中有不同的记载。Powell 指出，发音障碍很难解释，并提出术前增生的黏膜可能会导致异常发音。Van

Lierda 等人[33]针对 26 例悬雍垂腭咽成形术后患者的鼻音、嗓音及发音进行了一项前瞻性研究,发现悬雍垂腭咽成形术对鼻音、嗓音和发音无影响。关于鼻音,惟一的改变就是"i"的发音不同。

Brosch 等人[34]对悬雍垂腭咽成形术及扁桃体切除术后未损伤鼻咽部肌肉的患者进行了一项前瞻性研究,发现基频大幅度提高。Tewary 和 Cable[35]发现,与扁桃体切除相比,悬雍垂腭咽成形术的患者基频更低。大部分患者不能觉察到这样的改变,但对于那些从事发声相关专业的患者,术前应被告知这样的结果。

癔球症

虽然与被报道的 UPPP 术后其他并发症相比,癔球症或咽部异物感较少发生,但癔球症是 UPPP 术后最常见的不适主诉。报道的术后 1 年发生率为 22%~31%,术后 3 年可达到 60%。一些患者甚至主诉长期持续的不适。这种并发症非常令人苦恼,可能是由于软腭形成瘢痕和切除悬雍垂所致。悬雍垂是口腔和咽部含浆液腺最丰富的部位,并且对润滑咽后壁起到重要的作用,这就解释了为什么切除这些腺体可能引起咽干和咽异物感[15,36-38]。

因此,保留悬雍垂可能减少这种并发症的发病率。Kwon 等[39]进行了一项研究,评价保留悬雍垂的腭咽成形术对 OSA 和癔球症的术后影响。使用 VAS 评分,术后与术前评估无变化。这种并发症没有方法可以治愈,但已尝试在术后中期在瘢痕组织内注射类固醇进行治疗。在长期治疗方面,口服润滑药物可明显减轻症状。

与特殊腭部手术有关的并发症

下列手术没有进行广泛研究,并且确切的并发症发生率尚不明确。报道的并发症发生率及潜在的并发症、预防以及治疗方法在文献中已有报道。

腭前移咽成形术

这个技术首先于 1993 年在文献中进行了描述,它打破了传统 UPPP 手术的限制,通过切除硬腭后侧的一部分并前移腭的前侧从而扩大腭咽部和腭后段。与多种保留黏膜的重建术一样,并发症的总体发生率,特别是 VPI、NPS 和癔球症(异物感)与传统的

UPPP 相比明显减少。然而,腭前移咽部成形术由于切除了部分骨质,可能引发新的并发症——口鼻瘘管。

在文献中,当尝试改良技术,将张肌腱切开以增加其活动性时,瘘管的发生率提高了。最大病例组的资料显示,口鼻瘘管发生率为 12.7%(47 例患者中出现 6 例)。随后的改良使瘘管发生率降低。Shine 和 Lewis[40]比较了传统的 Gothic 舌切开术和改良的推进切开术的效果。他们注意到,接受推进软性组织入路的患者瘘管发生率下降。

在手术后期,有的学者通过闭塞口腭和缝合重新拉近软组织而使瘘管得到治疗[41,42]。

扩张阔约肌咽部成形术

咽侧塌陷已被证实是 OSA 的重要原因之一,并且标准的 UPPP 技术无法解决。2003 年,Cahali[32]首先描述了侧方咽成形术,这个术式包括切开咽上部收缩肌并做一个侧方的基底瓣。另外,再进行一个腭咽部"Z"形。术后,多数患者主诉吞咽困难,尤其是吞咽干的固体食物时,持续 8~70 天,中位数 14.5 天。咽部吞咽功能的恢复不需要治疗。

扩张括约肌咽部成形术(ESP)作为侧方咽成形术的改良术式,对咽侧壁较大的患者可扩大腭后横径。由腭咽肌构成的双侧旋转皮瓣是 ESP 术式的特点。一项对比 ESP 与传统 UPPP 的前瞻性研究发现,ESP 可提供对 OSA 比较有效的治疗,并且不伴有任何明显的并发症[43]。

前侧腭成形术

对于在提腭韧带和盖膜水平原发性前后型塌陷的患者,前侧腭成形术可对腭部和阻塞提供成功的治疗,因其保留了悬雍垂的结构和功能以及软腭的游离边缘,所以很少发生并发症。在这项手术中,黏膜和黏膜下组织从近端软腭被切除,随后闭合水平缺口,并把软腭前侧向前推进。77 例患者的前瞻性病例组中没发生 VPI、NPS 或其他并发症的报道[44]。

口咽部和下咽部手术

口咽部和下咽部手术都可用来治疗 OSA。虽然舌骨前移、其他骨手术以及舌下神经刺激也强调了呼吸道的这一部位,但本节重点强调软组织手术。这些手术主要涉及腭缩小或舌基部前移/悬吊。

下咽部手术会带来明显的围术期并发症的危险，由于并发症发生在呼吸道内较低处，所以处理起来比较困难。在这个部位，诊断和控制出血及呼吸道阻塞比较富有挑战性，并有潜在的危险。资料显示，这些患者中的大多数应全天监护，尽管下咽部手术后并发症不像 UPPP 术后并发症一样已得到很好的研究。在 Kezirian 等[2]进行的研究中，进行 UPPP 舌根手术后并发症发病率增加，但该研究未能将累计危险性和手术个体危险性分开。

腭缩小手术

中线舌切除术

舌切除术涉及减小舌根和咽下部软组织。最开始，这种手术因过多切除软组织而导致并发症发生率很高[45-47]。黏膜下少量潜行舌状切除(SMILE)、经口黏膜下内镜辅助舌切除以及舌状扁桃体切除已成为治疗成年人和儿童舌–基底部相关呼吸道阻塞的改良方法。SMILE 技术和经口内镜辅助舌切除都涉及采用舌打孔消融技术，从而减少味蕾和黏膜的损伤[47,48]。潜在并发症包括出血、舌下神经损伤、水肿和呼吸道损伤[4]。因文献记录较少，经口内镜辅助舌切除术的实际并发症发生率尚不明确，但医生的报道罕见。

SMILE

Maturo 和 Mair[48]在进行 SMILE 时注意到，在病例组中没有明显的出血发生。不过，Friedman 等[49]报道，在他们进行的 48 例患者的回顾性分析中，有 2 例舌动脉损伤。48 例患者中有 4 例发生暂时的舌下神经损伤并且自愈。48 例中只有 1 例发生永久性单侧舌下神经损伤。解剖时避开舌下神经血管束是手术的关键。通过解剖已发现，在舌基底部后方，等离子棒在距离盲孔约 1~2cm 范围内(图 13.4)[50]。在盲孔的后方，舌动脉和神经比较靠外侧，距盲孔约 2.5cm。

其他方法

其他方法包括舌腔的内镜观察和术前超声波观察动脉部位的图形。多数病例的出血是少量的，通过直接压迫和注射肾上腺素可以控制住。止血海绵(Baxter,Deerfield,IL.,USA)也可以放入舌腔内。对于严重出血患者，可能需要在直视下进行双极电凝。Friedman 等[49]报道的 2 例出血患者中有 1 例需要通过颈外动脉结扎来止血[48,49]。

在文献回顾中，虽然没有呼吸道并发症的报道，但由于形成血肿，使 SMILE 术后也存在发生呼吸道并发症的危险。手术可能造成舌基底部无效腔而无液体溢出的通路(图 13.5)。这是非常严重的并发症，应对其进行引流，根据阻塞的程度可能需要气管切开。

采用双极电凝进行舌扁桃体切除时使用延展性强的器械可以实现更精确的切除，用带角杆的透镜可改善视野。手术风险包括：出血、吞咽困难、呼吸道阻塞和味觉改变。Robinson 等[51]报道的包括 18 例患者的病例组无反应性或继发性出血，并且无呼吸道并发症。只有 3 例患者有味觉改变，并在 3 个月之内自愈。

舌基底部射频消融

这是一种微创介入性技术，它使用射频引发舌基部黏膜下组织的热损伤，使下咽部阻塞物体积变小。射频电极针用于向特定部位发射能量并控制温度。每次治疗造成 1~3 处损伤[52-53]。

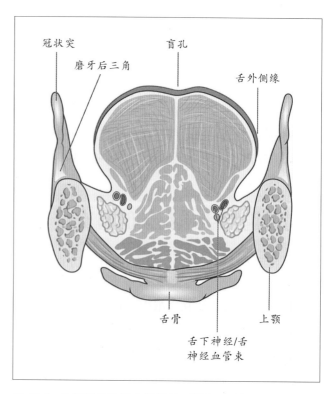

图 13.4 舌底部的神经血管解剖：冠状面示意图显示舌的动脉和神经位于舌盲孔外侧约 1~2cm，下方约 2.5cm。(From Maturo and Mair,2007.48 Reproduced with permission fom Sage Publications.)

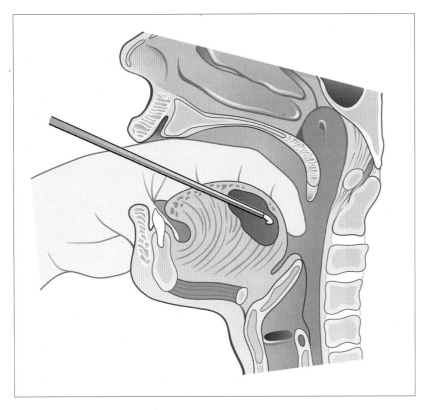

图 13.5　SMILE 技术 (黏膜下微创舌部分切除手术)：通过等离子射频设备对舌体后部进行射频消融治疗。(Reprint with permission from Friedman M, Soans R, Gurpinar B, et al. Evalution of submucosal minimally invasive lingual exceision technique for treatment of obstructive sleep apnea/hypopnea syndyrome. Otolarygol Head Neck Surg 2008；139；378-384.)

出血和神经损伤

在回顾性文献研究中，没有明显的出血发生。文献中报道，舌基部神经痛的发病率为 0%~16%，伴自发的烧灼阵痛持续 3 个月[53,54]。Friedmann 等[49]也报道在 48 例患者中有 1 例舌下神经部分瘫，并在 1 个月内自愈。为了防止损伤神经，尽量不要处理舌的侧面[50,52,53]。

感染和舌基底部脓肿

舌基底部脓肿是与射频治疗相关的一种严重并发症 (图 13.6 和图 13.7)。文献中报道的发病率为 0%~8%。由于感染，建议采用以下预防方案：应用抗生素

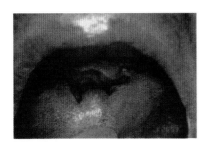

图 13.6　舌底脓肿：舌射频手术后 3 周后并发舌部脓肿。

10 天，皮质类固醇 5 天。Troell 等[52]建议，任何一个病灶的治疗量不要超过 750J，并在治疗前用漱口水漱口。对于持续主诉吞咽困难、癔球症 (异物感) 或疼痛超过一周的患者，可静脉注射抗生素，严重患者进行气管切开术[53]。

水肿和呼吸道损伤

Pazos 和 Mair[53]报道的 25 例患者中，有 2 例发生口底严重水肿，但他们每个治疗部位的能量都达到了 1000J。这个功率高于多数研究报道的射频能量，提示我们要限制射频能量，以减少潜在的呼吸道阻塞性水肿。治疗后呼吸道保护至少持续 5 天，推荐鼻持续正压呼吸道保护 (表 13.1)[52]。

舌基底部悬吊

舌基底部悬吊包括在腭联合的舌皮质内放置螺钉。将附着的缝线套过舌基底部并在前侧结扎，以防舌后部塌陷。文献报道的这种并发症的发病率为 15%~26%，包括如下几种[56-59]。

唾液腺炎和感染

这是最常见的并发症之一 (9%~11%)，并且经常

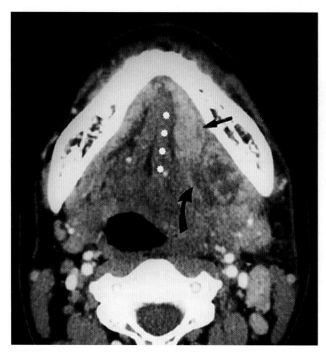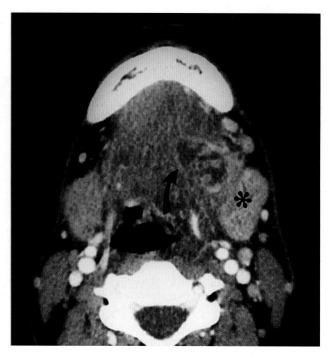

图 13.7　舌下腺脓肿。(From Mukherji SK, Chong V. Atlas of Head and Neck Imaging.1st ed. New York：Theime，2003.)(a)轴位对比增强 CT 显示左舌下间隙脓肿的混合衰减(弯箭头)。可见左舌下腺肿大(直箭头)和左侧颏舌肌(星号)位移至对侧。(b)轴位对比增强 CT 显示脓肿向下延伸到左颌下间隙(弯箭头)，使左颌下腺(星号)移位。

表 13.1　射频消融治疗的并发症

RFA 并发症	例数	种类	严重程度	持续时间	备注
腭 RFA(n=13)	11	表浅	轻微	2~7 天	所有患者均没有明显并发症
	2	悬雍垂	中等	4~7 天	悬雍垂丧失，疼痛加重维持一周无 VPI
舌-基底 RFA(n=8)	4	舌	中等	>1 周	烧灼痛，持续数周
	2	口底水肿	严重	24 小时	呼吸道并发症，需住院治疗，静脉注射抗生素、类固醇，24 小时呼吸道监护
	2	舌脓肿	严重	3~4 周	呼吸道并发症，需住院治疗，静脉注射抗生素、类固醇，严重时需切开引流，呼吸道监护

RFA：射频消融；VPI：咽部功能不全。

Reprinted with permission from Pazos and Mair，2001.[53]

伴随口内入路发生。它常因手术时直接损伤沃顿(Wharton)导管或水肿所导致。手术时，应在沃顿导管的后方放入螺钉，并且在经过这个结构时应注意勿损伤导管。合并唾液腺炎的患者往往对口服抗生素的保守治疗有效。无菌的颌下入路和螺钉置入可明显减少唾液腺炎和感染的发病率。建议术前及术后使用广谱抗生素和类固醇激素，以便进一步减少感染的危险[56,57]。

缝合部移位、挤压和破裂

如果外科医生触诊舌基底时发现凹痕，就容易缝得很紧。确定正确的松紧度是很困难的，既要防止塌陷，又不能勒得太紧或使组织受到的张力过大。缝线过紧也可加重术后疼痛和水肿。随着时间的推移，缝线可能移位或张力减少。虽然确切的发病率尚不明确，但文献中常有挤压或破裂的病例报道[56-58]。

构音障碍和吞咽困难

多数接受手术的患者都会出现构音障碍、吞咽困难和味觉异常，严重者可持续 7~21 天。术后疼痛也可以诱发吞咽困难。多数可以自行恢复，很少需要静脉输液抗感染治疗[56]。

牙齿损伤

有少数病例报道螺钉置入了下颌骨联合，显然这是一个很危险的操作。螺钉应放置在切牙根水平的下方。准确部位应是距下颌骨下缘 1cm 处。如果怀疑有损伤，应将患者转至口腔科，评估牙齿是否坏死。可能需要根管治疗或拔掉牙齿[60]。

舌下神经或舌的神经血管损伤

这种并发症的发病率目前报道较少，为了避免损伤，在缝合时应注意缝针不要太靠近舌外侧通过，一般要距中线 1~1.5cm[60]。

舌骨悬吊

悬吊舌骨可使舌骨向前，从而增加舌体/会厌软骨的间隙。有两种手术技术已被广泛使用：①将舌骨的前上方向下颌骨前下缘进行悬吊；②将舌骨的前下方向甲状软骨进行悬吊[61 65]。采用这两种技术时，吞咽困难是最常发生的术后并发症，并且常发生在手术后。多数报道的吞咽困难会持续几天，但也有持续长达 4 周的报道[62,66]。水肿、解剖改变和神经损伤等因素也可能造成吞咽困难。与手术切开有关的水肿只引起短暂的吞咽困难[65]。

吞咽动作幅度过大可能使呼吸道的自我保护比较困难。据 Neruntarat[63]报道，短暂误吸的发生率为 9.3%，这个数字比其他研究报道的要高一些。这种误吸一般在 3 周内可全部解除。损伤声门以上呼吸道感觉的喉上神经内侧支以及过度悬吊也可引起误吸或造成舌下神经损伤，但在多数患者中这种并发症可自愈[64]。所有持续吞咽困难的患者都应用内镜进行评估，以排除损伤或水肿。

其他潜在的并发症包括缝合开裂，血肿、感染和咽部皮肤瘘管。总之，报道的血肿和感染的发病率小于 2%[63]。多数作者建议术后被动或主动吸引引流至少 1~2 天，以防血清肿或血肿[66,68]。Richard 等[64]研究发现，发生感染或脓肿的患者往往没有得到预防性的

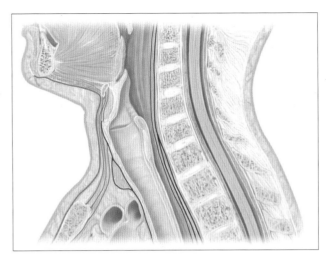

图 13.8 颈部筋膜关系图。左侧观。中间矢状切面显示颈部深筋膜的最深层，椎前层直接覆盖在脊椎前，并分成两部分。例如，颈椎结核性骨髓炎，一种流注性脓肿可能发生在沿着椎前筋膜的"危险间隙"中(咽后脓肿)。该筋膜从外侧和后侧包裹肌肉。颈动脉鞘位于更外侧，在中间矢状切面上几乎看不到。(From Schuenke M, Schulte E, Schumacher U, Voll M, Wesker KH. Thieme Atlas of Anatomy, Neck and Internal Organs, 2nd ed. Stuttgart；Thieme；2009.)

抗生素治疗。因此，为了预防术后感染，建议在围术期给予抗生素。治疗方法一般有单纯引流以及根据细菌培养的结果选用抗生素，并且有些患者根据情况必须取出金属植入物。

Tschopp[69]研究发现，在 CT 扫描中舌骨和咽部的平均距离只有 3mm。这个距离很短(图 13.8)，这就解释了为什么舌骨周围的缝线和金属植入物经过此处容易产生咽黏膜的瘘管或瘘管[69]。对顽固性瘘管必要时可能需要取出缝线。

非窒息性鼾症的基础手术治疗

对于非窒息性鼾症的患者，特别是对保守治疗效果不明显的患者(例如减轻体重、体位疗法和减轻鼻充血等治疗)，软腭紧缩技术可减轻软腭的浮动，从而改善症状。软腭紧缩技术包括置入腭支撑体、注射鼾症成形剂和射频。虽然这些方法主要用来治疗鼾症，但也可用于选择性治疗轻型 OSA，特别是配合一些其他操作作为复杂手术的一部分。

支撑体植入

挤压伤是这种手术最常见的并发症，其发病率为

4%~20%[70-75]。危险因素包括在全麻下软腭的厚薄程度和植入体的位置。挤压伤的发生率在女性较高，尤其是在手术室内放置支撑体的患者(表13.2，图13.9)。这可能是因为女性的软腭较薄和手术中器械的损伤[73]。随着支撑体放入，使用弯曲的鼻咽镜进行评估后，通过软腭后侧放置。如果发生挤压，应将植入体取出，一般来说，伤口可以自行愈合，并且植入体可以替换[74]。

癔球症是一种比较少见的并发症，在很多时候，主诉癔球症的患者往往感觉需要取出咽部有凸起的部分。我们建议对任何主诉持续性不适或异物感明显的患者都应进行纵隔的评估。在文献中还没有报道因植入体而引发的瘘管。

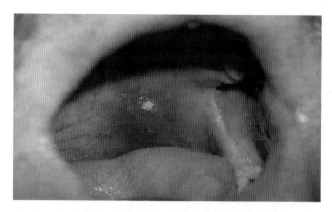

图13.9 腭部植入体部分突出。(Image courtesy of Prof. K. Hörmann.)

注射鼾症成形剂

感染、瘘管、VPI和黏膜破裂都是这种操作的潜在并发症，但发生率很低。黏膜破裂是最为常见的并发症，文献报道的发生率为22%。所有患者通过保守治疗全部治愈(图13.10)。为了预防VPI和瘘管的发生，对软腭薄或短的患者不应进行这种操作[76,77]。

软腭射频消融

软腭射频消融的并发症发生率在文献中是很多变的，但不像舌根射频消融更容易出现并发症。其并发症分为轻微并发症(8.1%)和严重并发症(0.1%)，包括溃疡、出血、瘘管形成和腭咽关闭不全。大多数研究显示，黏膜损伤或溃疡(12.5%)是最常见的并发症，但一般经过保守治疗后都无大碍。手术过程中通常使用温度控制射频消融或者等离子消融进行操作。研究发现，对软腭中部进行射频消融术的输出能量在800J时的并发症发生率相对于550J更高[52,53,78]。

OSA患者的全身麻醉

很多研究已显示OSA患者呼吸道管理的复杂性，往往在全麻时和全麻后非常容易造成围术期并发

表13.2 与支撑体植入有关的并发症

并发症	发生率	p值
事件		
植入体挤压	10/79(12%)	
放置不佳	6/79(8%)	
总计	16/79(20%)	
植入体数		
前3个植入体引起并发症	16/237(6.8%)	0.74
第4/第5个植入体引起并发症	5/50(4%)	
性别		
发生并发症的女性	8/14(57%)	0.001
发生并发症的男性	8/65(5.3%)	
镇静水平		
非镇静	7/58(12%)	0.009
全麻	9/21(43%)	

用 Fisher 精确检验计算 P 值。

Reprinted with permission from Gillespie et al, 2009.[73]

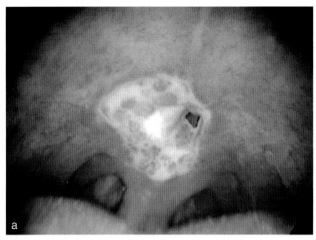

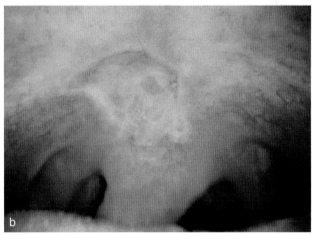

图 13.10 腭咽成形术后腭漏。(With kind permission from Brietzke SE.Mair EA. Injection snoreplasty: extended follow-up. Otolaryngol Head Neck Surg 2003;128 (5):605–615.)(a) 体重 120 磅(54.4kg)的女性腭漏患者,单中线注射 3%十四烃基硫酸钠。注射后两周。可见肉芽组织愈合。患者主诉轻度疼痛。(b) 注射后 3 周。瘘口在保守治疗后完全闭合。未使用抗生素。

症的多发。另外,阻塞性睡眠呼吸暂停常常会并发其他症状,这也会增加围术期并发症的发生率。因各种手术接受全麻的 OSA 患者都有较高的心脑血管和肺部并发症的危险性[79-81]。意识到这些增加的危险性、有效地预防和密切的临床观察是避免这些手术并发症的基础。

术前建议

术前详细的手术计划是非常重要的,并且应对这些患者进行 OSA 危险因素的筛选。在缺乏睡眠研究时,对鼾声如雷、日间嗜睡、颈部周长大、血压高、肥胖或有其他症状,以及检查表现或临床病史提示睡眠异常呼吸的患者应该考虑 OSA。这种患者可以根据临床

标准进行处理,或者根据麻醉医生和外科医生的判断进行睡眠研究综合处理。术前用 CPAP 和其他 OSA 疗法治疗,例如戒烟、减肥和优化患者全身状况可能会降低麻醉的风险。虽然推荐术前诊断和 OSA 治疗,但术前 CPAP 治疗可减低的特定风险尚不清楚,可能因不同患者而不同[82-84]。

术中处理

在插管和拔管时,外科医生都应在手术室内。另外,应对困难的呼吸道设备,例如麻醉气管镜、纤维喉镜、气管切开包应准备好并随时可用。Ritey 等[85]描述,进行 UPPP 的 182 例患者中 18.6%有插管困难。在插管之前应确定插管方法和麻醉方法。美国麻醉学会指南指出, 建议根据有关状况选择局麻或神经阻滞麻醉。在进行上呼吸道手术时,使用具有呼吸道安全保护的全身麻醉要比中度或深度镇静效果更好。如果可能,应该限制或避免使用苯二氮䓬类镇静药物。如果采用中等强度镇静,应监测脑电图并考虑给予 CPAP。

当患者醒来拔管时, 应注意神经肌肉药剂的拮抗[82,86]。"深拔管"有呼吸道阻塞和肺水肿的危险。消除挥发性麻醉剂的作用可减少麻醉后即刻并发症的发生,并促进麻醉后复苏,可以使并发症减少 35%[87]。

术后处理

OSA 患者中有很高的比例在术后需要送到 ICU 病房进行密切观察。多数并发症发生在术后第一个 24 小时之内。并发症的发生往往与镇静剂、安眠药和麻醉剂有关[88]。应限制使用阿片类药物,并考虑交替使用止疼药。对于 OSA 患者术后吸氧是否具有良好的疗效,目前并没有深入的研究,不过常常使用吸氧来改善低氧血症。术后处理建议抬高床头和采用 CPAP,可降低呼吸危险事件的发生。关于术后是否使用催眠药,在文献中几乎没有明确的报道。建议延长在复苏室内的监护时间,有文献报道 OAS 患者麻醉复苏要比非 OAS 患者延长 3 小时,而已发生气道梗阻或低氧血症的患者麻醉复苏要延长 7 小时[82,83]。在文献中,关于什么样的患者应保持在医院内整晚观察还存在争议, 建议患者出院还是住院的具体决定要根据患者的实际情况:包括麻醉的种类、麻醉时间长短、手术过程本身、OSA 的严重程度、肥胖、心脏状态及其他因素。

(于焕新 韩曦 译)

参考文献

1. Fujita S, Conway W, Zorick F, Roth T. Surgical correction of anatomic abnormalities in obstructive sleep apnea syndrome: uvulopalatopharyngoplasty. Otolaryngol Head Neck Surg 1981;89(6):923–934
2. Kezirian EJ, Weaver EM, Yueh B, et al. Incidence of serious complications after uvulopalatopharyngoplasty. Laryngoscope 2004;114(3):450–453
3. Esclamado RM, Glenn MG, McCulloch TM, Cummings CW. Perioperative complications and risk factors in the surgical treatment of obstructive sleep apnea syndrome. Laryngoscope 1989;99(11):1125–1129
4. Haavisto L, Suonpää J. Complications of uvulopalatopharyngoplasty. Clin Otolaryngol Allied Sci 1994;19(3):243–247
5. Mickelson SA, Hakim I. Is postoperative intensive care monitoring necessary after uvulopalatopharyngoplasty? Otolaryngol Head Neck Surg 1997;117:648–652
6. Harmon JD, Morgan W, Chaudhary B. Sleep apnea: morbidity and mortality of surgical treatment. South Med J 1989;82(2):161–164
7. Riley RW, Powell NB, Guilleminault C, Pelayo R, Troell RJ, Li KK. Obstructive sleep apnea surgery: risk management and complications. Otolaryngol Head Neck Surg 1997;117(6):648–652
8. Hathaway B, Johnson JT. Safety of uvulopalatopharyngoplasty as outpatient surgery. Otolaryngol Head Neck Surg 2006;134(4):542–544
9. Spiegel JH, Raval TH. Overnight hospital stay is not always necessary after uvulopalatopharyngoplasty. Laryngoscope 2005;115(1):167–171
10. Kezirian EJ, Weaver EM, Yueh B, Khuri SF, Daley J, Henderson WG. Risk factors for serious complication after uvulopalatopharyngoplasty. Arch Otolaryngol Head Neck Surg 2006;132(10):1091–1098
11. Demars SM, Harsha WJ, Crawford JV. The effects of smoking on the rate of postoperative hemorrhage after tonsillectomy and uvulopalatopharyngoplasty. Arch Otolaryngol Head Neck Surg 2008;134(8):811–814
12. Windfuhr JP, Chen YS. Incidence of post-tonsillectomy hemorrhage in children and adults: a study of 4,848 patients. Ear Nose Throat J 2002;81(9):626–628, 630, 632 passim
13. Croft CB, Golding-Wood DG. Uses and complications of uvulopalatopharyngoplasty. J Larnygol Otol 1990;104(11):871–875
14. Fairbanks DN. Uvulopalatopharyngoplasty complications and avoidance strategies. Otolaryngol Head Neck Surg 1990;102(3):239–245
15. Colman MF, Rice DH. A method of determining the correct amount of palatal resection in palatopharyngoplasty. Laryngoscope 1985;95(5):609–610
16. Jackson IT, Kenedy D. Surgical management of velopharyngeal insufficiency following uvulopalatopharyngoplasty: report of three cases. Plast Reconstr Surg 1997;99(4):1151–1153
17. Altermatt HJ, Gebbers JO, Sommerhalder A, Vrticka K. Histopathologic findings in the posterior pharyngeal wall 8 years after treatment of velar insufficiency with Teflon injection. [Article in German] Laryngol Rhinol Otol (Stuttg) 1985;64(11):582–585
18. Furlow LT Jr, Williams WN, Eisenbach CR 2nd, Bzoch KR. A long term study on treating velopharyngeal insufficiency by tcflon injection. Cleft Palate J 1982;19(1):47–56
19. Stevenson EW. Cicatricial stenosis of the nasopharynx. Laryngoscope 1969;79(12):2035–2067
20. Hathaway B, Johnson J. Complications of palatal approaches. In: Kountakis SE, Onerci M, eds. Rhinologic and Sleep Apnea Surgical Techniques. New York, NY: Thieme Medical Publishers;2007:391–395
21. Katsantonis GP, Friedman WH, Krebs FJ 3rd, Walsh JK. Nasopharyngeal complications following uvulopalatopharyngoplasty. Laryngoscope 1987;97(3 Pt 1):309–314
22. Krespi YP, Kacker A. Management of nasopharyngeal stenosis after uvulopalatoplasty. Otolaryngol Head Neck Surg 2000;123(6):692–695
23. Jones LM, Guillory VL, Mair EA. Total nasopharyngeal stenosis: treatment with laser excision, nasopharyngeal obturators, and topical mitomycin-c. Otolaryngol Head Neck Surg 2005;133(5):795–798
24. Van Duyne J, Coleman JA Jr. Treatment of nasopharyngeal inlet stenosis following uvulopalatopharyngoplasty with the CO2 laser. Laryngoscope 1995;105(9 Pt 1):914–918
25. Cotton RT. Nasopharyngeal stenosis. Arch Otolaryngol 1985;111(3):146–148
26. Stepnick DW. Management of total nasopharyngeal stenosis following UPPP. Ear Nose Throat J 1993;72(1):86–90
27. Ingrams DR, Spraggs PD, Pringle MB, Croft CB. CO2 laser palatoplasty: early results. J Laryngol Otol 1996;110(8):754–756
28. Kazanjian VH, Holmes EM. Stenosis of the nasopharynx and its correction. Arch Otolaryngol 1946;44:261–273
29. Li HY, Lee LA, Wang PC, et al. Taste disturbance after uvulopalatopharyngoplasty for obstructive sleep apnea. Otolaryngol Head Neck Surg 2006;134(6):985–990
30. Kamel UF. Hypogeusia as a complication of uvulopalatopharyngoplasty and use of taste strips as a practical tool for quantifying hypogeusia. Acta Otolaryngol 2004;124(10):1235–1236
31. Hagert B, Wikblad K, Odkvist L, Wahren LK. Side effects after surgical treatment of snoring. ORL J Otorhinolaryngol Relat Spec 2000;62(2):76–80
32. Cahali MB. Lateral pharyngoplasty: a new treatment for obstructive sleep apnea hypopnea syndrome. Laryngoscope 2003;113(11):1961–1968
33. Van Lierde KM, Van Borsel J, Moerman M, Van Cauwenberge P. Nasalance, nasality, voice, and articulation after uvulopalatopharyngoplasty. Laryngoscope 2002;112(5):873–878
34. Brosch S, Matthes C, Pirsig W, Verse T. Uvulopalatopharyngoplasty changes fundamental frequency of the voice—a prospective study. J Laryngol Otol 2000;114(2):113–118
35. Tewary AK, Cable HR. Speech changes following uvulopalatopharyngoplasty. Clin Otolaryngol Allied Sci 1993;18(5):390–391
36. Hagert B, Wikblad K, Odkvist L, Wahren LK. Side effects after surgical treatment of snoring. ORL J Otorhinolaryngol Relat Spec 2000;62(2):76–80
37. Goh YH, Mark I, Fee WE Jr. Quality of life 17 to 20 years after uvulopalatopharyngoplasty. Laryngoscope 2007;117(3):503–506
38. Back GW, Nadig S, Uppal S, Coatesworth AP. Why do we have a uvula? Literature review and a new theory. Clin Otolaryngol Allied Sci 2004;29(6):689–693
39. Kwon M, Jang YJ, Lee BJ, Chung YS. The effect of uvula-preserving palatopharyngoplasty in obstructive sleep apnea on globus sense and positional dependency. Clin Exp Otorhinolaryngol 2010;3(3):141–146
40. Shine NP, Lewis RH. Transpalatal advancement pharyngoplasty for obstructive sleep apnea syndrome: results and analysis of failures. Arch Otolaryngol Head Neck Surg 2009;135(5):434–438
41. Woodson BT, Toohill RJ. Transpalatal advancement pharyngoplasty for obstructive sleep apnea. Laryngoscope 1993;103(3):269–276
42. Woodson BT, Robinson S, Lim HJ. Transpalatal advancement pharyngoplasty outcomes compared with uvulopalatopharyngoplasty. Otolaryngol Head Neck Surg 2005;133(2):211–217
43. Pang KP, Woodson BT. Expansion sphincter pharyngoplasty: a new technique for the treatment of obstructive sleep apnea. Otolaryngol Head Neck Surg 2007;137(1):110–114
44. Pang KP, Tan R, Puraviappan P, Terris DJ. Anterior palatoplasty for the treatment of OSA: three-year results. Otolaryngol Head Neck Surg 2009;141(2):253–256
45. Mickelson SA, Rosenthal L. Midline glossectomy and epiglottidectomy for obstructive sleep apnea syndrome.

Laryngoscope 1997;107(5):614–619

46. Woodson BT, Fujita S. Clinical experience with lingualplasty as part of the treatment of severe obstructive sleep apnea. Otolaryngol Head Neck Surg 1992;107(1):40–48

47. Woodson BT. Innovative technique for lingual tonsillectomy and midline posterior glossectomy for obstructive sleep apnea. Otolaryngol Head Neck Surg 2007;18:20–28

48. Maturo SC, Mair EA. Submucosal minimally invasive lingual excision (SMILE): technique for tongue base reduction. Operative Techniques in Otolaryngol 2007;18:29–32

49. Friedman M, Soans R, Gurpinar B, Lin HC, Joseph N. Evaluation of submucosal minimally invasive lingual excision technique for treatment of obstructive sleep apnea/hypopnea syndrome. Otolaryngol Head Neck Surg 2008;139(3):378–384, discussion 385

50. Lauretano AM, Li KK, Caradonna DS, Khosta RK, Fried MP. Anatomic location of the tongue base neurovascular bundle. Laryngoscope 1997;107(8):1057–1059

51. Robinson S, Ettema SL, Brusky L, Woodson BT. Lingual tonsillectomy using bipolar radiofrequency plasma excision. Otolaryngol Head Neck Surg 2006;134(2):328–330

52. Troell RJ, Li KK, Powell NB, et al. Radiofrequency tongue base reduction in sleep-disordered breathing. Operative Techniques in Otolaryngol 2000;11(1):47–49

53. Pazos G, Mair EA. Complications of radiofrequency ablation in the treatment of sleep-disordered breathing. Otolaryngol Head Neck Surg 2001;125(5):462–466, discussion 466–467

54. Kezirian EJ, Powell NB, Riley RW, Hester JE. Incidence of complications in radiofrequency treatment of the upper airway. Laryngoscope 2005;115(7):1298–1304

55. Riley RW, Powell NB, Li KK, Weaver EM, Guilleminault C. An adjunctive method of radiofrequency volumetric tissue reduction of the tongue for OSAS. Otolaryngol Head Neck Surg 2003;129(1):37–42

56. Woodson BT. A tongue suspension suture for obstructive sleep apnea and snorers. Otolaryngol Head Neck Surg 2001;124(3):297–303

57. Miller FR, Watson D, Malis D. Role of the tongue base suspension suture with The Repose System bone screw in the multilevel surgical management of obstructive sleep apnea. Otolaryngol Head Neck Surg 2002;126(4):392–398

58. Omur M, Ozturan D, Elez F, Unver C, Derman S. Tongue base suspension combined with UPPP in severe OSA patients. Otolaryngol Head Neck Surg 2005;133(2):218–223

59. DeRowe A, Gunther E, Fibbi A, et al. Tongue-base suspension with a soft tissue-to-bone anchor for obstructive sleep apnea: preliminary clinical results of a new minimally invasive technique. Otolaryngol Head Neck Surg 2000;122(1):100–103

60. Kühnel TS, Schurr C, Wagner B, Geisler P. Morphological changes of the posterior airway space after tongue base suspension. Laryngoscope 2005;115(3):475–480

61. Riley RW, Powell NB, Guilleminault C. Obstructive sleep apnea and the hyoid: a revised surgical procedure. Otolaryngol Head Neck Surg 1994;111(6):717–721

62. Bowden MT, Kezirian EJ, Utley D, Goode RL. Outcomes of hyoid suspension for the treatment of obstructive sleep apnea. Arch Otolaryngol Head Neck Surg 2005;131(5):440–445

63. Neruntarat C. Hyoid myotomy with suspension under local anesthesia for obstructive sleep apnea syndrome. Eur Arch Otorhinolaryngol 2003;260(5):286–290

64. Richard W, Timmer F, van Tinteren H, de Vries N. Complications of hyoid suspension in the treatment of obstructive sleep apnea syndrome. Eur Arch Otorhinolaryngol 2011;268(4):631–635

65. Li KK. Hyoid suspension/advancement. In: Fairbanks DNF, Mickelson SA, Woodson BT, eds. Snoring and OSA. 3rd ed. Philadelphia: Lippincott Williams & Wilkins; 2003:178–182

66. Hormann K, Baisch A. Hyoid Suspension. In: Kountakis SE, Onerci M, eds. Rhinologic and Sleep Apnea Surgical Techniques. New York, NY: Thieme Medical Publishers;2007:355–360

67. Riley RW, Powell NB, Li KK, Troell RJ, Guilleminault C. Surgery and obstructive sleep apnea: long-term clinical outcomes. Otolaryngol Head Neck Surg 2000;122(3):415–421

68. Hörmann K, Baisch A. The hyoid suspension. Laryngoscope 2004;114(9):1677–1679

69. Tschopp KP. Modification of the Hörmann technique of hyoid suspension in obstructive sleep apnoea. J Laryngol Otol 2007;121(5):491–493

70. Ho WK, Wei WI, Chung KF. Managing disturbing snoring with palatal implants: a pilot study. Arch Otolaryngol Head Neck Surg 2004;130(6):753–758

71. Nordgård S, Wormdal K, Bugten V, Stene BK, Skjøstad KW. Palatal implants: a new method for the treatment of snoring. Acta Otolaryngol 2004;124(8):970–975

72. Catalano P, Goh YH, Romanow J. Additional palatal implants for refractory snoring. Otolaryngol Head Neck Surg 2007;137(1):105–109

73. Gillespie MB, Smith JE, Clarke J, Nguyen SA. Effectiveness of Pillar palatal implants for snoring management. Otolaryngol Head Neck Surg 2009;140(3):363–368

74. Romanow JH, Catalano PJ. Initial U.S. pilot study: palatal implants for the treatment of snoring. Otolaryngol Head Neck Surg 2006;134(4):551–557

75. Friedman M, Schalch P, Joseph NJ. Palatal stiffening after failed uvulopalatopharyngoplasty with the Pillar Implant System. Laryngoscope 2006;116(11):1956–1961

76. Brietzke SE, Mair EA. Injection snoreplasty: how to treat snoring without all the pain and expense. Otolaryngol Head Neck Surg 2001;124(5):503–510

77. Brietzke SE, Mair EA. Injection snoreplasty: extended follow-up and new objective data. Otolaryngol Head Neck Surg 2003;128(5):605–615

78. Kania RE, Schmitt E, Petelle B, Meyer B. Radiofrequency soft palate procedure in snoring: influence of energy delivered. Otolaryngol Head Neck Surg 2004;130(1):67–72

79. Dart RA, Gregoire JR, Gutterman DD, Woolf SH. The association of hypertension and secondary cardiovascular disease with sleep-disordered breathing. Chest 2003;123(1):244–260

80. Hung J, Whitford EG, Parsons RW, Hillman DR. Association of sleep apnoea with myocardial infarction in men. Lancet 1990;336(8710):261–264

81. Lavie P, Herer P, Peled R, et al. Mortality in sleep apnea patients: a multivariate analysis of risk factors. Sleep 1995;18(3):149–157

82. Gross JB, Bachenberg KL, Benumof JL, et al. Practice guidelines for the perioperative management of patients with obstructive sleep apnea: a report by the American Society of Anesthesiologists Task Force on Perioperative Management of patients with obstructive sleep apnea. Anesthesiology 2006;104(5):1081–1093

83. Johnson JT, Braun TW. Preoperative, intraoperative, and postoperative management of patients with obstructive sleep apnea syndrome. Otolaryngol Clin North Am 1998;31(6):1025–1030

84. Rennotte MT, Baele P, Aubert G, Rodenstein DO. Nasal continuous positive airway pressure in the perioperative management of patients with obstructive sleep apnea submitted to surgery. Chest 1995;107(2):367–374

85. Riley RW, Powell NB, Guilleminault C, Pelayo R, Troell RJ, Li KK. Obstructive sleep apnea surgery: risk management and complications. Otolaryngol Head Neck Surg 1997;117(6):648–652

86. Meoli AL, Rosen CL, Kristo D, et al. Upper airway management of the adult patient with obstructive sleep apnea in the perioperative period—avoiding complications. Sleep 2003;26(8):1060–1065

87. Katznelson R, Minkovich L, Friedman Z, Fedorko L, Beattie WS, Fisher JA. Accelerated recovery from sevoflurane anesthesia with isocapnic hyperpnoea. Anesth Analg 2008;106(2):486–491

88. Gupta RM, Parvizi J, Hanssen AD, Gay PC. Postoperative complications in patients with obstructive sleep apnea syndrome undergoing hip or knee replacement: a casecontrol study. Mayo Clin Proc 2001;76(9):897–905

第 14 章
唇腭裂手术并发症

R. Brusati, G. Colletti

简介

唇腭裂(CLP)和单纯腭裂(CP)是常见的颌面部畸形。在欧洲,每700名新生儿中就有一例发生。唇腭裂是一种与流行病学有关的疾病,其后果可能非常严重。因此,它被认为在医学和社会方面都有重要意义。唇腭裂和单纯腭裂需要手术治疗,由正畸科医生及语言病理专家协助完成,并且在患者的一生中有连续的几个重要步骤。通常其治疗应在青春期完成。

在每次治疗时都有发生并发症的危险,本章将分别对每种并发症进行介绍。随后将讨论以下并发症:瘢痕鼻腭成形术、齿槽骨膜成形术、裂开齿槽骨移植、上颌骨裂开成骨术、腭咽成形术。对于每个阶段,我们将描述各种术式的早期和晚期并发症以及预后。

瘢痕鼻成形术和腭成形术

唇腭裂的最初治疗没有一致的方案。治疗唇腭裂和腭裂的理想时期仍存在争议。不同的中心经常采用不同的方案,因为治疗时间的选择有很大的不同,必须要考虑并发症的发生率和不良的预后。我们的研究发现,唇裂手术在出生后4~6月进行,早期并发症的发生率很低。

出血极少发生,并且感染率也很低(短期使用抗生素进行预防性治疗)。在准备阶段,即皮瓣塑形、唇-鼻和上颌的潜行剥离时,出血一般发生在口角动脉,而且使用双极电凝很容易控制[1]。然而,在文献中有报道围术期大出血的病例仍需要输血治疗[2]。

口唇手术

口唇手术感染率也非常低[2,3],但可能导致伤口裂开而延迟愈合并继发挛缩性瘢痕。根据近期的研究,有 Van des Wound 综合征的患者可能较易发生感染。一期鼻成形术后的鼻尖感染也很少见[4]。伤口感染和裂开必须使用清洁消毒的保守治疗。如果继发畸形,必须等到前次手术后6个月后再行二次矫正手术。在双侧唇腭裂矫形手术中,不正确的解剖可损伤滋养血管网,从而导致中央皮瓣(包括前唇)坏死。其结果是上唇的中央部分整形效果不佳并形成瘢痕性鼻小柱(图 14.1)。

口唇手术的晚期并发症主要是过度生长的瘢痕或瘢痕疙瘩。这种情况通常是患者的生物学反应的结果,因此很难治愈。治疗方法主要是局部使用类固醇和加压硅胶片。预后不良包括口唇、鼻(图 14.2)或鼻中隔残存畸形(图 14.3)。这些情况应进行个体化治疗。

腭裂手术

单纯腭裂的矫正手术可以采用不同的技术完成。如果腭裂非常大,必须使用侧方松解切口(图 14.4)。然而,这可能造成腭血管撕裂的危险,因此很容易引起出血。松解切口常填塞止血纱布。在任何病例,出血或感染总的发病率很低,尤其是当手术结束时在松驰伤口处仔细电凝止血。

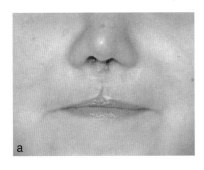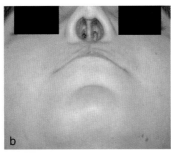

图 14.1　唇腭裂患者术后:不正确的上唇(a)和鼻小柱(b)重建。

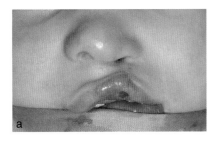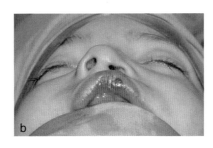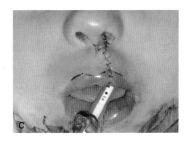

图 14.2　在另外一个医疗机构单侧唇腭裂患者不正确手术后,并发严重的上唇和鼻部缺损。(a,b)临床视图。(c)二次手术后呈现的术后结果。

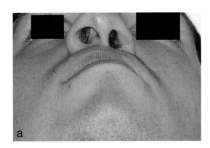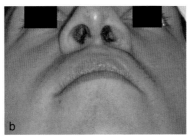

图 14.3　唇腭裂术后并发鼻中隔明显右偏。(a)临床视图。(b)鼻中隔矫正术和 LeFort I 型截骨术后结果。

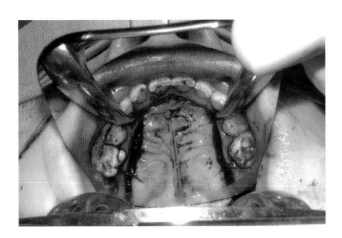

图 14.4　腭成形术中腭横向切开。

咽部血肿可能影响呼吸,因此必须及时清除。

偶尔可发生伤口完全裂开(图 14.5)。通常非常严重,必须立即进行腭成形术。

相反,任何腭成形术中都有形成残留瘘管或腭咽关闭不全的危险[5,6]。腭成形术术后瘘管形成的主要问题是复发的可能性很大。因此,必须注意仔细缝合鼻、肌肉和口,避免张力,可使用无创伤的水平褥式缝合。瘘管的治疗主要依靠局部的组织瓣(图 14.6),有时也可使用舌性瓣(宽的前瘘)。腭咽闭合不全可能是肌肉重建不正确或愈合不理想的结果。最痛苦的后果是语音发生变化。腭咽闭合不全矫正手术的时间选择非常关键,如果手术过晚会有明显语音异常的危险[7]。

齿槽成形术和骨裂移植

齿槽骨膜成形术(或齿槽成形术,GAP)和在骨裂

如果腭成形术发生出血并发症,正确的处理方法是限制血肿本身。相反,如果持续出血,则需要再次检查伤口,找到血来源并予以电凝止血。最后,大的腭或

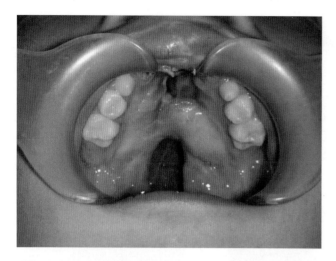

图 14.5　另一个医疗机构进行的腭成形术后腭部全部裂开。

缝隙处进行骨移植有一个共同的目的:即产生骨连续化,从而使牙齿可以生长出来。另外,在双侧病例中骨连续性对于获得上颌前侧的稳定性是必需的。在文献中对远期效果进行了讨论,这超出了本章的讨论范围。GAP 在技术上有较高的要求,但其效果良好[8],并且用黏膜骨膜瓣重建裂开的齿槽的骨膜层。早期(术中)并发症是牙胚受损造成以后牙齿生长紊乱,不能恢复完整的黏膜骨膜层(常为鼻面),以及上颌前侧发生骨折或无血管化。在双侧病例中进行 GAP 时要高度警惕这种情况的出现。手术过程中出血和感染的发生率很低。

如果 GAP 预后不良,则可能影响上颌骨生长。如果 GAP 进行过早(Ⅰ期 GAP)更容易出现这种结果。关于这一点,文献中存在争议,但也有一些事实支持这种观点,为了避免生长紊乱,手术应该在出生后18~24 个月进行 (早Ⅱ期 GAP 手术)。手术的其他不良结果是在裂开的牙槽骨处牙齿形成不充分,这种并发症在我们的病例组中发生率为 0.75%(图 14.7)。

当不进行 GAP 时,需要行牙槽骨移技术。骨移植术中,移植骨通常取自髂骨并移植到牙槽齿裂隙处。这种手术的危险常见于所有的口腔骨移植技术,并且与供骨区的发病率和移植感染相关。

供骨区髂骨的并发症是股外侧感觉缺失,是由于股外侧皮神经损伤、腹膜后血肿、髂骨感染或骨折的结果[9]。这些情况一般少见,在裂隙移植中不常发生,因为取骨量很少。相比之下,移转骨感染可能性大,并可能造成移转骨部分或完全丢失。可采用抗生素和冲洗进行保守治疗,但常需去除感染的移骨块才能完全愈合。

上颌截骨术和上颌骨牵引成骨术

在腭裂患者中,上颌骨发育不良不常出现(发病率为 10%~50%)。在生长期,上颌骨发育应予以关注;到青春期结束,上颌骨发育情况就很明确了。腭裂的严重性一般与其裂隙的初始严重性有关,并且手术进行过早或某些手术技术也会使其严重性加重。上颌骨发育不良通过上颌骨截骨术或上颌骨牵引成骨术进

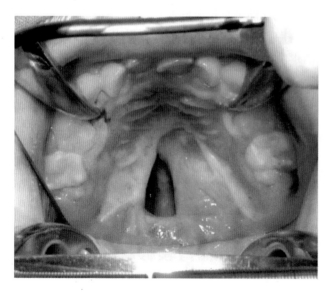

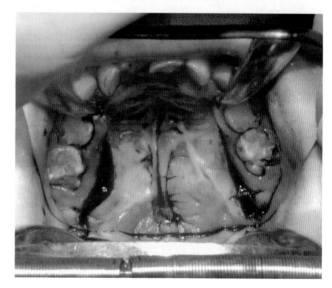

图 14.6　用两个侧方的瓣关闭硬腭部瘘管。

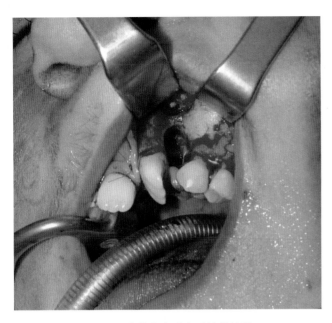

图 14.7　齿槽骨成形术后的骨缺损。

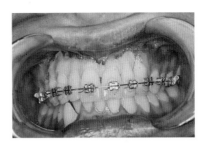

图 14.8　在另一个医疗机构行 LeFort Ⅰ 型截骨术后上颌骨完全坏死。

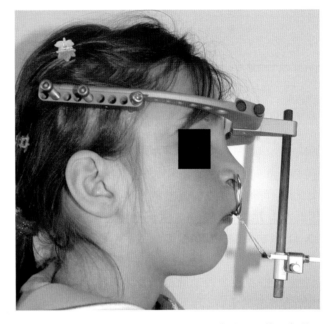

图 14.9　置入一种上颌骨外固定牵引设备或硬的外固定器。

行矫正。大体来看，截骨术是多数患者的治疗选择，而裂开术往往用于更加严重的发育不全患者(>10mm)或儿科患者。在腭裂患者，上颌截骨术的并发症可以很严重，是由于畸形本身或既往手术瘢痕改变了上颌灌注造成的。早期并发症包括大出血[10]、口-鼻和口-咽裂开形成瘘管，以及视觉并发症(虽然很少发生)，例如损伤展神经和丧失视力[11]。术中不要有过大的张力避免持续出血；截骨(旁正中截骨风险较大)在解剖提升软组织时也要非常仔细，以防止瘘管形成。晚期并发症是瘘管和牙齿损伤。典型表现是牙根重吸收，而且整个牙齿消失，尤其是在两处或更多处截骨时。其他晚期并发是牙周紊乱，虽然很少发生，但血管损伤可造成截骨部分或完全坏死(图 14.8)[12]。最后，另一种罕见的并发症是畸形愈合。如果进行带有内固定器的牵开截骨，可能很难控制牵开方向[13]，医生必须重新调整装置，否则上颌骨将处于不正常的位置。相反，如果使用外固定器(图 14.9)，则将会发生局部感染、缝针松动或颅骨被针穿透[14]。

截骨时如果在骨裂隙处"搭桥"进行骨移植，也会发生裂骨移植同样的并发症(供区并发症和移植骨暴露或感染)。

截骨术和牵引术的不良结果是发育不良和腭咽闭合不全复发。所有接受上颌骨截骨的患者都可能出现骨骼复发。垂直距离要求特别精确，上颌偏低比上颌骨前移更易复发。腭咽闭合不全可造成上颌前移，

制订手术计划时必须考虑到这一点。术前分界不清楚的患者更易发生腭咽闭合不全。

上颌骨牵引成骨延长术可以克服一些不好的结果，例如复发或腭咽闭合不全。而且，在大幅度前移和下移时不需要移植。不幸的是，牵引术也可出现复发、腭咽闭合不全及骨不联等并发症[15]。

腭咽成形术

如前所述，一些单纯腭裂患者可能发生不同程度的腭咽闭合不全。如果前后缺损是中等程度的(3~4mm)，可以对该组织行新的成形术(例如 Furlow 术式)。然而，如果缺陷大于 4~5mm，必须进行腭咽成形术。可以使用不同的技术来完成这项操作，但多数采用从咽后壁抬高和转移瓣(抬高或降低基底)，并且将这些瓣缝到软腭的后上端(图 14.10)。从咽后壁选取皮瓣是一个精细的过程，因为该步骤与发病率相

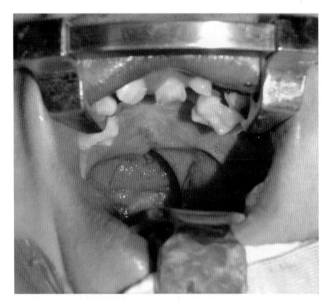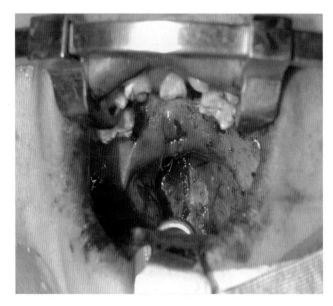

图 14.10　腭咽成形术后的腭咽缺损。

关。术中可怕的并发症是出血,通常由小血破裂引起,因此在上方基底的皮瓣容易止住血。不过,在一些有22q11 微缺失综合征的患者（或腭心面综合征或 Shpintzen 综合征）,一些解剖变异使操作更具风险。事实上,这些患者的颈内动脉可能发生扭曲,并在咽后壁水平有异常的走行。因为大约 8% 的单纯腭裂（黏膜上或黏膜下）患者存在这种变异,所以必须要考虑该综合征的可能[16]。

　　术后出血一般发生在术后 3~4 天,需要在麻醉下处理,并且可能诱发吸入性肺炎[17]。腭咽成形术的另一个并发症是供区感染。大多表现为不完全、表浅和局限的症状,很少数感染可累及椎体,引起椎骨骨髓炎[18]。这种并发症常发生于供区伤口缝合的患者,因此很多作者不缝合供区伤口。

　　不好的结果也可发生于残存的闭合不全和鼻音低产生阻塞综合征。这方面难达到平衡。不过,真正的阻塞综合征很少发生,一些人认为在腭咽成形术后阻塞综合征的发生率高于 Furlow 腭成形术[19]。

　　气管插管进入供区部位,急诊手术时前者被插入黏膜下进入纵隔,在手术后时则很少发生。从理论上讲,同样的并发症也可发生在插胃管时。一定要在直视下插管以免发生这种严重的并发症。

（于焕新　魏先锋　译）

参考文献

1. Demey A, Vadoud-Seyedi J, Demol F, Govaerts M. Early postoperative complications in primary cleft lip and palate surgery. Eur J Plast Surg 1997;20(2):77–79
2. Lees VC, Pigott RW. Early postoperative complications in primary cleft lip and palate surgery—how soon may we discharge patients from hospital? Br J Plast Surg 1992;45(3):232–234
3. Reinish JF, Sloan GM. Complications of cleft lip repair. In: Bardach J, ed. Multidisciplinary Management of Cleft Lip and Palate. Philadelphia: Saunders; 1990:247–252
4. Alef M, Irwin C, Smith D, et al. Nasal tip complications of primary cleft lip nasoplasty. J Craniofac Surg 2009;20(5):1327–1333
5. Sullivan SR, Marrinan EM, LaBrie RA, Rogers GF, Mulliken JB. Palatoplasty outcomes in nonsyndromic patients with cleft palate: a 29-year assessment of one surgeon's experience. J Craniofac Surg 2009;20(Suppl 1):612–616
6. Andersson EM, Sandvik L, Semb G, Abyholm F. Palatal fistulas after primary repair of clefts of the secondary palate. Scand J Plast Reconstr Surg Hand Surg 2008;42(6):296–299
7. Rohrich RJ, Love EJ, Byrd HS, Johns DF. Optimal timing of cleft palate closure. Plast Reconstr Surg 2000;106(2):413–421, quiz 422, discussion 423–425
8. Meazzini MC, Rossetti G, Garattini G, Semb G, Brusati R. Early secondary gingivo-alveolo-plasty in the treatment of unilateral cleft lip and palate patients: 20 years experience. J Craniomaxillofac Surg 2010;38(3):185–191
9. Schaaf H, Lendeckel S, Howaldt HP, Streckbein P. Donor site morbidity after bone harvesting from the anterior iliac crest. Oral Surg Oral Med Oral Pathol Oral Radiol Endod 2010;109(1):52–58
10. Van de Perre JP, Stoelinga PJ, Blijdorp PA, Brouns JJ, Hoppenreijs TJ. Perioperative morbidity in maxillofacial orthopaedic surgery: a retrospective study. J Craniomaxillofac Surg 1996;24(5):263–270
11. Bendor-Samuel R, Chen YR, Chen PKT. Unusual complications of the Le Fort I osteotomy. Plast Reconstr Surg 1995;96(6):1289–1296, discussion 1297

12. de Mol van Otterloo JJ, Tuinzing DB, Greebe RB, van der Kwast WA. Intra- and early postoperative complications of the Le Fort I osteotomy. A retrospective study on 410 cases. J Craniomaxillofac Surg 1991;19(5):217–222

13. Jeblaoui Y, Morand B, Brix M, Lebeau J, Bettega G. Maxillary distraction complications in cleft patients. Rev Stomatol Chir Maxillofac 2010;111(3):e1–e6

14. Cai M, Shen G, Wang X, Fang B. Intracranial fixation pin migration: a complication of external Le Fort III distraction osteogenesis in Apert syndrome. J Craniofac Surg 2010;21(5):1557–1559

15. He D, Genecov DG, Barcelo R. Nonunion of the external maxillary distraction in cleft lip and palate: analysis of possible reasons. J Oral Maxillofac Surg 2010;68(10):2402–2411

16. Shprintzen RJ, Siegel-Sadewitz VL, Amato J, Goldberg RB. Retrospective diagnoses of previously missed syndromic disorders among 1,000 patients with cleft lip, cleft palate, or both. Birth Defects Orig Artic Ser 1985;21(2):85–92

17. Canady JW, Cable BB, Karnell MP, Karnell LH. Pharyngeal flap surgery: protocols, complications, and outcomes at the University of Iowa. Otolaryngol Head Neck Surg 2003;129(4):321–326

18. Bardach J, Salyer KE, Jackson IT. Pharyngoplasty. In: Bardach J, Salyer KE, eds. Surgical Techniques in Cleft Lip and Palate. 2nd ed. Toronto: Mosby Year Book; 1991:274

19. Liao YF, Noordhoff MS, Huang CS, et al. Comparison of obstructive sleep apnea syndrome in children with cleft palate following Furlow palatoplasty or pharyngeal flap for velopharyngeal insufficiency. Cleft Palate Craniofac J 2004;41(2):152–156

第15章
牵拉、帽状皮瓣和经下颌骨外科手术

L. G. T. Morris, J. P. Shah

主要考虑因素

当常规经口入路手术方式不能满意地触及到口腔或口咽肿瘤时,根据肿瘤的大小、位置、局部侵犯、靠近上颌骨或下颌骨,必须要选择一种手术入路方式。本章将讨论如何避免和处理由此种入路方式引发的手术并发症,包括:下颌骨切除术、下颌骨舌体松解或牵拉术,以及低位面颊皮瓣和帽状皮瓣的手术方式。

选择正确的方法:患者和肿瘤因素

肿瘤患者需要选择其中一种方法作为入路方式,避免并发症的第一步是要确定所选择的方式是恰当的,要考虑到肿瘤相关的功能和美观因素。例如,在手术过程中才确定要进行下颌骨部分切除术,或者在进行下颌骨切除术后才意识到实际上是次要的手术,将使患者陷入一种对手术过程准备不充分而导致的风险中。没有充分的创新性的理论支持,将导致伤口愈合不良,也无法实现最好的功能康复。因此,制订外科手术方案时需要进行细致和精确的术前评估,包括全面检查头颈部和了解患者的一般状况、常规计算机断层扫描、牙科全口 X 线检查、评估肿瘤和周围骨质的关系、牙齿状况[1-4]。术前牙齿状况评估是非常必要的。一些作者已经强调过了术前口腔卫生最佳状态对于减少细菌传播风险的重要性[5]。

引起并发症的危险因素

需要明确口腔和口咽肿瘤术后伤口感染的危险因素。多因素分析显示糖尿病、营养不良和输血是术后伤口感染的独立预测因素[6]。首先要强调患者在术前和围术期具有最佳的身体状况和营养状况的重要性。和输血有关的风险可能会归咎于以需要输血为特征的外科手术范围的扩展;然而,输血也会产生难以避免的后遗症,手术期间应谨慎地选择满意的止血方法[7]。此外,口腔卫生环境不佳、伴有严重的牙齿感染和术前放疗,也会导致感染的风险。下颌骨创伤文献将吸烟和酗酒看作是感染并发症或骨折断端不愈合的重大的独立预测因素,推断出与下颌骨钢板内固定术密切相关的感染风险因素[8-12]。

因为口腔或口咽外科手术符合清洁-污染手术,应该在做皮肤切口前 24~48 小时内应用预防性抗生素(首选头孢菌素和甲硝唑或克林霉素)[1]。目前的研究还没有证实手术期间延长抗生素的使用能降低感染的发生率[13]。因此,延长抗生素的使用通常仅限于高危患者。

下颌骨切开术

唇裂开下颌骨切开术是由 Roux[14] 在 1839 年首先描述的,之后包括 Sedillot[15] 和 Trotter[16] 在内的学者也进行了描述。虽然我们并希望在复合下颌骨切除术中急性下颌骨切开术，后来我们了解到并不是所有的患者都需要行下颌骨切开术，除非肿瘤侵犯到下颌骨[4,17]。20 世纪 80 年代，Spiro 及其同事在纽约纪念医院对下颌骨切开术进行了研究[18-21]。与牵拉或帽状皮瓣相比，唇裂开下颌骨切开术会导致口腔和口咽无法平行暴露，虽然它在许多不是很大规模的手术中是最先出现，但是经常出现的并发症。目前已有的数据显示，随着技术的进展，这项技术有助于美观和功能康复，同时可降低发病率。

下颌骨切开术术后并发症：病史数据

接受放疗的患者进行下颌骨切开术的安全性曾经存在争议，然而目前大多数学者一致认为，无论是是接受过放疗的患者还是正在接受术前放疗的患者，下颌骨切开术后并发症并没有逐渐增加的迹象[22-24]。大量文献描述了下颌骨切开术后并发症的发生率和特征。Dubner 和 Spiro[18]在 1991 年报道了来自纽约纪念医院的 313 例口腔或口咽恶性肿瘤患者接受下颌骨切开，44 % 的患者有轻微或严重的并发症：19%出现骨质暴露，14%发生伤口软组织感染，11%出现心脏或肺部并发症。大多数局部并发症比较轻微，可以通过清理或包扎伤口等保守治疗来解决。其他一些数据证实伤口感染率在 5%~42%，固定失败率在 0~26%[22]。最近一组来自阿尔伯塔大学 200 例患者的调查数据显示，伤口感染率在 7.7%，固定失败率在 2.7%[22,25]。这些历史数据的解释存在挑战，因为它们反映了外科手术技术的变化，特别是骨折钢板内固定术和放疗技术在过去 30 年的标志性发展。这部分内容将讨论防止出现与切口、骨切开术和骨固定相关并发症的手术技术问题。

切口设计

皮肤切口

下颌骨切开术特别需要一个唇裂开切口。一些作者描述了旁正中下颌骨切开术只需要采用颈部切口而无需口唇裂开切口，主要是经颈入路到达咽旁间隙，无需向外侧旋转下颌骨[26,27]。虽然这种方法可以避免面部切口和气管切开术，但是手术视野非常有限，因为被切断的下颌骨片段灵活性有限，所以不能扩大通向口腔或口咽的视野。为了到达这些区域，唇裂开切口和下颌骨撼动术是下颌骨切开术非常必要的部分。但是，唇裂开切口只要制订周密的手术计划并小心关闭，是不会损伤面部美观的。

面部切口可以设计成以下四种方式之一：中线切口[14,16]、横切口[28]、中线切口辅助弧形切口[29,30]、中线切口辅助颏唇沟 V 形切口 [31]（图 15.1）。雅典医生 Rapidis 等[32]应用这种方法对 60 例患者进行了对比研

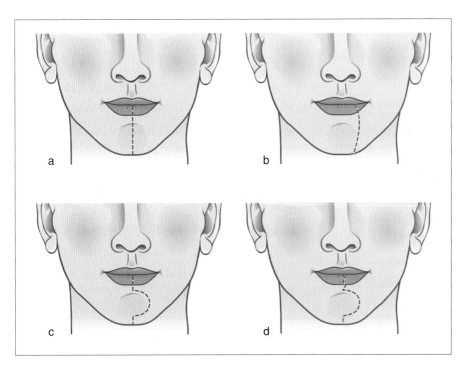

图 15.1　下颌骨切开术的唇裂切口（自左向右：外侧、内侧、环形、V 形）。(From Rapidis Valsamis S, Anterriotis DA, Skouteris CA. Functional and aesthetic results of various lip-splitting incisions: a clinical analysis of 60 cases. J Oral Maxillofac Surg 2001; 59(11):1292–1296. Reproduced with permission from WB Saunders.)

究。横切口在美观和功能方面效果最差，因为面神经和感觉神经被横断，患者术后出现不能吞咽食物和唾液的概率较高。中线切口则避免了这种后遗症，患者和医生均可以取得较满意的美观效果。来自阿尔伯塔大学的 Dzigielewski 等[25]报道了类似的临床结果，他认为那些行中线唇裂开下颌骨切开术或经口入路手术的患者进行瘢痕处理并提供了改善生活质量的医疗器械。唇裂开下颌骨切开术可取得与经口入路下颌骨切开术相同的满意效果和功能结果，证明认真缝合口唇中线切口可以取得良好的美观效果。为了减少线性切开瘢痕挛缩，一些作者推荐不管是颏唇沟还是颏下区域都要采取 V 形切口[22,31,33]。Rapidis、Hayter 和 McGregor 等建议将切口进行环形局部延伸，以避免瘢痕挛缩和失去下颏的轮廓，并展现下颏的局部美观[29-32]。虽然 Rapidis 等[32]并没有发现对直线切口进行改良后具有显著的优势，但是这些切口的设计可以有助于减少瘢痕增大的风险。为了便于在唇红边缘精确地做切口，一个更高级别或 V 形切口有时是很有效的，虽然不是必须要这样做。我们更喜欢中线唇裂开切口。精确修复唇红边缘至唇下、颏部、颏下皮肤皱褶，可以达到一个相当美观的效果。

黏膜切口

在做辅助的黏膜切口之前，要小心保留至少 1cm 带状结构的齿龈黏膜，以最大程度减少唾液漏出量、组织暴露、感染和可能的瘘管形成。小心谨慎地处理口腔入口处的口唇中线和边缘黏膜的三叉分支状切口是非常必要的，因为这是下颌骨切开术的基础，并且该位置经常出现伤口开裂[34]。

切口关闭

在关闭切口时，离断的肌肉残端应该尽量拉近，虽然这样做切口对位并不是很精确，但却有助于消除无效腔[11]。在关闭皮肤切口之前，应该小心地拉近口轮匝肌，以便最大限度地保留口腔功能。一种颏部切口的缝合方式，用柔软的丝线将颏部固定在下巴正中位置，有助于保持下颏的轮廓和维护下颌骨切除开后的良好面容[21]。在关闭切口前，首先应用尼龙线在唇红边缘独立打结，和 1mm 间距的眼部切口的缝合不太一致[1,35]，皮肤切口应该进行

永久性缝合。

下颌骨切开术

部位

有相当多的外科专家选择了备受推崇的下颌骨切开术。下颌骨切开术的切口可选择中线切口[5,14,36]、旁正中切口[1,4,5]和横切口（通过下颌体或下颌角）。横切口下颌骨切开术因为并发症发生率高发，不推荐使用。并发症包括下牙槽神经横断、影响大面积远端下颌骨的供血、不同的肌肉牵拉两侧和中央的骨碎片，以及下颌骨切开术置于放射区内。中线切口下颌骨切开术避免了上述问题，但对于中切牙的牙根部位有一定的风险，除非一个中切牙已被拔除。总之，应避免在下颌骨切开术中拔牙，因为空缺的齿槽窝可能会增加感染的风险。此外，中线切口下颌骨切开术需要从颏结节部位分离颏舌骨和颏舌肌，延迟了吞咽和咀嚼功能的恢复。颏舌肌拉舌体的下部，减少了它的膨隆。颏舌肌牵拉舌骨和舌体前部，产生吞咽动作。因为这些原因，旁正中切口下颌骨切开术应该位于横切口和尖牙之间，或位于尖牙和第一前磨牙之间，这是最佳的位置。这个位置允许在颏结节保留肌肉嵌入物（除非下颌舌骨肌功能性效果较差），还能使前方的齿神经保存完整。横切口和尖牙根之间的外展角度和水平距离远大于两个中央切口之间的距离，这意味着下颌骨切开术的切口如果位于旁正中线，则很少感染到牙齿[5]。

通过中线切口切开骨膜后，必须小心谨慎，以便最大限度地减少下颌骨表面骨膜的剥脱，因为这样会损伤下颌骨骨膜的供血。必须要识别感觉神经，并将它保护在神经鞘膜之内，以便最大限度地减少术后口腔不适的可能。依据选择的骨板的大小，对侧的骨膜可能无需剥离至对侧的感觉神经。

> **注意**
> 将合适的瓣膜与下颌骨轮廓对齐、钻孔很有必要，并在截骨术之前测量螺钉深度，易于在中立切除后恢复下颌骨至其原有的方位。该步骤将术后咬合异常的可能性降低到最小。

设计

已报道的截骨术的形状为直的、契合的、阶梯式或槽口式(图 15.2 至图 15.5)。尽管没有这些配置来抵消置于下颌骨内侧面与外侧面的不规则的肌肉,后者导致下颌骨前面下移、外侧面上移或近中[5],下颌骨

还是可以在严谨附着固定的原则下维持其稳固性。已报道的直接截骨术并发症的发生率很低[36]。虽然阶梯状和角形模型需要花费时间去切开制造,但其具有一定的潜在优势,包括垂直稳固性和旋转稳固性更大,以及愈合创面更宽[1,22]。当直线进行上部分的截骨术时,必须小心谨慎,以免损伤牙根。动力锯应用超薄刀

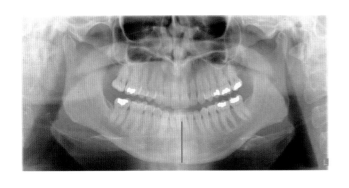

图 15.2　中线下颌骨切开术的视图(红线),显示进行中线切开的必要性,以防损伤双侧牙根。

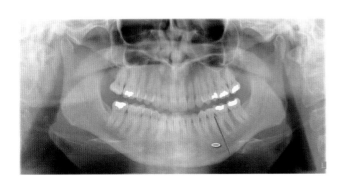

图 15.3　外侧下颌骨切开术的视图(红线),显示颏孔后的部分(蓝圈),下牙槽神经的剥离是必要的。

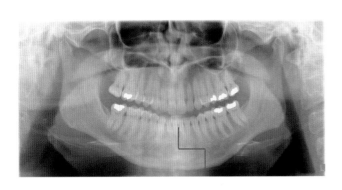

图 15.4　中线阶梯下颌骨切开术的视图(红线),进行中线切开是必需的,但要提高旋转的稳定性以及延展治愈面。

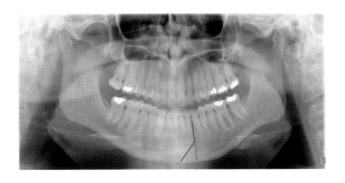

图 15.5　旁正中下颌骨切开术(红线),位于外侧切口和犬齿之间。该部位的牙根散在,为骨切开提供空间。骨切开术与颏联合成交度(红色实线),提高稳固性和治愈面长度,或者可选择行垂直向下切口(红色虚线),保持肌肉在颏结节的联结。

片可以使骨骼差距减到最小,切骨应该进行充分的冲洗以免对骨质造成热损伤。

骨固定术

骨固定术来源于骨整合钛板系统的进展,它已经完全替代了不锈钢材料的应用。1993 年,Shah 等[37]首先比较了采用这两种手术方法进行下颌骨手术的骨折断端不能接和率及伤口感染。也同时使我们对来自颅面上颌骨创伤的骨愈合情况有了进一步的了解。骨固定术必须是坚固的,在 AO(Arbeitsgemeinschaft für Osteosynthesefragen)原则中,骨固定术起源于长骨固定技术,它曾经引发争论,即使是骨框架在任何方向的精细运动都将会影响骨断端不能接和,并导致伤口感染[35]。另一方面,Champy 和 Michelet 信奉的原则存在争议:精细运动可能被接受,真正有效的骨骼之间的接和和固定只需要连续不断地加压[38]。特殊板材技术应该被用于外科实践中并使患者更为舒适。传统的 AO 原则需要一个锁定重建钢板和弹性绷带。反之,Champy 则在骨切开术中使用两个微型钢板,一个放在下颌骨软骨联合处的前面,一个放在后面。两种方法在临床上均有可信的数据报道。对下颌骨切开术有临床经验的纪念斯隆-凯特癌症中心已经建立了可行的坚强内固定术,应用两个四孔或六孔的微型钛板,一个是单层组,一个是双皮质螺钉(图 15.6)。在大多数情况下,这两种金属板的不同之处还未知,因为行下颌骨切开术的患者在很短时间内就能恢复咀嚼能力。假设应用钛板可以提供稳定的固定,那么行下颌骨切开术的患者则没必要进行颌间固定。

> **注意**
> - 当打孔时需小心谨慎以避免损害牙齿,意即双皮质螺钉只能在牙根下放置。
> - 钻孔时必须进行冲洗以避免对骨质的热损伤,将松脱螺钉的可能性降低到最小。
> - 术中螺钉可能会松开因而不能被遗落,可以代替"安全的螺钉"或重新安置在另一个位置。

并发症的治疗

虽然精细的外科技术会避免很多并发症,但是报道证实少数行下颌骨切开术的患者将会不可避免地发生并发症,尽管大部分是轻微和自限性的。这些并发症主要与感染和骨折断端固定失败有关。除了后期的下颌骨松脱飘移,下颌骨切开术后不发生颞下颌骨关节连接处的并发症[39]。伤口感染可能是由牙齿失活、口腔卫生不佳或固定不充分导致的,使得骨切开术部位过度活动。断裂或松动的牙齿应该被及时拔除[8]。当感染或伤口恶化时,应冲洗并包扎伤口。如果发展成脓肿,应该切开引流,并且应用适当的抗生素治疗。骨板暴露和局部感染通常不需要移除骨板,只要保持板材和螺钉的稳定。但是,如果感染累及上下相连的非固定的骨骼部分,导致板材或螺钉松动,就必须去除金属固定物,彻底冲洗术腔,并使用补救的金属板材。研究显示,骨折固定部位的持续性活动,坏死组织和纤维组织充填在骨折断端的间隙内。在这种情况下,必须刮除新生的纤维组织,新鲜的骨折边缘必须被结实地固定。少数患者将会出现与固定术板材相关的后期并发症,一般表现为疼痛或对温度敏感,当骨折逐渐治愈后可摘除金属板材[40]。

牵拉步骤

1951 年,Ward 和 Robben[41]首先描述了下颌骨-舌体松解或牵拉的步骤,后来在 20 世纪 80 年代 Bradley 和 Stell[42]将这项技术在英国普及,Stanley[43]将它在美国普及。这项技术将口底从下颌骨上完全分离出来,将舌体移近颈部,提供口腔舌体和舌根的通道。这种方法避免了唇裂开术切口和下颌骨切开术,但是,在下颌骨切开术中,气管切开术还是必需的。虽然这项技术可将舌体前中 1/3 肥大部分的术野充分暴露,舌体后移将会减少术野暴露。选择该操作前,外科医生还必须明确边缘或部分下颌骨切开术是不需要选择这种方法的。

如果选择了这种方法,需要认真设计切口并注意术中细节,逐层地分离口底以免发生并发症。必须要彻底分离口底的横膈膜,完整的下颌骨-舌体松解术应该在骨膜下完成。在解剖颈部时候,颈部上方的皮片被提升到下颌骨边缘较低的部分,小心保留下颌部边缘两侧的面神经分支。然后做口腔黏膜切口,在舌腭肌皱襞留下一个贴附在齿龈上的套状结构。沿下颌骨表面向下至口底肌层水平提起。在下颌骨边缘的较低部位提升起一个对应的黏膜瓣。下颏舌骨肌、颏舌肌和颏骨舌肌必须完全分离。在切除肿瘤后,减少这种方法带来的并发症的关键是要小心谨慎地分层关闭术腔,从开放的口腔逐层关闭后方的黏膜层。然后,关闭口腔内边缘的黏骨膜瓣。对牙齿缺失的患者来说,这是最容易的缝合方法,因为它能保持齿冠上被覆的骨膜保持完整性。在有牙齿的患者,永久性关闭切口以保持骨膜的完整是相当困难的。游离的黏骨膜,凭借软组织垫的缝合,包绕在牙齿的周围,有助于支撑切口的闭合[43]。然后通过颈部使口底肌层重新靠近下颌骨,该操作有赖于关闭沿着下颌骨边缘低位升起的黏膜瓣来进行支撑。逐层关闭术腔有利于减少唾液的污染和瘘管形成的可能性。

来自格拉斯哥大学的 Devine 等[44]比较了 150 例接受唇裂开下颌骨切开术或逐层牵拉分离方法摘除口腔恶性肿瘤患者的功能性和美观性结果。伤口并发症的发生率没有进行报道。通过观察患者身体和其他任何一个方面,没有显示美观上的优势。及时牵拉分离方法避免了下颌骨的切口,然而依据华盛顿大学生活质量量表,患者接受舌体分离后语言理解、吞咽、咀嚼功能明显减退。作者得出结论:虽然小心谨慎地重新对合口底的肌层,但口腔横膈膜的完整性还是受到舌体松解分离术的影响。和下颌骨撼动术不同,牵拉术需要分开颏舌骨和颏舌肌。为了更好地保留这些肌肉的完整性,这些作者提倡选用适宜的下颌骨切开术以避免分离肌层。通过一个好的视角来观察一块位于颏部联合部位的次要的矩形骨片,包括适当的小结节被从下颌骨拆开,留下蒂状结构附着于颏舌骨肌和颏舌肌上,而不用分离这些肌肉就可以完成舌体的松解。之后将这个骨片段用微型金属板或拉力螺丝固定到下颌骨上[45]。通过保持颏舌骨肌和颏舌肌的完整性,该技术显著改善了与分离牵拉方法密切相关的吞咽功能。

面颊下部帽状皮瓣

当进行下颌骨部分或边缘混合切除术时,通常要做一个面颊下部皮瓣或帽状皮瓣,以充分暴露下颌骨和口腔。帽状皮瓣有助于暴露口腔前部的肿瘤,但是不能充分暴露口腔中后部。这两种方法的主要区别是帽状皮瓣避免了需要做唇裂开切口的问题,但是会损伤颏神经。减少手术后遗症的关键是选择一种适当的手术方式。大多数情况下,唇裂开切口不会引起功能障碍,然而,颏神经损伤和影响口唇和下巴美观的并发症对于老年患者并不重要[1]。然而,如果下颌骨切开术损伤到牙槽神经,可以使用一个帽状皮瓣代替唇裂开切

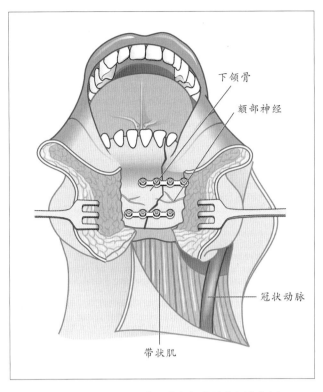

图 15.6　下颌骨切开术后的钢板的最优固定位置。

口和面颊下部皮瓣。当前外侧下颌骨和口腔需要暴露时,建议做一个半圆形帽状皮瓣来保护颏部神经[46,47]。因为在其他方法中,小心谨慎地关闭术腔是避免并发症的关键。这就需要在提升皮瓣时仔细保护齿龈黏膜,尽可能小心地保护好朱红色唇缘。辅助唇裂开术的联合 V 形切口有利于那些形成肥大手术瘢痕的患者,而其他方法中伤口的并发症在保守治疗后通常是自限性的。

(印志娟　魏先锋　译)

参考文献

1. Shah JP, Johnson NW, Batsakis JG. Oral Cancer. London New York, NY: Martin Dunitz; 2003:496. Distributed in the United States by Thieme New York
2. Shah JP. Color Atlas of Operative Techniques in Head and Neck Surgery: Face, Skull, and Neck. Orlando, New York: Grune & Stratton; Harcourt Brace Jovanovich. 1987:256
3. Shah JP, Patel SG, and American Cancer Society. Cancer of the Head and Neck. American Cancer Society Atlas of Clinical Oncology. Hamilton, Ont.: BC Decker. 2001:484
4. Shaha AR. Mandibulotomy and mandibulectomy in difficult tumors of the base of the tongue and oropharynx. Semin Surg Oncol 1991;7(1):25–30
5. Dai TS, Hao SP, Chang KP, Pan WL, Yeh HC, Tsang NM. Complications of mandibulotomy: midline versus paramidline.

Otolaryngol Head Neck Surg 2003;128(1):137–141

6. Liu SA, Wong YK, Poon CK, Wang CC, Wang CP, Tung KC. Risk factors for wound infection after surgery in primary oral cavity cancer patients. Laryngoscope 2007;117(1):166–171

7. Fergusson D, Khanna MP, Tinmouth A, Hébert PC. Transfusion of leukoreduced red blood cells may decrease postoperative infections: two meta-analyses of randomized controlled trials. Can J Anaesth 2004;51(5):417–424

8. Bui P, Demian N, Beetar P. Infection rate in mandibular angle fractures treated with a 2.0-mm 8-hole curved strut plate. J Oral Maxillofac Surg 2009;67(4):804–808

9. Seemann, R, Lauer, G, Poeschl, PW, et al. CROOMA, complication rates of operatively treated mandibular fractures, paramedian and body. Oral Surg Oral Med Oral Pathol Oral Radiol Endod 2011;111(4):449–454

10. Seemann R, Perisanidis C, Schicho K, et al. Complication rates of operatively treated mandibular fractures—the mandibular neck. Oral Surg Oral Med Oral Pathol Oral Radiol Endod 2010;109(6):815–819

11. Seemann R, Schicho K, Wutzl A, et al. Complication rates in the operative treatment of mandibular angle fractures: a 10-year retrospective. J Oral Maxillofac Surg 2010;68(3):647–650

12. Furr AM, Schweinfurth JM, May WL. Factors associated with long-term complications after repair of mandibular fractures. Laryngoscope 2006;116(3):427–430

13. Kyzas, PA. Use of antibiotics in the treatment of mandible fractures: a systematic review. J Oral Maxillofac Surg 2011;69(4):1129–1145

14. Butlin HT, Spencer WG. Diseases of the Tongue. New enlarged ed. London: Cassell. 1900

15. Sedillot A. La chirugie par voie de mandibulotomie. Gazette d'hopital 1844;17:83

16. Trotter, W. A Method of Lateral Pharyngotomy for the Exposure of Large Growths of the Epilaryngeal Region. Proc R Soc Med 1920;13(Laryngol Sect):196–198

17. Marchetta FC, Sako K, Murphy JB. The periosteum of the mandible and intraoral carcinoma. Am J Surg 1971;122(6):711–713

18. Dubner S, Spiro RH. Median mandibulotomy: a critical assessment. Head Neck 1991;13(5):389–393

19. Spiro RH, Gerold FP, Shah JP, Sessions RB, Strong EW. Mandibulotomy approach to oropharyngeal tumors. Am J Surg 1985;150(4):466–469

20. Spiro RH, Gerold FP, Strong EW. Mandibular "swing" approach for oral and oropharyngeal tumors. Head Neck Surg 1981;3(5):371–378

21. Tollefsen HR, Spiro RH. Median labiomandibular glossotomy. Ann Surg 1971;173(3):415–420

22. Dziegielewski PT, Mlynarek AM, Dimitry J, Harris JR, Seikaly H. The mandibulotomy: friend or foe? Safety outcomes and literature review. Laryngoscope 2009;119(12):2369–2375

23. Davidson J, Freeman J, Gullane P, Rotstein L, Birt D. Mandibulotomy and radical radiotherapy: compatible or not? J Otolaryngol 1988;17(6):279–281

24. Eisen MD, Weinstein GS, Chalian A, et al. Morbidity after midline mandibulotomy and radiation therapy. Am J Otolaryngol 2000;21(5):312–317

25. Dziegielewski PT, O'Connell DA, Rieger J, Harris JR, Seikaly H. The lip-splitting mandibulotomy: aesthetic and functional outcomes. Oral Oncol 2010;46(8):612–617

26. Teng MS, Genden EM, Buchbinder D, Urken ML. Subcutaneous mandibulotomy: a new surgical access for large tumors of the parapharyngeal space. Laryngoscope 2003;113(11):1893–1897

27. Baek CH, Lee SW, Jeong HS. New modification of the mandibulotomy approach without lip splitting. Head Neck

2006;28(7):580–586

28. Robson MC. An easy access incision for the removal of some intraoral malignant tumors. Plast Reconstr Surg 1979;64(6):834–835

29. McGregor IA. Symphyseal mandibular osteotomy in the approach to sublingual dermoid cyst. Br J Plast Surg 1991;44(7):544–545

30. McGregor IA, MacDonald DG. Mandibular osteotomy in the surgical approach to the oral cavity. Head Neck Surg 1983;5(5):457–462

31. Hayter JP, Vaughan ED, Brown JS. Aesthetic lip splits. Br J Oral Maxillofac Surg 1996;34(5):432–435

32. Rapidis AD, Valsamis S, Anterriotis DA, Skouteris CA. Functional and aesthetic results of various lip-splitting incisions: a clinical analysis of 60 cases. J Oral Maxillofac Surg 2001;59(11):1292–1296

33. Rudolph R, Goldfarb P, Hunt RG. Aesthetic aspects of composite oromandibular cancer resection and reconstruction. Ann Plast Surg 1985;14(2):128–134

34. Cilento BW, Izzard M, Weymuller EA, Futran N. Comparison of approaches for oral cavity cancer resection: lip-split versus visor flap. Otolaryngol Head Neck Surg 2007;137(3):428–432

35. Papel ID. Facial Plastic and Reconstructive Surgery. 3rd ed. New York: Thieme. 2009:xxi, 1174

36. Amin MR, Deschler DG, Hayden RE. Straight midline mandibulotomy revisited. Laryngoscope 1999;109(9):1402–1405

37. Shah JP, Kumaraswamy SV, Kulkarni V. Comparative evaluation of fixation methods after mandibulotomy for oropharyngeal tumors. Am J Surg 1993;166(4):431–434

38. Champy M, Lodde JP. Mandibular synthesis. Placement of the synthesis as a function of mandibular stress. [Article in French] Rev Stomatol Chir Maxillofac 1976;77(8):971–976

39. Christopoulos E, Carrau R, Segas J, Johnson JT, Myers EN, Wagner RL. Transmandibular approaches to the oral cavity and oropharynx. A functional assessment. Arch Otolaryngol Head Neck Surg 1992;118(11):1164–1167

40. Bakathir AA, Margasahayam MV, Al-Ismaily MI. Removal of bone plates in patients with maxillofacial trauma: a retrospective study. Oral Surg Oral Med Oral Pathol Oral Radiol Endod 2008;105(5):e32–e37

41. Ward GE, Robben JO. A composite operation for radical neck dissection and removal of cancer of the mouth. Cancer 1951;4(1):98–109

42. Bradley PJ, Stell PM. Surgeon's workshop: a modification of the "pull through" technique of glossectomy. Clin Otolaryngol Allied Sci 1982;7(1):59–62

43. Stanley RB. Mandibular lingual releasing approach to oral and oropharyngeal carcinomas. Laryngoscope 1984;94(5 Pt 1):596–600

44. Devine JC, Rogers SN, McNally D, Brown JS, Vaughan ED. A comparison of aesthetic, functional and patient subjective outcomes following lip-split mandibulotomy and mandibular lingual releasing access procedures. Int J Oral Maxillofac Surg 2001;30(3):199–204

45. Merrick GD, Morrison RW, Gallagher JR, Devine JC, Farrow A. Pedicled genial osteotomy modification of the mandibular release access operation for access to the back of the tongue. Br J Oral Maxillofac Surg 2007;45(6):490–492

46. Cantù G, Bimbi G, Colombo S, et al. Lip-splitting in transmandibular resections: is it really necessary? Oral Oncol 2006;42(6):619–624

47. LaFerriere KA, Sessions DG, Thawley SE, Wood BG, Ogura JH. Composite resection and reconstruction for oral cavity and oropharynx cancer. A functional approach. Arch Otolaryngol 1980;106(2):103–110

第 **4** 篇

头颈手术并发症：喉、咽、食管、气管手术

第 **16** 章
插管损伤和气道管理

K. Sandu, P. Monnier

简介

耳鼻喉科医生经常需要对气管插管、困难拔管或拔管后的发音状况和气道通畅度进行评估。经喉插管可能造成声门、声门下或气管损伤。为了支持肺通气，患者通常要经历较长的带管状态，需要精心照料。据观察，插管损伤并不常见，但婴幼儿损伤通常较成人更为严重，可能因为儿童存在与气道狭窄有关的先天性解剖异常，通常因选择了型号不恰当的气管插管而导致。

> **注意**
> 每位医生都应想到患者拔管后呼吸困难、发音困难可能是长期带管的急性或长期并发症，以明确诊断、处理和预防

历史回顾

早在公元 1000 年就有气管插管的首次报道。在 1878 年，MacEwen 首次描述了应用铜质管经口气管插管进行麻醉的操作方法。Annandale 在 1889 年设计研制出了一种硅胶气管套管，后来 Guedel 和 Waters 在硅胶气管套管上增加了一个充气气囊[1,2]。1964 年，第一个带有气囊的聚氯乙烯材质的气管插管投入市场。高容积、低压力的气囊在 1970 年被推荐使用。聚氯乙烯具有减少创伤的优点，因为它无论是在体温还是室温环境都很柔软，而硅胶则更为坚硬，更可能会造成黏膜损伤，此外硅胶气管套管不具有高容积、低压力的气囊装置。

插管损伤机制

插管损伤可广义分为速发型和迟发型。速发型或急发型插管损伤发生在插管早期，可在创伤性气管插管过程中因上气道剧烈出血造成原因气道结构不清楚、器械操作不熟练，或操作人员缺乏经验导致其发生。这种类型的插管损伤包括黏膜擦伤、声带血肿、喉气管黏膜撕裂和环杓关节脱位。

一旦患者进行气管插管，最重要的是要考虑到气道黏膜毛细血管灌注[3]。关注声门形态，后联合宽阔，前联合狭窄的三角形是很重要的。气管插管应在以下四个主要部位进行下咽部施力(图 16.1)：

- 与发音动作有关的杓状软骨和环杓关节内表面。
- 声门后方包括杓状软骨间的区域。
- 声门下，与成人相比婴幼儿软骨环更加脆弱。
- 气管套管气囊所在处。

长期(迟发型)气管插管的患者中，气管插管环形截面占据了杓状软骨间的声门的三角区域。如果患者不能保持足够的安静，发声动作引起的杓状软骨过度运动会导致黏膜损伤。长期气管插管会导致压迫性坏死、黏膜局部缺血导致充血、水肿、溃疡、软骨膜炎和

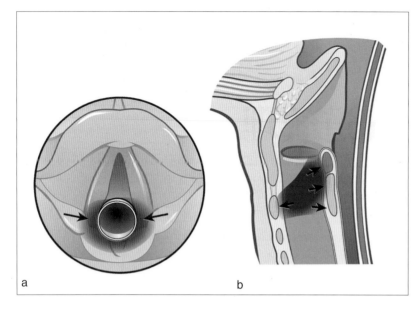

图 16.1　气管套管可能压迫气管导致喉部损伤的示意图。(a)甲状软骨内侧的压力最大(箭头)。(b)其他容易受压导致狭窄的部位,包括喉后部联合和后外侧、声门下(箭头)。

继发性软骨坏死(图 16.2)。最后一个阶段,当环杓关节和环状软骨出现坏死时,会形成喉部溃疡。以上所有情况伴以及纤维组织瘢痕形成,均可导致喉狭窄。

引起插管损伤的因素

患者相关因素

• 解剖结构不理想:例如,肥胖、短颈畸形、前牙突出、小颌骨及张口受限。

• 喉部先天发育不良(如喉蹼、软骨性狭窄),导致拔管困难。

• 上气管出血,导致拔管困难及高风险性。

• 咽喉部肿瘤。

• 严重的喉部炎症更易导致损伤,喉支气管炎急性阶段,喉部已经存在炎症反应,将使黏膜对压力性坏死更为敏感。

• 急性或慢性炎症状态(患者意识不清、组织灌注不良或者糖尿病)。与组织灌注降低相关的一些疾病,如头外伤、充血性心力衰竭、肝功能衰竭、低氧血症和贫血,会增加组织坏死和溃疡的可能性。Gaynor 和 Greenberg[4]发现,胰岛素依赖型糖尿病患者具有较高的严重并发症发生率。免疫抑制患者更易被气道黏膜溃疡的细菌感染,应该严密监控慢性软骨坏死及其后遗症的发展。

• 胃食道反流和误吸在危重患者中很常见。胃酸

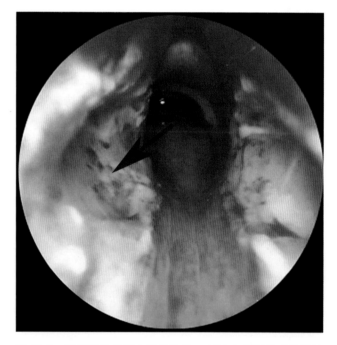

图 16.2　暴露了软骨后在环状软骨 V 切迹上部可见后外侧的深部溃疡。

反复冲刷喉部结构,导致化学性激惹伤,从而加重了气管插管的局部损伤。应用 H2 受体阻滞剂或质子泵抑制剂可以减少重症并气管插管患者的反流。

• 鼻饲胃管增加了反流的可能性。胃管也会导致激惹征和环状软骨后区域的环形溃疡。这种损伤在带或不带气管插管的患者都可能发生,但胃管和插管同时存在可能导致最坏的结果。

手术操作相关因素

- 气管插管应由住院医师培训期间有多次插管经验的年轻医生进行。

- 持续带管时间是导致气管插管后遗症的一个重要因素。正常插管区域的反应,成人一般出现在5~7天,儿童出现在7~14天。据报道,婴儿没有特别的带管时间限制,如果临床需要,可以持续带管2~3个月,无需进行气管切开术。然而,这可能导致出现长期带管问题的高风险性[2]。长期带管的患者,其出现气管插管严重后遗症的风险增加。

- 插管的特性,即大小、型号,也是导致插管损伤的重要因素。大的、坚硬的或橡胶管更易损伤气管黏膜,因此,推荐使用管壁光滑并且刺激性小的硅胶管。选择气管插管时,成年女性推荐使用6.5号(最大外径为8.8mm),成年男性推荐使用7.5号(最大外径为10.2mm)[5]。婴儿和小于8岁的儿童选择静脉压力以20cmH$_2$O为宜[6]。高容积、低压力套管的另一个优势是可以减少吸气时的气道阻力。

- 如果插入气管的位置过高,气管插管也会引起很大的损伤。即使使用合适型号的气管插管,套管过度活动也会导致重复的黏膜损伤。患者镇静不足,呼吸机移动或吸入时操作也可引起黏膜损伤。

患者评估

病史

疑似插管损伤患者需要进行全面评估,先了解其病史,应注意以下几点:

- 插管原因和并存的疾病。

- 最初插管的时间,尝试拔管失败的时间,以及总的持续插管时间。

- 插管的方法,即纤维支气管镜下插管还是盲插。无须认为清醒状态下插管是造成气道损伤的初始原因。

- 患者在何处接受的插管:院内插管比社区插管更为安全,社区缺乏积极有效的设备,且口咽喉部吸气量不足,因此不能恰当显露声门,也增加了创伤的可能。

- 我们应该注重安全插管的细节,因为将一个存在安全隐患的插管置入喉腔内部区域,会增加声门下狭窄的可能。

- 镇静不足和呼吸机移动所引起的意识水平和躁动传递到插管上。

- 插管的途径是经鼻还是经咽喉。

- 插管的型号和鼻饲胃管的存在。

疑似插管损伤患者的喉部检查

有症状的拔管患者

成年患者应在清醒状态下通过可弯曲的纤维鼻咽喉镜观察声音信号来进行气道动力学检查。儿童患者的检查与此类似,但应在吸入七氟醚麻醉后进行。从鼻腔开始,对鼻后孔下方、鼻咽、口咽、喉部、气管和支气管所有的通气道区域进行系统的检查。必须指出的是,麻醉药物可以改变气道动力学功能,因此,由一名有经验的儿科麻醉师进行麻醉显得尤为重要。在行气管造口的儿童,应拔除气管套管,并且临时堵塞气管造口以便能正常吸气和呼气,从而准确判断气道阻塞的具体情况。

动力学检查后,使用一个带有0°和成角度的喉内窥镜全面评估累及声门上、声门和声门下的喉插管损伤情况。在悬吊显微喉镜检查中,应用0°和30°内窥镜对于确诊声门下水平的喉损伤是必不可少的。使用一个假声带牵开器可以更好地暴露声门后部,可见两个杓状软骨之间有一个瘢痕蹼。直接触碰杓状软骨判断环杓关节是否固定。仔细检查气管、支气管和食管。气道狭窄较为少见,但最终会影响患者的治疗。

> **注意**
> Benjamin[2]建议,成人插管超过7天或者儿童拔管1~2周后出现声音或呼吸症状,以及婴儿插管失败,均应行直接喉镜检查。

插管患者

插管患者的喉部检查具有挑战性。对于重症监护病房内不能活动的患者,要进行一次床旁喉镜(McIntosh喉镜)检查以及0°和成角度的鼻窦内窥镜检查。对于那些要发展成喉狭窄的高危患者,应用内窥镜时要请麻醉师进行评估。直接喉镜检查时,应该拔除气管插管,以便对声门、声门后和声门下区进行全面的检查。内镜检查的其他程序与之前介绍的有拔管指征的患者类似。观察到声门损伤后,用浸有肾上腺素的棉拭子来减轻喉部水肿。

二次插管的患者应使用更小一号气管套管,并将抗生素可的松软膏塞插入声门,以缓解炎症过程。再给予(或持续给予)其他全身性皮质类固醇激素和抗生素。在儿童患者,如果可行,无创通气设备,如持续气道正压和双倍气道正压,可以作为替代方案来维持气道内插管。插管患者应该在插管后和拔管前 24 小时给予抗生素,静脉注射皮质类固醇激素以减少喉部水肿损伤和炎症的发生,并且有助于拔管。如果需要,拔管后还可持续给予肾上腺素和类固醇喷雾。

> **注意**
> 患者进入内镜机构拔管之前,应评估自主呼吸,以排除杓状软骨固定或者其他插管前引起呼吸道梗阻的原因。这也突显了患者既往史的重要作用。

插管的急性并发症

据报道,因解剖结构复杂或医生缺乏临床经验,患者在插管后会出现各种不典型和不幸的并发症。这些并发症包括比较少见的误将套管插入食管[7]引起的吞咽动作、喉内窥镜灯泡误吸和胃穿孔。比较多见的并发症包括插管困难导致的牙齿损伤、口咽、下咽、喉、气管或食管损伤,梨状窝损伤也有很高的发生率[4]。喉腔因为其精细的解剖构造极易受损。急性插管后损伤见图 16.3 和图 16.4。

- 声门上
  - 无或轻微病变
  - 室带黏膜水肿隆起
  - 室带红斑或水肿性肿胀
- 声门
  - 声带任克间隙非特异性水肿
  - 压迫引起的缺血性坏死
  - 杓状软骨内侧溃疡,伴声带突肉芽组织
  - 环杓关节内侧暴露
  - 杓间区后溃疡
- 声门下
  - 非特异性水肿性肿胀
  - 后外侧环形溃疡
  - 集中的声门下溃疡

图 16.3 喉急性插管后损伤。

杓状软骨脱位

杓状软骨脱位是比较罕见的急性插管并发症,最常见的症状是声嘶,伴呼吸不畅、吞咽困难和发声疲劳。诊断通常依据声带活动度下降和间接喉镜或可弯曲喉镜检查杓状软骨的状态。声带由于杓状软骨黏膜下层血肿而变得松弛,与对侧相比要缩短。最常见表现为两侧声带不在同一水平面。诊断明确后应尽早进行复位术,因为这样有助于增加恢复正常发音的可能性。长期脱位会导致环杓关节强直,关节完全固定。然而,复位需在杓状软骨的脱位和声带缩短的多长时间以内完成尚没有明确,因为从最初损伤开始到出现声带活动和发音质量改善需要 1 年的时间[1,8]。

杓状软骨复位的过程需要在全麻手术和悬吊显微喉镜手术中完成。将脱位的杓状软骨用一个钝角显微喉内窥镜器械向后侧复位到环状软骨关节面位置。通过推移和牵拉直到杓状软骨回到恰当的位置。Sataloff 等[9]推荐局部麻醉和镇静,因为在手术过程中可以对发声和声带活动度进行评估。据报道,自然复位的杓状软骨脱位患者无需进一步的外科手术干预[9]。双侧环杓关节间隙强直合并声门下狭窄(PGS)被称为喉固定。这对患者来说是灾难性的,而且很难进行治疗。

急性插管损伤的治疗

在临床实践中,会发生两种情况:①松弛的声门和声门下黏膜肿胀,不伴有局部缺血坏死;②溃疡,伴有声门和声门下黏膜局部缺血坏死导致的纤维组织和肉芽组织。

软组织狭窄不伴有黏膜坏死的治疗

气道阻塞会在拔管后几分钟或几小时内表现出来。早产儿较年龄大的儿童更易出现这种情况[10]。治疗包括:

- 用肾上腺素拭子减轻或消除局部充血。
- 用小一号的气管插管进行二次插管。
- 喉内窥镜下应用庆大霉素、皮质类固醇药物。
- 软膏(Diprogenta,Merck Sharp & Dohme)。
- 全身性抗生素、皮质类固醇和抗反流治疗。

通过上述保守治疗,大部分患者在 2~4 天后可以拔管。

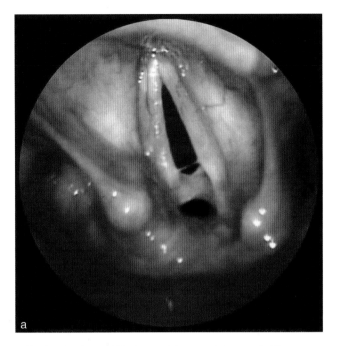

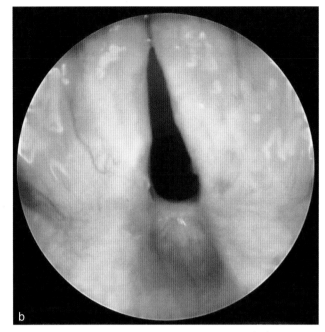

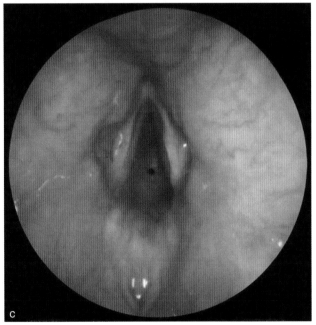

图 16.4 急性插管损伤。(a)室黏膜明显的水肿隆起。(b)溃疡槽及声门后区大量的肉芽肿组织。(c)杓间区环形溃疡暴露软骨,但是在免疫功能不全的青少年无肉芽组织。

环状软骨前部切开术

Cotten 和 Seid[11]在 1980 年介绍了该项手术以避免早产儿行气管切开术。它是在没有上下气道阻塞的情况下,最大限度地保护肺功能时采用的方法。手术适应证严格的标准已经明确[12],包括:术前至少两次继发于声门下喉癌病理学的拔管失败,体重超过1500g,脱离呼吸机至少 10 天,对吸氧的需求小于30%,非充血性心力衰竭至少 1 个月以上,没有呼吸

道急性感染,停用降压药至少 10 天[13]。

早期环状软骨切开术是基于环状软骨环中线纵向切口可以给软骨设置开放型弹簧,这样可以减少黏膜下水肿液体流从伤口渗出。手术操作可见图16.5。

喉气管狭窄的悬吊气管切开术

经过全面的气管检查,要对长期插管的安全性或是否要进行气管切开术进行合理的决定,这个决定对

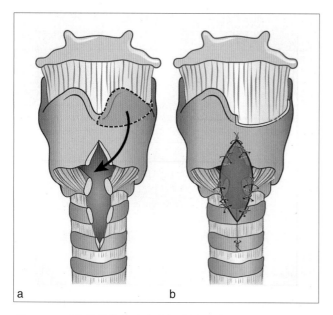

图 16.5　环状软骨前部改良喉气管前重建。(a) 喉气管前切口。软骨弓部切开，从上角取得部分甲状软骨。(b)原位缝合甲状软骨移植物。

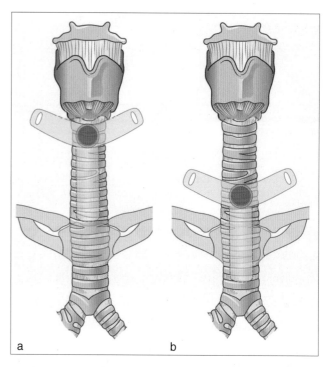

图 16.6　即将出现喉气管狭窄的气管切开正确位置。(a)气管造瘘口紧邻环状软骨环，最大限度地保留正常气管。(b)气管切开位于第 6~7 或第 8 气管环，在气管造口和狭窄之间保留足够长度的正常气管。

于儿童和婴儿来说要特别慎重，需要与医疗人员进行广泛的讨论，以避免气管切开术的并发症和后遗症。在婴儿，施行气管切开术的时间可以延长到几周后，新生儿需要由经验丰富的护士陪护，几乎没有气管插管的长度被认为是不安全的。但是喉软骨的不成熟和可弯曲性在减少黏膜的压迫性坏死方面具有明显作用[2,7]。

　　和目前的规定不同，气管切开术的位置应该在第二或第三软骨环，为了将来气道重建的需要，软骨要尽最大可能被保留。气管造口术的位置要么刚低于环状软骨，要么在第六、七或第八软骨环以下。在第一类患者，进行了一期环状软骨切开术，没有损失额外的正常气管。在第二类患者中，高质量的、血运丰富的气管环在吻合口和气管造口之间被保留，因此防止了局部缺血坏死导致的吻合术切口开裂。造口的位置见图16.6。

长期插管的后遗症

　　喉部长期插管可以导致典型的病理学改变（图16.7）。通常，长期插管是指成人插管超过 7~10 天，儿童插管 2 周[4,7]。喉部长期插管的并发症发生率在 4%~13%[14]。下面将介绍 Benjamin[1]描绘的长期插管后出现

的各期损伤和慢性喉部改变。

声带水肿

　　喉室黏膜水肿经常被观察到，可导致喉部黏膜脱垂或膨出进入喉入口，并持续到拔管后很长的时间，产生声带水肿和严重的发音困难。

插管性肉芽肿

　　Benjamin[1,2]描绘了 48 小时以内形成肉芽舌状物，从声带突两侧向前一直延伸到气管插管处。它们可以变大并且在拔管时脱垂到声门，导致后气道阻塞，需要紧急行二次插管术。在某些情况下，肉芽组织可以部分分解或发育成慢性喉部瘢痕。随着不完全治愈和持续存在的软骨膜炎，可以形成插管性肉芽肿。这是一种局部的、球状、橘红色、带蒂的圆形肿块，大部分突起来自溃疡部位，最常见于声带突和杓状软骨内侧。存在插管性肉芽肿的患者，在拔管数周或数月后出现声音改变，球状物或罕见的气道阻塞症状。治疗包括悬吊式喉显微内窥镜下的二氧化碳激光切除术。

瘢痕沟

浅表环杓软骨溃疡是一种早期表现,多发生在插管后 4~6 小时(图 16.2),因为气管导管存在刺激,黏膜溃疡面很深,并且受到呼吸道细菌的感染。在 48 小时内,炎症性反应累及软骨膜。长期插管导致症状进展。深部溃疡表现为溃疡槽,仅见于拔管后,并且进入到杓状软骨和环状软骨内侧面表面。环杓关节经常暴露并且形成炎症状态,导致慢性纤维组织增生和关节僵直(图 16.7a)。拔管后数周到数月,这些溃疡完全治愈,并且形成瘢痕沟。

杓状软骨间瘢痕和声门下狭窄(图 16.7b)

溃疡贯穿声门下中央部,不会产生中央部位的后遗症。除非完整的黏膜有典型的声门下狭窄、条索样及瘢痕形成的高风险性。在一些病例中,这种瘢痕在杓状软骨间形成一条坚硬的纤维组织条索样增生。声带外展运动受限,被误诊为双侧展神经

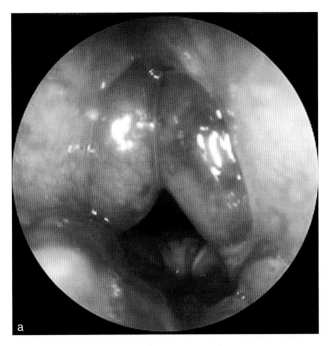

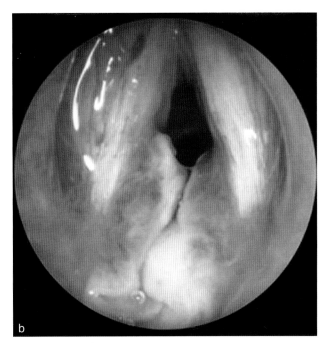

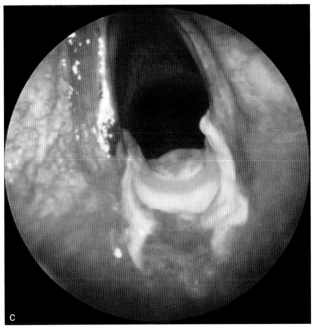

图 16.7　长期气管内插管导致的瘢痕性狭窄后遗症。(a)声门后狭窄不伴环杓关节固定。(b)声门后狭窄伴双侧环杓关节固定。(c)声门下严重瘢痕性狭窄。

麻痹。这些患者通常有气道不适,从劳力性呼吸困难到接近气道完全阻塞。发声通常接近正常。悬吊式显微喉内镜检查同时应用 0° 和 30° 内窥镜进行声门下检查是至关重要的。横向的纤维瘢痕形成一个坚硬厚实的网状结构,位于声门下杓状软骨之间。

使用一个复位器来沿横轴方向向外侧移动杓状软骨。在外展麻痹的患者,这种被动的运动不能引起对侧杓状软骨的任何运动。然而在声门下狭窄的患者,一侧杓状关节向外侧的运动会牵拉对侧杓状软骨向内侧运动,因为横向杓状软骨之间的瘢痕粘连会牵扯双侧杓状软骨。如果双侧环杓关节固定,就无法引起杓状软骨的运动。瘢痕带可以从杓状软骨间延伸到声门和声门下。不处理声门后方的瘢痕,就不可能成功地治疗声门下狭窄。

声门下狭窄(图 16.7c)

无论在成人还是在儿童,长期气管内插管是导致声门下狭窄的最常见原因。环状软骨解剖异常和先天性声门下狭窄的患者更容易引起气管内插管声门下并发症。当声门狭窄进一步加重,可发展成为跨声门狭窄,并有声门后方和声门下方狭窄。如此严重的瘢痕形成与初期插管损伤或后期各种外科手术操作(如扩张术、激光治疗、开放手术)导致的喉内肌损伤有关。

声带麻痹

原发性声带麻痹可以发生在气管内插管后,不过它的发生率可能远远超出我们的估计。麻痹通常是单侧的,但是双侧麻痹伴有气道阻塞也有所报道[14,15]。Brandwein 等[16]检查了喉返神经前支的走行情况,发现它对位于气管插管充气气囊和两侧杓状软骨和甲状软骨外展运动之间的压力也很敏感。这里必须指出,瘢痕性环杓关节固定比真正的声带麻痹更为常见。喉返神经损伤最常见的结果是声带固定在旁正中位。

导管潴留囊肿

这些囊肿可能是由于气管内插管导致黏膜下腺体阻塞的结果。最常发生在婴儿,可出现在声门下或声带黏膜下层。偶尔可见小囊肿,然而大囊肿可能导致气道阻塞,并需要进行激光治疗。

获得性声门下狭窄的手术治疗

喉气管成形术和喉气管重建术

喉气管成形术是指通过垂直切开气管前和(或)后壁环状软骨环扩大喉腔,并在治疗过程中用喉模将其分成两等分。简而言之,它是一种无需将软骨移植到内部的扩张膨胀术式。另一方面,喉气管重建意味着一个通过移植软骨和一个喉气管内在的扩张子或模子来扩张的过程。同时在喉气管重建中,为了保存狭窄区域残存黏膜,不必切除声门下狭窄瘢痕,因此在内置喉模和治疗期间便于上皮再生形成。

喉气管重建术的创伤要小于喉部分切除术,适用于二级和低于三级的严重声门下狭窄患者,尤其是儿童患者。喉气管重建术可分为一期或二期手术。肋软骨是最好的移植材料,不过鼻甲骨、鼻中隔和甲状软骨也可在术中取得满意的效果。软骨移植可用于术前、术后或术前和术后的气道扩张。

喉气管重建的外科手术步骤

- 手术开始时保持颈部过度后仰位,在气管造瘘口的上方做一个领状切口,掀起皮瓣,将肌束聚拢到中线,暴露喉和气管。

- 因为声门下狭窄涉及声门(声门后狭窄、声带粘连、环杓关节强直),在完全中线位小心做一个喉气管裂隙以准确区分喉前联合,以避免损伤声带。切口上达第一、二气管环,下至气管造瘘口上方。单纯的声门下狭窄不涉及声门的患者,先做一个下中线位甲状软骨切开术,再做一个中线位环状软骨间隙手术,不必切喉前联合。

- 做一个中后部的环状软骨切口,贯穿后方的环杓肌群,不要损伤环状软骨膜。切口必须延伸到杓状软骨内肌,彻底切除声门喉的纤维瘢痕带。

- 肋软骨移植取自第 7 或 8 肋软骨,需保留前软骨膜。前肋软骨移植需使用一把锋利的刀将其切成菱形,然后将其缝合在前声门下缺损处,将软骨膜面向气道(图 16.8)。纤细的向外突出的边缘要有 2~3mm,使移植的软骨更好地固定,避免它的中央部位进入气道的内腔。软骨移植物的厚度需与膨胀狭窄的环状软骨相匹配。使用 4-0 或 5-0 的 Vicryl 线将移植物固定在喉环状软骨缺损处,必须确保有很好的黏

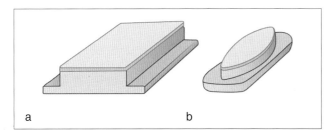

图 16.8 前后肋骨移植物。(a)移植软骨后部外侧呈角度轮廓化。移植软骨必须削成合适的厚度(环板子 1~2mm)。(b)移植物前面塑成三角形,保护上、下、外侧缘软骨。

膜和软骨膜(图 16.9)。小心谨慎地将黏膜和软骨膜贴附在一起,有助于避免软骨的暴露和术后息肉组织的形成。

• 用在后联合扩张时,肋软骨移植物应成矩形(图 16.8a)。移植物后外侧缘被缝合在已断开的后环状软骨板上,更适合内部气道重建。

• 在一期肋软骨移植时,鼻气管插管可放在气管内 5~7 天,充当支架,可避免移植物脱位。

• 二期手术中用一个喉气管支架 (图 16.9),用 3-0 的 Prolene 线将其固定近端 (甲状软骨) 和远端 (气管),并在内镜下拆线。建议根据情况放置 3~12

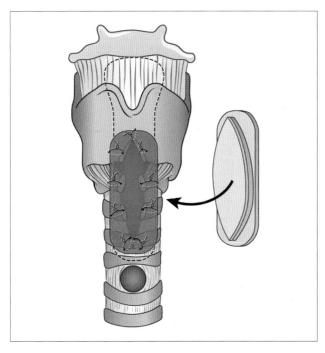

图 16.9 二期喉气管用前肋软骨重建。肋软骨移植物原位缝合,软骨膜朝向管腔。大的翼缘可防止肋软骨移植物脱垂到气道。重建用 LT-Mold 支撑(轮廓线)。

周,以利于最大程度的上皮再生。

• 整个重建过程中都要用纤维蛋白胶,以确保严密闭合。甲状腺峡及气管前肌肉在中线超越先前的移植物进行二期缝合,这对于软骨移植物的固定是必不可少的。喉正中切开术的切口用 3-0 的 Vicryl 线缝合,仔细保持一个尖锐的前联合,颈部切口缝合关闭,留置一个彭罗斯引流管。整个手术过程在应用抗生素的条件下进行,并且要进行抗反流治疗。因为采用环状软骨切口,不会限制颈部活动的灵活性。

术后护理

在一期喉气管重建术中,第一次喉内窥镜下评估在术后 5~7 天进行。早期息肉样变组织应用活检钳切除。后期喉内窥镜检查安排在术后 1~3 个月。在二期喉气管重建术中,喉气管内的支架应于术后 3 周至 3 个月在内窥镜下取出。术后 2~3 个月,可使用 Savary-Gilliard 探条轻柔地扩张,并且安置重建气道。气道完全黏膜化需要 6 周至 3 个月。

喉气管重建的并发症主要包括息肉形成和移植物脱位。游离的肋软骨移植物可发生感染和坏死,此后气道便没有足够的刚度来保持膨胀扩张状态。在这些病例中,纤维瘢痕组织形成可以导致严重的喉解剖异常和再次狭窄。

软骨环切术

适应证

局限性软骨环切术(PCTR)是一种治疗严重的先天性或获得性声门下狭窄(Ⅲ度和Ⅳ度面积超过 70% 的气道阻塞)的首选方法。当只有单纯的声门下狭窄而患者其他方面健康时,外科手术可作为一期术式(伴随外科术中的气管造口)。当患者合并多种先天性畸形,或神经损伤、心肺功能损害时,要采用二期局限性环状软骨切开术(术后维持气管造口)。

如果声门下狭窄合并声门受累(声门后狭窄、声带瘢痕性融合、前喉蹼延续到声门下,或喉部骨框架移位导致的破坏),局限性环状软骨切口是由环状软骨后裂开,肋软骨移植物扩张子支撑,需要扩张和长期的气管切开术,直到声门下区域病变获得痊愈。这个手术过程叫做延伸的局限性环状气管软切开术(EPCTR)。

手术操作

当设计环状气管切口时,应进行详细的气道动力学检查, 需要应用经鼻纤维喉镜检查声带活动度、软化气道狭窄、口咽阻塞。同时应用硬管喉内窥镜观察以下情况。

• 用 0°和 30°喉内窥镜和麻醉插管喉内窥镜检查狭窄的部位、范围和程度。局部的过度狭窄可能伴有声带麻痹。

• 涉及声襞、气管造口(如果存在)和隆凸时,应精确测量狭窄的位置(毫米)并处理气管造口上方和下方的正常气管环的多种并发症。

• 内窥镜检查报告应该包括可能存在的局部气管炎症和气道感染。常规做细菌学涂片。

• 最后,如果存在先天性声门下狭窄,应用支气管镜来排除纵隔畸形(如气管食管瘘、气管支气管异常、气道外源性血管压迫)[17]。要想用内镜准确描述和测量狭窄,术前评估应增加 X 线检查。当怀疑纵隔畸形时,MRI 是首选检查[18]。如果存在胃食道反流疾病,需要进行全面检查和积极的治疗[19]。

手术技巧

• 操作时颈部要充分拉伸。特别是幼儿,推荐使用放大喉镜, 因为有一些微小的结构需要放大处理。放大喉镜也有助于吻合部位精细的缝合。

• 通常在第二气管环水平做一个领形切口。在气管切开的患者,需要在气管造瘘口周围做一个水平方向月牙形切口。

• 将颈阔肌皮瓣掀起来,把带状肌沿中线分开,以便暴露从舌骨到胸骨上切迹的术腔。甲状腺峡部在中线横断。

• 将气管逐渐从前后方分离出,不必确认与软骨环紧贴的喉返神经。来自气管食管沟外侧的滋养血管要小心地保留,特别是在末梢气管过度活动时。

• 在环状软骨弓水平,将环甲肌从下面的环状软骨上锐利地分离出来,直到双侧的环甲关节被确认出来。

• 在缝合末梢正常气管壁之后,如果气管造口已在同一次外科手术中被切除,首先应在低于狭窄的下缘或在气管造口的水平做内侧切口线。

• 无需过分离气管和食管,以便保留气管后黏膜的血管丛。末梢气管残端的进一步处理是从胸腔纵隔结构中前后分离软骨环。因为它有弹性,食道不需提前扩张就会自然回缩。

• 进一步的切口开始于甲状软骨下缘,前面达环甲关节,导致前环状软骨弓被彻底切开,避免损伤走行于其后的喉返神经。在声门下,黏膜后方最上面的切口正好在环杓关节的下方,然后将黏膜下层纤维组织增生形成的声门下狭窄彻底切除,环状软骨板便被完全暴露出来。

• 在婴幼儿,声门下区域和气管残端在直径上的差别比成人明显,因此用来做吻合术的第一个正常的气管环的尺寸必须与声门下管腔内壁的直径相适合。应该避免在缩小气管口径方面做任何尝试。相反,应该在不损伤声带发音功能的基础上扩大声门下管腔的内径。这种术式最好是选用金刚砂钻来扩宽环状软骨板的后方和两侧,并且手术范围要下至气管造瘘口中线下方,上至喉的前联合水平,不要横断它(图 16.10)。采用这种术式时,既要考虑扩大声门气管内

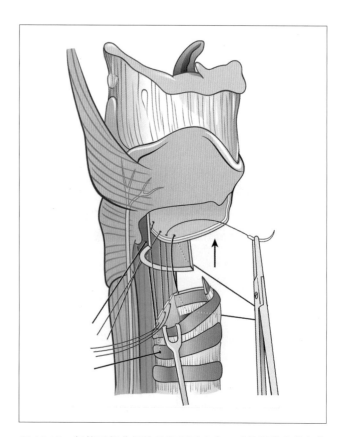

图 16.10 气管环部分切除后的环后吻合。后外侧缝合结在外面(深蓝)。后侧缝合结在腔内(浅蓝)。注意锐性切除环甲肌,向外侧牵拉以保护喉返神经。还可见中线靠下的甲状软骨切开扩大了声门下间隙。

径,同时又要使前联合保持完整,这样才能保证良好的发音功能。三角形缺损由一个覆盖黏膜的软骨楔形物填充,该填充物来自低于切除部位下的第一个正常气管环。成年患者不需要行低位气管切开。裸露的环状软骨板会被向上移位的膜状气管所覆盖。

- 依据患者的年龄,使用 3-0 或 4-0 Vicryl 线来缝合甲状气管吻合术的切口。第一针要贯穿第一正常软骨环的后外侧,并且要穿过环状软骨板外侧 (图 16.10)。从软骨板表面的软骨膜下出针,以避免对喉返神经产生任何损伤。这一针非常重要,应该小心谨慎地操作,尽可能将声门下黏膜与气管黏膜紧密的缝合在一起。气管和声门后黏膜的吻合术要使用 4-0 或 5-0 Vicryl 线,在气管内壁管腔采用连续缝合或间断打结缝合(图 16.11)。前方和两侧的喉气管吻合术完全依赖于气管环和甲状软骨之间的缝合,在外面采用间断点状缝合(图 16.12)。第三或四软骨环和环状软骨板的下缘也可采用减张缝合。

吻合术的减张操作

依据气管被横断的长度和解剖特性,可能会采用

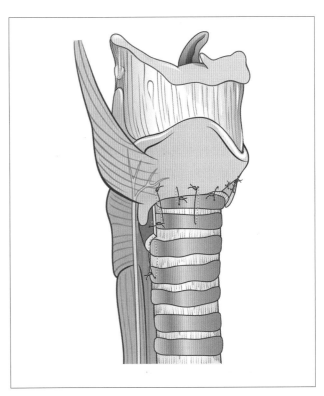

图 16.12　完整的甲状软骨气管吻合。注意第 1、2 气管环出针的位置,以保证在不同平面张力均衡。另外的减张缝合在环状软骨板和气管的后外侧。保留环状软骨平面的软骨膜下板,以避免损伤喉返神经。气管蒂的三角形楔被剪成符合相应气管下联合缺损大小以扩大声门下空间,用 2 或 3 根 5-0 Vicryl 线缝合。

各种各样的气管和上食管减张方法,以减少缝线的张力。通常末梢气管残端的处理,儿童比成人更为容易。如果必要,喉部要充分减张;成人患者和儿童一样,都要尽量保持肺门和心包的灵活性。

在手术的最后,颈部仍要保持后伸位。在术后阶段,下巴到胸部切口都要进行缝合,而不必限制颈部伸展,这种方法已经被大多数学者采用。

一期和二期气管环切术

如果一名患者适合做一期手术,那么根据气管造口的位置,通常有两种选择。造口邻近切除部位,也可与最初手术同时进行;或者,造口远离切除部位至少 3 个气管环以上,位于吻合口和造瘘口之间。在这样的病例中,末梢造瘘口不会有长切口的风险,以及由此导致的并发症。

如果声门下狭窄的患者需要切除少于 5 个气管环,可选择一期局部气管环切术(图 16.13)伴术前气

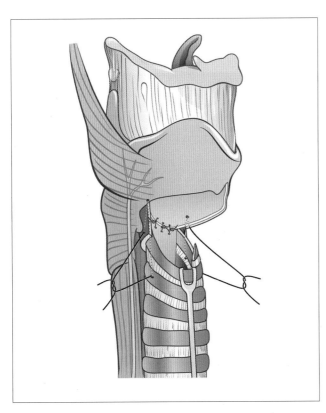

图 16.11　完整的气管环后吻合。十分仔细地获取附近的黏膜,保证愈合而无瘢痕组织形成。

管切开造瘘术。术前行气管切开造瘘术有助于吻合术的创面愈合,切口越长的气管切开术导致吻合口开裂的风险越大。

延伸的局部气管环切术

现已证明,经过某些修改的局部气管环切术,用于治疗声门下狭窄和声门病理性改变(声门后狭窄、声带瘢痕性融合、前喉蹼延续到声门下、声带前联合、声门和声门下创伤瘢痕和喉气管重建术失败后的喉部移位)很有效。进行局部气管环切术的手术步骤与上文所述前6步(局部气管环切术)相同。但对手术步骤进行了如下改动:

• 喉正中环状软骨组织要在直视下在前联合处进行准确分离。环状软骨前弓沿中线被剪开,以暴露声门–声门下狭窄。声带附着处和声韧带要尽可能多地被小心保留,这样做对术后声音质量非常重要。如果气管切开造瘘口邻近狭窄,会存在声门–声门下狭窄。因为在气管局部环切术中,切口边缘越远离环甲关节前方,就越能保护喉返神经。

• 用金刚砂钻削薄后方的环状软骨板,在中线位离断,避免损害到环后黏膜。杓状软骨间的纤维组织

瘢痕和声门后方的瘢痕长期存在,伴随横向的杓间肌,保护后方的杓状软骨黏膜。

• 环后被用来自第7或第8肋的软骨移植物充分分离和扩张。移植物和环后软骨板要有血运,软骨膜要面向气管内壁(图16.14)。两侧环状软骨板下方移植物的软骨性张力优于固定移植物,用4-0或5-0 Vicryl线缝合固定。

• 在气管局部环切术中,如有需要,喉可通过喉下降手术与气管上端相连接。通过切除末梢气管残端的1或2个附加的气管环,就可以创造出一个气管的膜状带蒂皮瓣。在远端进行气管切开术,至少保留3个气管环以进行甲状气管吻合术。

• 进行后外侧的喉气管吻合术,气管的吻合皮瓣要用4-0或5-0 Vicryl线与后联合的黏膜缝合在一起(图16.15)。

• 在声带水平用4-0或5-0 Vicryl线仔细地进行缝合,重塑尖锐的声门前联合(图16.16)。在我们中心的喉重建术中,要用一个喉气管(Monnie)模型使它紧贴在气管内壁,以便重建一个正常的喉气管通道[20]。这种假体有10种不同的型号(直径为6~15mm,长度不等)用于儿童和成人患者,术中和术后可放置内窥镜。最新设计的金属引导模片可以帮助医生选择恰

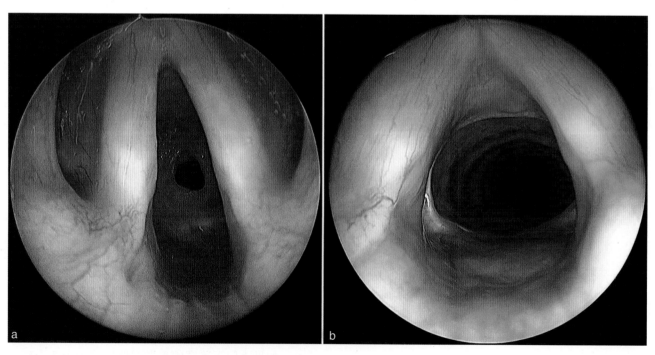

图16.13　一期局部气管环切术分离Ⅲ级声门下狭窄。(a)术前观:Ⅲ级声门下狭窄离正常声带较远。(b)术后观:一期局部气管环切术后2年的声门下气道。在左侧声带下后外侧很难看到解剖线。

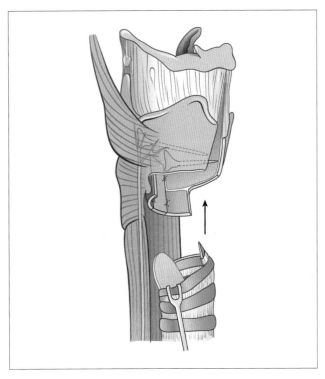

图 16.14 声门下狭窄后前正中喉环状软骨裂开切除状态，环状软骨后分离增大杓间空间，用 4-0 Vicryl 线原位缝合后肋软骨移植物。

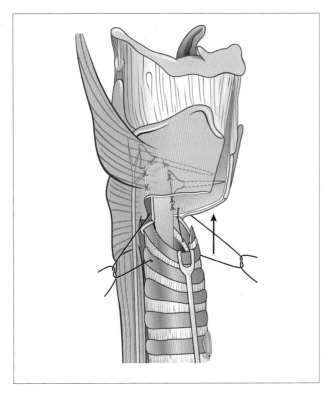

图 16.15 重新面对软骨移植物和杓间区。气管膜的带蒂皮瓣马蹄形缝合到杓间区黏膜上，保证完全覆盖肋软骨后移植物。两后外侧环状软骨缝合减少后缝合线的张力。

当尺寸的喉-气管模具，它被用两根 3-0 Penrose 线固定在甲状软骨和气管上，采用横向贯穿缝合法穿过气道和喉模，外面采用点状缝合。

• 在传统的气管环部分切除术中，要进行侧吻合和前吻合。把纤维蛋白胶涂抹在吻合口的周围，严密关闭吻合口。甲状腺峡部和气管前肌肉被重新缝合，在吻合口和颈部切口之间关闭切口前放置一个彭罗斯引流条。一个完整的声门气管吻合术需要辅助完成后期的声门下软骨扩张(图 16.17)。

环杓关节僵硬的 E-PCTR 手术方法

环杓关节重度狭窄和固定的患者是很难处理的，经常会影响到治疗。在我们最近治疗的一组环杓关节固定的患者中，我们试图小心开放环杓关节，积极使关节活动更灵活，并且已经取得满意的结果。每次手术尝试必须要重新恢复这些已固定的环杓关节的灵活性，并且我们希望通过无创的方式来开放这些复杂精细关节的活动空间。

如果联合进行 PCTR 手术和喉模置入术，由于患

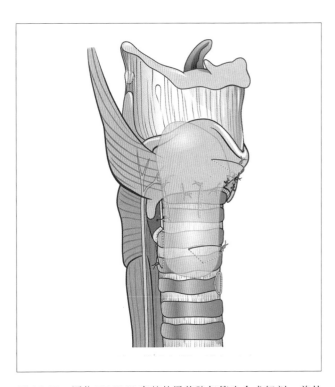

图 16.16 原位 LT-Mold 完整的甲状腺气管吻合术解剖。前外侧气管缝合在第 1、2 气管环气管侧。两根横向的 3-0 Prolene 线固定假体到声门下，上限稍高于气管造瘘口。软骨前缘剪成三角形，用 5-0 Vicryl 线缝合。

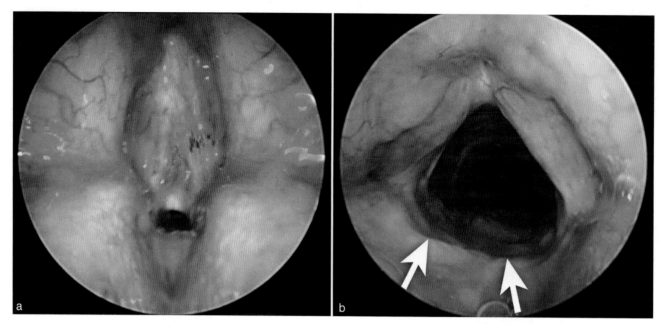

图 16.17 声门–声门下瘢痕狭窄伴声带瘢痕性融合的延伸环状软骨部分切除。(a)术前观：先天性或获得性声门–声门下广泛狭窄，伴声带融合，只留有针孔大小开口。(b)术后观：患者声门–声门下气道，尽管杓间区扩展较大。后黏膜瓣缝合在声门上水平(白色箭头)。

者通过气管造口呼吸，所以不能获得有关声门下气道状况的有用临床信息。在术后的第 3 周，必须评估吻合术的治疗效果。

PCTR 和 E-PCTR 的术后护理

在外科手术后，没有进行气管切开造口术的儿科患者要待在全封闭的重症监护室进行深度护理，直到拔除气管插管。所有成人患者术后立即拔管并转至重症监护室。患者保持颈部前屈位，以避免对吻合术伤口的任何过度牵拉。如果需要，儿童可给予短时间的镇静和麻痹。所有患者都要给予广谱抗生素和抑制反流药物至少 10 天，或直到吻合术完成。如果有必要，系统的皮质类固醇治疗从拔管后的那一天开始，应用至接下来的几天。术后 7~10 天进行第一次内窥镜检查。在儿童患者，如果仅有声带襞及声门下轻度至中度水肿，可尝试拔除气管插管。有重度水肿的儿童患者，可以更换为小一号的套管，并在喉腔涂上激素软膏栓剂。可在 2 天后再次尝试拔管，辅助内窥镜检查常规在 3 周和 3 个月时进行。通过轻柔的机械扩张和 Savary-Gilliard 扩张药物，术后 3 个月可取得比较乐观的结果。

在 E-PCTR 和复合 PCTR 中，气管造瘘口要保留到声门下吻合术腔完全愈合。由于 E-PCTR 后重建术式的复杂性，喉模要持续放置 3~6 个月或更长，然后

在内窥镜下取出喉–气管模具。一旦患者不需要鼻饲，可以经口喂食，气管造瘘口就可以封闭了。患者要耐受没有套管的过程（套管盖试验或减小尺寸），并保持充足的血氧饱和度、通畅的气道和良好的黏液排泄系统。

总结

医生在评估患者插管损伤时，必须对可能遇到的插管损伤的类型有一个清晰的认识，同时具备避免损伤和修复重建的有效方法。在很多病例中，损伤可以完全解决，而没有任何后遗症；然而在某些患者，损伤可以导致喉气管狭窄。在急性期或亚急性期，如果选择合适的时间并给予适当的治疗，往往会取得较好的结果。

当医生面对一名重度声门下狭窄患者时，通常会有很多种外科处理方法。操作方法必须要适合狭窄部位的解剖结构。LTR 和 CTR 患者都取得了很高的拔管率，尽管缺乏确切的数据比较不同的外科手术操作。CTR 是 Ⅳ 级和重度 Ⅲ 级声带狭窄患者的理想选择。LTR 作为一种应用不太广泛的术式，更适合一些 Ⅱ 级和不到 Ⅲ 级的狭窄患者。靠近声带的狭窄始终是一个挑战，可以通过 E-PCTR 来治疗。环杓关节固定是一种很复杂的情况。在传统早期的病例，都尽力尝

试开放关节活动空间和提高关节活动的灵活性；但是在没有条件的情况下，要用气管带蒂的黏膜瓣重新铺设在环杓关节的表面。将来我们要在无损伤的情况下开放所有僵硬的关节，使所有这些关节恢复灵活性是未来研究的方向。

（印志娴　施展　彭晓林　译）

参考文献

1. Benjamin B. Prolonged intubation injuries of the larynx: endoscopic diagnosis, classification, and treatment. Ann Otol Rhinol Laryngol Suppl 1993;160:1–15
2. Benjamin B. Laryngeal trauma from intubation: endoscopic evaluation and classification. In: Cummings CW, et al, eds. Otolaryngology-Head & Neck Surgery. 3rd ed. St. Louis: Mosby, 1998:2013–2035
3. Donnelly WH. Histopathology of endotracheal intubation. An autopsy study of 99 cases. Arch Pathol 1969;88(5):511–520
4. Gaynor EB, Greenberg SB. Untoward sequelae of prolonged intubation. Laryngoscope 1985;95(12):1461–1467
5. Monnier P. Pediatric Airway Surgery: Management of Laryngotracheal Stenosis in Infants and Children. New York: Springer, 2011;Part I: 2 (pp 7–30), part III: 14 (pp 183–198)
6. Weiss M, Dullenkopf A, Fischer JE, Keller C, Gerber AC; European Paediatric Endotracheal Intubation Study Group. Prospective randomized controlled multi-centre trial of cuffed or uncuffed endotracheal tubes in small children. Br J Anaesth 2009;103(6):867–873
7. Keane WM, Denneny JC, Rowe LD, Atkins JP Jr. Complications of intubation. Ann Otol Rhinol Laryngol 1982;91(6 Pt 1):584–587
8. Weissler MC. Tracheotomy and intubation. In: Bailey BJ, ed. Head & Neck Surgery–Otolaryngology. 2nd ed. Philadelphia: Lippincott-Raven, 1998;803–818
9. Sataloff RT, Bough ID Jr, Spiegel JR. Arytenoid dislocation: diagnosis and treatment. Laryngoscope 1994;104(11 Pt 1):1353–1361
10. Pereira KD, Smith SL, Henry M. Failed extubation in the neonatal intensive care unit. Int J Pediatr Otorhinolaryngol 2007;71(11):1763–1766
11. Cotton RT, Seid AB. Management of the extubation problem in the premature child. Anterior cricoid split as an alternative to tracheotomy. Ann Otol Rhinol Laryngol 1980;89(6 Pt 1):508–511
12. Silver FM, Myer CM III, Cotton RT. Anterior cricoid split. Update 1991. Am J Otolaryngol 1991;12(6):343–346
13. Walner DL, Cotton RT. Acquired anomalies of the larynx and trachea. In: Cotton RT, Myer III, CM (Eds) Practical Pediatric Otolaryngology, Philadelphia/New York: Lippincott-Raven; 1999:524
14. Santos PM, Afrassiabi A, Weymuller EA Jr. Risk factors associated with prolonged intubation and laryngeal injury. Otolaryngol Head Neck Surg 1994;111(4):453–459
15. Volpi D, Lin PT, Kuriloff DB, Kimmelman CP. Risk factors for intubation injury of the larynx. Ann Otol Rhinol Laryngol 1987;96(6):684–686
16. Brandwein M, Abramson AL, Shikowitz MJ. Bilateral vocal cord paralysis following endotracheal intubation. Arch Otolaryngol Head Neck Surg 1986;112(8):877–882
17. Monnier P. Airway stenting with the LT-Mold: experience in 30 pediatric cases. Int J Pediatr Otorhinolaryngol 2007;71(9):1351–1359
18. Maddaus MA, Toth JL, Gullane PJ, Pearson FG. Subglottic tracheal resection and synchronous laryngeal reconstruction. J Thorac Cardiovasc Surg 1992;104(5):1443–1450
19. Jaquet Y, Lang F, Pilloud R, Savary M, Monnier P. Partial cricotracheal resection for pediatric subglottic stenosis: long-term outcome in 57 patients. J Thorac Cardiovasc Surg 2005;130(3):726–732
20. Alvarez-Neri H, Penchyna-Grub J, Porras-Hernandez JD, Blanco-Rodriguez G, Gonzalez R, Rutter MJ. Primary cricotracheal resection with thyrotracheal anastomosis for the treatment of severe subglottic stenosis in children and adolescents. Ann Otol Rhinol Laryngol 2005;114(1 Pt 1):2–6

第 **17** 章
内镜下经皮胃造口术并发症

L. Samarà Piñol, J. Llach, M. Caballero

肠内营养(EN)被定义为来自于消化道的营养供应。为消化系统提供营养有很多方法:经口、鼻饲管、肠造口术。对于短期(<6 周)的肠内营养,鼻饲管是最好的选择。然而对于长期(>6 周)肠内营养,推荐肠造口术,包括经皮内窥镜下胃造口术(PEG)、空肠造口术、荧光镜检查图像引导下的胃造口术以及外科或腹腔镜胃造口术。

长期肠内营养的最佳选择是 PEG,由 Gauderer 和 Ponsky[1,2]在 1980 年首次描述。虽然 PEG 是安全和微创的(图 17.1),但会伴发多种潜在的并发症,均与导管插入以及异物在胃壁内长期滞留有关。

PEG 的绝对禁忌证包括咽或食管梗阻、凝血障碍、脓毒症以及任何其他的内窥镜手术禁忌证。相对禁忌证包括肥胖、孕妇、有胃部手术史、腹水、肝脾肿大和高血压[3]。

在这一章,我们总结了最常见的与 PEG 手术相关的并发症(图 17.2)以及与术后相关的并发症(图 17.3)。

穿孔

与咽喉、胃、小肠、结肠、肝脏、脾脏的误刺一样,上消化系统内窥镜下穿孔的发生率为 0.008%~0.04%[4,5]。

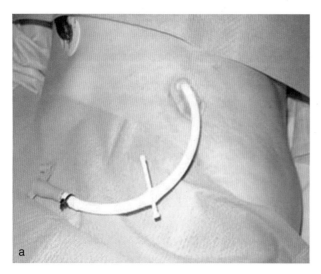
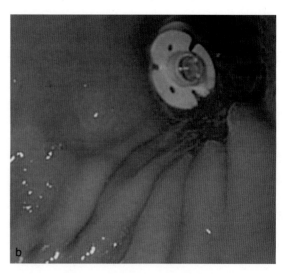

图 17.1　正常胃造口位置。(a)正常外部支撑。(b)正常内部支撑。

- 穿孔
  - 早期发现
  - 术前考虑任何微细的解剖异常
- 腹腔积气
  - 经皮内镜下胃造口术插管后常见良性气腹,通常是自限性的
  - 只有在胃内气体量增加时才有所表现
- 腹膜炎
  - 早期应用广谱抗生素并进行外科治疗
- 出血
  - 纠正凝血障碍和风险因素
  - 术前考虑任何微细的解剖异常
- 胃部皮肤瘘管
  - 迟发性
  - 首次经皮内镜下胃造口术后出现腹泻、呕吐
- 肠梗阻
  - 经皮内镜下胃造口术后 6 小时以上开始进食
  - 如果发生胃扩张,为了减少压力,可以打开覆盖在经皮内镜下胃造口术导管上的辅料
- 误吸
  - 避免过度镇静和减少气体吸入量,提高手术操作的效率

图 17.2　手术相关并发症。

- PEG 部位感染
  - 预防性应用抗生素,保持内部支撑和外部支撑适度加压
  - 对于过度增生的肉芽组织(图 17.4),局部应用硝酸银可能有效
- 坏死性筋膜炎
  - 需要外科清创术、广谱抗生素治疗和充足的支持疗法
- PEG 部位渗漏/刺激
  - 预防感染和 PEG 部位的过度扭转
  - 治疗并发症
- 胃溃疡(图 17.6a)
  - 抑制胃酸,避免横向牵拉导管
- 包埋综合征(图 17.6b)
  - 避免内部支撑和外部支撑的过度加压
  - 达到营养良好的体重
- 不小心移动
  - 重新放置 PEG 导管或胃管,应用广谱抗生素。之后重新行 PEG
- PEG 导管堵塞
  - 用水冲洗 PEG 导管

图 17.3　术后相关并发症。

解剖异常,如通过放射学检查或术前检查发现横结肠覆盖在胃前壁而导致穿孔的患者可达 50%[3]。患者的典型症状是心动过速、发烧、吞咽困难、呼吸困难或脓毒症。早期(>24 小时)发现至关重要,并且其诊断主要依据放射学检查。如果明确诊断,必须采用广谱抗生素、胸腔插管引流术和综合的外科治疗。对于血流动力学稳定且穿孔较小的患者,非手术治疗是合适的选择。

气腹

PEG 手术后,多达 56% 的患者可发生气腹[6],但是通常没有临床意义,保守治疗即可。如果患者合并脓毒症或腹膜炎,则需要行影像学检查和适当的治疗。

腹膜炎

腹膜炎是 PEG 手术的一种并发症,通常有较高

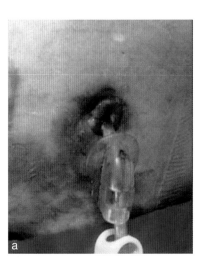
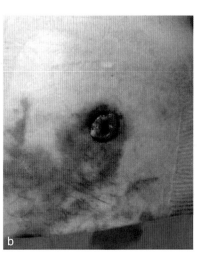

图 17.4　造口处肉芽组织。(a)外支撑物周围肉芽组织。(b)外支撑物移走后肉芽组织。

的死亡率,由移除或更换导管所致。在化脓之前,有来自于 PEG 手术在胃内穿刺部位或其他内脏器官造瘘的漏出液。术后患者可出现腹痛、发热、白细胞增多和肠梗阻。如果没有早期确诊并应用广谱抗生素和外科治疗,会导致严重的并发症[3]。

出血

出血(图 17.5)是 PEG 手术的一种不常见的并发症(占病例总数的 0.02%~0.06%)[4,5]。风险因素包括抗凝剂、抗血小板凝聚治疗、门静脉高血(静脉曲张)和解剖异常。可由胃壁血管穿孔、胃压力性溃疡、食管炎、胃壁侵蚀、肝脾损伤和消化性溃疡病引起。应依据出血部位和严重程度进行治疗。

来源于皮肤切口的出血常见,通常是自愈性的。如果不是,拉紧外部支撑物(不超过 48 小时)可以止血。

瘘管

胃结肠皮肤瘘管和瘘道是一种罕见的并发症,发生在 PEG 导管直接穿透肠或结肠进入到胃时。通常在 PEG 手术操作后数月发生异常,当原来的 PEG 导管被移除或操作后,出现腹泻或污秽的呕吐物。拔除导管意味着瘘道自然封闭,可以重新进行二次胃造口术[8]。如果有发生腹膜炎的可能,可能需要外科干预。

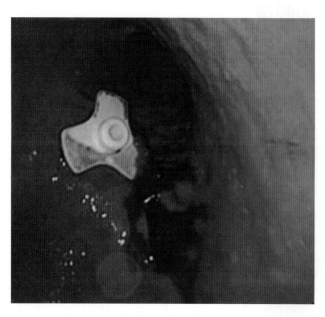

图 17.5　内出血。

肠梗阻和胃轻瘫

在 PEG 手术放置营养导管后,最初 3 小时是安全的,偶尔会发生胃轻瘫[3]。在 1%~2% 的病例中,可在 PEG 手术后出现持续性肠梗阻,应进行保守治疗[9]。

误吸

误吸可发生在上消化道内窥镜检查中(占病例数的 0.02%~0.06%)[4,5],或发生在 PEG 手术操作之后。它会导致肺炎或局部肺炎。这种并发症可通过避免过度镇静、术前和术后积极排放误吸的胃内容物、提高手术效率,降低其发生率[3]。

伤口感染

伤口感染是 PEG 手术操作最常见的并发症,在未接受术前抗生素治疗的患者中发生率高达 18%。预防性抗生素治疗可有效降低感染率至 3%[3]。相关病因包括肥胖、糖尿病营养不良和长期应用皮质类固醇。皮肤切口过小和 PEG 导管瘘道过大也会增加感染风险。如果早期诊断,可以根据 PEG 感染部位,应用广谱抗生素 5~7 天。

坏死性筋膜炎

坏死性筋膜炎是一种相当罕见的并发症,可危及患者生命安全。糖尿病、慢性肾衰竭、营养不良、免疫系统功能低下或酒精中毒会增加患病风险[9]。狭窄的 PEG 导管瘘道伤口易发展为坏死性筋膜炎。应阻止病情进展,必要时可进行外科清除、有计划的手术再评估、广谱抗生素治疗和有效的患者支持治疗。尽管给予全面治疗,其致死率仍然高达 50%[10]。

切口缘渗漏

切口缘渗漏在 PEG 术后早期出现,是一种相当常见的并发症(1%~2%)[11]。治疗应该包括恰当地处理并发症,如营养不良、血糖升高、外部支撑物松动以及立即处理皮肤创口(如应用皮肤保护剂氧化锌)。如果渗漏持续存在,导管应该在几天后拔除,让瘘道部分

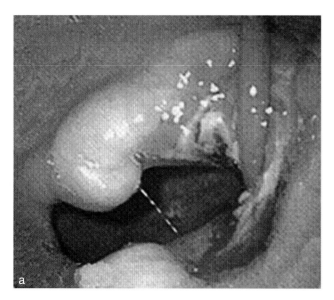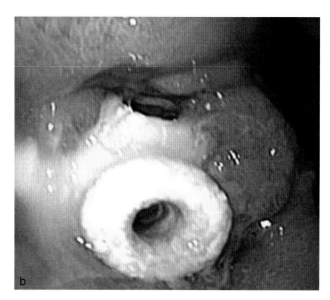

图 17.6　术后并发症。(a)胃溃疡和出血。(b)包埋综合征。

闭合。更换更大的导管并扩大造口。

包埋综合征

包埋综合征(图 17.6)是指因外部支撑物过紧导致 PEG 导管插入胃壁后发生移位[12]。症状通常出现在 PEG 术后数月至数年，因腹痛、导管给营养困难或导管周围渗漏，以及导管不能移动而被发现[13]。风险因素包括内外部支撑物压力过高、营养不良和伤口不愈合。可以通过内窥镜或放射学检查确诊，治疗需拔除导管，即使患者无症状。

PEG 并发症

不小心导致 PEG 术后导管移位的发生率占 1.6%~4.4%[3]。如果早期发现，可以将导管重新放好。如果发现比较晚，应放置下鼻饲胃管，开始应用广谱抗生素，并在 7~10 天内重新进行 PEG 手术[9]。

PEG 术后导管阻塞和功能障碍的发生率为 45%，通常是药物治疗或内部阻塞的结果。为避免阻塞，我们建议每 4 小时用 30~60mL 的水冲洗 PEG 导管[3]。

头颈部恶性肿瘤患者，在 PEG 手术部位可能出现肿瘤种植，在 PEG 部位进展为无法解释的皮肤改变[3,9]。

(印志娟　施展　彭晓林　译)

参考文献

1. Gauderer MWL, Ponsky JL, Izant RJ Jr. Gastrostomy without laparotomy: a percutaneous endoscopic technique. J Pediatr Surg 1980;15(6):872–875
2. Ponsky JL, Gauderer MWL. Percutaneous endoscopic gastrostomy: a nonoperative technique for feeding gastrostomy. Gastrointest Endosc 1981;27(1):9–11
3. Schrag SP, Sharma R, Jaik NP, et al. Complications related to percutaneous endoscopic gastrostomy (PEG). A comprehensive clinical review. J Gastrointestin Liver Dis 2007;16(4):407–418
4. Kahn K. Indications for selected medical and surgical procedures – a literature review and rating of appropriateness. Diagnostic upper gastrointestinal endoscopy. Santa Monica, CA: The Rand Corporation, 1986
5. Froehlich F, Gonvers JJ, Vader JP, Dubois RW, Burnand B. Appropriateness of gastrointestinal endoscopy: risk of complications. Endoscopy 1999;31(8):684–686
6. Wiesen AJ, Sideridis K, Fernandes A, et al. True incidence and clinical significance of pneumoperitoneum after PEG placement: a prospective study. Gastrointest Endosc 2006;64(6):886–889
7. Wojtowycz MM, Arata JA Jr, Micklos TJ, Miller FJ Jr. CT findings after uncomplicated percutaneous gastrostomy. AJR Am J Roentgenol 1988;151(2):307–309
8. Schapiro GD, Edmundowicz SA. Complications of percutaneous endoscopic gastrostomy. Gastrointest Endosc Clin N Am 1996;6(2):409–422
9. Lynch C, Fang J. Prevention and management of complications of PEG tubes. Pract Gastroenterol 2004; (Nov):66–76
10. MacLean AA, Miller G, Bamboat ZM, Hiotis K. Abdominal wall necrotizing fasciitis from dislodged percutaneous endoscopic gastrostomy tubes: a case series. Am Surg 2004;70(9):827–831
11. Lin HS, Ibrahim HZ, Kheng JW, Fee WE, Terris DJ. Percutaneous endoscopic gastrostomy: strategies for prevention and management of complications. Laryngoscope 2001;111(10):1847–1852
12. Safadi BY, Marks JM, Ponsky JL. Percutaneous endoscopic gastrostomy. Gastrointest Endosc Clin N Am 1998;8(3):551–568
13. Horbach T, Teske V, Hohenberger W, Siassi M. Endoscopic therapy of the buried bumper syndrome: a clinical algorithm. Surg Endosc 2007;21(8):1359–1362

第 **18** 章
气管切开术并发症

K. M. Kost

简介

气管切开术有着悠久且多彩的历史。对这种操作的描述最早可以追溯到公元前 2000 年印度有关医学的宗教书籍《梨俱吠陀》。据记载,在公元前 4 世纪时亚历山大大帝实行了一例气管切开术,当他看到一名士兵喉咙被骨头卡住而窒息时,便使用自己佩剑的尖端穿刺进入气管内[1]。多个世纪以来,由于有较高的并发症和死亡率,气管切开术一直没有较明确的操作步骤。Armand Trousseau 和 Chevalier Jackson 分别在 1834 年和 1909 年证实,细致的操作步骤和精细的术后护理,气管切开的死亡率可降到 2% 以下。Jackson 强调了长的切口、避免损伤环状软骨、在甲状腺峡部分离、细致操作、使用合适的套管以及术后的精心护理的重要性。

相对其他术式来说,Chevalier Jackson 的"标准开放式气管切开术"逐渐成为标准术式。这种术式可以在手术室、重症监护室(ICU)的床旁或者急诊室进行。目前气管切开术最大的改进是专门为重症监护室的成人患者设计了一种的内镜下经皮穿刺技术。

气管切开术的指征

气管切开术的首要目的是建立一个安全的人工气道。随着医疗水平的不断提高,气管切开术的指征也在不断变化。目前主要指征包括:

- 解除上气道阻塞(急性或者慢性);
- 提供机械辅助呼吸;
- 促进气管支气管排痰。

现如今,有将近一半需要长期机械辅助呼吸的重症患者都接受了现代的气管切开术[2]。

气管切开术的技巧

一般情况下标准的开放性气管切开术都在手术室进行。手术操作原则如下:①切开部位位于环状软骨下一或二横指;②必要时推移或者结扎前方静脉;③推移或者劈开影响到达气管前壁的甲状腺峡部;④于第 2、3 或第 3、4 气管环之间进入气管;⑤将气管套管附属部分缝合固定以免早期脱管;⑥术后精心护理与吸引。虽然这项操作一般在手术室内进行,但是也可以在重症监护室内进行,紧急情况下可以在任何临床条件下进行。

重症患者是一个特殊群体,他们的多系统受到病毒的侵犯,需要进行缝合护理。气管切开术是这类患者常见的操作,风险较高[2]。因此,对于这类患者的手术指征、操作技术和护理都需要特殊的考虑。搬动这些带有监护仪器的患者不仅需要辅助人员,而且需要承担脱管、需要药物干涉的病情变化等风险[3,4]。这些因素使得一种简单而且可以在床旁进行的技术得以发展。

1953 年,Seldinger[5]描述的使用导丝进行经皮动脉造影是经皮扩张气管切开术(PDT)发展的基础。操作中的盲区可以使用内镜进行引导,1990 年 Marelli 等[6]首次报道了 61 例患者的研究结果。这项技术应在穿刺后进行逐步扩张。2005 年,Kost[7] 有关 500 例病例的报道显示,不论是在手术室还是重症室,在支气管镜引导下进行内窥镜 PDT 并且注意操作的技巧,是一种安全和经济的方式。

并发症的预防

> **注意**
> 大多数并发症可以通过以下方法预防:
> - 认真制订术前计划;
> - 操作过程中注意操作细节;
> - 术后精心护理。

术前计划

传统的气管切开术往往是在手术室进行的,那里有充足的照明、吸引器和助手。没有气道保护的患者和急诊患者需要尽快转移至手术室进行监控。重症监护室的成年患者,可在床旁[8-10]或手术室[11,12]接受安全的气管切开术(开放或经皮),其并发症发生率相对较低。

术前必须检查患者的颈部以防止意外发生并制定周密的计划。存在颈部中线肿物或者是高位无名动脉时,需要调整切口水平或进入气管的位置,或二者同时调整。既往接受过颈部手术或者放疗的患者,其颈部可能有纤维化的瘢痕组织,使得标志难以辨认。对于此类患者,缓慢、细致的在中线切开可以避免损伤颈动脉周围结构,并且可以辨识气道。对于有严重颈部关节炎、脊柱后突侧弯以及其他颈部不能过度伸展的患者,手术操作时有较大难度。

必须强调 PDT 只适用于成年患者。目前有将近 2/3 的患者接受了气管切开术。

术前通过颈部拉伸检查患者的解剖特点和临床特点对于 PDT 来说很重要[7,13]。其绝对手术禁忌证有:

- 无法触诊到胸骨上切迹和环状软骨。
- 存在颈部中线肿物患者或巨大的甲状腺。
- 高位无名动脉。
- 患者没有气道保护或者有急性的气道风险。
- 儿童,因为气道解剖困难,以及在手术操作时

很难在插管中进行纤维支气管镜检查[13]。

- 需要持续正压通气在 15cmH_2O 以上的患者,有较高的皮下气肿、肺气肿和肺炎的风险。

上述患者应该在手术室中接受传统的外科气管切开术(ST)。既往接受过气管切开术的患者,如果没有其他特殊情况,可以再次接受 PDT[7]。肥胖患者也可以接受 PDT,需要提供一个加长的气管套管以免意外脱管。

不管是进行外科气管切开术还是 PDT,目的都是为了使患者的病得到好转。术前检查至少包括近期的胸片、血红蛋白测定、凝血酶原时间、部分促凝血酶原激酶时间、国际标准化比率及血小板。凝血障碍患者国际标准化比率应小于 1.5,而且有功能的血小板应大于 50000。使用阿司匹林或者其他抗凝药物的患者,术前应尽可能停止使用硫酸氢氯吡格雷(Plavix,Bristol-Myers Squibb Co., 美国纽约)7 天以上。心脑血管病、脑卒中或心肌梗死患者通常可同时使用阿斯匹林和硫酸氢氯吡格雷。使用以上药物后容易造成术后出血,因此气管切开术前至少需要停止使用以上一种药物。服用华法林的患者术前应停药 5 天以上,输入新鲜冷冻血浆或者静脉注射或口服维生素 K。如果血红蛋白低于 100g/L,则要考虑交叉配血。

麻醉团队在手术操作中有着重要的作用:监测气道状态和重要的指标,同时使患者保持平静。患者气管受到刺激后的憋气和高 CO_2 的状态可能导致其呼吸暂停甚至插管后形成肺气肿。呼吸通气支持和适当的药物介入治疗是有效的,尽管严重的病例可能需要进行心肺复苏。

气管套管的选择也很重要。套管有如下作用:

- 提供气道。
- 可以接受机械正压通气。
- 降低吸气风险。
- 有利于支气管吸痰[14]。

固定的套管应该具备低压并且高容的气囊,以减少气管狭窄的发生。带有内套管的气切套管更好,因为当套管堵塞时可以及时拔除内套管,而外套管可以提供气道保护功能。

肥胖患者由于气管前软组织较厚需要加长的气切套管,以免出现意外脱管或套管移位[7]。通过颈部和上臂的长度可以可靠地预测肥胖患者气管前软组织的厚度[15]。对于颈围 55cm 和臂围 50cm 的患者,其气管前软组织的厚度为 3cm。此类患者需要

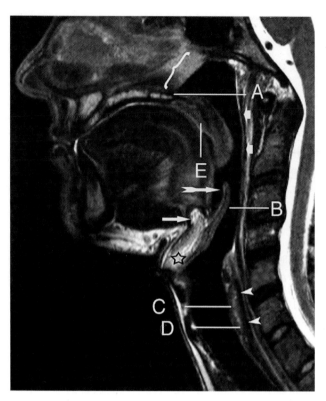

图 18.1 咽喉部分段解剖。A=鼻咽和口咽分界平面是软腭上缘。B=口咽和下咽分界平面是舌骨。C=声门下和声门通过喉室分界。D=声门和声门下分界。E=口腔和口咽分界在软腭、舌轮廓乳头(未示出)、硬腭水平(未示出)。花括号=后鼻孔形成鼻咽和鼻腔的分界。短粗箭头=椎前筋膜;箭头尾=会厌;直箭头=舌骨;星号=会厌前间隙;箭头=环后下咽。[From Saleh A,Mathys C,Mödder U. Staging of head and neck cancer with imaging procedures (Part I:T staging). Radiologies up2date. 2007;7(4):275–300.]

加长的气切套管,因为常规的气切套管明显较短(图18.1)。需要指出的是,气切套管的近端和远端伸展是可用的。带有可调节护翼且由不耐热材料制成的柔软的气切套管也是可用的。选择合适的气切套管有助于降低术后并发症,如意外脱管、皮肤浸渍/感染、肉芽组织形成和气管炎,这些都是与选择不合适气切套管相关的。

有解剖变异的患者需要特殊考虑。有头颈部恶性肿瘤放疗或者放化疗史的患者,往往有较硬的颈前软组织,不适合颈部伸展。解剖标志也难以触及。脊柱后突侧弯患者解剖标志也很难辨认。以上这些情况都增加了手术难度。术前超声气道检查也许会有所帮助。在所有病例中,仔细的中线切开、操作中触及喉软骨框架、穿刺证明在气道,都有助于减少周围结构损伤和术后并发症的发生。

> **注意**
> 在 ICU 行气管切开术之前,应该提前进行全面的气管插管,以防手术过程中意外脱管。

和其他微创技术一样,内镜下 PDT 也有一个学习曲线。熟习气管切开术不能进行 PDT 专业评估,实际操作前需要进行适当的培训。进行最初的 30~40 例手术需谨慎地选择合适的患者,以便术者积累经验,减少并发症的发生。

注意技术细节

不管是外科气管切开术还是 PDT,注意手术操作的细节将有助于减少并发症。插管原则如下:

- 切开部位位于环状软骨下一到两横指。
- 必要时推移或者结扎前方的颈静脉。
- 推移或者劈开影响到达气管前壁的甲状腺峡部。
- 于第 2、3 或者 3、4 气管环间进入气管。
- 将气管套管附属部分缝合固定以免早期脱管。
- 术后精细护理与吸引。

内镜下经皮气管切开术的操作原则如下:

- 必须触及环状软骨。无法触及这一重要解剖标志是经皮气管切开术的绝对禁忌证。
- 操作必须在内镜引导下进行。如无纤维支气管镜引导会使手术风险增加 2 倍[7]。纤维支气管镜引导可以确保准确进行气管穿刺,而且有利于看到气管后壁。
- 在扩张或置管时不能使用强力。遇到阻力往往提示出现问题,必须在继续操作前评估和修正。
- 由于气切通道较紧,气切换管应在术后 5~7 天后进行。在这期间的意外脱管,需要重新插管。试图强行插入气切套管是不正确的。
- 对于肥胖患者,应准备一个加长的气切套管。

术后护理

术前教育对于气管切开患者的术后护理是有利的。了解这种新的呼吸方式对于儿童和成人都是有帮助的。有证据表明,接受气管切开的患者生活质量会下降[16]。相关的教育、家庭建议、高水平护理是减少焦虑和平稳过渡的重要因素。一个多学科合作的气管切开团队包括医生、护士、呼吸治疗师、语言治疗师,这些人的合作才能进行复杂的护理[17]。团队提供伤口换药、气管换管、吞咽、交流、脱管、指导患者和护理员。多学科合作的气管切开团队可减少术后护理的相关发病率:减少堵管的发生率、使用可发音装置增多、患者拔管更快[18]。

术后早期护理阶段,患者的床头可以抬高 30°~45°,方便患者咳嗽和深呼吸,以利于吸痰,减少不适。需要监测重要指标,因为血压、呼吸频率、脉率改变可提示新的或持续性呼吸问题,如堵管、脱管。兴奋、焦虑或者不安提示缺氧,不能置之不理或者简单的应用抗焦虑药物治疗。

气管内吸引在保持肺清洁和气切套管通畅方面起重要的作用。最初的操作最好是无菌操作,每天进行 3~4 次。进行机械通气的患者在进行吸引时有缺氧和心律失常的风险,因为富氧的通道被较粗吸引器阻塞。为预防这种情况的出现,可以在吸引前给予至少 5 次 100% 的纯氧呼吸,用细的吸引器管吸引每次不要超过 12 秒。相对于这种开放式的吸引,可以考虑使用一种有保护套的多用途的密闭吸引设备[19]。同样,为了减少堵管的发生,应该经常清洗内套管。现在的内套管有一次性的,也有可以多次使用的。

湿度对于分泌物的黏膜纤毛转运、预防严重并发症(如结痂、痰液聚集以及最终的气道阻塞)有着重要意义。湿度的保持经常需要使用气管面罩。由于 T 型管的扭矩经常在搬动患者时损伤组织,因此应尽量避免使用。

不要过分强调局部伤口护理的重要性。气管切开的部位需要保持清洁(每天 3~4 次),使用生理盐水或过氧化氢防止伤口破损和感染。系于颈部固定气管套管的带子需要保持干净。气管切开后颈部保护板下的皮肤需要保持干燥,可以使用非粘连性辅料如特氟隆(Covidien,Mansfiedld,MA,USA)防止皮肤浸渍。

开放式气管切开术后,换管应在术后 48~72 小时以上,这期间应该尽量避免换管。术后早期的意外脱管可能非常危险(甚至带着缝线),因为脱管后软组织很快就塌陷,导致重新置管时有可能误入间隙。对于这些病例,重新置入套管是最安全的选择。除非必要,应避免术后早期换管。如果必须早期换管,需要做的准备及技巧应该包括如下几点:

- 最佳的患者体位。
- 助手。
- 充足的照明。

- 气管拉钩。
- 吸引装置。
- 两个气切套管:大小合适的和小一号的。
- 气切换管器。

使用气切换管器有助于早期换管。换管器是一种长的、半柔软的中空管。在换管时换管器放在气切套管中,引导新的气切套管进入气管。如果更换新的套管出现困难,可以用气切换管器临时通气。

PDT 技术主要是旋转操作,术后气切通道较紧正好适合气切套管的尺寸。这种技术不需要在气管水平进行缝合。由于以上原因,患者应在术后 5~7 天气切窦道形成时,进行换管。紧急情况下强行换管,可导致出血、误入间隙、纵隔气肿、缺氧甚至死亡。

不需要气囊的患者可以考虑术后使用 Passy-Muir 或者发音装置。这种一个通气通道的气切套管在吸气时可以进气,在呼气时关闭使反射的气流进入声带从而发音。有研究表明,这种装置可以恢复声门下压力,从而提高吞咽功能、促进吞咽。使用发音装置的禁忌证有:带气囊的套管、上气道阻塞、双侧声带麻痹、严重的气管狭窄、痰多聚集及认知功能障碍。

成年患者的气切套管安全拔除需要进行一些简单的操作。儿童和成人患者均应使用间接或柔软内镜进行检查,以确保上气道没有阻塞而且喉的功能存在。要去除阻塞气道的肉芽肿。可以更换小号的气切套管,在白天清醒时可以堵管。堵管时要保证有足够的通气量。还需要充足的时间来激活喉内肌反射。当患者出现呼吸急促或缺氧时,应该及时开放堵管。如果不能忍受堵管,则在拔管前必须重新评估堵塞的性质。如果患者可以耐受堵管超过 24 小时,则可以拔除气切套管,可以使用长粘膏封堵气切伤口,并且定时更换。大多数病例,切口处的肉芽组织可以在不久进行二期愈合。横切口处的瘢痕要比垂直切口的美观。

总体注意事项

气管切开术和经皮扩张气管切开术潜在的术中和术后并发症类似。已知的不同之处将在下面进行讨论。两种技术的数据不同之处有几个原因难以解释。

- 报道的并发症不一致。例如,血氧不饱和、皮下气肿和感染,经常很少提及。
- 并发症报道的阈值不一致。一些病例报道了少量出血,而另外一些病例报道仅提及 200mL 以上的严重出血。这些报道不一的原因是对于严重出血的定义不同。

　　• 在很多研究中操作技术、患者病例数及手术医生分布不均衡[20,21]。数据基础的不同常常把 PDT 和常规气管切开的比较引入歧途[20,21]。

　　进行 PDT 和 ST 的患者组是不同的,但是却经常进行两组患者的结果比较。接受 PDT 的患者是同类的,而且只包括 ICU 插管的成年患者,均属于出现并发症的高风险患者。接受 ST 的大多数患者既不是ICU 患者也没有插管。大多数报道的 PDT 研究,手术不是由外科医生进行的, 而在几乎所有的 ST 的常规手术是由外科医生进行的。这些因素也会使结果发生偏倚。上述这三个因素,即报道的并发症不一致、报道的并发症阈值不一致以及手术技术不同,均反映在各研究单位报道的并发症发生率差异很大。最后,在许多的研究报道中,包括荟萃分析,都部分或全部存在这三种不一致,这使得数据分析和阐述更加复杂。

　　了解上述信息后,我们可以得出一些总体的结论。内镜下 PDT 的并发症发生差异很大,为 4%[22]~61%[23],平均大约 9%[7]。与此类似,在手术室进行开放气管切开的 ICU 患者,已报道的并发症发生率为 14%~66%[7],在床旁进行手术的并发症发生率为 4%~41%[7]。手术相关死亡率非常低(PDT 为 0.5%,ST 为<2%)。个别并发症(如出血、感染)的手术或经皮气管切开术的并发症数量差异较大,有的很高有的很低,但总体上 PDT 低于 ST。

　　尽管文献中对连续使用内镜引导存在争议,但已有的研究数据表明,未使用纤维支气管镜组的并发症发生率为 16.8%, 明显高于使用支气管镜组的 8.3%($P <$ 0.0001)。最值得注意的是,内镜 PDT 的组意外脱管、通道失效、气胸、纵隔气肿以及技术失误发生率较少。关于使用纤维支气管镜会增加操作时间、花费和手术操作难度,以及增加操作风险(如支气管镜在气道里造成通气不足、CO_2 蓄积、支气管内压力增高)的争议并未得到证实,这些都使得使用支气管镜的优势降低[7,13]。

　　肥胖患者接受气管切开术需要特别注意。体重指数 ≥30 的患者并发症发生率较高。美国麻醉学会分类标准认为这种患者是不健康者,风险更高。这类患者最常见的并发症是因皮下组织增厚导致的脱管。解决的方法是使用加长的气切套管。尚没有数据显示接受开放性气管切开术的肥胖患者发生并发症的概率,因此无法证明开放性气管切开术可以减少 ST 操作的

并发症[7]。接受 ST 的肥胖患者早期死亡率可能高于非肥胖的患者[24]。接受 PDT 的肥胖患者早期死亡率尚没有明确数据。

　　有关开放性气管切开术的大部分描述都认为气管缝合可以增加安全性。术后早期意外撤管的病例,拉紧缝线有助于气管切开术的重新插管。虽然直觉上认为是有效的,但是作者没有证据或者数据能表明这种方法有明显的价值。而且,即使有气管缝合的患者也会出现插入错误间隙的情况[7,25]。同样,不考虑技术问题,几乎所有气管切开术后均常规行胸片检查。没有明确证据表明,这种方法在常规简单的气管切开术中有助于提高成本效益。

　　和其他微创内镜手术一样, 内镜下 PDT 也有一个学习曲线,而且一些研究已经证实,最初 20~30 例患者最容易出现并发症[7,26]。因此,正确的训练方法以及仔细选择合适的患者,尤其是偏瘦的患者,是有利的[7]。在过去几十年,开放性气管切开术也有了一个学习曲线。从 Jackson 时代开始,常规气管切开的并发症发病率和病死率就开始逐渐下降[27-29]。一项研究表明,1985年以前的气管切开术的发病率和死亡率明显高于1985—1996 年间的水平[20]。

并发症

　　气管切开术的并发症可以分为术中、术后早期和远期并发症。如前所述,术前优化治疗方案、选择合适的操作、注意操作细节以及精心的术后护理可以预防或降低并发症的发生。然而,并发症一般出现在术后。对于有指征的患者或急诊患者,如有可能,最好在手术室进行操作。对于呼吸困难的患者,应保持气道安全,无论操作前气道是否进行了插管。对于重症患者,也应通过如下方法保证手术安全:①要准备充足的照明设备、吸引装置和助手。②选择内镜经皮术式,避免使用吸引装置、烧灼术和特殊照明。

术中并发症

窒息

　　这种并发症真正的风险未知,因为开放性气管切开术和经皮气管切开术经常出现这种情况。插管时可发生短暂的轻度缺氧,尤其是肺功能受损的患者需要吸入高浓度氧气[7]。在术前或术中充分地吸除分泌物

并给予 100% 浓度氧吸入可降低窒息风险。

出血

据报道,PDT 出血发生率为 1%~19%,而 ST 发生率为 0~37%。总之,大宗病例研究显示 PDT 出血发生率明显低于 ST。主要原因是切开的方法没有经皮术式通道那么紧密[7,13]。

出血也可能与患者服用抗凝药、阿司匹林或其他非类固醇抗炎药相关。这些因素可导致术中和术后早期的额外出血。凝血功能障碍如血友病、白血病和肝病也可导致出血过多。术前应充分准备避免上述情况的发生,若术中发生紧急情况,医生应仔细止血。

仔细操作可以减少术中出血。使用局麻药时,应在麻醉充分起效后进行操作。在开放性气管切开术中,在中线操作、逐层分离、保持充分的照明并由助手协助牵拉软组织通常可减少出血。这种情况在儿童则更需要注意,儿童的大血管邻近手术部位因此更容易受到损伤。颈前静脉或甲状腺峡部横切引起的出血需要寻找来源并结扎或烧灼问题血管。术前仔细检查可以发现无名动脉并避免损伤,一旦术中不慎损伤无名动脉,应由专业血管医生进行处理。在置入气切套管时患者可能会剧烈咳嗽从而引起出血。撤回套管、吸引和充足照明有助于辨别出血情况,同时还要结扎问题血管。尽量不要压迫止血,因为阻止气道内气体外溢可能导致严重咳嗽时引发的皮下气肿。

在内镜下 PDT 操作中,开始穿刺时有可能损伤甲状腺静脉而出血。取出穿刺针并压迫 5 分钟,然后重新穿刺。再穿刺时可以由原部位继续进入,插管后由于"填塞效应"可以阻止出血。少量的渗血可以使用加压止血。使用少量可吸收止血材料也可能有用。偶有报道开放手术和经皮手术后发生致命性出血,主要原因是解剖变异导致大血管或者无名动脉损伤。

术中气管食管瘘

术中气管食管瘘较罕见,一般是在急诊行开放性气管切开时无意中损伤。如果及时发现,可以在气道建立后进行及时修补,并单独关闭气管食管损伤。

在内镜下 PDT 中,气管后壁损伤很少见,一般都是穿刺时损伤,不过可以使用内镜检查及时调整穿刺位置而避免。谨慎操作(导线、导管及扩张器位置正确)可避免严重的气管后壁损伤,更为重要的是,术中要始终保持后壁术野可见[7]。

气胸

严重呼吸困难患者进行常规气切后经常出现气胸。也可能是术中直接损伤胸膜,这种情况常发生在儿童,他们的胸膜顶在颈部偏高,因此很容易受到损伤。当置管误入气管前和前纵隔软组织之间时也可能造成气胸,形成一个"假性通道"。如果置管时适当暴露、撤管并使用牵引缝线,可以减少这种情况的发生。

PDT 操作中始终保持支气管视野可见,几乎可以完全避免这种情况。当扩张或置管时不能使用较大力量,提示操作有问题[7]。

纵隔气肿

纵隔气肿最常发生在儿童,通常在术后常规胸片检查时被发现。危险因素包括过度分离气管旁组织、气道堵塞以及咳嗽。纵隔气肿患者一般可自行吸收,无需特殊处理。连续使用内镜监视的 PDT 基本无此并发症出现。

心肺骤停可发生于慢性呼吸困难和 CO_2 分压升高的患者,慢性上气道阻塞突然缓解也可由心力衰竭和肺气肿造成。可发生在液体外溢进入肺泡,原因是梗阻引起的呼吸末正压突然下降。此时麻醉进行心肺复苏是必要的。

烧伤

烧伤在气管切开术中很少见,一旦发生则可引起灾难性后果。皮肤酒精消毒后使用电灼设备有可能导致烧伤。多毛患者也可能发生,因为体毛影响了溶液的干燥。因此,必须时刻小心,确保使用电灼术前术区皮肤绝对干燥,或者尽可能避免使用溶液。

也可在面罩吸氧(局部操作)或者全身麻醉下置管时给予高浓度氧气时发生烧伤。氧气应保持在最低有效浓度,而且在气道内绝对不要使用电灼。一旦气道内发生烧伤,需要及时停止供氧,更换气管插管,用水冲洗,同时使用支气管镜评估损伤情况。药物治疗包括抗生素、类固醇,还需要在监护室观察。最佳的治疗方法是做好充足准备避免发生上述情况。

PDT 操作中不需要使用电灼,因此不会发生烧伤风险。

技术意外情况

技术方面的意外主要发生在内镜下 PDT。穿刺失败和 J 型导丝意外脱出可能是两个主要技术事故。发生这些情况时，需要重新开始每一步操作。有时旋转时会有阻力，需要扩大切口和分离周围软组织。通常外科医生的示指应该可以顺利进入切口和软组织通道。如果不行，则需要扩大软组织。如果穿刺针从气管软骨环穿过，则需要更换穿刺点，否则旋转扩张将存在困难。如果置管困难，需要重新旋转。无论在操作中的哪一步遇到需要额外用力情况，均说明有问题出现，强行用力很可能会导致并发症并损伤周围结构。技术意外可使手术操作时间延长，但是很少会直接影响到患者的安全和手术结果[7]。

术后早期并发症

堵管

堵管是一种潜在的致命性并发症，主要原因是黏稠分泌物或血痂。解决办法是精细护理、适当的湿度和定时吸引。常规使用内套管进行定期观察、清洗和吸引。如果某些情况下堵管不能清除，那么就需要更换气管套管或重新置管。

气切导管移位

气切导管移位可出现在手术任何阶段，通常有致命风险。这种并发症在术后早期阶段最为危险，因为气切导管周围软组织中尚未形成通道。肥胖患者在使用标准长度的气切导管时尤其容易发生导管移位。为了解决这个问题可以在术中使用加长的气切套管。其他可引起导管移位的患者因素包括剧烈咳嗽和情绪激动。气管切口不当、错误开放通道、固定带过松、解开固定带、缝线松脱以及使用笨重的敷料也会引起导管移位。

当患者气管切开后出现呼吸窘迫和突然说话时需要考虑移位。常规气管移位有两种处理方法：①重新放入气切套管。应该关闭以前的通道。拉紧皮肤并放入气切套管。如果可能的话，使用一个气管拉钩扩大手术视野，重新置入气切导管，这样就可以有足够的通气。②如果重新置入套管困难导致失败，或者存在解剖异常，则需要重新插管保证气道安全，然后找到通道入口置入套管。对于接受 PDT 的患者在术后 5~7 天方可换管，如果要在这之前换管，则应重新插管保护气道后进行。

术后出血

当肾上腺素收缩血管作用消失，或者术中结扎或者电灼烧过程中血管受伤，可能发生术后出血。采取的措施是找到出血血管并结扎。渗血可以使用止血材料，如速即纱——Surgicel（Ethicon Inc., Somerville, NJ, USA）。凝血功能障碍需要及时处理。如果出现严重的出血，在床旁无法处理，患者需要转入到手术室安全止血。

伤口感染

PDT 出现伤口感染的概率要明显低于 ST。这主要是因为较小的伤口和软组织分离使细菌生长面积减少。

气切伤口在 24~48 小时可以有细菌繁殖，包括假单胞杆菌、大肠杆菌以及革兰阳性球菌[30,31]。想阻止细菌繁殖似乎是不可能的。气切导管内也可能存在如表皮葡萄球菌这样的菌群。带管时间越长，生物繁殖越多。细菌生物膜就像袖口效应一样使得生物受到保护更容易繁殖。气道感染实际上并不常见。根据耐药菌选择相应的抗生素治疗，但非常规使用。住院患者每 2 周更换一次气切套管，可以有效减少肉芽组织形成以及细菌生物膜形成[30]。

基本的伤口处理原则包括吸引、清洁、调整系带，以及为了防止堵管和感染而进行换管。缝线需要在通道形成后（3~4 天）拆除。蜂窝织炎周围感染少见，一旦出现需要抗生素和局部伤口清创。

气管支气管炎可能是误吸或潜在疾病造成的。治疗包括吸引、剧烈心肺运动（翻身、叩击和拍打法、离床活动），以及合理使用抗生素。

伤口感染坏死很少见，常伴有部分组织甚至是气管前壁缺失。继续进展可能会使甲状腺动脉暴露及其伴随风险。治疗包括积极的伤口清创，使用清洁的抗菌辅料、细菌培养后的敏感抗生素。极少数情况下，为了保护重要结构需要进行伤口植皮。

皮下气肿

气管切开术中或术后会有气体进入皮下组织。导致这种并发症出现的主要原因有剧烈咳嗽、使用带囊气切导管、伤口缝合过紧和填塞伤口。气肿通常为轻度，可通过触诊颈部、胸部以及面部的捻发音诊断。皮下气肿可使用金属套管，不要缝合。如果情况严重，应开放伤口，不要包扎。当然，这种情况不需要治疗，因为空气可以缓慢吸收。

行 PDT 的患者几乎很少出现皮下气肿，除非患者使用呼气末持续正压通气>10~15cmH$_2$O。基于这个原因,此类患者应该接受常规气管切开。

远期并发症

肉芽组织形成

肉芽组织形成被视为远期并发症或者手术后遗症,报道其发生率在3%~80%[30]。常见于儿童尤其是使用多孔管的患者。肉芽组织形成危险因素主要有易出血、影响换管、延迟拔管以及堵塞气道等。易形成肉芽组织的因素包括细菌感染、胃反流、缝线组织、外科手套粉等。尽管推荐采用一些局部治疗方法,如类固醇药膏、抗生素软膏和硝酸银,但大部分肉芽组织需要手术切除,尤其是出现堵塞史,同时也可使用或者不使用激光外科切除。

持续带管可以引起炎症反应,导致肉芽组织形成、分泌物增多、细菌增殖以及细菌生物膜形成[16]。常规每2~3周换管,可以大大降低这种情况的出现[30]。

气管食管瘘

后期的气管食管瘘较为罕见,可由套管摩擦或者套管位置不合适引起。错位的气切套管与鼻饲留置管在气管后壁相抵也可以形成瘘。手术过程中穿刺气管后壁和局部感染也可以导致气管食管瘘。治疗方法包括开放修补,探查食管瘘点,使用肌肉等塞入修补。有食物通过气管套管可能是气管食管瘘的表现,但是有时往往只是误吸的表现,这可以通过食管钡餐造影确定。

气管无名动脉破裂

无名动脉破裂一般在气管切开术后3周发生并且是致命的,可以发生在任何年龄,其可能的诱发因素如下:

- 气管造口部位过低,低于第三气管环使得气管前方下凹的部分可能损伤动脉(图18.2)。
- 异常高位的无名动脉。
- 使用了加长或者大角度的套管,使得其尖端可能损伤气管壁或者血管壁(图18.3)。
- 持续的气囊加压。
- 气管感染[32,33]。

少量的前兆出血往往预示着无名动脉破裂出血,它可以自己停止然后出现灾难性大出血。一旦患者气

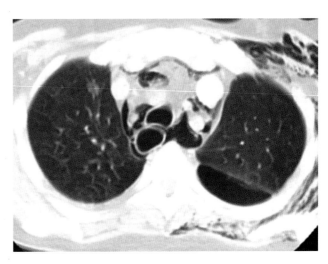

图 18.2　困难插管在左主支气管平面导致医源性纵隔气肿。(From van der Molen A, Prokop M, Galanski M, Schaefer-Prokop C. Ganzkörper-Computertomographie (RRR). 2nd ed. Stuttgart: Thieme; 2006.)

管套管内咳出鲜红色血液,则要立刻充起气囊并且胸骨上给压以控制出血。如果气囊加压无法止血,那么就可考虑气管内插管,这样可以到达我们期望的气管水平并且阻止血液进入肺内。上述方法通常可以暂时控制或减少出血。之后患者应该及时配血并转入手术室。在保证气管前壁和胸骨间持续的压力同时,进行开胸结扎手术是挽救生命的措施。

气管狭窄和气管软化

气管狭窄和气管软化是后期并发症,可以采取以下措施预防:

- 在第1至第3气管环之间正确放入气切套管。
- 使用最小的合适的套管。
- 最小的气囊充气压力(<25mmHg)。
- 最短的气囊充气时间。

气管皮肤瘘

气管皮肤瘘是在拔管后仍持续存在的皮肤瘘口。这种情况一般是因为皮肤长入到气管内。更常发生在长期带管患者,偶有发生在音位上气道阻塞患者。在修补前进行内镜检查时可以确诊。

持续的皮肤气管瘘可以造成如下后果:说话困难或者没有填塞瘘口而引起咳嗽;伤口皮肤被浸软、潮湿;社交尴尬。虽然简单的瘘口修补可以有效解决问题,但是有可能会出现明显瘢痕。最好的办法是转移

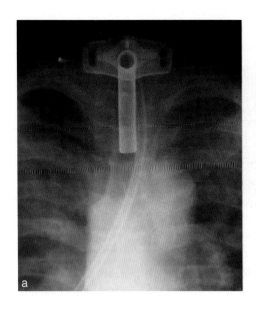 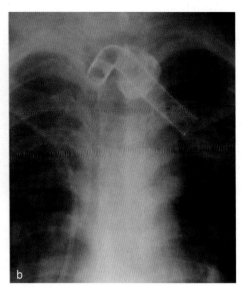

图 18.3 气管插管。(a)正确位置。(b)气管内部分过短。套管尖端部分在气管侧壁，可能导致气管壁压力性坏死或者穿孔。(From Schaefer-Prokop C. Critical Care Radiology. Stuttgart: Thieme；2011.)

一部分带有瘘口的椭圆形皮肤。将皮肤从瘢痕处分离，并横向广泛剥离。被牵拉的带状肌逐渐在中线部位松解。关闭皮肤瘘口，同时轻压包扎伤口，以免气体由伤口溢出。如果患者想咳嗽，应指导患者轻压伤口。儿童患者手术需要全身麻醉，而门诊成人患者可以考虑局部麻醉。

凹陷瘢痕

当皮肤与气管粘连时，可见凹陷瘢痕。由于皮肤随着患者的吞咽而活动，因此此类瘢痕容易直接看到或者被注意。在局麻下切除受累皮肤，松解并广泛游离气管表面的皮肤以及受牵拉的肌肉组织，最后将皮肤无张力缝合。

总结

气管切开的并发症需要积极预防。术前需要仔细进行计划并预想可能出现的困难和风险。选择合适的术式（开放或经皮技术）并注意操作细节，可以保证术中的安全操作。术后认真护理以及多学科组成的气管切开护理团队，可以有效减少术后并发症。

（张金玲 翟翔 彭晓林 译）

参考文献

1. Frost EA. Tracing the tracheostomy. Ann Otol Rhinol Laryngol 1976;85(5 Pt.1):618–624
2. Zeitouni AG, Kost KM. Tracheostomy: a retrospective review of 281 cases. J Otolaryngol 1994;23(1):61–66
3. Warren J, Fromm RE Jr, Orr RA, Rotello LC, Horst HM; American College of Critical Care Medicine. Guidelines for the inter- and intrahospital transport of critically ill patients. Crit Care Med 2004;32(1):256–262
4. Shirley PJ, Bion JF. Intra-hospital transport of critically ill patients: minimising risk. Intensive Care Med 2004;30(8):1508–1510
5. Seldinger SI. Catheter replacement of the needle in percutaneous arteriography; a new technique. Acta Radiol 1953;39(5):368–376
6. Marelli D, Paul A, Manolidis S, et al. Endoscopic guided percutaneous tracheostomy: early results of a consecutive trial. J Trauma 1990;30(4):433–435
7. Kost KM. Endoscopic percutaneous dilatational tracheotomy: a prospective evaluation of 500 consecutive cases. Laryngoscope 2005;115(10 Pt 2):1–30
8. Futran ND, Dutcher PO, Roberts JK. The safety and efficacy of bedside tracheotomy. Otolaryngol Head Neck Surg 1993;109(4):707–711
9. Wease GL, Frikker M, Villalba M, Glover J. Bedside tracheostomy in the intensive care unit. Arch Surg 1996;131(5):552–554, discussion 554–555
10. Upadhyay A, Maurer J, Turner J, Tiszenkel H, Rosengart T. Elective bedside tracheostomy in the intensive care unit. J Am Coll Surg 1996;183(1):51–55
11. Stauffer JL, Olson DE, Petty TL. Complications and consequences of endotracheal intubation and tracheotomy. A prospective study of 150 critically ill adult patients. Am J Med 1981;70(1):65–76
12. Dayal VS, el Masri W. Tracheostomy in intensive care setting. Laryngoscope 1986;96(1):58–60
13. Kost KM. Percutaneous tracheostomy: comparison of Ciaglia and Griggs techniques. Crit Care 2000; 4(3):143–146
14. Hunsaker DH. Anesthesia for microlaryngeal surgery: the case for subglottic jet ventilation. Laryngoscope 1994; 104(8 Pt 2, Suppl 65)1–30
15. Szeto C, Kost K, Hanley JA, Roy A, Christou N. A simple method to predict pretracheal tissue thickness to prevent accidental decannulation in the obese. Otolaryngol Head Neck Surg 2010;143(2):223–229
16. Hashmi NK, Ransom E, Nardone H, Redding N, Mirza N. Quality of life and self-image in patients undergoing tracheostomy. Laryngoscope 2010;120(Suppl 4):S196
17. Kost KM. Tracheostomy in the intensive care unit setting. In: Myers EN JJ, editor. Tracheotomy: Airway Management, Communication, and Swallowing. San Diego: Plural Publishing; 2008:83–116
18. de Mestral C, Iqbal S, Fong N, et al. Impact of a specialized multidisciplinary tracheostomy team on tracheostomy

care in critically ill patients. Can J Surg 2011;54(3):167–172

19. Deppe SA, Kelly JW, Thoi LL, et al. Incidence of colonization, nosocomial pneumonia, and mortality in critically ill patients using a Trach Care closed-suction system versus an open-suction system: prospective, randomized study. Crit Care Med 1990;18(12):1389–1393

20. Dulguerov P, Gysin C, Perneger TV, Chevrolet JC. Percutaneous or surgical tracheostomy: a meta-analysis. Crit Care Med 1999;27(8):1617–1625

21. Oliver ER, Gist A, Gillespie MB. Percutaneous versus surgical tracheotomy: an updated meta-analysis. Laryngoscope 2007;117(9):1570–1575

22. Barba CA. Percutaneous dilatational tracheostomy has been advocated by many to be the procedure of choice for a patient requiring a tracheostomy. J Trauma 1997;42(4):756–758

23. Graham JS, Mulloy RH, Sutherland FR, Rose S. Percutaneous versus open tracheostomy: a retrospective cohort outcome study. J Trauma 1996;41(2):245–248, discussion 248–250

24. Darrat I, Yaremchuk K. Early mortality rate of morbidly obese patients after tracheotomy. Laryngoscope 2008;118(12):2125–2128

25. Cheng E, Fee WE Jr. Dilatational versus standard tracheostomy: a meta-analysis. Ann Otol Rhinol Laryngol 2000;109(9):803–807

26. Massick DD, Yao S, Powell DM, et al. Bedside tracheostomy in the intensive care unit: a prospective randomized trial comparing open surgical tracheostomy with endoscopically guided percutaneous dilational tracheotomy. Laryngoscope 2001;111(3):494–500

27. Pemberton LB. A comprehensive view of tracheostomy. Am Surg 1972;38(5):251–256

28. Salmon LF. Tracheostomy. Proc R Soc Med 1975;68(6):347–356

29. Goldenberg D, Golz A, Netzer A, Joachims HZ. Tracheotomy: changing indications and a review of 1,130 cases. J Otolaryngol 2002;31(4):211–215

30. Yaremchuk K. Regular tracheostomy tube changes to prevent formation of granulation tissue. Laryngoscope 2003;113(1):1–10

31. Sottile FD, Marrie TJ, Prough DS, et al. Nosocomial pulmonary infection: possible etiologic significance of bacterial adhesion to endotracheal tubes. Crit Care Med 1986;14(4):265–270

32. Ozlugedik S, Ozcan M, Unal A, Yalcin F, Tezer MS. Surgical importance of highly located innominate artery in neck surgery. Am J Otolaryngol 2005;26(5):330–332

33. Allan JS, Wright CD. Tracheoinnominate fistula: diagnosis and management. Chest Surg Clin N Am 2003;13(2):331–341

第 **19** 章
激光经口咽入路处理喉和下咽恶性肿瘤的并发症

M. Bernal-Sprekelsen, I. Vilaseca, J.-L. Blanch

简介

并发症可以发生在术中或者术后,分为轻微和主要并发症:

• 轻微并发症可以使用药物治疗,无后遗症只需要观察无需处理。

• 主要并发症需要输血、需要再次手术和(或)精心护理治疗。

本章将分析潜在的并发症及其发生率,并介绍预后因素以及预防处理要点。

> **注意**
> 由于并发症的出现需要进行暂时或者永久性气管切开以及胃造口术会降低患者的生活质量。

风险因素和发病率

经口激光显微手术已成为切除喉和下咽恶性肿瘤的标准手术。最近报道这种术式在晚期肿瘤中也有较好的结果[1,2]。虽然有经验的医生认为激光微创手术是安全的[3-6],但是主要的研究是针对声门区小的肿瘤。对于大的肿瘤及位于声门上或下咽的肿瘤,由于血运丰富有较高的术后出血风险。同时,切除术扩展可能

对吞咽造成影响而出现误吸和吸入性肺炎。

> 以下因素与并发症发生率相关:
> • 原发部位、切除范围、医生手术水平对并发症发生率有显著影响[5,7]。
> • 分期:早期肿瘤(pT1~pT2)与巨大肿瘤(pT3~pT4):$P>0.014$。
> • 外科经验:$P>0.010$。

我们关于 900 例原发肿瘤经口激光切除术连续治疗的经验表明,以下潜在因素:性别、动脉高血压、糖尿病、肿瘤暴露,对于术后并发症的发生无重要意义。

术中并发症

大部分术中并发症与麻醉相关,主要针对于术中使用 CO_2 激光导致的意外烧伤、上气道灼伤、眼病变、黏膜水肿以及气道阻塞。大部分在 20 世纪 70 年代和 80 年代[8-11]早期使用激光时已经描述过了,因此一般的操作指南均避免了这些问题[12,13]。

如今,在严格遵守规程的基础上使用碳酸激光操作基本没有麻醉相关并发症出现。因此,Steiner 和 Ambrosch[14]报道 704 例喉和下咽恶性肿瘤患者的病例无麻醉相关并发症。在术中进行通风可以解决烧伤

表 19.1　根据肿瘤位置及 T 分期的相关(严重)并发症

位置/T 分期	T1	T2	T3	T4	总数
声门上(n=255)	0/50	7/84(8.3%)	16/105(15.2%)	3/16(18.8%)	26(10.2%)
声门(n=597)	1/339(0.3%)	8/182(4.4%)	5/69(7.2%)	0/7	14(2.3%)
下咽部(n=55)	2/11(18.2%)	4/29(13.8%)	3/14(21.4%)	0/1	9(16.4%)
总数(n=907)	3/400(0.7%)	19/295(9.7%)	24/188(12.7%)	3/24(12.5%)	49(5.4%)

问题,并且不会发生主要并发症[15]。

术后并发症

综上所述, 经口激光手术后的并发症会大大低于传统开放手术[16-20]。但是, 如果大的肿瘤切除术后不保留气管插管,则会有潜在的并发症风险。因此,一些作者在部分切除声门上[18,21]或者晚期肿瘤后都要保留气管插管一晚。大范围切除患者建议预防性或者短时带管。

术后出血

这可能是切除术后一个让人害怕的并发症, 其死亡率在 0~0.3%[14,19,22]。文献报道的发病率,Hinni 等[1]为 5%,Rudert 等[23]为 6%,Ambrosch 和 Steiner[24]为 7%。Ellies 和 Steiner 等[25]在一项关于 1528 例患者的回顾性分析中发现, 72 例(4.7%)患者出现术后出血,其中 7 例进行了颈外动脉结扎。我们对 905 例患者进行了研究,术后出血为主要并发症的有 33 例(3.6%),2 例继发死亡,其中 1 例在术后 7 天(在医院),1 例为术后 10 天(在家中)。

> **注意**
> 术后出血与切除范围以及肿瘤部位直接相关[9,22]。

声门区肿瘤很少出血,即使在大范围切除术后, 而声门上和下咽肿瘤术后出血的概率较高, 即使是局部切除范围较小时[18,26,27]。我们的经验是,术后出血一般出现在术后 48 小时内或者延迟到术后 7~10 天。为了减少早期出血风险,一些作者建议术后保留气管插管 24~48 小时[18,21]。迟发的出血可能导致后遗症甚至死亡[1,7,19,22]。

如果肿瘤切除同时进行颈清扫,喉或下咽的血管可以同时进行结扎。

在喉肿瘤切除术中有两个位置容易出血:勺状软骨前面的后方和侧方;甲状软骨的上方和侧方。对于声门上肿瘤,咽喉裂开部位有血管走行;对于下咽癌,侧壁是危险的。

术后出血的处理取决于出血量的多少,部分患者可以自愈,但是有的患者需要全麻处理。大多数出血可以通过判断出血血管并进行结扎或者电灼处理[14,18,23,24,28]。然而,对于广泛渗血的患者,要在大的创面上找到出血血管是比较困难的。另外,也可以使用颈外动脉结扎[14]或者选择性的血管栓塞[7]。后者我们仅在 1 例患者使用过。

> **注意**
> 术后出血最好的处理方法是预防。大的血管在术中应该切断或者双重结扎(图 19.1 至图 19.4)。单纯电灼可能不够完全。

呼吸困难

术后早期可能出现呼吸困难,但是发生率很低,如果发生可以药物控制, 极罕见的情况需要重新插管[7,14,29]。我们治疗的病例中只有 9 例(1%)因为暂时

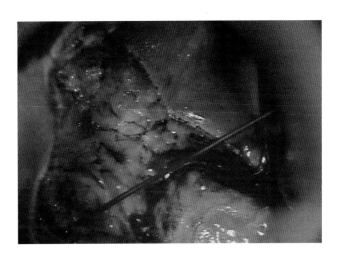

图 19.1　下咽侧壁的动脉出血。

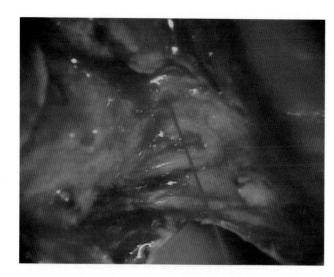

图 19.2 梨状窝前方动脉出血。

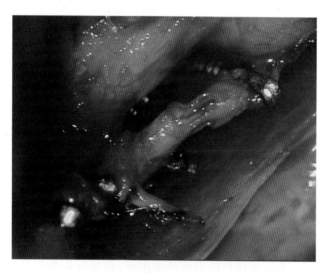

图 19.3 夹闭左侧咽旁间隙的一支血管。

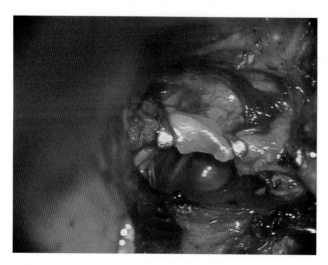

图 19.4 夹闭梨状窝的一支血管。

性呼吸困难进行了插管。

在个别病例或者早期接受过放疗的患者，这些简单的上气道操作可导致黏膜水肿或者上气道狭窄[17,18]。当然，放化疗后水肿形成需要进行经口激光切除，以保证上气道通畅。狭窄所致的呼吸困难可能是广泛或反复的手术切除造成的，尤其会累及甲状软骨或后联合(图 19.5)。这种情况需要手术治疗，预后与狭窄的部位和范围有关。

颈部气肿

这种并发症罕见，可能发生在小的前联合或者声门下肿瘤切除术后[7,14,27]。一般发生在环甲膜开放但是声门水平仍封闭时。这种情况下，声门下压力升高可导致颈部气肿，例如在拔管和咳嗽后。

小的气肿可以自发吸收，或者采取保守治疗如外加压或者在患者咳嗽时自行压迫。

在 1 例患者(T3 声门肿瘤)中，我们发现气肿扩展到颈部及纵隔，需要行气管切开并且带管数天(图 19.6 和图 19.7)。

> **注意**
> 即使大的肿瘤切除导致甲状腺或环甲膜暴露，也很少出现气肿，主要原因是大部分需要切除部分声带，导致声带闭合不全而降低了声门下压力。

局部感染

经口激光切除术后发生伤口局部感染的概率仅为 1%。不要将广泛的纤维蛋白渗出误以为是感染(图

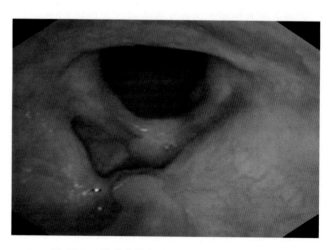

图 19.5 前联合肿瘤经口切除术后部分粘连。

19.8 和图 19.9）。个别咽喉肿瘤患者术后可出现迟发的脓肿，需要进行清创手术[14,25,27]。

最常见的感染还是甲状软骨的软骨膜炎，伴有或不伴有软骨坏死，主要发生在那些软骨暴露或广泛裸露的患者。这些患者会有广泛的肉芽组织形成、皮肤红斑、局部疼痛、口腔恶臭。接受过放疗的患者发生感染的概率增高。应用抗生素可以控制慢性炎症。长时间的肉芽组织形成、对抗生素治疗抵抗，可提示存在死骨，需要外科手术切除(图 19.10)。

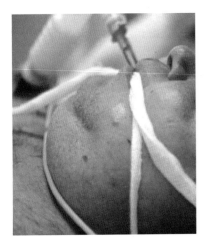

图 19.6　插管患者广泛的面部和颈部气肿。

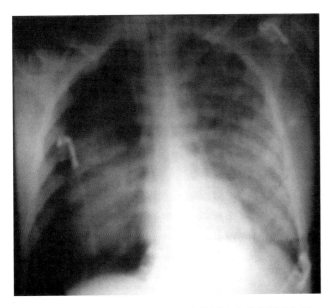

图 19.7　上图患者 X 线检查显示引流纵隔和胸膜的严重气肿。

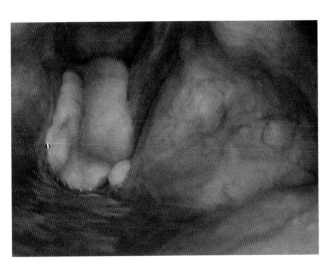

图 19.8　前联合经口激光微创手术后纤维渗出，为避免术后粘连，推荐清除。给予维生素 C 治疗可以减少纤维蛋白渗出并预防粘连。

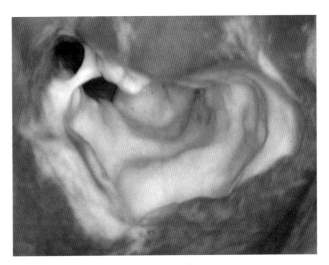

图 19.9　感染性纤维蛋白渗出需要抗生素治疗。

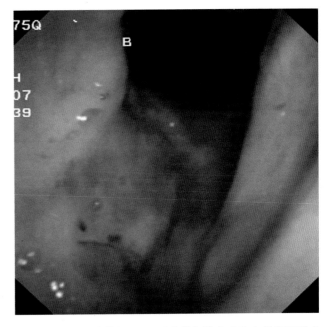

图 19.10　右侧声带的 III~V 型声带切除术后的肉芽组织形成伴有脓性渗出，提示有软骨膜炎。

肺炎

肺炎的出现与误吸有关,如偶尔的咳嗽,被认为是经口手术后的正常现象。但是,有些患者术后立即出现或者迟发的误吸可以导致肺炎,需要进一步处理或者预防。

在我们的病例中,我们发现有 89 例(9.8%)暂时性误吸和 10 例(1.1%)严重的吸入性肺炎,大部分患者接受了声门上手术。Ellies 和 Steiner[25]发现仅 5 例(0.3%)肺炎和 6 例(0.4%)暂时性误吸。在一宗 507例 T2~T4 肿瘤病例中,15 例(2.9%)和 4 例(0.8%)需要明确的胃再造口术和气管切开术[16,25,30]。

住院期间通过反复测量体温可以明确是否有误吸。大部分吸入性肺炎会延迟到出院以后发生,而且很少在术后立即发生[31]。

联合应用哌拉西林他唑巴坦可以覆盖大部分引起吸入性肺炎的微生物抗菌谱[32]。肿瘤切除的范围和部位可导致持续的吞咽障碍或者下咽运动康复障碍,有时需要进行明确的胃造口术或者气管切开术。因为功能的原因转而进行全喉切除的情况很少见[16,32]。我们有 1 例患者因为反复的严重误吸进行了以上手术。

> **注意**
> - 如果可以预防吞咽(障碍)问题,那么可以在全麻下置入鼻饲管,在吞咽运动安全后再拔出。
> - 吞咽功能的康复有利于避免误吸,需要在术后及时进行以提升功能,尤其是在切除声门上和下咽肿瘤术后。

气管切开术

气管切开术应该不属于经口激光微创手术的并发症,因为此类患者需要在术前或者术后立即行气管切开,以免窒息或者因麻醉导致插管困难。

预防性的气管切开通常不需要,甚至广泛切除T3~T4 期肿瘤也不需要。因此,我们的病例中大部分行气管切开都是临时性的(45/905;5%),而其中只有一少部分是明确需要的(n=15;1.6%),其余 850 例患者不需要任何形式的气管切开。

> **注意**
> 直接的统计学数据表明,经口激光微创手术的专业水平直接影响并发症的发生率($P<0.01$),尤其是在并发症高发部位,如声门上和下咽。

常规建议

我们认为术后出血和误吸是两个主要的并发症,以下建议值得遵循:

- 注意止血。采用所有可能的方法:夹闭、血管钳、双极电凝、持续扫描肿瘤抑制(比超脉冲更止血)、颈清扫实行血管结扎等。下咽或者声门上的大肿瘤要充分结扎血管:两边夹闭后电凝。单纯电烧可能并不令人满意。

- 注意患者的选择。根据手术切除的范围或者患者的全身状况,选择那些预期术后吞咽可以恢复的患者。与那些传统的外入路喉肿物切除患者比较,年龄不是常规考虑的因素。

- 同时行颈淋巴结清扫术。没有证据表明是引起呼吸困难的危险因素,在我们的病例中,颈部入路结扎支配喉部的血管可以有效止血;因此,我们已经放弃后期的颈淋巴结清扫术。

> **注意**
> 留下大范围的肿瘤 (T2~T3 或有选择性的 T4)给外科医生锻炼的机会。

(刘钢 袁洪 瞿翔 译)

参考文献

1. Hinni ML, Salassa JR, Grant DG, et al. Transoral laser micro-surgery for advanced laryngeal cancer. Arch Otolaryngol Head Neck Surg 2007;133(12):1198–1204
2. Vilaseca I, Blanch JL, Bernal-Sprekelsen M, Moragas M. CO2 laser surgery: a larynx preservation alternative for selected hypopharyngeal carcinomas. Head Neck 2004;26(11):953–959
3. Steiner W, Ambrosch P. Endoscopic Laser Surgery of the Upper Aerodigestive Tract. Stuttgart: Georg Thieme Verlag. 2000; 147 p
4. Rudert HH, Werner JA. Endoscopic resections of glottic and supraglottic carcinomas with the CO2 laser. Eur Arch Otorhinolaryngol 1995;252(3):146–148

4. Rudert HH, Werner JA. Endoscopic resections of glottic and supraglottic carcinomas with the CO2 laser. Eur Arch Otorhinolaryngol 1995;252(3):146–148
5. Peretti G, Nicolai P, Redaelli De Zinis LO, et al. Endoscopic CO2 laser excision for Tis, T1, and T2 glottic carcinomas: cure rate and prognostic factors. Otolaryngol Head Neck Surg 2000;123(1 Pt 1):124–131
6. Peretti G, Piazza C, Cocco D, et al. Transoral CO2 laser treatment for T(is)–T(3) glottic cancer: the University of Brescia experience on 595 patients. Head Neck 2010;32(8):977–983
7. Vilaseca-González I, Bernal-Sprekelsen M, Blanch-Alejandro JL, Moragas-Lluis M. Complications in transoral CO2 laser surgery for carcinoma of the larynx and hypopharynx. Head Neck 2003;25(5):382–388
8. Ossoff RH, Hotaling AJ, Karlan MS, Sisson GA. CO2 laser in otolaryngology-head and neck surgery: a retrospective analysis of complications. Laryngoscope 1983;93(10):1287–1289
9. Fried MP. Complications of CO2 laser surgery of the larynx. Laryngoscope 1983;93(3):275–278
10. Meyers A. Complications of CO2 laser surgery of the larynx. Ann Otol Rhinol Laryngol 1981;90(2 Pt 1):132–134
11. Padfield A, Stamp JM. Anaesthesia for laser surgery. Eur J Anaesthesiol 1992;9(5):353–366
12. Ossoff RH, Karlan MS. Safe instrumentation in laser surgery. Otolaryngol Head Neck Surg 1984;92(6):644–648
13. Ossoff RH. Laser safety in otolaryngology—head and neck surgery: anesthetic and educational considerations for laryngeal surgery. Laryngoscope 1989; 99(8 Pt 2, Suppl 48)1–26
14. Steiner W, Ambrosch P. Complications. In: Endoscopic Laser Surgery of the Upper Aerodigestive Tract. Stuttgart: Georg Thieme Verlag. 2000; 112–113
15. Santos P, Ayuso A, Luis M, Martínez G, Sala X. Airway ignition during CO2 laser laryngeal surgery and high frequency jet ventilation. Eur J Anaesthesiol 2000;17(3):204–207
16. Steiner W, Ambrosch P. Advantages of transoral laser microsurgery over standard therapy. In: Endoscopic Laser Surgery of the Upper Aerodigestive Tract. Stuttgart: Georg Thieme Verlag. 2000; 44–45
17. Zeitels SM, Koufman JA, Davis RK, Vaughan CW. Endoscopic treatment of supraglottic and hypopharynx cancer. Laryngoscope 1994;104(1 Pt 1):71–78
18. Ambrosch P, Kron M, Steiner W. Carbon dioxide laser microsurgery for early supraglottic carcinoma. Ann Otol Rhinol Laryngol 1998;107(8):680–688
19. Oliva Domínguez M, Bartual Magro J, Roquette Gaona J, Bartual Pastor J. Results of supraglottic laryngeal cancer treatment with endoscopic surgery using CO2 laser. [Article in Spanish] Acta Otorrinolaringol Esp 2003;54(8):569–574
20. Peretti G, Piazza C, Cattaneo A, De Benedetto L, Martin E, Nicolai P. Comparison of functional outcomes after endoscopic versus open-neck supraglottic laryngectomies. Ann Otol Rhinol Laryngol 2006;115(11):827–832
21. Rudert H. Laser surgery for carcinomas of the larynx and hypopharynx. In: Naumann HH, ed. Head and Neck Surgery. Volume 3: Neck. Panje WR and Herberhold C, eds. Stuttgart: George Thieme Verlag. 1998; 355–370
22. Kremer B, Schlöndorff G. Late lethal secondary hemorrhage after laser supraglottic laryngectomy. Arch Otolaryngol Head Neck Surg 2001;127(2):203–205
23. Rudert HH, Werner JA, Höft S, Transoral carbon dioxide laser resection of supraglottic carcinoma. Ann Otol Rhinol Laryngol 1999;108(9):819–827
24. Ambrosch P, Steiner W. Komplikationen nach transoraler Lasermikrochirurgie von Mundhöhlen-, Rachen- und Kehlkopfkarzinomen. Otorrhinolaryngol Nova 1995; 5:268–274
25. Ellies M, Steiner W. Peri- and postoperative complications after laser surgery of tumors of the upper aerodigestive tract. Am J Otolaryngol 2007;28(3):168–172
26. Motta G, Esposito E, Testa D, Iovine R, Motta S. CO2 laser treatment of supraglottic cancer. Head Neck 2004; 26(5):442–446
27. Moreau PR. Treatment of laryngeal carcinomas by laser endoscopic microsurgery. Laryngoscope 2000;110(6):1000–1006
28. Rudert HH, Werner JA, Höft S. Transoral carbon dioxide laser resection of supraglottic carcinoma. Ann Otol Rhinol Laryngol 1999;108(9):819–827
29. Eckel HE, Schneider C, Jungehülsing M, Damm M, Schröder U, Vössing M. Potential role of transoral laser surgery for larynx carcinoma. Lasers Surg Med 1998;23(2):79–86
30. Bernal-Sprekelsen M, Vilaseca-González I, Blanch-Alejandro JL. Predictive values for aspiration after endoscopic laser resections of malignant tumors of the hypopharynx and larynx. Head Neck 2004;26(2):103–110
31. Rudert HH, Werner JA. Endoscopic resections of glottic and supraglottic carcinomas with the CO2 laser. Eur Arch Otorhinolaryngol 1995;252(3):146–148
32. Mensa J, Gatell JM, Jiménez de Anta MT, Prats G, Domínguez Gil A. Guía de terapéutica antimicrobiana. Barcelona: Ed.Masson. 2003

第**20**章
全喉切除术、咽喉切除术和保留喉功能切除术并发症

J. Herranz González, J. Gavilán

简介

一些并发症是不能预知的，有一些是不能预防的，还有一些是不能治愈的。在可靠的文献中更是如此。很自然的，我们会逐渐减弱在情感上对各种失望的抗拒，并且强调这些事件中积极的一面。这永远不能取代诚恳和开放学习的必要性，从而可以使我们从个人和科学的高度进行全面的理解。这种学术的和人性化的经验将使医学明显的进步。

John J Conley

针对国家综合癌症网络实践指导 v.2.2010 中提到的，"在喉肿瘤中，采取全喉切除术或者保留喉功能切除术(包括激光切除、半喉切除、声门上喉切除等)应该由外科医生结合以治疗为目的的全部肿瘤摘除原则来决定"[1]。这里有许多种治疗方法和选择，多学科团队应该依据患者情况、肿瘤特性、经验和可选择的设备器材来选择最适合的治疗方案[2-4]。

喉或者下咽癌的手术可以作为初始治疗也可以作为挽救性治疗。如果正确选择并实施了手术，局部控制率达 90%[2,5,6]。全喉切除术适合于经过治疗而复发的患者，虽然全喉切除术对于晚期肿瘤是一个好的选择，但是由于肿瘤(治疗)标准、患者状况和卫生系统资源方面的问题，不能对器官进行保留[7]。部分喉切除术如果指征明确，可以避免全喉切除术那样的后遗症，即永久性气管切开、喉发音，因此患者可以正常吞咽而无误吸[4-7]。放疗或化疗失败后的挽救性手术增加了短期和长期并发症出现的风险[8]，并且减少了选择部分切除手术的机会[9-12]。

咽喉术后并发症使得住院时间延长，同时也增加出现局部感染、组织坏死、血管破裂、资源浪费以及患者焦虑的风险。康复和术后其他治疗可能会延迟而错过了最佳治疗时间。

并发症的发生率在 7%~41%，咽瘘的发生率最高[13,14]。在部分手术后要尽一切努力避免误吸，其中重要的一个环节是全面评估患者耐受肺部并发症的能力[5-8]。

最主要的挑战就是医生和患者都要接受出现较高并发症的风险，在有早期症状时及时预防。

全喉切除术和咽喉切除术

全喉切除是一种可怕的治疗方法，因为诊断为晚期肿瘤而且不能保留喉的功能，但为了生命不能保留声音也是在所难免的[15]；使用肺动力通过气管切开瘘口发声也是可以的。全喉切除后的患者同样可以有高质量的生活[16]。虽然放疗失败的患者可以选择保留喉功能的手术，但是只有 30% 的患者适合[17]。

预防性抗生素

根据苏格兰院间指南网络中的临床预防用药指南,对于头颈部手术(清洁和无菌手术),有证据表明单次的长半衰期的抗生素剂量足以达到效果[18]。有多项研究表明,围术期长时间使用预防性抗生素并不能在短期内获益。多数情况下,一种标准的治疗剂量足以达到预防的要求。预防性静脉使用抗生素应该在术前30分钟使用。

> **注意**
>
> 地方政策制订者是依据经验和确凿信息证据来制订使用何种药物的,包括耐药性和药物价格。抗菌谱窄、价格便宜的抗生素优先作为预防使用。

手术

全喉切除术后最好的避免并发症的方法就是仔细小心地操作,在术中尽量减少黏膜损伤,同时术后对于咽部黏膜进行无张力、无遗漏的缝合。如果可能,术前应该尽量避免气管切开,因为气管切开可能增加局部感染的风险。先前气管切开周围的组织(在行全喉切除术时)应该(一并)切除。

手术入路

要尽可能避免从喉腔接近肿瘤,头脑中应时刻有安全缘的意识。对于喉腔内的肿瘤,可以选择经会厌谷入路,直视下切除肿瘤。如果肿瘤向上侵犯会厌上部、会厌谷或者舌根,手术入路可以选择从杓状软骨后方自下而上进入。

在内镜检查评估时,应观察并记录肿瘤是否侵犯梨状窝黏膜。如果没有侵犯的迹象,应从甲状软骨内侧分离黏膜,术中应尽可能保留黏膜,这样可以在关闭咽腔时避免张力和狭窄。

咽部黏膜关闭

有两种方法关闭咽部黏膜,包括T型关闭和卷烟法。前者需要康奈尔公司的缝合线,但不要试图进入咽壁黏膜。需要使用2-0 Vicryl线。缝线从外面向着咽切除边缘0.5cm的方向避开黏膜进入。在相反方向,同样操作。从咽的下缘向舌根方向行独立缝合。确保在黏膜边缘反转进入咽腔是很重要的。这样就缝合好了T型的纵向。对于"T"的水平方向,在咽腔黏膜上方到达舌根部进行同样操作以到达中线部位。操作时避免损伤舌下神经和舌动脉。为了使咽腔关闭更牢固,可以在下面的肌层进行缝合,尽管这样会增加咽腔的张力,也使得术后食管发音困难。

卷烟法在1945年由Garcia-Hormaeche首先描述,这种方法需要有足够的咽部黏膜进行直接关闭[19]。两条平行缝合线在下咽同时进行。一条离黏膜边缘2~3mm,且不进入黏膜,针间距在6~8mm。轻拉线的两端,黏膜边缘慢慢靠近并转向内部,形成首层的安全关闭。第二条线在舌根部进第一针,与第一条线平行,距离5mm。第二针的目的是减少第一针的张力并且在舌根部收回缝线。

当没有足够的下咽部黏膜时,可以使用颈阔肌皮瓣进行修复重建,这是一种快速、可靠、并发症少的修复方法[20]。重建时将舌根部和颈阔肌皮瓣的上缘缝合,侧缘和下方与皮瓣的内面缝合。

一种蒙哥马利唾液旁路管(Baston Wedical Co., Boston, WA, USA)的使用可以支撑游离皮瓣并且减少咽瘘的发生。切开胸骨和胸锁乳突肌导致有更多的表面气孔,有利于清理分泌物和术后气管食管发音。

在皮瓣中线位置做一个半月形切口可以有效地预防术后吻合口狭窄。气管切口避免切开软骨,应在两个气管环间切开。使用垂直褥式缝合覆盖气管残端处可以减少软骨暴露和感染。

我们会在术后使用Jackson-Pratt引流管直到患者吞咽功能恢复。这种引流管的使用可以早期发现唾液瘘,并且舒适患者,方便术后护理[21]。

> **注意**
> - 卷烟缝合法的主要好处是可以在术后3天开始进软食。
> - 使用颈阔肌皮瓣后即使咽黏膜很少,为患者提供了较大的进食空间
> - 一个较大的稳定的吻合口使咽切除术患者的生活质量显著提高。
> - 皮瓣前中线位置的半月形切开可以减少气管造口的狭窄。

术后护理

引流

一般在术后 3 天内引流，当 24 小时引流量小于 20mL 即可以拔除引流管。

皮瓣

术后 48 小时要注意观察颈部皮肤，尤其在术后早期患者咳嗽和恶心时，这样可以及时发现血肿。有时因为较厚的敷料和堵塞引流管而掩盖了血肿的发现。引流管干净不能排除血肿。

敷料的压力可以避免分泌物聚积，但是不能影响里面的静动脉血供和回流。在敷料下可以轻松地进入一指，这样的压力就足够了。术后床头抬高 30°~45° 可以预防患者水肿。拔除引流管后 24 小时不需要再加压包扎。

> **注意**
> 发热、异味、缝线处发炎、缺血或者高张力都需要注意可能是脓肿或者血肿出现。

气管切开

带有低张高容气囊的套管在术后 24 小时使用可以避免急性出血引起的误吸。需要检查气囊的压力以免压迫气管黏膜造成坏死和继发性狭窄。带气囊的套管可以在术后 24~48 小时更换为无气囊的硅胶套管，如果患者无误吸风险也可以将气囊放气。可以使用加湿器或换热器进行气道湿化[22,23]。

气管套管要注意清洁，避免堵管，保持气道清洁最重要。要鼓励患者咳嗽和深呼吸以利于分泌物排出和肺的膨胀。对于咳嗽不够或者分泌物黏稠的患者，可以每 2~3 小时雾化吸入一次。2~3mL 生理盐水进行气管盥洗，将有利于分泌物排出。

X 线检查

除非有肺部症状，否则无需常规行胸片检查；胸部听诊就足够了。

血液检查

术后 12 小时和术后第 4 天要检查血红蛋白、蛋白质、白细胞和肾功能。接受过放疗的患者需要检查甲状腺激素水平。

胃管进食

在进食前要检查胃管位置是否正确。应该由营养师为患者选择高蛋白和热量的食物。

经口进食

术后第一天应告知患者避免吞咽唾液。如果术后 7~10 天无明显咽瘘出现（异味、发热、皮肤红斑、吸引管中存在唾液）可以开始经口进食[23]。有的学者认为虽然这是常规的选择，但是经口进食和瘘的形成没有多大关系，胃管的插入比经口进食带来的损伤更大[24]。

情感支持

术后患者和家属都面对着术后并发症出现的危险，这种未知的沮丧会导致他们情绪低落。心理治疗师应该给予他们鼓励，让他们积极参与到康复中来。家庭护理指导可以使他们更多地了解患者的需求以及如何提供帮助。

伤口护理

有很多因素影响伤口恢复：
- 一般因素：
  - 营养。营养状况可以影响到养分供应和组织的灌注。低血红蛋白、蛋白质缺乏和脱水都会导致伤口愈合差。
  - 并发症。糖尿病、吸烟和肥胖都延缓愈合。
  - 药物。类固醇和非甾体抗炎药可以减少成纤维细胞增生，从而减少了胶原合成。
- 局部因素：
  - 缺血。局部组织低灌注导致局部组织的炎症反应，从而减缓了伤口愈合。前期的放疗、糖尿病、血肿、感染或者外周血管病都会导致缺血。
  - 异物、血肿、坏死及缝线都延长了炎症反应时间，从而增加了感染风险。
  - 感染。减少了局部组织供氧并且有胶原降解效应。
  - 压力。敷料的压力可能导致局部缺血，需要注意观察，避免慢性感染。

注意

- 术前及术后评估患者伤口的营养状况(蛋白质、热量)、生化情况(激素类、葡萄糖水平、离子、肾功能)，以及身体状况(肺、心脏、肝及血液)，明确伤口愈合潜在风险因素很重要
- 伤口的异味、温度、肿胀和疼痛可能是并发症的征象。
- 尽量去除坏死组织和感染，定期使用过氧化氢溶液或抗生素溶液促进伤口愈合。
- 碘仿纱条覆盖伤口可以促进肉芽组织形成，但是有可能导致愈合后的二次狭窄。

全喉切除术和咽喉切除术的并发症

血肿/血清肿

术后应立即观察引流情况。最容易出现引流问题的是吻合口缝线处，这里如果出现问题容易纠正。术后早期皮瓣缝合线脱开可能是血肿或血清肿出现的征象。一般情况下，血肿是软的、囊性的，伴有皮瓣下渗血和吸引管堵塞。需要在无菌条件下探查并清除血肿。彭罗斯引流和加压包扎应该可以避免复发。如果有活动性出血，那么就需要到手术室里进行探查并找到出血点。

注意

活动性出血不推荐加压包扎，因为血液可以向周围扩散，导致感染风险增加。

气道阻塞

术中误吸血液和干燥后的黏液都可能导致气管堵塞。患者出现不均匀呼吸、呼吸困难，并且吻合口气流微弱。如果出现这样的情况，需要拔除气切套管，查找气管内有无堵塞情况。如果气道内结痂引起阻塞，千万不要使用钳子取出，可以在气道内滴入 2~3mL 生理盐水然后嘱患者缓慢深呼吸使阻塞物移出，可以重复几次。充分的气道湿化可以减少气管阻塞[22,23]。

咽瘘

发病率和危险因素

全喉切除后出现咽瘘是较常见的，发病率在 2%~ 65%[14]。很多因素可能导致咽瘘，包括术前放疗、术前气管切开、颈清扫、术后贫血、咽腔关闭方法、抗生素、切缘阳性、吸烟、并发症以及营养不良[13,24-30]。在一项包含 26 个研究的荟萃分析中，血红蛋白水平低于 125g/dL、术前放疗、术前气管切开和近期的颈清扫都会增加咽瘘的风险[30]。放疗后的咽瘘比较大而且难以愈合[28]，很多患者需要手术[29]。然而，由于病例数较少、选择性的证据以及事件定义的不同，这些危险因素也受到质疑[13,14]。

症状和体征

咽瘘一般在术后 4~10 天出现，有的患者在挽救手术化疗后 4~6 周出现。唾液可以从咽腔关闭处流出并逐渐聚集，这样可以形成脓肿、软组织坏死和脓毒症。体征包括异味、发热、白细胞增多、皮肤红斑血和水肿，以及气切处脓性渗出。在吸引管中可以发现脓性分泌物，因为随着吞咽唾液和空气可能同时进入引流管，因此引流管可能吸力减弱。

数字显影或者亚甲基蓝吞咽一般用来检查和定位咽瘘(图 20.1 和图 20.2)。早期发现可以有效减少并发症(因脓毒症和感染导致大血管破裂)，并采取更多保守治疗措施。如果发生咽瘘，唾液会在皮瓣下形成脓肿，大部分会从皮肤缝合处流出。

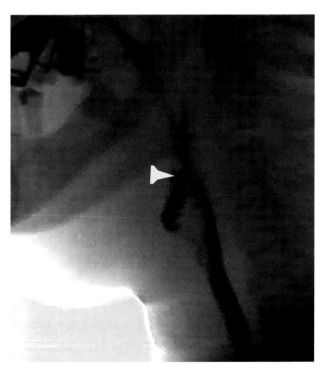

图 20.1　透视检查发现舌根部的咽瘘区域(箭头)。

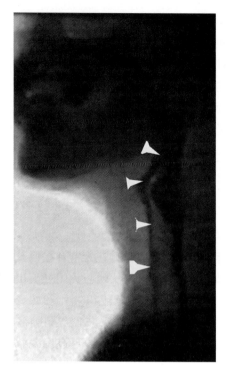

图 20.2　白色箭头显示咽瘘从舌根部直到气管切开区域，与食管腔平行。

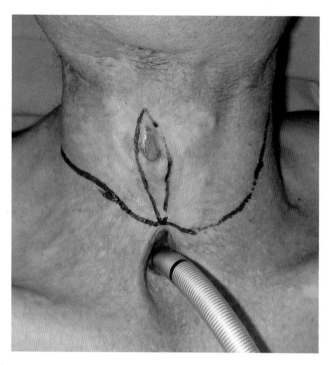

图 20.3　气管切开上方小的咽部造口。

治疗

治疗目的主要是减少感染、坏死、大血管破裂以及瘘管。如果咽瘘已经形成有功能的通道，而且周围没有感染，那么可以不予处理，这样可以引流唾液，使皮瓣更好地在移植床生长[2]。如果发现脓肿或者引流通道已无用，由于术区都已受感染，那么就需要切开脓肿引流，并且使用彭罗斯引流管。确定瘘的部位，可以用手指压在可能的瘘口部位然后嘱患者吞咽，多数在舌根部。可以在瘘管皮肤处切开以减少唾液进入大血管或者气管的风险。

大部分咽瘘可以自愈。保守治疗控制感染包括每日伤口换药两次、使用碘仿纱条清理瘘管、轻度加压避免无效腔形成，大部分是有效的。即使在大的瘘管，一旦感染和坏死得到控制，窦管减小和关闭都会很快。如果感染或组织坏死再次出现，放疗或放化疗就会增加皮肤脱落和唾液外溢的危险（图20.3 至图20.6）。当感染控制后，可以手术切除大的瘘管，使用局部游离皮瓣或者带血运组织修复（图20.7）。

对于那些有基础并发症或接受过放化疗、清创、广泛开放以及咽瘘渗出的患者，尤其要注意避免大血管的感染。如果形成肉芽组织，则可以使用皮肤移植或者局部皮瓣进行修补。胸大肌皮瓣可以为颈部组织

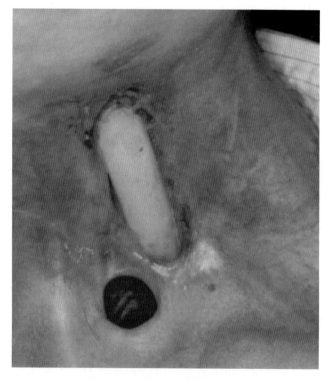

图 20.4　大的咽部造口伴随皮肤破溃。使用唾液引流管避免渗漏。

提供良好的血液供应，加强咽瘘的关闭。带血管的组织（空肠、大腿或者前臂皮瓣）也可以用于减少主要并发症[31-34]。

口复发通常作为根本原因被排除(图 20.8)。

为了避免气管狭窄，在咽部切除时要谨慎操作，尤其是对于有高风险的患者(放疗史、女性、术前气管切开和营养不良)。为了避免吻合口狭窄，可以在两个气管环间切开气管直到气管与食管后壁相交的部分，将食管部分黏膜向上翻以使气管造瘘口口径变大而不暴露软骨[37]。

所有的处理吻合口狭窄的方法都是切除吻合口周围的瘢痕，然后使用周围的组织移植以免形成新的周围瘢痕。

咽腔狭窄

咽腔狭窄不常见，主要原因是咽腔关闭时张力过大以及咽部黏膜切除过多而未重建。对于咽腔狭窄患者，肿瘤复发以及咽切除术后数月出现的吞咽困难需要排除。可以使用数字内镜技术评估狭窄程度和咽喉肌肉运动 (图 20.9)。扩张后可以提供足够的腔道进食。对于严重的患者，扩张不能解决问题，可能需要使用游离皮瓣。

保留喉功能切除术

保留咽的手术主要是以保留自主呼吸、吞咽和发音功能为目的。水平的声门上和坏状软骨上部分喉切除术后并发症，主要与患者无呼吸时吞咽及不使用气管套管进行呼吸的能力相关。这两种手术都改变了喉的气道保护功能，增加了吸入性肺炎和肺不张的风险。

禁忌证和局限性

因为这个原因，有严重的肺部不可逆疾病、慢性咳嗽及严重的肺限制性疾病 (如上两层楼会短促呼吸)的患者不能接受保留喉功能手术。需要依据基本健康状况和肺功能来选择年龄段。大部分喉或者下咽癌患者会有严重吸烟和慢性支气管炎病史，在术前是可以进行改进的。准确的临床评估对于选择术式很重要。应考虑患者的一般情况如糖尿病、动脉炎和胃食管反流，并且积极进行治疗。

声门上水平喉切除

并发症发生率和患者手术切除的范围相关，永久性误吸的发生率在 1.5%~21%，还有 0~50%的患者不能拔管[38]。在我们的病例中，有 51%的患者在术后 20

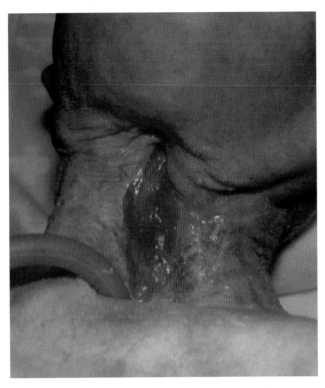

图 20.5　咽部造口后可见咽部黏膜完全坏死，颈部皮肤由舌根部进入食管入口。

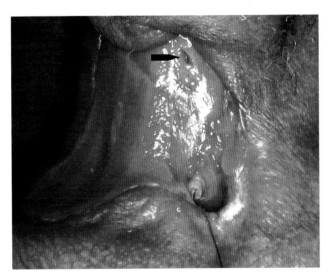

图 20.6　舌根部的咽瘘导致感染,引起颈部皮肤大片坏死(黑色箭头)。

气管狭窄

全喉切除术后的吻合口狭窄是晚期并发症，发病率在 4%~42%[35]。发生较高的原因是女性、吻合口感染，其他因素包括咽瘘、颈清扫、术前放疗、气管切开穿刺以及肌皮瓣的使用，但这些都不是很明确的原因[35,36]。吻合

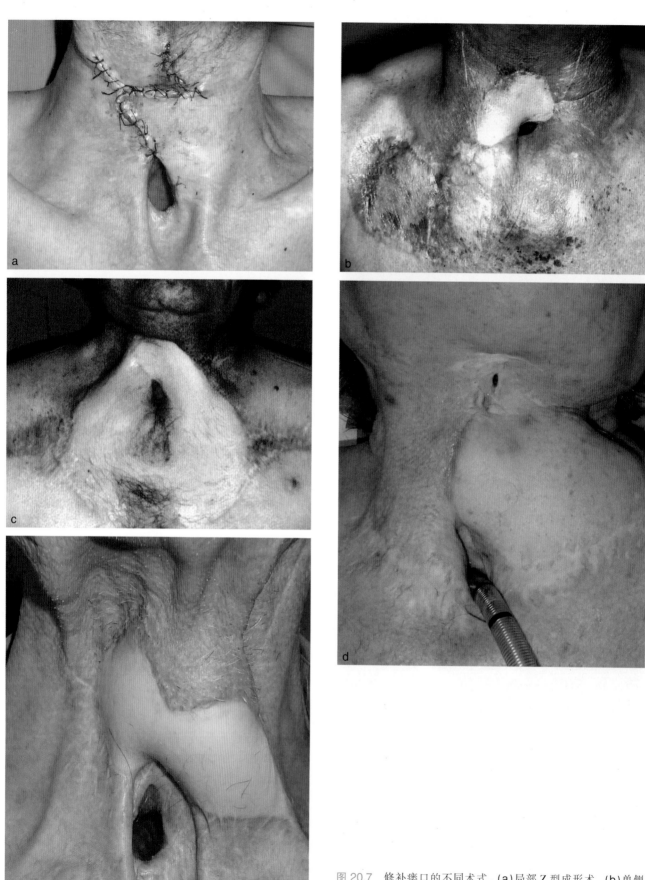

图 20.7　修补瘘口的不同术式。(a)局部 Z 型成形术。(b)单侧
胸三角皮瓣。(c)双侧胸三角皮瓣。(d)胸大肌皮瓣。(e)游离
皮瓣。

天内拔除了鼻饲管。没有患者发生吸入性肺炎，有0.9%的患者在术后3个月因出现了永久性误吸而进行了全喉切除。94.5%的患者拔管[40]。Sevilla 等报道了有9%的患者因为气管内误吸改为全喉切除，而15%的患者因为喉狭窄或者水肿永久气管切开[41]。他们发现，拔管率和肿瘤分期以及患者年龄大于65岁相关。Bron 等报道了98.5%的保留喉功能的病例中100%都拔管，没有因为误吸需要做全喉切除的患者[42]。相反地，切除一侧杓状软骨、梨状窝、舌下神经或者一大部分舌根会导致高的误吸率及康复的延迟[40-43]。喉上神经保护、环咽肌切开以及舌骨的保留都有待论证[44,45]。

喉的狭窄可能是纤维化和声门狭窄(图20.10)或者杓状软骨黏膜水肿(图20.11)造成的。为了预防声门狭窄，真声带上面和杓状软骨前面的组织都需要移除(图20.12a,b)。我们防止黏膜瓣覆盖杓状软骨而造成黏膜水肿。

术后处理

吞咽的恢复是首要的。嘱患者放松头部，使下巴尽

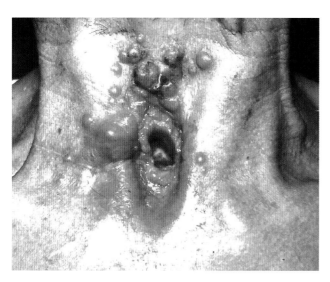

图20.8　皮肤侵犯及气管周围复发。

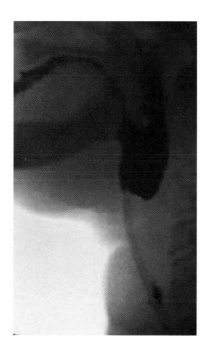

图20.9　透视检查可见舌根部咽腔狭窄。

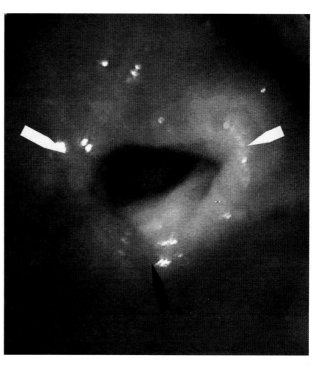

图20.10　水平半喉声门上切除术后因为纤维化导致在杓状软骨(白色箭头)与舌根(黑色箭头)之间的狭窄。

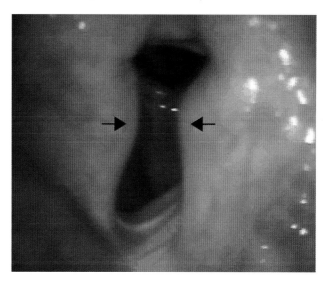

图20.11　两侧杓状软骨间黏膜水肿(黑色箭头)。

量靠近胸骨。这样做时喉的残留部分就可以接近舌根部，咽腔入口就可以关闭防止误吸(图 20.12c,d)。

术后立即放疗可以造成黏膜水肿。因为水平半喉切除术后易局部复发，因此需要详细评估术后放疗的适应证[40,41,46-48]。因为半喉切除术切缘阳性而进行放疗的做法是应该避免的，应该在术中尽量靠手术切除获得阴性切缘。依靠放疗而弥补术中切缘的阳性是与肿瘤手术全切治愈目的相违背的[1]。

声门上喉癌切除术需要患者有更大的勇气和付出。患者需要花费大量时间学习如何避免误吸，还要学会吞咽后清洁咽腔。最好的预防水平半喉切除术后肺相关疾病和主要并发症的方法是不要给没有克服这种并发症能力的患者实施此类手术。在术后早期，可以使用带气囊的气切套管 2~3 天，然后更换为无气囊的套管。需要鼓励患者间断堵管并使用鼻子呼吸。5~6 天后，待吞咽功能开始恢复可以进食半流质(香蕉、酸奶和布丁)。注意控制肺的功能以免造成二次慢性误吸。

如果患者堵管 48 小时后没有呼吸困难，内镜检查显示声门开放，那么就可以尽早拔除气切套管。如

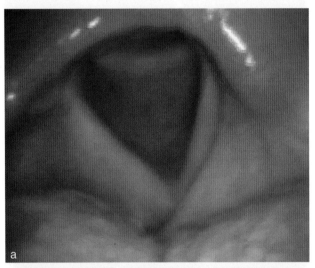

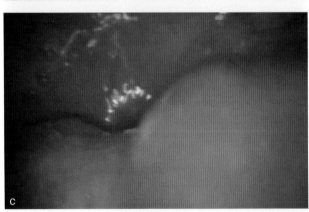

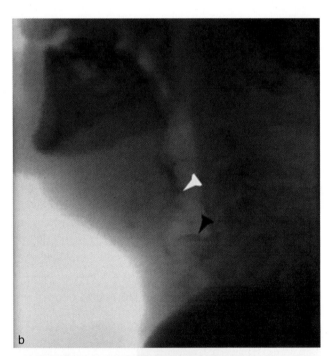

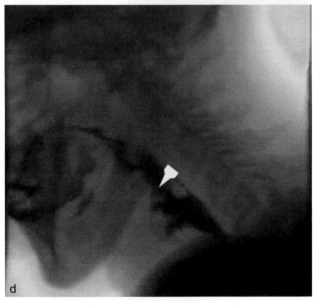

图 20.12　(a)声门上水平半喉切除术后的声带和舌根。(b)透视检查可见杓状软骨(黑色箭头)到舌根部(白色箭头)。(c)当头部放松后，舌根部可以盖住咽腔入口。(d)透视检查显示舌根和杓状软骨(白色箭头)已接触，避免了误吸。

果患者术后要进行放疗,则需要保留气切套管以免放疗后杓状软骨黏膜水肿导致需要再次气管切开。

环状软骨上部分喉切除术

适应证

环状软骨上部分喉切除术(SCPL)的适应证是从声门上和跨声门的恶性肿瘤病例中选择[5]。

以下为几个手术要点,可以避免 SCPL 术后的并发症出现[5,49]。

- 在舌骨以上提升颈阔肌皮瓣 2cm。
- 在甲状软骨上缘切开舌骨下肌群。
- 会厌谷的黏膜需要切除,而且不能用于关闭咽腔。
- 用手指钝性分离颈部纵隔气管前壁。
- 保留一侧完好的环杓关节。
- 分离双侧喉上神经主干。
- 如果一侧杓状软骨切除,需要保留后方的黏膜。
- 不要保留未累及侧室带、声带的后 1/3。
- 将杓状软骨缝合到环状软骨。
- 重置梨状窝。
- 如果压力过高,需要行环咽肌切开术。

禁忌证

环状软骨上喉部分切除术（环状软骨–舌骨固定术和环状软骨–舌骨–会厌固定术）主要的禁忌证是术前的呼吸功能减弱。有肺相关疾病的患者在术后满足不了需要的足够通气量[49]。

并发症

吸入性肺炎是 SCPL 术后最常见的并发症。Joo 等[50]报道术后并发症发生率为 32.4%,与年龄、慢性肺疾病和吸烟相关。Benito 等[51]报道 457 例患者中,正常吞咽的占 58.9%,并发症发生与年龄的增长、环状软骨舌骨固定、梨状窝未重置、切除一侧杓状软骨相关。有 0.6% 的患者因为误吸需要行永久胃造瘘,而全喉切除术有 1.5% 需要进行胃造瘘,无与误吸相关的死亡病例。在约翰·霍普金斯医院,1/24 的患者需要行全喉切除术,而 95.8% 的患者术后可以拔管[52]。Laccourreye 等[53]报道 69 例年龄在 65 岁以上的患者无一例死亡,但是 10.1% 的患者有药物相关并发症,13.1%

的患者有手术早期并发症。拔管率可达 97.2%,52.1% 的患者在术后第一个月恢复了吞咽功能。发生吸入性肺炎占 21.7%,在术后 1 年行全喉切除和永久胃造瘘的为 1.4%。一项有关 240 例切除了梨状窝黏膜的病例报道,发现 87.4% 的患者在术后一年内恢复了或部分恢复了吞咽能力[54],有 1.25% 的患者死于吸入性肺炎,4.5% 的患者因支气管肺相关误吸而接受了全喉切除术。

作为姑息性手术的保留手术

保留喉功能的手术如果作为挽救性手术需要慎重选择。如果肿瘤超出了原来的范围并不是需要选择姑息性手术的条件[55]。SCPL 作为姑息性手术总是和黏膜水肿、伤口愈合能力差引起的高并发症发生率相关[56],尽管这一发现并未在所有研究中报道[57,58]。Ganly 等[59]报道术后咽瘘发生率较高。Pellini 等[60]报道,在一项关于 SCPL 作为挽救性治疗的多中心研究中,有满意的吞咽功能恢复和拔管率,吞咽恢复率为 97.4%,早期并发症发生率为 27%,晚期并发症发生率为 17.9%。由于样本量偏小、肿瘤部位不同、技术不一、专家不同,所以对于并发症描述也不一致。

总结

喉癌切除术后并发症的处理重要的是预防和提前预知。医生必须依据患者的健康状况、肿瘤范围和可能出现的并发症来选择正确的手术方式。预防并发症比治疗更容易。

保留喉功能的手术主要是围绕声音保留的技术,其功能结果容易接受,但是由于术后有吞咽相关并发症需要严格选择病例。术后吞咽功能的康复是获得好的结果所必需的。术后放疗因人而异,如果指征不明确则尽量避免,可以减少黏膜水肿利于拔管。放疗或者放化疗后的组织脆弱,要注意避免张力和缺血。在需要带血运组织进行组织重建或者保护大血管时,可以考虑使用游离皮瓣或者胸大肌皮瓣。术后医生要注意观察患者症状和局部体征,及早发现并发症或者潜在的并发症,积极有效地进行管理,以减少发生并发症的概率。

（翟翔　魏先锋　译）

参考文献

1. National Comprehensive Cancer Network. Clinical Practice Guidelines in Oncology. Head and Neck Cancer v.2.2010. Available at: www.nccn.org

2. Lefebvre JL. Surgery for laryngeal SCC in the era of organ preservation. Clin Exp Otorhinolaryngol 2009; 2(4):159–163

3. DeSanto LW. T3 glottic cancer: Options and consequences of the options. Laryngoscope 1984;94:1311–1315

4. Ferlito A, Silver CE, Howard DJ, Laccourreye O, Rinaldo A, Owen R. The role of partial laryngectomy resection in current management of laryngeal cancer: a collective review. Acta Otolaryngol 2000; 120:456–465

5. Brasnu DF. Supracricoid partial laryngectomy with cricohyoidopexy in the management of laryngeal carcinoma. World J Surg 2003;27:817–823

6. Herranz J. Supraglottic laryngectomy: functional and oncologic results. Ann Otol Rhinol Laryngol 1996;105:18–22

7. Silver CE, Beitler JJ, Shaha AR, Rinaldo A, Ferlito A. Current trends in initial management of laryngeal cancer: the declining use of open surgery. Eur Arch Otorhinolaryngol 2009;266:1333–1352

8. Ganly I, Patel S, Matsuo J, Bhuvanesh S, Kraus D, Boyle J, et al. Postoperative complications of salvage total laryngectomy. Cancer 2005;103:2073–2081

9. Ganly I, Patel S, Matsuo J, Bhuvanesh S, Kraus D, Boyle J, et al. Results of surgical salvage after failure of definitive radiation therapy for early-stage squamous cell carcinoma of the glottic larynx. Arch Otolaryngol Head Neck Surg 2006; 132:59–66

10. Gleich LL, Ryzenman J, Gluckman JL, Wilson KM, Barret WL, Redmond KP. Recurrent advanced (T3 or T4) head and neck squamous cell carcinoma. Is salvage possible? Arch Otolaryngol Head Neck Surg 2004.130:35–38

11. Goodwin WJ. Salvage surgery for patients with recurrent cell carcinoma of the upper aerodigestive tract: When do the ends justify the means? Laryngoscope 2000;110 (Suppl. 93):1–18

12. Leon X, Quer M, Orus C, López M, Gras R, Vega M. Results of salvage surgery for local or regional recurrences after larynx preservation with induction chemotherapy and radiotherapy. Head Neck 2001;23:520–523

13. Schwartz SR, Yueh B, Maynard C, Daley J, Henderson W, Khuri S. Predictors of wound complications after laryngectomy: A study of over 2000 patients. Otolaryngol Hean Neck Surg 2004;131:61–68

14. Paydarfar JA, Birkmeyer NJ. Complications in head and neck surgery. A meta-analysis of postlaryngectomy pharyngocutaneous fistula. Arch Otolaryngo Head Neck Surg 2006;132:67–72

15. DeSanto LW, Pearson BW. Initial treatment of laryngeal cancer. Principles of selection. Minnesota Medicine 1981;64:691–698

16. Woodward TD, Oplatek A, Petruzzelli GJ. Life after total laryngectomy: a measure of long-term survival, function and quality of life. Arch Otolarynglo Head Neck Surg 2007;133:526–532

17. Holsinger FC, Funk E, Roberts DB, Díaz EM. Conservation laryngeal surgery versus total laryngectomy for radiation failure in laryngeal cancer. Head Neck 2006;28:779–784

18. Antibiotic prophylaxis in surgery. A national clinical guideline. Scottish Intercollegiate Guidelines Network (July 2008). Avalilable at: www.sign.ac.uk/pdf/sign104.pdf

19. García-Hormaeche D. Avance sobre un Nuevo procedimiento de técnica quirúrgica para realizar las laringuectomía sub totales y totales. Rev Esp Am Laringol Otol Rinol 1945;3:99–120

20. Gavilán C, Cerdeira MA, Gavilán J. Pharyngeal closure following total laryngectomy: the "tobacco pouch" technique. Oper Tech Otolaryngol Head Neck Surg 1993;4:292–302

21. Bastian RW, Park AH. Suction drain management of salivary fistulas. Laryngoscope 1995;105:1337–1341

22. Hilgers FJ, Aaronson NK, Ackerstaff AH, Schouwenburg RF, Zandwijk NV. The influence of a heat and moisture exchanger (HME) on the respiratory symptoms after total laryngectomy. Clin Otolaryngol 1991;16:152–156

23. Ackerstaff AH, Hilgers FJ, Aaronson NK, De Boers MF, Meeuwis; CAKnegt PPM, et al. Heat and moisture exchanger as a treatment option in the post-operative rehabilitation of laryngectomized patients. Clin Otolaryngol 1995; 20:504–509

24. Seven II, Calis AB, Turgut S. A randomized controlled trial of early oral feeding in laryngectomized patients. Laryngoscope 2003;113: 1076–1079

25. Violaris N, Bridger M. Prophylactic antibiotics and post laryn-gectomy pharyngo-cutaneous fistulae. J Laryngol Otol 1990; 104:225–228

26. van Bokhorst-de van der Schueren MA, van Leeuwen PA, Sauerwein HP, et al. Assessment of malnutrition parameters in head and neck cancer and their relation to postoperative complications. Head Neck 1997;19:419–25

27. Herranz J, Sarandeses A, Fernández MF, Barro CV, Vidal JM, Gavilan J. Complications after Total Laryngectomy in Nonradiated Laryngeal and Hypopharyngeal Carcinomas. Otolaryngol Head Neck Surg 2000; 122:892–898

28. Pinar E, Oncel S, Calli C, Guclu E, Tatar B. Pharyngocutaneous fistula after total laryngectomy: enphasis on lymph node metastases as a new predisposing factor. Otolaryngol Head Neck Surg 2008;37:312–318

29. Virtaniemi JA, Kumpulainen EJ, Hirvikoski PP, Johansson RT, Kosma VM. The incidence and etiology of postlaryngectomy fistulae. Head Neck 2001,23:29–33

30. Paydafar JA, Birkmeyer NJ. Complications in head and neck surgery: a meta-analysis of postlaryngectomy pharyngocutaneous fistula. Arch Otolaryngol Head and Neck Surg 2006;132:67–72

31. Cavalot AL, Gervasio CF, Nazionale G, Alvera R, Bussi M, Staffieri A, et al. Pharyngocutaneous fistula as a complication of total laryngectomy: Review of the literature and analysis of case records. Otolaryngol Head Neck Surg 2000; 123:587–592

32. Fung K, Teknos TN, Vanderberg CD, Lyden TH, Bradford CR, Hogikyan ND, et al. Prevention of wound complications following salvage laryngectomy using free vascularized tissue. Head Neck 2007;28:425–430

33. Dubsky PC, Stift A, Rath T, Kornfehl J. Salvage surgery for recurrent carcinoma of the hypopharynx and reconstruction usin jejunal free tissue transfer and pectoralis major muscle pedicled flap. Arch Otolaryngol Head Neck Surg 2007;133:551–555

34. Withrow KP, Rosenthal EL, Gourin CG, Peters GE, Magnuson JS, Terris DJ, et al. Free tissue transfer to manage salvage laryngectomy defects after organ preservation failure. Laryngoscope 2007;117:781–784

35. Wax MK, Touma J, Ramadan HH. Tracheostoma stensosis after laryngectomy: incidence and predisposing factors. Otolaryngol Head Neck Surg 1995;1113:242–247

36. Capper R, Bradley PJ. Etiology and management of tracheostoma stenosis. Current Opinion Otolaryngol Head Neck Surg 2002;10:123–128

37. Tucker HM. Total laryngectomy: Technique. Operative Tech Otolaryngol Head Neck Surg 1990;1:42–44

38. Herranz González-Botas J, Gavilán J, Gavilán C (1999). Cirugía de los tumors supraglóticos. En: Tratado de Otorrinolaringología y cirugía de cabeza y cuello. Madrid: Proyectos Médicos SL, 1999; pp. 3040–3057

39. Herranz J, Martínez Vidal J, Gavilán J. Horizontal supraglottic laryngectomty: modifications to Alonso's technique. Opererative Tech Otolaryngo Head Neck Surg 1993;4:252–257

40. Herranz-González J, Gavilán J, Martínez Vidal J, Gavilán C. Supraglottic laryngectomy: Functional and oncologic results. Ann Otol Rhinol Laryngol 1996;18–22

41. Sevilla MA, Rodrigo JP, Llorente JL, Cabanillas R, López F, Suárez C. Supraglottic laryngectomy: analysis of 267 cases. Eur Arch Otorhinolaryngol 2008;265:11–16

42. Bron LP, Soldati D, Monod ML, Mégevand C, Brossard

E, Monnier P, et al. Horizontal partial laryngectomy for supraglottic squamous cell carcinoma. Eur Arch Otorhinolaryngol 2005;262:302–306

43. Prades JM, Simon PG, Timoshenko AP, Dumollard JM, Schmitt T, Martin C. Extended and standard supraglottic laryngectomies: a review of 110 cases. Eur Arch Otorhinolaryngol 2005; 262:947–952

44. Hirano M, Kurita S, Tateishi M, Matsuoka H. Deglutition following supraglottic horizontal laryngectomy. Ann Otol Rhinol Laryngol 1987;96:7–11

45. Flores TC, Wood BG, Levine HL, Koegel L Jr, Tucker HM. Factors in successful deglutition following supraglottic laryngectomy surgery. Ann Otol Rhinol Laryngo 1982;91:579–583

46. Bocca E, Pignataro O, Oldini C, Sambataro G, Cappa C. Extended supraglottic laryngectomy. Review of 84 cases. Ann Otol Rhinol Laryngol 1987; 96:384–386

47. Ferlito A, Shaha AR, Gavila J, Buckley JG, Rinaldo A, Herranz J, et al. Is radiotherapy recommended after supraglottic laryngectomy? Acta Otolaryngol 2001; 121:877–880

48. Sessions DG, J Lenox, Spector DJ. Supraglottic laryngeal cancer: analysis of treatment results. Laryngoscope 2005;115:1402–1410

49. Lai SY, Weistein GS (October 2001). Conservation laryngeal surgery, supracricoid laryngectomy. Available at: http://emedicine.medscape.com/article/851248-overview

50. Joo YH, Sun DI, Cho JH, Cho KJ, Kim MS. Factors that predict postoperative pulmonary complications after supracricoid partial laryngectomy. Arch Otolaryngol Head Neck Surg 2009; 135:1154–1157

51. Benito J, Holsinger BJ, Perez-Martin A, García D, Weinstein GS, Laccourreye O. Aspiration after supracricoid partial laryngectomy: Incidence, risk factors, management, and outcomes. Head Neck 2011;33(5):679–685

52. Ferrag TY, Koch WM, Cummings CW, Abou-Jaoude PM, Califano JA, Flint PW. Supracricoid laryngectomy outcomes: The Johns Hopkins experience. Laryngoscope 2007; 117:129–132

53. Laccourreye O. Brasnu D, Périé S, Muscatello L, Ménard M, Weinstein G. Supracricoid partial laryngectomy in the elderly: Mortality, complications, and functional outcome. Laryngoscope 1998; 108:237–242

54. Laccourreye H, Sr Guily JL, Brasnu D, Fabre A, Menard M. Supracricoid hemilaryngopharyngectomy. Analysis of 240 cases. Ann Otol Rhinol Laryngol 1987; 96:217–221

55. Shah JP, Loree TR, Kowalski L. Conservation surgery for radiation failure carcinoma of the glottic larynx. Head Neck 1990;12:326–331

56. Laccourreye O, Weinstein G, Naudo P, Cauchois R, Laccourreye H, Brasnu D. Supracricoid partial laryngectomy after failed laryngeal radiation therapy. Laryngoscope 1996;106:495–498

57. Spriano G, Pellini r, Tomano G, Muscatello L, Roselli R. Supracricoid partial laryngectomy as salvage surgery after radiation failure. Head Neck 2002;24:759–765

58. Luna-Ortiz K, Pasche PO, Tamez-Velarde M, Villavicencio-Valencia V (2009). Supracricoid partial laryngectomy with cricohyoidoepiglottopexy in patients with radiation therapy failure. Available at: www.wjso.com/content/7/1/101

59. Ganly I, Patel SG, Matsuo J, Singh B, Kreaus D, Boyle J, et al. Analysis of postoperative complications of open partial laryngectomy. Head Neck 2009;31:338–345

60. Pellini R, Pichi B, Ruscito P, Ceroni AR, Caliceti U, Rizzotto G, et al. Supracricoid partial laryngectomy after radiation failure: a multi-institutional series. Head Neck 2008;28:372–379

第 21 章
环气管切除吻合术

G. Peretti, C. Piazza

气管切除吻合术(TRA)和它上方的延伸部分包括环状软骨(环气管切除吻合术,CTRA),目的在于通过一次完整的手术环形去除一段上气道狭窄段,然后将上下段以端端吻合术重建一个开放的气流通道。最初作为外伤后、气管插管后、气管切开术后良性喉气管狭窄的手术治疗方法,这些方法后来逐渐应用到环气管连接处原发性肿瘤或甲状腺肿瘤浸润至气道的治疗。

虽然这种手术必须特定应用到每个临床状况和场景,但从教学的角度看,这种手术可以分为 3 种基本的类型,我们将其分类如下:

- A 型。单纯去除气管环,然后,如果切除始自第一气管环,则行环气管吻合;如果切除包括更多远端气管,则行气管气管吻合,保留第一气管环(图 21.1)。
- B 型。去除第一气管环连同环状软骨弓,然后环甲膜气管吻合(图 21.2)。
- C 型。去除环状软骨弓和部分环状软骨板,上至环杓关节,然后环甲膜气管吻合(图 21.3)。

总的来说,手术难度从 A 型到 C 型逐渐增高,同样,术后并发症和开放气道失败的风险也增高。据报道,TRA 和 CTRA 总体手术成功率(通常定义为日常生活中没有呼吸窘迫)范围在 86%~100%[1-11]。据报道死亡率(主要由于心血管病、呼吸窘迫和吻合口裂开)在 0~3%[4,8,12-14]。

在本章中,我们将详细讨论具体的策略以尽量减少这种高要求手术并发症的发生。

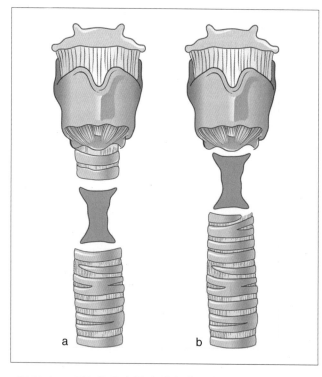

图 21.1　A 型切除示意图(气管气管吻合或者环气管吻合)。

喉返神经损伤

据报道,在 TRA 或 CTRA 中喉返神经(RLN)损伤,无论是暂时或永久性的,还是单侧或双侧的,发生率在 0~12%[2,4,5,8,9,13-15]。TRA 或 CTRA 中 RLN 的鉴别

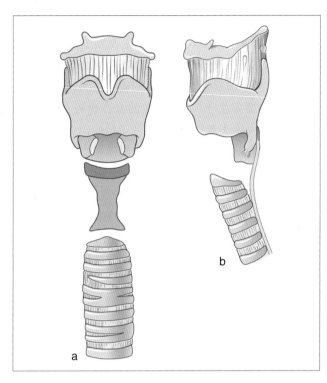

图 21.2　B 型切除示意图(前气管吻合术后达到环状软骨板下缘)。

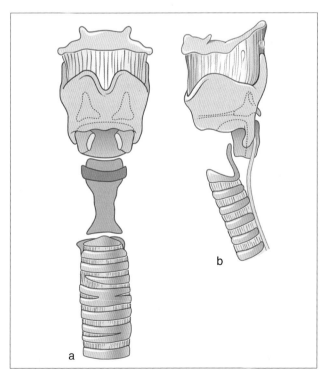

图 21.3　C 型切除示意图(环状软骨板内部部分切除后前气管吻合术向后达到环甲关节水平)。

没有系统地进行过,除了在甲状腺癌浸润环气管结合的甲状腺切除术后的气道切除术,在这种病例中 RLN 通常已经在甲状腺切除术中确定。为了防止任何在 TRA 和 CTRA 手术中 RLN 损伤造成的良性狭窄,气管和环状软骨的手术解剖应该总是在软骨膜下平面进行,留下两侧瘢痕组织使神经能够植入。特别注意的是,在分离气道狭窄部分时,气管变形会导致 RLN 正常解剖的改变。在环状软骨水平,如果保持在环甲关节和环状软骨板的软骨膜后部之间,手术解剖可以安全地进行。

浸热水的纱布和肾上腺素可以帮助减少双极电凝小血管的应用,特别是在严重感染的外科领域。结扎和钳夹也有用。单极电凝在十分接近喉返神经时应该避免应用,而双极电凝应和生理盐水术野灌注同时进行,以减少神经的热损伤。

无论在术后手术室里或者在接下来几天的 ICU 里,拔管应该经鼻腔在纤维内窥镜和吸引器下进行。如果诊断为双侧喉返神经麻痹,应该马上重新插管并行气管切开术,操作至少在吻合口 2 或 3 个气管环以下进行。随后,如果一侧喉返神经功能无法恢复,可以考虑做选择性的声带后部 CO_2 激光手术。术后单侧喉返神经麻痹,通常不会发现一系列的气道问题,除非这个区域有喉水肿或前部勺状软骨半脱位(例如累及环气管连接的颈淋巴结清扫术)。消旋肾上腺素雾化吸入,床头抬高,完全休声,静脉应用类固醇激素通常可以在术后 2~3 天减少喉水肿。除非伴随吞咽问题,促进发声代偿的言语治疗通常不早于术后 1 个月。如果即使进行了发音治疗但仍有声门闭合不全,应该对患者施行声带扩容手术。

CTRA 的后遗症包括涉及环状软骨弓或环状软骨板一定程度的声带松弛,这是去除部分环状软骨和环甲肌的结果。这种状况通常和持续的轻微的音高和发音强度的发声困难有关(图 21.4)。

术后出血

和其他头颈部手术一样,TRA 和 CTRA 都有术后出血的风险,但是这些患者(通常没有术后气管切开)气道的脆弱状态需要在几个小时之内紧急修正,以避免喉水肿和呼吸窘迫。出血通常位于甲状腺水平,因为术中尽可能减少双极电凝的使用而导致喉返神经

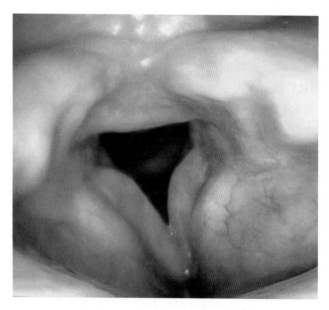

图 21.4 喉镜术后 B 型治疗环状软骨切除和吻合。双侧声带保留，但环状软骨弓和环甲肌切除后声带紧张导致术后持续性轻度发音困难。

热损伤。此外，TRA 或 CTRA 治疗肿瘤疾病，手术区域可以扩展到整个甲状腺和侧颈，导致其他潜在的术后出血可能。

术后加压包扎效果通常比其他头颈部手术效果差，因为需要避免呼吸不适及患者的体位（即颈到胸部的缝线造成头部向胸廓弯曲）。TRA 和 CTRA 术后没有行保护性气管切开意味着术后咳嗽的危险性增加。反复的 Valsalva 动作可能导致高血压以致术后出血。如果吻合没有完好的封闭，特别是在咳嗽的状态下，通常放置在手术区域的负压引流也可能失去作用。

由于上述原因，在术后 24~48 小时内，医生和护士应该对这些患者的术部引流进行密切监控。未被发现的术后出血，即使量很小，也能快速导致呼吸困难，这是由于咽喉水肿或渗血向前经颈部分隔，通过吻合口进入气道。这些并发症一经诊断，患者应该在内镜引导下再次插管，并尽可能小地拉伸头部以免吻合口破裂。通过重新打开颈部切口清除血肿，止血过程中要小心避免损伤喉返神经。要至少在吻合口 2 或 3 个气管环以下进行小型的气管切开，以防止咽喉水肿造成的气道危害，通常联合远期的成形技术。

另外一种情况可以导致十分重要甚至致命的出血，即 TRA 或 CTRA 相当低位至颈纵隔结合处吻合，无名动脉遭侵蚀出血。幸运的是，这种并发症非常罕

见（在插管后和炎症狭窄发病率为 0.3%~0.7%，在肿瘤术后发病率为 1.2%~4.3%），主要发生在大范围气道切除、切除气管旁转移的淋巴结，特别是伴随着全甲状腺切除和术前放疗时。其他发病因素为颈部无名动脉高位，主要发生于年轻、消瘦的女性患者；或者气管低位，主要发生于老年患者。这种类型的出血在放弃应用 Neville 硅胶假体后消失，这种假体在 20 世纪 60 年代至 70 年代应用于切除超过 5cm 气道的气道重建手术（据报道气管食管无名瘘发生率约 57%）[12,16,17]。

最安全、简单的防止这种灾难性事件的方法是在吻合处和大血管之间植入软组织（例如胸腺、甲状腺或者肌皮瓣）。瘘管的出现，其导致的结果是高度危险的动脉破裂，通常表现为后期咯血（术后 6~10 天）。在紧急情况下，如果可行，要立即打开术腔检查血管，然后修复或结扎血管。

吻合口裂开

吻合口裂开是潜在的威胁生命的并发症，完整地看，当然是 TRA 或 CTRA 失败的原因之一。如果可能的话，需要重新用健康的组织再吻合，或者放置气管切开套管或 Montgomery T 型管假体。文献报道发生率在 4%~14%[4,7-11,14,18]。

几种术前、术中、术后的处置可以减少这种并发症发生率，至少是最戏剧性的形式。首先，应用皮质类固醇激素，全身应用或雾化吸入，应该尽可能限制在术前和术后，因为它们会显著地减慢吻合部位愈合的进程。此外，TRA 和 CTRA 应该在最佳的气道条件下进行，如在充分的抗生素和抗感染治疗后，以便获得稳定的、成熟的、界限清楚的瘢痕狭窄，而没有肉芽组织和局部感染。

在手术过程中，应尽可能多地保留来自甲状腺的气管的血供（通常被狭部中线分开且被下气道分开暴露狭窄部位）、颈纵隔组织连接到气管及食管自身的血供（从残留气管分离不应该超过 1cm）。在气道切除的末端，吻合的前端，近端和远端留置缝线应该放置在两个气管残端来手动模仿近似的紧张度。如果保持患者头部弯曲 30°时过度紧张，则应该放松。最常应用的技巧是用手指从下段气管前外侧壁上到无名支分开颈纵隔软组织（图 21.5）。在气道切除大于 4~5cm 或者距离小于 4~5cm 但有再次切除的气道较硬的患者（在老年患者），喉部松解手术应该严格限制。有几

种操作技巧可以降低喉部以减少它与气管的间隙。一般来说,包括切开舌骨以上或以下的肌肉,有时包括咽缩肌和甲状舌骨韧带[19,20]。我们更愿意舌骨下喉松解,因为通过标准的环状切口较容易操作,可减少出血和舌下神经损伤的风险,并且明显减少术后长时间吞咽困难的发生率。事实上,喉部松解对降低气管近端残端(1.5cm)有效,可以降低吻合口张力,但是这些会造成吞咽困难,特别是在老年患者或既往有中枢神经系统疾病的患者,有时会持续数个月[21]。

在吻合术结束后,术部应该被甲状腺峡部和喉前肌肉(如果还存在)覆盖,如果甲状腺癌已浸润气道,上述结构已被切除,需用带蒂肌皮瓣(胸锁乳突肌或胸大肌)覆盖。用纤维蛋白胶封闭吻合口可以防止咳嗽时吻合缝线间小的裂开的形成,特别是复杂的甲状软骨气管吻合术后。在这些情况下,皮下气肿(通常较轻且自限)可以通过压迫颈部来防止。

术后患者的头部通常要保持前倾30°,至第 8 天颏至胸部用 2 个缝线(缝线卫士)来防止愈合期间吻合部位张力过大的危险(图 21.6)。患者可以使用肌肉松弛药物来缓解术后初期强迫体位带来的不适。有一种灾难性结果非常罕见(文献报道仅有 5 例),即在术中吻合时过度前倾头部会出现脊髓缺血,造成四肢瘫痪。为防止这种情况发生,医生应该在放置"缝线卫士"后在颏至胸部保留 1 英寸距离[22]。在术前和术中应该额外注意患者是否有脊椎关节炎病史和颅脑的外伤史。

即将发生的局部或完全吻合口裂开的第一征象通常是持续的咳嗽(伴有或不伴有颈部气肿)和喘鸣(典型的是在术后第 3~8 天)。可弯曲的内镜可以评估吻合口的成分纤维蛋白、新鲜的肉芽肿、少量的出血以及喉气管黏膜炎症和水肿(图 21.7)。在重症病例,吻合口缝线应该部分或全部拆除以暴露管腔。更少见的情况是,在两个气道的残端可见完整的间隙。这种情况总是以手术解决,如果可行,应该去除 1~2 个气管环,用健康组织重建吻合口。如果这种选择不现实,应该通过或低于裂开处行气管切开术,气管被一个 T 形管支撑。在小的裂开,通常在吻合部位形成再狭窄,一个可行的选择是在内镜下放置一个小的硅胶——Dumon 假体(Novatech,La Ciotat France)至少 6 个月(图 21.8)。

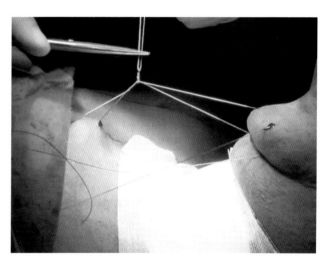

图 21.6　手术结束时头抬高弯曲约 30°,含胸位,缝线卫士缝合。

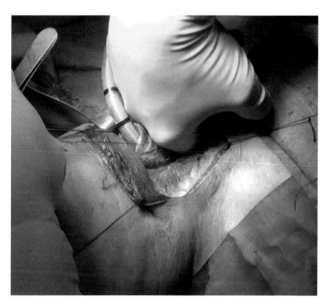

图 21.5　完成吻合前用手指钝性分离气管到无名动脉。

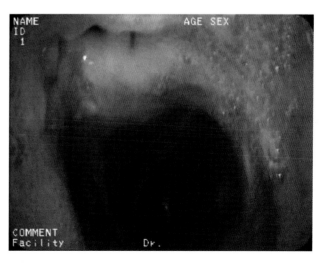

图 21.7　放疗失败后用 A 型切开治疗行气管气管吻合的患者出现完全吻合口裂开。

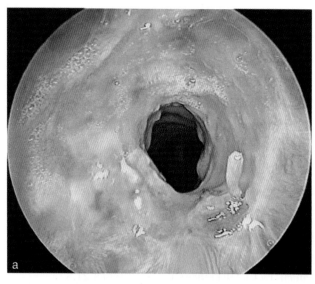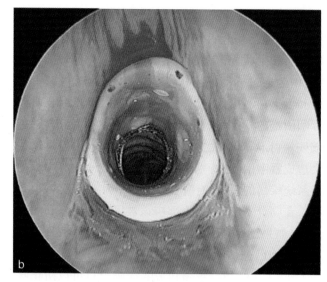

图 21.8　吻合口裂开和再狭窄。(a)B 型切除后 10 天,部分吻合口裂开和再狭窄。(b)全麻下内镜清除缝线和肉芽肿,狭窄用 Du-mon 假体扩张。气管内固定 1 年,拔除后功能恢复较好(日常生活无呼吸障碍)。

吻合口肉芽肿

　　术后在吻合线处的肉芽肿是最常见的并发症之一。在过去,由于应用不可吸收缝线,这种现象更常见(例如 Tevdek、Dacron、Mersilene、Prolene 和 Nylon)。自从引进了 Vicryl(polyglactin 910),一种人造辫子型中-长期的可吸收缝线,这种并发症的发病率明显下降,从早先的 23.6% 到现在报道的 1.6%[22,23]。防止肉芽肿形成依赖于黏膜下准确放置吻合缝线。发炎的黏膜使软骨暴露,不完美的吻合口封闭与肉芽肿形成有潜在的联系。

　　用喉和气管残端三维成像技术可以在大多数复杂的 CTRA 术后看到在吻合口平面出现的小肉芽肿(通常术后 1~2 周),但可能会破坏气管残端(图 21.9)。

　　当肉芽肿单发并且体积局限时,通常无症状,需要用抗炎药物保守治疗。众所周知,由于会导致吻合口裂开,皮质类固醇激素建议术后仅用 2~3 周。如果肉芽肿持续存在,应在内镜下切除,然后用丝裂霉素-C 作为另外一种方法。少见的情况,在 CTRA 治疗肿瘤术后,需要鉴别肿瘤复发的可能,因此要将切除的组织送病理检查。

　　沿整个吻合线和瘢痕广泛发生的肉芽肿也很少出现对可吸收缝线或其他缝线的过敏反应。在这种情况下,术后 1 个月内可以看到缝线被挤出,可以和颈部切开水平有相同现象。喘鸣可存在,根据并发症的

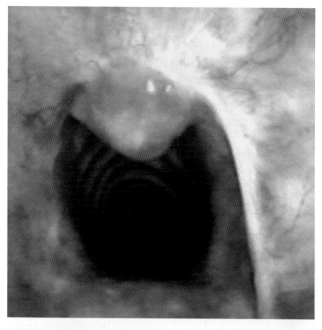

图 21.9　在早期 Vicryl 线引入前 B 型切除后 2 个月,患者前面出现了肉芽肿。局麻下经内镜成功切除,并且未再复发。

类型,可以在内镜下去除挤压出的缝线后应用抗生素和抗炎药物治疗。

伴随疾病是导致并发症的潜在原因

　　任何呼吸病理状况(例如慢性阻塞性肺病或限制

性肺病)应该进行仔细的评估,即使由于气道狭窄的原因这些患者的肺功能测试通常不可靠。支气管镜和胸 CT 很有帮助。术后由专门护理人员提供重症护理和及早进行的呼吸道物理治疗尤为重要。

任何运动缺陷(外伤后下肢瘫痪,或与横膈膜、呼吸肌障碍相关的四肢轻瘫,或由于骨科疾病造成的强迫卧位)也都需要加以考虑。在头外伤后,常出现癫痫发作,特别是在术后阶段有额外的外科应激作用。在术后前几天,应仔细进行认知障碍的评估来确保患者的配合度。对所有有颅脑损伤病史的患者,术前都应用动态屈伸放射影像以除外颈椎椎体不稳定的可能,因为术后强迫弯曲头部会潜在增加其不稳定。

特别注意的是,要评估气管切开患者及喉气管狭窄患者吞咽障碍的可能性。可以吞咽亚甲蓝后用纤维镜评估,在可疑的病例,用电视透镜检查可以发现亚临床的误吸。

术后控制高血压和监测凝血情况以减少出血的风险。在任何手术,糖尿病都会增加感染可能(尤其是金黄色葡萄球菌),造成伤口愈合减慢。必须用高剂量的质子泵抑制剂防止胃食管反流,甚至是在无症状的患者。

(米悦　张娜　译)

参考文献

1. Grillo HC, Mathisen DJ, Wain JC. Laryngotracheal resection and reconstruction for subglottic stenosis. Ann Thorac Surg 1992;53(1):54–63
2. Laccourreye O, Brasnu D, Seckin S, Hans S, Biacabe B, Laccourreye H. Cricotracheal anastomosis for assisted ventilation-induced stenosis. Arch Otolaryngol Head Neck Surg 1997;123(10):1074–1077
3. Peña J, Cicero R, Marín J, Ramírez M, Cruz S, Navarro F. Laryngotracheal reconstruction in subglottic stenosis: an ancient problem still present. Otolaryngol Head Neck Surg 2001;125(4):397–400
4. Macchiarini P, Verhoye JP, Chapelier A, Fadel E, Dartevelle P. Partial cricoidectomy with primary thyrotracheal anastomosis for postintubation subglottic stenosis. J Thorac Cardiovasc Surg 2001;121(1):68–76
5. Rea F, Callegaro D, Loy M, et al. Benign tracheal and laryngotracheal stenosis: surgical treatment and results. Eur J Cardiothorac Surg 2002;22(3):352–356
6. Ashiku SK, Kuzucu A, Grillo HC, et al. Idiopathic laryngotracheal stenosis: effective definitive treatment with laryngotracheal resection. J Thorac Cardiovasc Surg 2004;127(1):99–107
7. Ciccone AM, De Giacomo T, Venuta F, et al. Operative and non-operative treatment of benign subglottic laryngotracheal stenosis. Eur J Cardiothorac Surg 2004;26(4):818–822
8. George M, Lang F, Pasche P, Monnier P. Surgical management of laryngotracheal stenosis in adults. Eur Arch Otorhinolaryngol 2005;262(8):609–615
9. Primov-Fever A, Talmi YP, Yellin A, Wolf M. Cricotracheal resection for airway reconstruction: The Sheba Medical Center experience. Isr Med Assoc J 2006;8(8):543–547
10. Amorós JM, Ramos R, Villalonga R, Morera R, Ferrer G, Díaz P. Tracheal and cricotracheal resection for laryngotracheal stenosis: experience in 54 consecutive cases. Eur J Cardiothorac Surg 2006;29(1):35–39
11. Marulli G, Rizzardi G, Bortolotti L, et al. Single-staged laryngotracheal resection and reconstruction for benign strictures in adults. Interact Cardiovasc Thorac Surg 2008;7(2):227–230, discussion 230
12. Grillo HC, Zannini P, Michelassi F. Complications of tracheal reconstruction. Incidence, treatment, and prevention. J Thorac Cardiovasc Surg 1986;91(3):322–328
13. Donahue DM, Grillo HC, Wain JC, Wright CD, Mathisen DJ. Reoperative tracheal resection and reconstruction for unsuccessful repair of postintubation stenosis. J Thorac Cardiovasc Surg 1997;114(6):934–938, discussion 938–939
14. Krajc T, Janik M, Benej R, et al. Urgent segmental resection as the primary strategy in management of benign tracheal stenosis. A single center experience in 164 consecutive cases. Interact Cardiovasc Thorac Surg 2009;9(6):983–989
15. Mansour KA, Lee RB, Miller JI Jr. Tracheal resections: lessons learned. Ann Thorac Surg 1994;57(5):1120–1124, discussion 1124–1125
16. Deslauriers J, Ginsberg RJ, Nelems JM, Pearson FG. Innominate artery rupture. A major complication of tracheal surgery. Ann Thorac Surg 1975;20(6):671–677
17. Couraud L, Bruneteau A, Martigne C, Meriot S. Prevention and treatment of complications and sequelae of tracheal resection anastomosis. Int Surg 1982;67(3):235–239
18. Wright CD, Grillo HC, Wain JC, et al. Anastomotic complications after tracheal resection: prognostic factors and management. J Thorac Cardiovasc Surg 2004;128(5):731–739
19. Dedo HH, Fishman NH. Laryngeal release and sleeve resection for tracheal stenosis. Ann Otol Rhinol Laryngol 1969;78(2):285–296
20. Biller HF, Munier MA. Combined infrahyoid and inferior constrictor muscle release for tension-free anastomosis during primary tracheal repair. Otolaryngol Head Neck Surg 1992;107(3):430–433
21. Grillo HC, Mathisen DJ. Primary tracheal tumors: treatment and results. Ann Thorac Surg 1990;49(1):69–77
22. Grillo HC. Complications of tracheal reconstruction. In: Grillo HC, ed. Surgery of the Trachea and Bronchi. Hamilton, London: BC Decker Inc. 2004
23. Grillo HC, Donahue DM, Mathisen DJ, Wain JC, Wright CD. Postintubation tracheal stenosis. Treatment and results. J Thorac Cardiovasc Surg 1995;109(3):486–492, discussion 492–493

第 5 篇

头颈手术并发症：
大唾液腺手术

第 **22** 章
唾液腺手术和唾液腺内镜手术并发症

H. Iro, J. Zenk

简介

尽管近几年手术治疗已规范化并且对外科医生提供了帮助,大唾液腺手术(腮腺、颌下腺和舌下腺)仍具有挑战性。避免并发症的发生不仅需要手术技巧和适当的手术器械,外科医生还必须熟悉面神经复杂的解剖和邻近的血管及神经结构。这些组织和解剖结构因炎症、肿瘤、先前的手术、放射治疗而发生了改变,这些方面就变得更加重要。本章主要讨论并发症及其处理方法,以及如何防止和避免在唾液腺术中出现并发症。

诊断

临床检查

除了详尽的既往史和个人症状外,由耳鼻喉科专业医生进行完整的临床检查是十分必要的。颈部和腺体的触诊非常重要,可以了解肿块的位置、尺寸、活动性和质感。腺体按摩的主要目的是帮助评价唾液从口腔的分泌情况。术前可通过 House 和 Brackmann[1] 标准进行面神经功能临床评估。

影像学检查

术前与术后大唾液腺的解剖和病理成像主要方

法是超声检查。它无创、经济并且没有辐射或造影剂。应用这种方法可以很容易对肿物和病理改变进行定位和计数[2]。在一段时间里,Stenson 和 Wharton 导管唾液腺内镜已经缩短了对不明水肿、涎石、导管狭窄和炎症改变的诊断差距[3,4]。

我们的观点是,超声检查是对 MRI 或 CT 的补充,例如,腮腺深叶肿瘤或浸润性肿物侵入邻近组织(骨、颅底)。PET 在确定未分化癌的远处转移或复发方面有提示作用[5]。

> **注意**
> 超声是术前和术后评价大唾液腺解剖和病理的最好选择。

细针抽吸细胞学检查、芯针活组织检查和术中冰冻切片

细针抽吸细胞学检查(FNAC)在诊断唾液腺病变的意义是多样的。支持 FNAC 的因素包括没有并发症(出血、感染),更易设计手术方案,以及可以简单地压迫止血。如果发生感染,可以使用抗生素治疗葡萄球菌、链球菌感染。然而,只有在病理医生操作 FNAC 时才可以取得良好效果。

另一方面,FNAC 在诊断肿瘤类型上有一定的局限性,因此对治疗计划没有太大影响。通过多方面的

研究证明这种方法的敏感性和特异性分别是 55% 和 98%[6]。最后，手术是大多数患者，甚至是 FNAC 阴性患者的解决方案。对于怀疑有恶性肿瘤的患者，术中冰冻切片有助于进一步诊断，即使这种方法会相当地偏离组织学参考标准[7]。例如，手术切除包括面神经且冰冻切片诊断不明时，则应等待明确的病理结果后再行二期手术。

> **注意**
> - FNAC 可用在手术或麻醉高危或因其他原因不能手术的患者，从而排除恶性的可能。
> - 针吸活组织检查是适合某些情况的检查方法，应该避免用于唾液腺肿瘤，因为有肿瘤细胞溢出的风险。

术中辅助治疗

面神经监测和面神经刺激

术中面神经监测可以更简单地确定面神经并持续监测神经功能[8,9]。术中面神经监测对于疑难病例有帮助，例如修正手术，对于腮腺手术中常规进行神经监测的必要性依然存在争议[10,11]。

争议一般包括神经监测的常规应用，除此之外还有术中需要更多的时间、错误的安全感导致手术匆忙并且不认真。然而，大多数研究没有描述假阴性情况[9]。如果术中没有使用神经监测，会承担法律后果[10]。我们的经验是，增加少量神经监测时间可以使手术变得更加简洁[9]。神经监测如果使用恰当，不会导致并发症，所以看起来不会有反对它应用的争论，当然这不会替代医生的解剖知识和手术经验。

> **注意**
> 囊外切除术中面神经监测是必要条件（见下文）。

显微镜或放大镜的应用

根据术中的情况，面神经及其分支的准备，既可以裸眼也可以借助光学仪器（如显微镜或放大镜）来完成。教条的陈述在这里是不适用的。这些辅助方法对于修复手术和重建外科均有帮助。

腮腺和颌下腺手术

在大多数情况下，良恶性腮腺或颌下腺肿瘤适合开放性手术。外科治疗同样也包括不明的全身性疾病（例如干燥综合征或结节病），或炎性改变如涎石病、慢性复发性涎腺炎。

技术

根据侵袭程度不同，腮腺手术有如下分型。

样本活检

活检风险相对低，例如，经耳屏前取腮腺组织。适用于区分唾液腺炎性疾病或可疑淋巴瘤。不恰当的肿瘤活组织检查应当避免，例如多形性腺瘤有肿瘤细胞溢出的风险（图 22.1）。

剜除术

在过去，剜除术是手术打开肿瘤被膜，然后取出囊内肿瘤。这项技术至今仍在应用，例如，神经外科手术中脑肿瘤的干预。这种方法在腮腺肿瘤的治疗中被认为已经过时了。

囊外切除

这项技术是从囊外健康组织中切除肿瘤，理论上应连同周围的健康腮腺组织一起切除。囊外切除经常

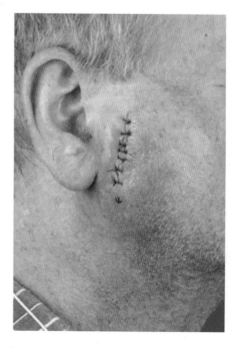

图 22.1　不恰当的活组织检查有肿瘤溢出的风险。确定性手术治疗期间切除活检周围皮肤。

被错误地称为去核术,应当避免这种错误。与部分腮腺切除不同,面神经主干没有暴露[12]。

部分腮腺切除术

在暴露面神经主干后,只有一部分腮腺连同肿瘤和周围的腺体组织被切除。大部分腺体保留在原位。

腮腺侧面或浅叶切除术

在暴露面神经主干及其分支后,将整个腺体侧面部分被切除。

腮腺完全切除术

是指在暴露面神经及其分支后完整切除腺体。这与"腮腺近全切除术"同意,通常根据术中的发现,保留一些腺叶在原位。

根治性腮腺切除术

在腮腺恶性肿瘤大范围侵犯面神经情况下,根治术是指切除部分或全部面神经,通常伴随着重建措施。除了神经缝合、神经移植,还应用其他静态或动态复原瘫痪面肌的方法[13,14]。动态复原,例如应用颞肌或咬肌[15]。静态复原用固定用具来完成,应用阔筋膜、同期眼睑缝合或跗骨舌成形术,将金或铂质的植入物植入上睑[16]。

颌下腺切除术

颌下腺一般通过平行于下颌骨的水平皮肤切口切除。腺实质(包括钩状突起)连同部分主输出导管一起切除。因为有唾液瘘的可能,故不做腺体部分切除。

常规术后流程

> **注意**
> ● 术部一般没有明显的肿胀或疼痛。如果有,一定要考虑并发症的可能,并且做相应的检查。
> ● 定期间断行绑带更换、伤口控制以及临床面神经功能测试。

伤口引流

手术的最后阶段,精细的止血和植入引流管可防止术后血肿和血清肿。对腮腺术后应用 Redon 引流有不同看法。由于有直接接触面神经的可能,我们更愿在腮腺术后用橡皮条引流。在颌下腺根除术,我们也用标准尺寸的 Redon(10F)负压引流直到术后第二天。是否拔除引流要看每天引流的量(<20mL/d)。

术后伤口分泌物的量与肿瘤组织学有关 (恶性>良性),也与年龄、性别、术中出血量和高血压有关[17]。在少数手术是不需要引流的,例如组织活检或局限的囊外切除。

伤口处理

伤口绷带包扎类型和技巧经常是如何获得良好伤口愈合的讨论内容。在临床实践中无疑是要压迫绷带来防止血肿、血清肿、涎腺囊肿和唾液瘘的出现,特别是没有引流或伤口范围较大时(图 22.2)。Jianjun 等[18]在他们的书中强调加压绷带的重要性,他们建议采用一种特殊的包扎方法(类似于头戴式耳机)来减轻术后瘘管和伤口愈合障碍:这种方法在受试组取得了极大的成功。

然而,在特殊情况下(已知的心脏缺陷、免疫抑制、唾液腺炎性改变、手术时间大于 4 小时),围术期预防应用抗生素是权宜之计,但不应该常规使用[19]。

在术后 7 天可以安全拆除皮肤缝线。

典型的术后并发症

唾液腺手术典型的并发症包括伤口愈合不良、伤口感染(外耳炎、裂开、瘢痕增生)、血肿、涎腺囊肿、唾液瘘、皮肤切口周围或耳大神经支配区域麻木和感觉异常、暂时或永久性面瘫,以及后期 Frey 综合征或味觉性出汗[20]。

血肿和伤口愈合不良

术后马上出现的伤口愈合不良经常与血肿、血清肿和涎腺囊肿有关,因此这些现象在这里一起讨论。除此之外,患者的特点(血液凝固状态、血管状况、免疫状况)、创面的大小和手术范围与发生这些问题有关。双极电凝止血和中断大静脉(下颌后静脉)或动脉(上颌动脉) 血流能防止术后出血。术后出血概率在3%~7%。最主要原因是术中止血不充分和术后动静脉血压突然增高[21,22]。

> **注意**
> 凝血抑制剂(苯丙香豆素、氯吡格雷、阿司匹林)应该在术前停用至少 1 周。如果抗凝药不能中止,则建议转换为低分子肝素或全身肝素化。

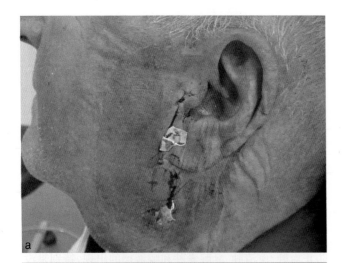

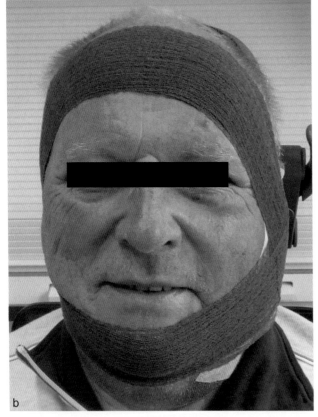

图 22.2　术后血肿。(a)术后血肿用橡皮条引流。(b)在引流血肿后,加压绷带可有效地防止出血和水肿。

出现并发症的最先表现通常是伤口周围疼痛、肿胀。如果这种快速进展的肿胀是在腮腺全切除术后出现的,应该最先想到术后急性出血及血肿。通常表现为皮肤颜色发青,但有时仅表现为肿胀(图 22.3)。

根据出血或血肿的程度进行紧急处理,以防止失血过多或颈部软组织肿胀:皮肤和皮下的缝线必须拆除,血肿一定用吸引器清除,同时保护面神经。

在颈深部软组织严重出血患者,必须要保证呼吸道通畅。如果压迫止血不能成功,则要进行手术修复(图 22.4)。另外,还要冲洗术部、留置橡皮引流管和应用加压绷带。

如果在术后 3~5 天去除引流后才发生水肿且唾液腺组织保留,唾液在术腔积存,唾液腺囊肿甚至血清肿可能形成。若周围广泛的显著疼痛,建议重新打开伤口、取出分泌物并放置另外的引流管。如果出现血肿、血清肿或涎腺囊肿,应给予抗生素来避免出现继发性感染。然后用抗菌溶液和生理盐水冲洗。在少数严重病例中,可以使用超声估计其大小,然后决定是穿刺后用加压绷带或单纯穿刺。无论选择哪一种,这些患者都需要远期监测直到问题解决。

如果术后术部明显变红,则是蜂窝织炎的征象,需要应用抗生素。脓肿必须刺破或切开。正常的皮肤细菌如金黄色葡萄球菌是术后伤口感染最常见的细菌。抗生素应该选择 β-内酰胺酶抑制剂如阿莫西林、二代头孢,如果青霉素过敏,应用克林霉素。在个别病例中,抗生素的选择应该参考菌培养结果。除了应用抗生素,我们对脓肿形成病例要行切开引流。

皮瓣坏死是腮腺切除术后少见的并发症[21]。坏死通常从皮瓣尾部末端发展(图 22.5)。特别是,如果皮瓣是用于面部整形的,那么坏死的风险相应地增加。除了术中处理皮瓣(干燥、加压)可造成坏死,最主要的因素包括尼古丁滥用、糖尿病或以前进行过放疗[23,24]。治疗包括去除坏死组织,治疗后关闭术腔。

涎腺囊肿、血清肿和唾液瘘

涎腺囊肿可以发生在唾液腺术后, 也可发生在唾液腺穿透伤(图 22.6)。涎腺囊肿是唾液的累积形成的,不在导管里(也叫潴留性囊肿)就在外伤后的腺体实质里,这种病例通常定义为炎性反应,例如假囊肿。在腮腺部分或侧部切除术后, 发病率在 5%~10%[22,25]。血清肿的临床表现情况大致相同,但它是以低浓度淀粉酶为特点的。然而这没有实际的影响。

在文献里大多是以病例形式描述治疗方法的[26]。包括反复的穿刺抽吸和适当的加压绷带包扎。大多数病例完全恢复要 4~6 周。如果打开伤口引流涎腺囊肿,可能造成唾液腺瘘,并且至少要 6 周才能闭合[27]。如果组织有炎性改变,可能存在葡萄球菌感染,需要应用抗生素。

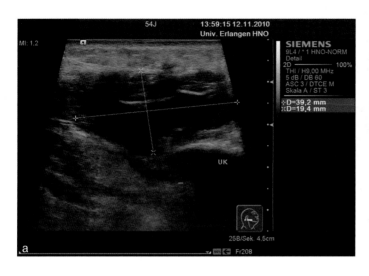

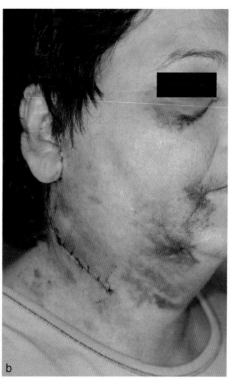

图 22.3　54 岁女性患者血肿。(a)右侧腮腺术后超声影像。腮腺全切除患者应用抗凝药出现广泛的部分组织血肿(+…+4×2cm)。(b)血肿清除后 1 周的临床表现。蓝色和黄色区域为出血吸收的迹象。注意在做面神经监测的部位仍然有一个弥漫的血肿(嘴和眼的侧面)。

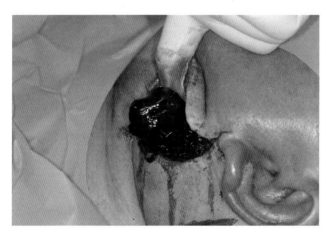

图 22.4　部分腮腺切除术后手术清除大血肿。从开始就用手指可以防止面神经损伤。

注意
在少见的顽固性涎腺囊肿病例,可以口服(异丙托溴铵)或皮下注射(东莨菪碱)抗胆碱能药物。

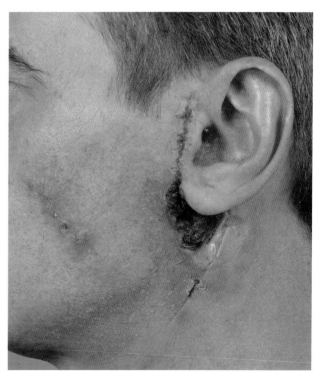

图 22.5　腮腺切除术后皮瓣坏死。

　　要考虑相对禁忌证和潜在的全身性不良反应。现在,鼓索神经切除是确定禁忌证。最近应用肉毒毒素也取得了成功[28]。Witt[26]的一项研究证实了部分腮腺切除术要比腮腺全切除术更易发生涎腺囊肿。不管涎腺囊肿是否被刺破,所有的病例都在 4 周内愈合且没有并发症。作者得出结论,可以在术后等待至少 4 周行超声评估后再考虑远期治疗方案。

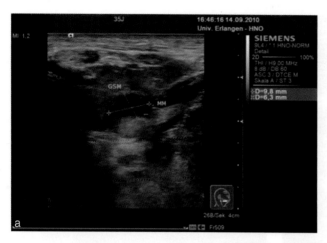 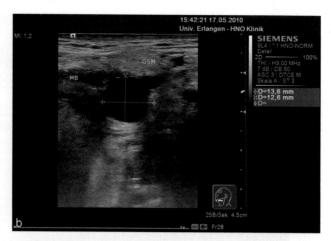

图 22.6　颌下腺囊肿。(a)唾液腺内镜手术和导管切开术去除结石后右颌下腺囊肿的超声影像(纵断面)。MM,下颌舌骨肌;GSM,颌下腺;+...+,囊肿。(b)经口入路涎石切除术后左侧颌下腺囊肿的超声影像(纵断面)。GSM,颌下腺;MB,口底;+...+,囊肿。

　　考虑到术后伤口愈合不良,包括唾液瘘,我们调查了 452 例腮腺手术患者,发现发病率在9%(图22.7)。部分腮腺切除术后并发症发病率最低。腮腺全切除术后平均 2.3 周唾液分泌停止,腮腺外侧切除术约需 4.6 周,部分腮腺切除术约需 4 周。所有瘘管在 11 周内愈合[12,20]。Jianjun 等阐述用腮腺筋膜覆盖缺损可以显著减少唾液瘘的发生率[29]。据报道,远期应用加压绷带也可以减少其发生率[18]。与涎腺囊肿相似,唾液瘘的治疗包括应用抗胆碱能药物。根据我们自己的经验和文献报道,局部注射四环素能加快愈合[30-32],因为局部炎症反应可导致瘘管闭合。肉毒毒素也可以有效地抑制唾液腺分泌[33]。如果瘘管持续存在,可以在修复手术中将肉毒毒素置于创面边缘,如果有必要,可以放入 TachoSil 片 (Takeda Pharmaceuticals, Zurich, Switzerland) (一种含有人血纤维蛋白原、凝血酶及马白蛋白、胶原等活性物质的海绵)。

　　在考虑修复手术去除剩余唾液腺和伴随的损伤面神经危险之前,有必要考虑局部照射残留的唾液腺组织,剂量最高到30Gy(图22.8)[34]。最后,手术切除残留的腺体。

皮肤切口区域或耳大神经支配区域感觉缺陷

　　暂时性的皮肤切口区域感觉异常是不可避免的,我们应该特别注意保留耳大神经。腮腺手术越小,感觉异常出现的概率越高。文献报道腮腺切除术后感觉缺陷和感觉障碍的发生率为57%。

　　在这些病例中,有超过一半患者症状减轻或恢

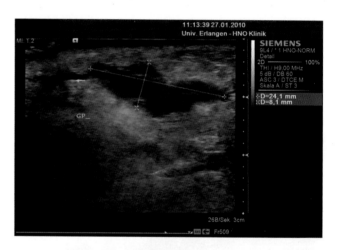

图 22.7　右侧腮腺切除咬肌附近肿物后唾液瘘和涎腺囊肿的超声影像(水平)。GP,腮腺。Stensens 管(箭头)在术中被打开。

复正常[35,36]。Nitzan 等[32]发布了这个参数中等强度的平均值,认为对总体生活质量的影响没有显著意义。问题的出现与戴耳环、打电话、剃须和梳头有关。Colella 等[37]报道耳大神经支配区域感觉缺陷通常导致很小的不适感,不是真正的并发症。定性和定量试验显示,80%的病例表面敏感性增加,20%仅中等功能紊乱[38]。另一方面,耳大神经保留的患者术后评估显示生活质量和感觉短缺的视觉模拟评分显著更高[39]。

　　在耳大神经损伤后发生溃疡的病例,要考虑到自身攻击的精神疾病(精神病、人格障碍)。耳大神经损伤后,会出现神经瘤这种罕见并发症。这些病例需要手术切除肿瘤并做病理检查,还要和肿瘤复发相鉴别(图22.9)。

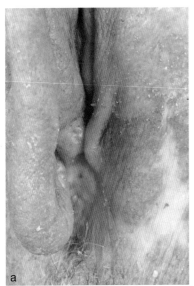

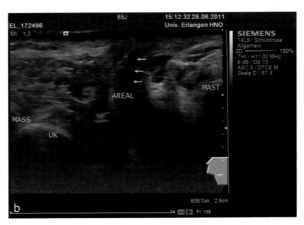

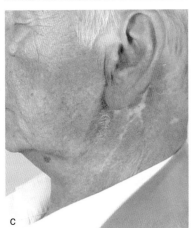

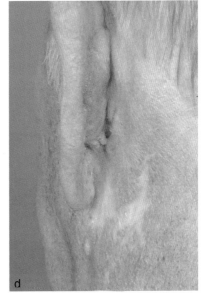

图 22.8 一名 65 岁患者部分腮腺切除术后唾液瘘。在其他医院曾 10 次试图封闭瘘管,我们研究使用包括肉毒毒素和四环素两种方法尝试封闭瘘管。因为切除腮腺有损伤面神经的风险,患者接受了局部放射治疗(30Gy)。(a)临床所见。(b)在放疗前超声水平面可见唾液瘘。MASS,咬肌;MAST,乳突;UK,下颌;AREAL,达面神经主干的瘘。(c)放疗后出现唾液瘘。放射区域皮肤变白。(d)放疗3 个月后瘘管消失。

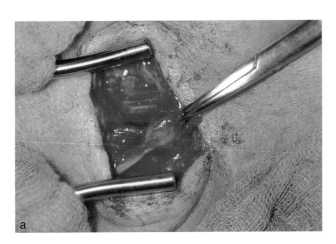

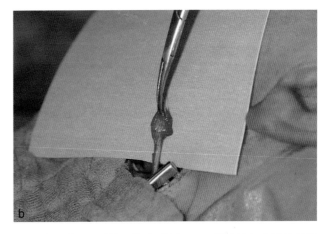

图 22.9 腮腺切除术损伤耳大神经后几年出现神经瘤。(a)胸锁乳突肌和耳大神经近端神经鞘瘤(钳夹)。(b)耳大神经末端神经鞘瘤被切除。

面神经损伤和麻痹

暂时性面神经麻痹

文献报道暂时性或早期术后面神经麻痹的发病率在18%~65%，永久性面神经麻痹的发病率在0~19%。这与显著发病率有关，干扰了日常生活并损害了容貌[8,21,40-42]。腮腺全切除术后38%的患者出现暂时性面神经麻痹，腮腺侧面切除术和部分腮腺切除术后发病率分别为26%和5.9%（图22.10）[20]。囊外切除术后发病率低于5%[12]。对于术后出现显著麻痹的病例，没有研究显示应用可的松有效。

永久性面神经麻痹

依据手术方式（腮腺部分、侧面或全切除术），永久性面神经麻痹发生率在0~3.1%[20]文献报道发病率在6%~10%[43-45]。术后面瘫程度及其预后可以由肌电图评估，在损伤10~12天后才能显示明显的结果。在明显的面神经麻痹患者（House指数 V 和 VI），特别要注意防止眼睑闭合障碍导致的角膜损伤。除了用眼膏（例如维生素 A、维生素 B₁、泛酸钙），在夜间建议用表面玻璃绷带。

从静态或动态修复意义来说，建议至少 1 年以后再行手术治疗，因为在此期间神经可持续再生。如果在这段时间后确定神经不可能恢复，可以移植金砝码或白金链直到功能恢复。这项操作可以在任何时刻撤消[46]。物理疗法、电刺激法、生物反馈法或积极练习是否能促进预后并提高面神经麻痹治愈率还值得商榷。至于贝尔面瘫，Teixeira 等[47]做了系统的文献检索，认为这些方法没有显著效果。其他作者的观点是物理疗法可以作为周围性面神经麻痹的保守治疗方法，在康复阶段有积极意义。物理疗法可用于面神经中等程度的急性损伤和慢性的局部损伤。在严重损伤病例，治疗集中在通过代偿运动获得功能改善[48]。在愈合期可以注射肉毒毒素有效地治疗面肌联运症[49]。

Frey 综合征

根据研究方法的不同，Frey 综合征或味觉性出汗的发病率在2%~80%。10%~15%的病例需要治疗[21,50]。按照 Nitzan 等[32]的研究，57%的患者在腮腺术后有该症状，但对生活质量没有任何影响。本文主要关注如何避免该并发症。在伤口和皮下组织之间植入脂肪、筋膜、肌肉、浅表肌腱膜系统（SMAS）或同种异体物的长远效果或多或少值得怀疑[51-53]。

避免出现 Frey 综合征的决定性因素在于手术操作范围。我们发现，部分腮腺切除术后该并发症发病率最低，而且和去除组织的范围呈正相关。患者的评分反映了临床结果，并和腺体去除范围显著相关。这些发现在文献中也有报道[20]。如果味觉性出汗十分烦人并且局部油膏或除臭剂无效[54,55]，可以皮内注射肉毒毒素治疗。

受影响的皮肤区域用小型试验变得可见，该区域被划分为每块 1cm² 的区域。然后在每个区域注射 2.5 个单位的肉毒毒素 A。Frey 综合征被抑制 6~9 个月后，必须再次治疗（图22.11）[49]。另外，应用 1%~2%的格隆溴铵（抗胆碱能剂）在双盲研究中也被证实有效[54]。局部应用软膏的效果可以持续几天。

肿瘤复发

恶性唾液腺肿瘤和良性多形性腺瘤复发可以看作晚期并发症（图22.12）。这特别适用于晚期和未分化的肿瘤。因此对唾液腺恶性肿瘤必须要随访至少

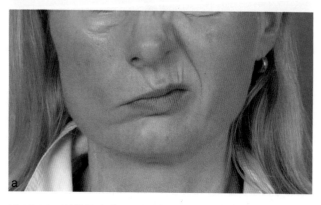
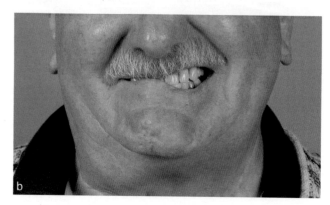

图 22.10　面神经麻痹。(a)右侧腮腺恶性肿瘤根治术后 6 个月遗留永久性面神经麻痹（House V）。用耳大神经移植后还没有再生的迹象。(b)部分腮腺切除术后暂时性面神经麻痹（House III）。

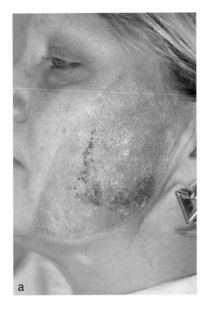

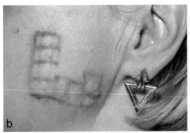

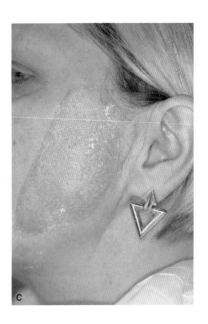

图 22.11　小型试验。(a)腮腺全切除后 Frey 综合征。小型试验显示皮肤出汗的区域(蓝色)。(b)在试验阳性区域做皮肤标记和注射肉毒毒素。(c)肉毒毒素治疗 4 周后小型试验。没有发现味觉出汗现象。

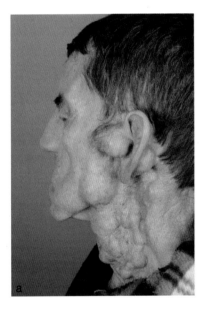

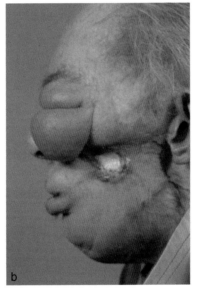

图 22.12　复发。(a)一名罗马尼亚 60 岁男性患者良性多形性腺瘤多处复发。他 30 年前在当地进行了手术，几年后再次手术。面神经已经麻痹。尽管是良性肿瘤，我们仍行根治性手术去除了皮肤和组织，并且移植了股外侧皮瓣。术后放疗对该病例有效。(b)未分化唾液腺癌根治术及放化疗后复发。可见眼眶巨大水肿，游离骨暴露。这个病例显然要做姑息性治疗。

10 年[56]。

　　这种情况在良性肿瘤特别是多形性腺瘤有所不同。复发的原因在于不完全的切除(裸区)或术中肿瘤暴露后肿瘤细胞种植[57]。原发肿瘤的切除范围在文献中是一个需要进一步讨论的要素。

　　主要是反对局限的局部切除，例如囊外切除和腮腺部分切除，认为这会增加复发的风险。在本章中必须要区分现代的囊外切除技术和传统的剜除技术，剜除术复发率为 20%~40%。有几项研究显示多形性腺瘤囊外切除的复发概率低于浅表腮腺切除术或腮腺全切除[45,56,58,59]。例如，平均随访期 12.5 年后，McGurk

等[60]发现囊外切除(n=380)和浅表腮腺切除术(n=95)的复发率为 2%。Rehberg 等[45]报道囊外切除复发率为 2.3%，浅表腮腺切除术为 0，腮腺全切除术为 15.4%。因此囊外切除的复发率同浅表腮腺切除术和腮腺全切除术相似，即 0~5%[21,44,58,60]。

　　理论依据是肿瘤复发率增加，特别是多形性腺瘤、肿瘤包膜不完整、存在伪足或者卫星结节穿过了包膜。因此，认为如果在肿瘤上或邻近肿瘤部位切除而非整块切除，复发的可能会增高。有几项研究挑战了这个理论，即不完整的包膜是复发的主要来源。Donovan 和 Conley[57]发现有 60% 的大块切除作为腮腺表浅切除的一部分,当切开面神经表面时肿瘤被膜部分暴露。此外,21%的病例肿瘤已扩展至组织学标本的边缘,而且 40%的病例只存在极窄的切缘。尽管如此,复发率并没有增加。

为了明确复发的危险因素,Ghosh 等[61]重新评估分析了 83 例多形性腺瘤组织学切片。平均随访 12.5 年,他们发现在切片边缘存在肿瘤细胞的病例复发率为 17.6%,而肿瘤在边缘以内 1mm 而不是直接在边缘的病例复发率仅为 1.8%。因此他们得出结论,仅仅含 1~2 层细胞的结缔组织就可以防止复发(即保留一定安全缘)。

2002 年,Witt[62]进行了一项组织学样本的回顾性研究,发现囊外切除、表浅切除和腮腺全切除几乎总是导致灶性被膜暴露,这几种技术的复发率没有明显区别。

复发的治疗包括彻底去除多灶性肿瘤。最终结果也经常需要切除面神经。放射治疗可以防止微小残留的癌灶远期复发[63]。

容貌和生活质量

最近有很多关于腮腺切除术后美容问题的报道[60,62,64]。Nitzan 等[32]报道,问卷调查显示,70%的患者因腮腺表浅或全切除术后容貌改变而感到不安,60%是由于瘢痕,58%由于局部凹陷。然而,这些参数对生活质量的重大影响不能检测。Marshall 等[50]报道 26.9%的患者术后不久出现了皮肤外形的改变,但只有 3.1%有长期的问题。常规腮腺手术后患者的容貌受损情况应由医生用视觉模拟量表进行评估(0~10 分)[64]。

目前已有报道通过手术技术来改善美容效果。特别是,腺体组织去除的量与面部轮廓凹陷有关。Roh 等[58]报道比较了表浅腮腺切除或腮腺全切除,部分腮腺切除在瘢痕和面容方面患者评分更高。我们的研究显示,比较全切、表浅和部分腮腺切除,近 80%的患者不满意美容效果,但是平均分并不是很低。值得注意的是,外观美容的感知和面神经麻痹的发生率没有显著相关性。在这参数上,涉及患者感知一般状况的平均分和腮腺手术的种类没有显著联系[20]。这和先前研究的结果相符,腮腺切除没有对生活质量或健康状况造成显著影响[32,65,66]。然而,如果患者有持续的并发症,这一评分将和面神经麻痹评分、Frey 综合征、耳郭

感觉缺失和容貌美观呈正相关(P=0.01)。显著相关表明有潜在影响并需要预防和治疗。

防止组织缺损的关键在于尽最大可能限定手术范围。对于广泛缺损,我们已经描述了游离脂肪移植、带蒂胸锁乳突肌旋转成形术、填充 Alloderm(LifeCell,Bridgewater,NJ,USA)或者游离带微血管肌肉皮瓣等方法[67-69]。为了远期隐藏明显的瘢痕,整容手术中可以在耳后做皮肤切口,然后继续向上直达发际。

颌下腺切除术后并发症

除了瘢痕形成、皮肤感觉异常和舌神经损伤,McGurk 等[70]最近报道了神经疾病和其他颌下腺切除并发症。1798 例患者的非神经并发症如下:出血 0~14%、瘘管 0~4%、术后感染 0~14%、皮肤感觉异常 0~16%、瘢痕形成 0~16%,面神经下颌支暂时性及永久性麻痹分别为 9.6%和 3.3%。至于对舌神经和舌下神经的影响,短暂性麻痹发生率分别为 1.9%和 0.5%,永久性麻痹发生率分别为 1.6%和 1.4%。

此外,单侧颌下腺切除也导致非刺激性唾液分泌显著减少,这将会对口腔卫生造成重大影响、增加发生龋齿风险以及进展性口腔干燥[71]。

为了防止这些并发症,相同的条件下对腮腺手术也基本适用。在这一点上,最有效的预防措施是避免切除腺体并应用保留腺体的方法。例如,Iro 等[72]认为只有 3%的阻塞性涎腺炎患者需要切除腺体。

涎腺内镜手术和经口手术

涎腺内镜手术

涎腺内镜手术是应用微创方法通过直接目测对导管系统进行诊断(内镜诊断)或进行治疗(内镜介入)。介入除了包括篮式取出涎石或碎石,还有扩张、开放狭窄的导管。每个病例的操作包括用林格液或生理盐水逆行灌洗,经常导致介入后肿胀、疼痛甚至化脓性涎腺炎[3,4,73]。肿胀程度与操作持续时间相关。其他与涎腺内镜相关的手术包括 Whaton 导管乳头切开和末梢导管切开,以及所谓的 Stenson 导管小乳头切开。应当尽可能避免用造袋术或导管再插入术切开 Stenson 导管,因为有很高的导管狭窄风险(图 22.13)[3]。

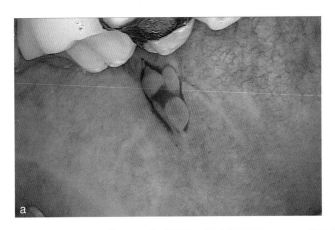
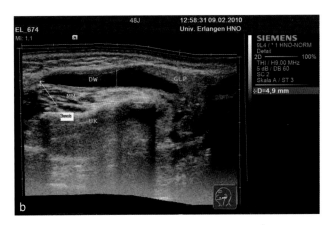

图 22.13　Stensen 管。(a)在试图经口取出涎石后,Stensen 管口左侧的狭窄和肉芽组织。涎石被取出,即使在术后几周出现严重的疼痛和狭窄。(b)超声影像水平面显示一膨胀的 Stensen 管(+...+4.9mm,DW)邻近咬肌之上的狭窄导管(箭头)。不可能重新开放导管,需行腮腺切除术。MM,咬肌;UK,下颌骨;GLP,腮腺。

> **注意**
> 在导管口的操作有时可导致持续疼痛数日。

内镜诊断后无异常需要患者及医生进行腺体按摩。每天用力按摩 3~4 次比每小时轻柔按摩一次效果要好。重要的是首先压迫腺体实质,然后用手向导管末端开口方向按压。可以反复进行此操作。

由于逆行冲洗后存在细菌感染性涎腺炎的风险,每名患者需要围术期应用抗生素,根据操作时间和术后立即出现的症状可延长 3~5 天。抗生素可选择阿莫西林/舒巴坦、阿莫西林/克拉维酸、二代头孢菌素、罗红霉素或克林霉素。术后可以应用非甾体抗炎药(如萘普生 250mg),一方面可以充分地按摩腺体,另一方面也可以减少肿胀。在显著疼痛病例,必须改变药物治疗方法,例如口服安乃近或静脉给予对乙酰氨基酚。

介入内镜和诊断内镜的处理是相同的。如果操作持续 45 分钟以上,我们推荐静脉给予抗生素,住院患者监护 1~2 天。对术后腺体高度肿胀的病例,给予 250mg 氢化可的松非常有效。

如果行小乳头切开或导管末梢切开,预防导管狭窄就非常重要。如果术后腺体按摩没有分泌物流出,需要小心地扩张管口,如有必要可在局麻和显微镜下操作。我们用一个圆锥形的扩张器来扩张泪点,这也用在泪道手术。

重要的是,如果导管再狭窄并且伤口感染,原则上不需要立刻重新开放导管。相反,如果患者能耐受这些症状,这对局部肿胀和炎症消退很有作用。介入

治疗 4~6 周后,很容易行再次手术或再次内镜。

成人和儿童的慢性复发性涎腺炎,可作为随访的特殊病例。在介入内镜术中用可的松冲洗后,建议管内应用 6~8 周泼尼松龙(成人 50mg)。例如,用利多卡因表面麻醉后,扩张导管口,通常很容易在管内放置一个 22G 静脉留置针。然后可以在相对高压下将药物注入导管,患者 1 小时内不能进食,也不能按摩腺体。根据合作程度,可以给大于 5~7 岁的儿童做同样的操作,但也有例外。

症状持续的病例在随访中要反复做导管内镜。

经口唾液腺手术

经口唾液腺手术包括颌下腺、舌下腺和腮腺导管手术。另外,小唾液腺肿瘤、舌下囊肿和舌下腺可以经口彻底切除。前面已经介绍了经口切除颌下腺,但该方法至今还没有确立[23]。

口腔黏膜的修复通常进展良好,所以即使在大范围手术后,可以进食流质或泥状食物。接受大范围颌下腺腺门区导管切除的患者通常可以在手术当晚开始恢复正常饮食。

随访必须关注伤口愈合情况,防止感染和导管狭窄,也要注意并发症(舌神经损伤<1%,导管切除后舌下囊肿<1%)。

基于 1000 例经口手术,总结以下有用的措施[71,72]:

● 使用可吸收缝线(Vicryl P3 4-0)避免缝线脱落,效果不理想。

● 唾液腺有潜在炎性改变的病例,建议围术期预防性应用抗生素,可根据术中所见延长使用。

• 为了预防术后肿胀及由此导致的疼痛,手术之前特别建议应用 250mg 泼尼松龙,而糖尿病、胃十二指肠溃疡和青光眼患者慎用。这些病例要采取适当的措施,例如监测血糖,应用质子泵抑制剂或进行眼科检查。

• 可在术后立即使用抗菌剂漱口,例如 Meridol(氯已定、葡萄糖酸盐)或 Salviathymol(鼠尾草油、桉叶油、薄荷油、桂皮油、丁香油、茴香油、百里香酚),以促进伤口愈合及清洁,每小时应用一次。

• 在术后严重疼痛病例,必须静脉应用止痛药(如对乙酰氨基酚)。我们的经验是,安乃近证实有效。在最开始几天应该常规每隔一定时间应用止痛药,而不是有需求才给,因为这能帮助进食和进行治疗(例如腺体按摩)。

典型的术后并发症

术后出血少见,可以在局麻下用双极电凝止血或用棉签压迫止血。为防止导管狭窄,特别是在广泛导管切开后,可以术后前 3 天每日检查腺体门部新的开口,例如口底扁桃体前侧区域。通过压舌板使舌居中并对受累腺体加压,以评估唾液的流出情况。扩张很有必要。在超声辅助下评估腺体梗阻、创伤愈合不良、肿胀和整体愈合情况,但是介入治疗后很少使用(<5%)。

舌下囊肿造袋术由于重建了表浅黏膜层,会导致复发(图 22.14)。文献里建议附上带缝合线的棉棒作为预防手段[74]。然而,如果反复复发,则要彻底切除舌下腺,保留颌下腺管和舌神经。

术后舌神经支配区域功能紊乱通常由神经的拉伸或挤压导致。通常在 9~12 个月完全恢复。如果神经在术中断裂,需要进行神经缝合。据报道,90%的病例功能恢复需要 1 年[75]。术前应告知患者这些可能。总之,永久性神经损伤的可能性显著低于 1%[71]。

体外冲击波碎石术

体外冲击波碎石术中冲击波在超声引导下集中于涎石。涎石被击碎,理想状态下变成小于 1.5mm 的碎片。

即使没有发现不良反应,也应该告知患者以下在头颈部应用冲击波理论上存在的危险。

• 出血、淤斑。

• 感染、脓肿形成(<5%)。

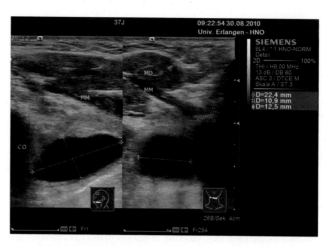

图 22.14 经口涎石手术后,甚至左侧舌下腺造袋术后复发,舌下囊肿复发的超声纵向和水平成像(+...+)。在这个病例中,舌下腺被切除。CO,口腔非常接近下颌。MM,下颌舌骨肌;MD,二腹肌。

• 以后腺体摘除可能(<5%)。

• 听力损伤、耳鸣(<0.1%)。

• 潜在的牙齿和眼损伤可能性(由不恰当应用引起,未见报道)。

绝对禁忌证是凝血功能障碍和腺体急性炎症[71]。

在做冲击波治疗前、治疗后 1 小时和 1 天行常规腺体超声检查。与此同时,在治疗前和治疗后 1 天对所有患者行听力测试,以检测潜在的与治疗相关的听力损失[71,76]。在治疗前,对疼痛非常敏感的患者需口服止痛药。10 岁以下儿童需要在全麻下进行[76]。

在器械集中在涎石区域以前,在外耳道内塞入棉花以保护内耳,防止冲击波发生器产生的声响造成声音创伤。

在超声辅助下将设备置入后,冲击波开始以低强度运行。在持续超声指导下不断增加强度,直到最大冲击波输出(3000~5000)。

注意
如果超声不能再定位涎石,则要终止治疗,因为涎石已经被彻底粉碎,或者患者不能合作,治疗也不可能再进行。

一旦涎石被冲击波粉碎,碎片会经腺体导管排出。这个过程可以由患者和医生经所谓的辅助措施完成。

催涎剂和腺体按摩能保证唾液持续流出。另外,结石可由导管口自然扩张排出，这是导管系统最狭窄部分。如果个别的碎片可在接近末梢导管系统的开口明显感知或超声可见，可以在内镜或超声引导下用 Dormia 篮取出。

所有患者在治疗当日和术后 2 天口服预防性抗生素（如罗红霉素）和抗炎药（如萘普生）。

在最初治疗的 2 或 4 个月后，如果症状持续和（或）经超声检测到残留结石，可以进行第二或第三次治疗。

（米悦　张娜　译）

参考文献

1. House JW, Brackmann DE. Facial nerve grading system. Otolaryngol Head Neck Surg 1985;93(2):146–147
2. Zenk J, Iro H, Klintworth N, Lell M. Diagnostic imaging in sialadenitis. Oral Maxillofac Surg Clin North Am 2009;21(3):275–292
3. Zenk J, Koch M, Bozzato A, Iro H. Sialoscopy—initial experiences with a new endoscope. Br J Oral Maxillofac Surg 2004;42(4):293–298
4. Koch M, Zenk J, Bozzato A, Bumm K, Iro H. Sialoscopy in cases of unclear swelling of the major salivary glands. Otolaryngol Head Neck Surg 2005;133(6):863–868
5. Cermik TF, Mavi A, Acikgoz G, Houseni M, Dadparvar S, Alavi A. FDG PET in detecting primary and recurrent malignant salivary gland tumors. Clin Nucl Med 2007;32(4):286–291
6. Salgarelli AC, Capparè P, Bellini P, Collini M. Usefulness of fine-needle aspiration in parotid diagnostics. Oral Maxillofac Surg 2009;13(4):185–190
7. Zbären P, Nuyens M, Loosli H, Stauffer E. Diagnostic accuracy of fine-needle aspiration cytology and frozen section in primary parotid carcinoma. Cancer 2004;100(9):1876–1883
8. Dulguerov P, Marchal F, Lehmann W. Postparotidectomy facial nerve paralysis: possible etiologic factors and results with routine facial nerve monitoring. Laryngoscope 1999;109(5):754–762
9. Wolf SR, Schneider W, Suchy B, Eichhorn B. Intraoperative facial nerve monitoring in parotid surgery. [Article in German] HNO 1995;43(5):294–298
10. Witt RL. Facial nerve monitoring in parotid surgery: the standard of care? Otolaryngol Head Neck Surg 1998;119(5):468–470
11. Olsen KD, Daube JR. Intraoperative monitoring of the facial nerve: an aid in the management of parotid gland recurrent pleomorphic adenomas. Laryngoscope 1994;104(2):229–232
12. Klintworth N, Zenk J, Koch M, Iro H. Postoperative complications after extracapsular dissection of benign parotid lesions with particular reference to facial nerve function. Laryngoscope 2010;120(3):484–490
13. Miehlke A. Die Chirurgie des Nervus facialis. Munich/Berlin: Urban & Schwarzenberg; 1960
14. Thumfart WF, et al. Operative Zugangswege in der HNO-Heilkunde. Stuttgart/New York: Thieme; 1998
15. Schauss F, Schick B, Draf W. Regional muscle flap-plasty and adjuvant measures for rehabilitation of the paralyzed face. [Article in German] Laryngorhinootologie 1998;77(10):576–581
16. El Shazly M, Guindi S. Static management of lagophthalmos following facial nerve paralysis using stan-dardized weights. Rev Laryngol Otol Rhinol (Bord) 2008;129(4-5):263–266
17. Mofle PJ, Urquhart AC. Superficial parotidectomy and postoperative drainage. Clin Med Res 2008;6(2):68–71
18. Jianjun Y, Haofu W, Yanxia C, et al. A device for applying postsurgical pressure to the lateral face. Oral Surg Oral Med Oral Pathol Oral Radiol Endod 1999;88(3):303–306
19. Wacha H, et al. Perioperative Antibiotika-Prophylaxe. Empfehlungen einer Expertenkommission der Paul-Ehrlich-Gesellschaft für Chemotherapie e.V. Chemother J 2010;19:70–84
20. Koch M, Zenk J, Iro H. Long-term results of morbidity after parotid gland surgery in benign disease. Laryngoscope 2010;120(4):724–730
21. Laccourreye H, Laccourreye O, Cauchois R, Jouffre V, Ménard M, Brasnu D. Total conservative parotidectomy for primary benign pleomorphic adenoma of the parotid gland: a 25-year experience with 229 patients. Laryngoscope 1994;104(12):1487–1494
22. Bova R, Saylor A, Coman WB. Parotidectomy: review of treatment and outcomes. ANZ J Surg 2004;74(7):563–568
23. Kauffman RM, Netterville JL, Burkey BB. Transoral excision of the submandibular gland: techniques and results of nine cases. Laryngoscope 2009;119(3):502–507
24. Rees TD, Liverett DM, Guy CL. The effect of cigarette smoking on skin-flap survival in the face lift patient. Plast Reconstr Surg 1984;73(6):911–915
25. Langdon JD. Complications of parotid gland surgery. J Maxillofac Surg 1984;12(5):225–229
26. Witt RL. The incidence and management of siaolocele after parotidectomy. Otolaryngol Head Neck Surg 2009;140(6):871–874
27. Chow TL, Kwok SP. Use of botulinum toxin type A in a case of persistent parotid sialocele. Hong Kong Med J 2003;9(4):293–294
28. Vargas H, Galati LT, Parnes SM. A pilot study evaluating the treatment of postparotidectomy sialoceles with botulinum toxin type A. Arch Otolaryngol Head Neck Surg 2000;126(3):421–424
29. Jianjun Y, Tong T, Wenzhu S, et al. Use of a parotid fascia flap to prevent postoperative fistula. Oral Surg Oral Med Oral Pathol Oral Radiol Endod 1999;87(6):673–675
30. Nixon PP, Ward SE. Tetracycline sclerotherapy for the treatment of recurrent pooling of plasma in the submandibular tissue space: case report. Br J Oral Maxillofac Surg 1999;37(2):137–138
31. Metson R, Alessi D, Calcaterra TC. Tetracycline sclerotherapy for chylous fistula following neck dissection. Arch Otolaryngol Head Neck Surg 1986;112(6):651–653
32. Nitzan D, Kronenberg J, Horowitz Z, et al. Quality of life following parotidectomy for malignant and benign disease. Plast Reconstr Surg 2004;114(5):1060–1067
33. Ellies M, Gottstein U, Rohrbach-Volland S, Arglebe C, Laskawi R. Reduction of salivary flow with botulinum toxin: extended report on 33 patients with drooling, salivary fistulas, and sialadenitis. Laryngoscope 2004;114(10):1856–1860
34. Christiansen H, Wolff HA, Knauth J, et al. Radiotherapy: an option for refractory salivary fistulas. [Article in German] HNO 2009;57(12):1325–1328
35. Schultz JD, Dodson TB, Meyer RA. Donor site morbidity of greater auricular nerve graft harvesting. J Oral Maxillofac Surg 1992;50(8):803–805
36. Patel N, Har-El G, Rosenfeld R. Quality of life after great auricular nerve sacrifice during parotidectomy. Arch Otolaryngol Head Neck Surg 2001;127(7):884–888
37. Colella G, Rauso R, Tartaro G, Biondi P. Skin injury and great auricular nerve sacrifice after parotidectomy. J Craniofac Surg 2009;20(4):1078–1081
38. Biglioli F, D'Orto O, Bozzetti A, Brusati R. Function of the great auricular nerve following surgery for benign parotid disorders. J Craniomaxillofac Surg 2002;30(5):308–317
39. Yokoshima K, Nakamizo M, Ozu C, et al. Significance of preserving the posterior branch of the great auricular nerve

in parotidectomy. J Nippon Med Sch 2004;71(5):323–327

40. Witt RL. Facial nerve function after partial superficial parotidectomy: An 11-year review (1987–1997). Otolaryngol Head Neck Surg 1999;121(3):210–213

41. Gaillard C, Périé S, Susini B, St Guily JL. Facial nerve dysfunction after parotidectomy: the role of local factors. Laryngoscope 2005;115(2):287–291

42. Guntinas-Lichius O, Gabriel B, Klussmann JP. Risk of facial palsy and severe Frey's syndrome after conservative parotidectomy for benign disease: analysis of 610 operations. Acta Otolaryngol 2006;126(10):1104–1109

43. McGurk M, Renehan A, Gleave EN, Hancock BD. Clinical significance of the tumour capsule in the treatment of parotid pleomorphic adenomas. Br J Surg 1996;83(12):1747–1749

44. Guntinas-Lichius O, Kick C, Klussmann JP, Jungehuelsing M, Stennert E. Pleomorphic adenoma of the parotid gland: a 13-year experience of consequent management by lateral or total parotidectomy. Eur Arch Otorhinolaryngol 2004;261(3):143–146

45. Rehberg E, Schroeder HG, Kleinsasser O. Surgery in benign parotid tumors: individually adapted or standardized radical interventions?. [Article in German] Laryngorhinootologie 1998;77(5):283–288

46. Silver AL, Lindsay RW, Cheney ML, Hadlock TA. Thin-profile platinum eyelid weighting: a superior option in the paralyzed eye. Plast Reconstr Surg 2009;123(6):1697–1703

47. Teixeira LJ, Soares BG, Vieira VP, Prado GF. Physical therapy for Bell's palsy (idiopathic facial paralysis). Cochrane Database Syst Rev 2008; (3):CD006283

48. Paternostro-Sluga T, Herceg M, Frey M. Conservative treatment and rehabilitation in peripheral facial palsy. [Article in German] Handchir Mikrochir Plast Chir 2010;42(2):109–114

49. Laskawi R. The use of botulinum toxin in head and face medicine: an interdisciplinary field. Head Face Med 2008;4:5

50. Marshall AH, Quraishi SM, Bradley PJ. Patients' perspectives on the short- and long-term outcomes following surgery for benign parotid neoplasms. J Laryngol Otol 2003;117(8):624–629

51. Kim JT, Naidu S, Kim YH. The buccal fat: a convenient and effective autologous option to prevent Frey syndrome and for facial contouring following parotidectomy. Plast Reconstr Surg 2010;125(6):1706–1709

52. Ye WM, Zhu HG, Zheng JW, et al. Use of allogenic acellular dermal matrix in prevention of Frey's syndrome after parotidectomy. Br J Oral Maxillofac Surg 2008;46(8):649–652

53. Dulguerov P, Quinodoz D, Cosendai G, Piletta P, Marchal F, Lehmann W. Prevention of Frey syndrome during parotidectomy. Arch Otolaryngol Head Neck Surg 1999;125(8):833–839

54. Hays LL, Novack AJ, Worsham JC. The Frey syndrome: a simple, effective treatment. Otolaryngol Head Neck Surg 1982;90(4):419–425

55. Boles R. Parotid neoplasms: surgical treatment and complications. Otolaryngol Clin North Am 1977;10(2):413–420

56. Spiro RH. Salivary neoplasms: overview of a 35-year experience with 2,807 patients. Head Neck Surg 1986;8(3):177–184

57. Donovan DT, Conley JJ. Capsular significance in parotid tumor surgery: reality and myths of lateral lobectomy. Laryngoscope 1984;94(3):324–329

58. Roh JL, Kim HS, Park CI. Randomized clinical trial comparing partial parotidectomy versus superficial or total parotidectomy. Br J Surg 2007;94(9):1081–1087

59. Smith SL, Komisar A. Limited parotidectomy: the role of extracapsular dissection in parotid gland neoplasms. Laryngoscope 2007;117(7):1163–1167

60. McGurk M, Thomas BL, Renehan AG. Extracapsular dissection for clinically benign parotid lumps: reduced morbidity without oncological compromise. Br J Cancer 2003;89(9):1610–1613

61. Ghosh S, Panarese A, Bull PD, Lee JA. Marginally excised parotid pleomorphic salivary adenomas: risk factors for recurrence and management. A 12.5-year mean follow-up study of histologically marginal excisions. Clin Otolaryngol Allied Sci 2003;28(3):262–266

62. Witt RL. Minimally invasive surgery for parotid pleomorphic adenoma. Ear Nose Throat J 2005;84(5):308, 310–311

63. Samson MJ, Metson R, Wang CC, Montgomery WW. Preservation of the facial nerve in the management of recurrent pleomorphic adenoma. Laryngoscope 1991;101(10):1060–1062

64. Fee WE Jr, Tran LE. Functional outcome after total parotidectomy reconstruction. Laryngoscope 2004;114(2):223–226

65. Beutner D, Wittekindt C, Dinh S, Huttenbrink KB, Guntinas-Lichius O. Impact of lateral parotidectomy for benign tumors on quality of life. Acta Otolaryngol 2006;126(10):1091–1095

66. Kahn JB, Gliklich RE, Boyev KP, Stewart MG, Metson RB, McKenna MJ. Validation of a patient-graded instrument for facial nerve paralysis: the FaCE scale. Laryngoscope 2001;111(3):387–398

67. Walter C. The free dermis fat transplantation as adjunct in the surgery of the parotid gland (author's transl). [Article in German] Laryngol Rhinol Otol (Stuttg) 1975;54(5):435–440

68. Nosan DK, Ochi JW, Davidson TM. Preservation of facial contour during parotidectomy. Otolaryngol Head Neck Surg 1991;104(3):293–298

69. Baker DC, Shaw WW, Conley J. Reconstruction of radical parotidectomy defects. Am J Surg 1979;138(4):550–554

70. McGurk M, Makdissi J, Brown JE. Intra-oral removal of stones from the hilum of the submandibular gland: report of technique and morbidity. Int J Oral Maxillofac Surg 2004;33(7):683–686

71. Zenk J, Gottwald F, Bozzato A, Iro H. Submandibular sialoliths. Stone removal with organ preservation. [Article in German] HNO 2005;53(3):243–249

72. Iro H, Zenk J, Escudier MP, et al. Outcome of minimally invasive management of salivary calculi in 4,691 patients. Laryngoscope 2009;119(2):263–268

73. Koch M, Zenk J, Iro H. Diagnostic and interventional sialoscopy in obstructive diseases of the salivary glands. [Article in German] HNO 2008;56(2):139–144

74. McGurk M. Management of the ranula. J Oral Maxillofac Surg 2007;65(1):115–116

75. Bagheri SC, Meyer RA, Khan HA, Kuhmichel A, Steed MB. Retrospective review of microsurgical repair of 222 lingual nerve injuries. J Oral Maxillofac Surg 2010;68(4):715–723

76. Iro H, Schneider HT, Födra C, et al. Shockwave lithotripsy of salivary duct stones. Lancet 1992;339(8805):1333–1336

第 **6** 篇

头颈手术并发症：甲状腺和甲状旁腺手术

第 **23** 章
甲状腺和甲状旁腺微创手术方法

P. Miccoli, G. Materazzi

简介

1996 年, Gagneer[1]描述了内镜下对甲状旁腺功能亢进患者行甲状旁腺次全切除术, 这是微创技术首次应用于颈部内分泌手术领域。之后报道的几例甲状腺微创手术[2-7], 目的均是改善面容、减少术后疼痛和促进术后恢复, 而且切口都选在不容易发现的部位, 如腋窝或乳头旁, 或者最小化颈部过伸来减少颈部瘢痕的长度。表 23.1 总结了不同微创手术的入路。

这些新技术的发展相对于传统甲状腺、甲状旁腺手术增加了新的并发症类型。Gottlieb 等[8]最先报道了内镜下甲状旁腺切除术后皮下气肿[1]。这种并发症既与高碳酸血症和心动过速有关, 也和在内镜颈部手术过程中术腔持续吹入气体有关。实际上, 颈部不能被认为是一个空腔, 因为它没有被连续的浆膜层所局限, 例如胸膜或腹膜, 它们可以避免大量二氧化碳从空腔进入血液。一些有大量手术经验的作者建议把二氧化碳压力降至 4mmHg, 这样能避免皮下气肿的发

生[9,10]。

Shimizu 和 Tanaka[11]基于 Nagai 腹腔镜手术方法[12]提出了颈前皮瓣悬吊(免充气体)方法, 即在胸廓伤口的边缘和后颈部伤口由缝合线拉起来创造一个操作空间, 这将导致一种新的并发症——过度牵拉性皮肤破裂。

在本章, 我们要讨论甲状腺、甲状旁腺微创手术后并发症, 特别是视频辅助下甲状腺微创切除术(MI-VAT)、甲状旁腺切除术(MIVAP)后并发症。

视频辅助下甲状腺、甲状旁腺切除术

这两种术式最早在 1997 年由 Pisa 提出, 在 10 多年后, 已经成为世界公认的微创治疗甲状腺、甲状旁腺手术方式, 这不仅因为它们有和传统手术相近的安全性和疗效, 还因为其促进术后恢复和美容效果。

技术

简单地说, 这两种技术都是以颈部中央 1.5cm 切口为特征, 与 Kocher 切口相同。手术空间由小撑开器维持, 无需气体吹入。手术大部分在 30° 5mm 放大视野的内镜下操作(图 23.1)。甲状腺气管沟用直径 2mm 设备切开:不同形状的防损伤压舌板、压舌板形吸引器、耳鼻喉钳和剪子(图 23.2)。可以用高频超声刀或血管夹、电凝等来凝固和切开血管。

表 23.1　内镜下微创甲状腺切开:不同入路

颈部入路	胸部入路	腋窝入路
Miccoli(视频辅助)中心	Ohgami (内镜下)	Ikeda (内镜下)
Ganger(内镜下)		
Shimizu(视频辅助)皮肤提拉		

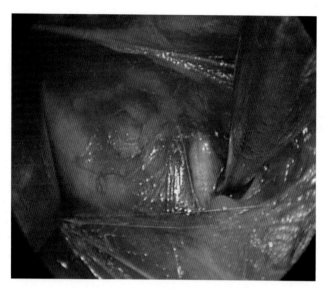

图 23.1　视频辅助下甲状腺微创切除术内镜所见：可以轻易识别出喉下神经。

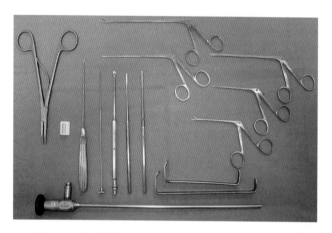

图 23.2　视频辅助下甲状腺微创切除术的手术器械。

适应证

> **注意**
> 超过 15% 有手术指征的甲状腺疾病可以行 MI-VAT，约 80% 的原发性甲状旁腺功能亢进患者可以行 MIVAP。

这两种技术的排除标准是：活动期甲状腺炎、甲状旁腺腺瘤>4cm、甲状旁腺癌、甲状腺肿>25mL、甲状腺癌>2cm 或中间或侧板同时转移。因此，仔细选择患者是降低并发症和取得良好效果的唯一保证。目前最大的局限是结节和腺体的大小。甲状旁腺腺瘤和甲状

腺结节一样，切除时不能破坏其被膜，因为需要准确的组织学评估和避免细胞扩散。这些技术的其他限制是粘连导致解剖困难。这种情况发生在修正手术，也见于甲状腺抗体增加和超声引起的甲状腺炎。

并发症

喉下神经及喉上神经外支损伤

在甲状腺和甲状旁腺切除术中，喉下神经(ILN)和喉上神经外支(EBSLN)会出现暂时或确定的损伤。神经损伤可以是暂时性的(6 个月至 1 年好转)或确定性、单侧或双侧损伤。神经损伤最常见的原因是神经被意外切断，以及牵拉、热损伤导致神经水肿。

喉上神经外支支配环甲肌，环甲肌负责声带的紧张和音调的调节。因为喉上神经变异，在切开上蒂过程中造成损伤。这种并发症因为症状较轻且客观证明其损伤比较困难，其发病率常被低估。在 MIVAT 中，内镜放大作用为喉上神经外支提供了很好的视野，远比开放性手术要好(图 23.3)。

根据疾病的特点、操作的类型和术者的经验，损伤喉下神经的概率有很大的变动。确定性神经麻痹的概率约 1%，但文献报道中为 0.5%~14%[13-18]。在我们做的 MIVAT 手术中，喉下神经损伤 (暂时性和确定性)发生率和文献报道的没有差异。并发症包括暂时性单侧喉下神经麻痹(2.4%)、确定性单侧麻痹(1.1%)和双侧暂时性麻痹(0.3%)(表 23.2)。此外，在内镜下喉下神经行 MIVAT 时能轻易地识别出来。

寻找喉下神经最好的解剖标志是甲状腺后叶，因为它通常覆盖在神经上。在传统的手术中，喉下神经从胸廓出口发出，但是这个部位在内镜下很难显现。甲状腺中部明显可见，是行神经解剖的最佳位置。

应该注意在取出过程中拉伸组织实质和喉下神经的问题。依据我们最初的经验，我们记录了一些可能由这种操作导致的短暂性神经麻痹。从那以后，在内镜下完整解剖神经和在取出阶段放置低位牵引来避免这种并发症。

另外，新的超声刀使用不正确也会导致神经损伤。手术中要谨记在动脉解剖中保持闲置刀片的朝向以防止损伤神经，神经总是在其后面而且对热传导非常敏感(图 23.3)。其他作者已经证实了超声刀的安全性，其具有低热损伤或能量扩散[19-24]。然而，我们认为在闲置的刀片和神经之间要保留一小段距离，用小夹

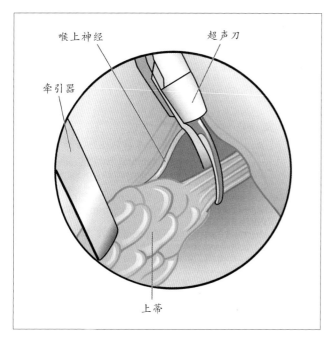

　　喉上神经

　　超声刀

　　牵引器

　　上蒂

图 23.3　在上极区域，术中应该总是保持闲置刀片的朝向以防止损伤喉上神经外部分支。

表 23.2　视频辅助甲状腺微创切除术：并发症

并发症	发生率
暂时性单侧喉返神经麻痹	2.4%
暂时性双侧喉返神经麻痹	0.3%
最终单侧喉返神经麻痹	1.1%
暂时性甲状旁腺功能减退[a]	5.1%
最终甲状旁腺功能减退[a]	0.4%
术后出血	0.3%
伤口感染	0.2%

[a] 甲状旁腺功能减退和单侧喉返神经麻痹是按甲状腺切除术计算。

子处理横越神经靠近喉部的小血管。

　　在 MIVAT 和 MIVAP 中，可以用术中神经监测。实际上，在小切口下神经和喉触诊或者在 MIVAT 和 MIVAP 中使用放大镜都是不可行的。一些作者证实了术中神经监测是可行的，在 MIVAT 中简单、安全并且有效[25-28]。Terris 等[25]证实对于在<6cm 切口下进行不同的甲状腺微创手术，包括内镜、非内镜手术和再次手术等病例，术中神经监测可作为辅助来直视下分辨神经。Dionigi 等[26]提出了在 MIVAT 中伴随迷走神经刺激的一套标准的术中神经监测技术。关于喉神经损伤导致发音和吞咽的改变，MIVAT 相比传统甲状

腺切除术具有显著优势。Lombardi 等[29]在近期的研究中发现，即使两组患者（MIVAT 和传统甲状腺切除术）都有发音和吞咽功能改变，MIVAT 仍有显著的优势。实际上，MIVAT 组患者在每个时间点术后分数显著低于传统组，并且显示了更快恢复至术前状态的趋势。在吞咽损伤组也发现了同样的趋势。行 MIVAT 的患者在术后 1 周和 1 个月分数显著降低。总之，研究发现行 MIVAT 的患者发音和吞咽功能改变不是很严重，而且患者能更快恢复。

　　这个重要的发现有多种原因。首先，甲状腺切除手术损伤的减少决定了一个好的结果。尽管如此，MIVAT 的特点如小范围和出色的甲状腺床的解剖，能够减少内脏周神经丛的损伤，内脏周神经丛由连接喉返神经、喉上神经外侧支和交感神经链的小分支形成，一些作者认为它是甲状腺切除术后呼吸道消化道并发症的发病机制[30,31]。最后，应该考虑减少局部颈部疼痛及术后紧张的心理反应[32]。

出血

> **注意**
> 出血是最具生命威胁的颈部并发症。

　　术后出血可分为早期出血（10 小时内）或迟发型出血（10 小时后）。早期出血经常量大，需要马上压迫止血，而迟发型出血通常不会造成气道阻塞，需要保守治疗。

　　无论 MIVAP 或 MIVAT 术中出血均可在内镜下用止血设备或血管钳止血。显然，内镜下操作由于空间狭窄，控制高流量出血会很困难。

　　在我们的研究中，尽管有病例在 MIVAT 术中和术后出血，但我们从未遇到过 MIVAP 术中或术后出血。在很多病例中，我们可以控制术中出血，如有需要，可以使用传统的颈部入路手术。0.08%的病例（2383 例病例中有 2 例在术中出血）可发生这种情况。9 例（0.3%）MIVAT 术后发生了出血。所有的患者需要再次手术，传统的颈部手术是较好的选择。

　　在 MIVAT 和 MIVAP 术后，不会在颈部放置负压引流装置。由于伤口用胶水封闭，术腔会保持干燥。事实上，MIVAT 的部分优势是只在小腺体上操作（最大甲状腺容积 25mL），所以没有来自大血管、富含血供

的腺体或大手术带来的额外风险。此外,能源设备(超声、射频剪)可以保证良好且确定止血。

甲状旁腺功能减退

甲状旁腺功能减退分为暂时性(6 个月至 1 年好转)或确定性,被认为是甲状腺全切除术后最常见的并发症。据报道,暂时性低钙血症发生率为 0.5%~16%,确定性低钙血症为 0.5%~12%[13-18]。在我们的 MIVAT 手术中,有 5.1%行甲状腺全切除术的患者出现了暂时性低钙血症,但仅 5 例需要替代治疗,所以永久性甲状旁腺功能减退的发病率降至 0.4%。内镜下甲状旁腺通常清晰可见,与开放性手术相比更易用刮刀操作。

在我们的研究中,暂时性和永久性甲状旁腺功能减退的发病率与文献报道中传统甲状腺切除术后甲状旁腺功能减退的发病率相当。在微创术中,我们发现甲状旁腺损伤减少,术后大多数腺体外观良好和暂时性甲状旁腺功能减退发病率降低。这可以解释为恰当的解剖技术(血供被甲状腺下动脉分支选择性结扎而保留)和谐波刀低能量扩散的结果[33,34]。

伤口发病率

甲状腺切除术后伤口并发症发病率为 2%~7%[35-43]。MIVAT 或 MIVAP 术后伤口并发症与传统手术相似,包括血清肿、血肿、感染、瘢痕疙瘩和粘连。视频辅助颈部手术比开放性手术损伤要小,因为伤口很小 (1.5~2cm),减少了对组织的操作和解剖[44,45]。文献报道证实 MIVAT 比传统甲状腺手术有更好的美容效果[46,47],但相矛盾的是,手术器械通过小的切口、由牵开器拉伸伤口边缘和应用能量(加热)设备,会造成 MIVAT 和 MIVAP 术后出现看不见的瘢痕的额外风险。

我们建议在皮肤上敷一个无菌膜(Tegaderm;3M,St. Paul,MN,USA),并使用电灼术,具体操作是在电凝刀上放置无菌薄膜,只保留能电凝的尖端,以免损伤皮肤或表层。在操作的最后,伤口边缘由皮下缝针和胶水封闭,避免使用外部缝线。

近来只有一项研究比较了 MIVAT 和传统切开的伤口情况[48]。作者分两组比较了 56 例行甲状腺切除术的患者,平均随访 9±2 个月,发现 MIVAT 有显著优势。实际上,在对照组有 2 例血清肿、1 例血肿、3 例伤口感染、2 例瘢痕疙瘩,而在 MIVAT 组仅 1 例有瘢痕疙瘩。

很少出现炎性反应、轻微的免疫抑制作用及住院时间短可能是伤口发病率较低的原因。

(米悦 张娜 译)

参考文献

1. Gagner M. Endoscopic subtotal parathyroidectomy in patients with primary hyperparathyroidism. Br J Surg 1996;83(6):875
2. Hüscher CS, Chiodini S, Napolitano C, Recher A. Endoscopic right thyroid lobectomy. Surg Endosc 1997;11(8):877
3. Miccoli P, Berti P, Conte M, Bendinelli C, Marcocci C. Minimally invasive surgery for thyroid small nodules: preliminary report. J Endocrinol Invest 1999;22(11):849–851
4. Ohgami M, Ishii S, Arisawa Y, et al. Scarless endoscopic thyroidectomy: breast approach for better cosmesis. Surg Laparosc Endosc Percutan Tech 2000;10(1):1–4
5. Ikeda Y, Takami H, Sasaki Y, Kan S, Niimi M. Endoscopic neck surgery by the axillary approach. J Am Coll Surg 2000;191(3):336–340
6. Shimizu K, Akira S, Jasmi AY, et al. Video-assisted neck surgery: endoscopic resection of thyroid tumors with a very minimal neck wound. J Am Coll Surg 1999;188(6):697–703
7. Gagner M, Inabnet WB III. Endoscopic thyroidectomy for solitary thyroid nodules. Thyroid 2001;11(2):161–163
8. Gottlieb A, Sprung J, Zheng XM, Gagner M. Massive subcutaneous emphysema and severe hypercarbia in a patient during endoscopic transcervical parathyroidectomy using carbon dioxide insufflation. Anesth Analg 1997;84(5):1154–1156
9. Ochiai R, Takeda J, Noguchi J, Ohgami M, Ishii S. Subcutaneous carbon dioxide insufflation does not cause hypercarbia during endoscopic thyroidectomy. Anesth Analg 2000;90(3):760–762
10. Yeung GH. Endoscopic surgery of the neck: a new frontier. Surg Laparosc Endosc 1998;8(3):227–232
11. Shimizu K, Tanaka S. Asian perspective on endoscopic thyroidectomy—a review of 193 cases. Asian J Surg 2003;26(2):92–100
12. Ohki J, Nagai H, Hyodo M, Nagashima T. Hand-assisted laparoscopic distal gastrectomy with abdominal wall-lift method. Surg Endosc 1999;13(11):1148–1150
13. Bergamaschi R, Becouarn G, Ronceray J, Arnaud JP. Morbidity of thyroid surgery. Am J Surg 1998;176(1):71–75
14. Rosato L, Avenia N, Bernante P, et al. Complications of thyroid surgery: analysis of a multicentric study on 14,934 patients operated on in Italy over 5 years. World J Surg 2004;28(3):271–276
15. Gonçalves Filho J, Kowalski LP. Surgical complications after thyroid surgery performed in a cancer hospital. Otolaryngol Head Neck Surg 2005;132(3):490–494
16. Zambudio AR, Rodríguez J, Riquelme J, Soria T, Canteras M, Parrilla P. Prospective study of postoperative complications after total thyroidectomy for multinodular goiters by surgeons with experience in endocrine surgery. Ann Surg 2004;240(1):18–25
17. Shen WT, Kebebew E, Duh QY, Clark OH. Predictors of airway complications after thyroidectomy for substernal goiter. Arch Surg 2004;139(6):656–659, discussion 659–660
18. Fewins J, Simpson CB, Miller FR. Complications of thyroid and parathyroid surgery. Otolaryngol Clin North Am 2003;36(1):189–206, x
19. Ortega J, Sala C, Flor B, Lledo S. Efficacy and cost-effectiveness of the UltraCision harmonic scalpel in thyroid

surgery: an analysis of 200 cases in a randomized trial. J Laparoendosc Adv Surg Tech A 2004;14(1):9–12

20. Cordón C, Fajardo R, Ramírez J, Herrera MF. A randomized, prospective, parallel group study comparing the Harmonic Scalpel to electrocautery in thyroidectomy. Surgery 2005;137(3):337–341

21. Gao L, Xie L, Li H, et al. Using ultrasonically activated scalpels as major instrument for vessel dividing and bleeding control in minimally invasive video-assisted thyroidectomy. [Article in Chinese] Zhonghua Wai Ke Za Zhi 2003;41(10):733–737

22. Shemen L. Thyroidectomy using the harmonic scalpel: analysis of 105 consecutive cases. Otolaryngol Head Neck Surg 2002;127(4):284–288

23. Miccoli P, Berti P, Raffaelli M, Materazzi G, Conte M, Galleri D. Impact of harmonic scalpel on operative time during video-assisted thyroidectomy. Surg Endosc 2002;16(4):663–666

24. Siperstein AE, Berber E, Morkoyun E. The use of the harmonic scalpel vs conventional knot tying for vessel ligation in thyroid surgery. Arch Surg 2002;137(2):137–142

25. Terris DJ, Anderson SK, Watts TL, Chin E. Laryngeal nerve monitoring and minimally invasive thyroid surgery: complementary technologies. Arch Otolaryngol Head Neck Surg 2007;133(12):1254–1257

26. Dionigi G, Boni L, Rovera F, Bacuzzi A, Dionigi R. Neuromonitoring and video-assisted thyroidectomy: a prospective, randomized case–control evaluation. Surg Endosc 2009;23(5):996–1003

27. Witzel K, Benhidjeb T. Monitoring of the recurrent laryngeal nerve in totally endoscopic thyroid surgery. Eur Surg Res 2009;43(2):72–76

28. Inabnet WB, Murry T, Dhiman S, Aviv J, Lifante JC. Neuromonitoring of the external branch of the superior laryngeal nerve during minimally invasive thyroid surgery under local anesthesia: a prospective study of 10 patients. Laryngoscope 2009;119(3):597–601

29. Lombardi CP, Raffaelli M, De Crea C, et al. Long-term outcome of functional post-thyroidectomy voice and swallowing symptoms. Surgery 2009;146(6):1174–1181

30. Pereira JA, Girvent M, Sancho JJ, Parada C, Sitges-Serra A. Prevalence of long-term upper aerodigestive symptoms after uncomplicated bilateral thyroidectomy. Surgery 2003;133(3):318–322

31. Lombardi CP, Raffaelli M, D'Alatri L, et al. Voice and swallowing changes after thyroidectomy in patients without inferior laryngeal nerve injuries. Surgery 2006;140(6):1026–1032, discussion 1032–1034

32. Lombardi CP, Raffaelli M, Princi P, et al. Safety of video-assisted thyroidectomy versus conventional surgery. Head Neck 2005;27(1):58–64

33. Miccoli P, Berti P, Dionigi G, D'Agostino J, Orlandini C, Donatini G. Randomized controlled trial of harmonic scalpel use during thyroidectomy. Arch Otolaryngol Head Neck Surg 2006;132(10):1069–1073

34. Meurisse M, Defechereux T, Maweja S, Degauque C, Vandelaer M, Hamoir E. Evaluation of the Ultracision ultrasonic dissector in thyroid surgery. Prospective randomized study. [Article in French] Ann Chir 2000;125(5):468–472

35. Bergamaschi R, Becouarn G, Ronceray J, Arnaud JP. Morbidity of thyroid surgery. Am J Surg 1998;176(1):71–75

36. Max MH, Scherm M, Bland KI. Early and late complications after thyroid operations. South Med J 1983;76(8):977–980

37. Flynn MB, Lyons KJ, Tarter JW, Ragsdale TL. Local complications after surgical resection for thyroid carcinoma. Am J Surg 1994;168(5):404–407

38. Johnson JT, Wagner RL. Infection following uncontaminated head and neck surgery. Arch Otolaryngol Head Neck Surg 1987;113(4):368–369

39. Brown BM, Johnson JT, Wagner RL. Etiologic factors in head and neck wound infections. Laryngoscope 1987;97(5):587–590

40. Tabet JC, Johnson JT. Wound infection in head and neck surgery: prophylaxis, etiology and management. J Otolaryngol 1990;19(3):197–200

41. Dionigi G, Rovera F, Boni L, Castano P, Dionigi R. Surgical site infections after thyroidectomy. Surg Infect (Larchmt) 2006;7(Suppl 2):S117–S120

42. Dionigi G, Rovera F, Boni L, Dionigi R. Surveillance of surgical site infections after thyroidectomy in a one-day surgery setting. Int J Surg 2008;6(Suppl 1):S13–S15

43. Bergenfelz A, Jansson S, Kristoffersson A, et al. Complications to thyroid surgery: results as reported in a database from a multicenter audit comprising 3,660 patients. Langenbecks Arch Surg 2008;393(5):667–673

44. Wichmann MW, Hüttl TP, Winter H, et al. Immunological effects of laparoscopic vs open colorectal surgery: a prospective clinical study. Arch Surg 2005;140(7):692–697

45. Dionigi R, Dominioni L, Benevento A, et al. Effects of surgical trauma of laparoscopic vs. open cholecystectomy. Hepatogastroenterology 1994;41(5):471–476

46. Dionigi G. Evidence-based review series on endoscopic thyroidectomy: real progress and future trends. World J Surg 2009;33(2):365–366

47. Duh QY. Presidential Address: Minimally invasive endocrine surgery—standard of treatment or hype? Surgery 2003;134(6):849–857

48. Dionigi G, Boni L, Rovera F, Rausei S, Dionigi R. Wound morbidity in mini-invasive thyroidectomy. Surg Endosc 2011;25(1):62–67

第 24 章
甲状腺和甲状旁腺开放性手术

J. P. O'Neill, A. R. Shaha

简介

希腊著名医学家 Hippocrates 和 Galen 认为甲状腺和甲状旁腺疾病是依靠观察及经验来进行治疗的疾病。Hippocrates 将癌症命名为"karkinnoma",因为肿瘤看起来像是螃蟹，血管像脚一样从身体延伸出去。癌痛好像是被螃蟹夹了似的。Galen 用"oncos"来描述所有的肿瘤,oncos 也作为现代肿瘤学的词根。这些科学家认为肿瘤起源于静脉中有大量的血液,或者硬癌起源于不断流动的黑胆汁。肿物可疑转变成癌,大多数严重的癌对治疗有抵抗作用。伊斯兰国家流传着这样一种治疗方案,伟大的波斯医生 Rhazes 认为除非肿瘤能够完整切除,否则手术只能使患者的情况更糟。Pare 也认为手术不能治愈癌症。对于肿瘤的手术治疗和消融治疗我们有了长足的进步,但是手术通常会导致并发症和发病率。

美国癌症中心估计 2010 年将有 46 670 例甲状腺癌患者。手术切除是甲状腺肿瘤的主要治疗手段,包括甲状腺及周围引流淋巴结的切除。甲状腺肿瘤呈现一种异源性的肿瘤群体。甲状腺癌被广泛分为分化型和未分化型。乳头状癌和滤泡状癌(分化良好的甲状腺肿瘤),起源于滤泡上皮,是最常见的甲状腺恶性肿瘤。不常见的甲状腺恶性肿瘤有未分化癌、髓样癌和甲状腺淋巴瘤(依据传统的教育)。罕见的甲状腺恶性肿瘤来自乳腺和结肠癌的转移。

据保守估计,甲状腺恶性肿瘤男女比例为 2.5:1。

主要发生于 40~50 岁的中年,中位年龄为 47 岁。甲状腺小结是甲状腺恶性肿瘤常见的表现, 美国每年有 275 000 例新发甲状腺小结的病例[1]。通过超声检查现在已经能检测出大量的甲状腺小结的病例。通常大多数分化良好的甲状腺癌患者 10 年生存率超过 90%。分化良好的甲状腺癌患者根据几种预后因素被分成两个群体:一个是有低致死率的大多数患者;一个是有高致死率的少量患者。纪念斯隆-凯特琳癌症中心依据 GAMES 标准将甲状腺癌分为低、中、高度风险,主要的预后因素有肿瘤的分级、年龄>45 岁、转移、腺外侵袭、肿瘤>4cm[2]。大约 80% 的患者是低度风险的,总的致死率在 1%~2%。大约 20% 的患者是高度风险的,致死率达 50%。甲状腺癌是有争议的,因为在人类大多数恶性肿瘤及未分化的甲状腺癌基因中有分化型甲状腺恶性肿瘤的表达。

从历史上看,因为血管损伤及化脓性感染高致死率,良、恶性甲状腺手术是一个令人恐怖的过程。"甲状腺"这个词(拉丁语盾状物)由罗马的 Bartholemeus Eustacius 提出,而当时伦敦的 Tomas Wharton 在 1656 年则称之为"甲状腺炎"。在 18 世纪晚期,莱顿的 Frederick Ruysch 认为甲状腺有神秘的功能, 然而 Caleb Hillier Parry 认为甲状腺有储存血液防止脑部充血的功能。1872 年, 诺贝尔奖获得者 Theodor Kocher 被称为甲状腺手术的鼻祖,他的手术标志是无菌、动脉结扎、在甲状腺被膜中精确切割肿物。他认为手术是损伤甲状腺被膜的主要原因,而疾病本身和增大的肿物是损伤甲状腺被膜的次要原因。他起初报道甲状腺被膜的损伤率是 101 例患者中有 13 例损伤，但是 Kocher 自 1877 年报道的 268 例手术显示，良、恶性甲状腺肿的死亡率分别下降至 12% 和 57%。为了使更多患者术后获益，应关注喉返神经损伤、黏液性水肿和手足搐搦等术后后遗症。这些严重的并发症要求医生进行被膜外切除时更加仔细地切割肿瘤和更精确地操作。这时 Kocher 因为提出了手术的评价标准及修订规则被授予诺贝尔奖，而且他进行的单纯甲状腺肿手术致死率已经下降到 1%[3]。

1850 年，印度的 Richard Owen 首先发现了甲状旁腺。30 年后即 1880 年，瑞典医学生 Viktor Sandstrom 在人类器官上发现了甲状旁腺。甲状旁腺是最后认识的人体重要器官[4]。

解剖

甲状腺

血管

甲状腺是富血管的腺体组织，位于颈前第五颈椎至第一胸椎。甲状腺由两个分为上下级的侧叶组成，中间由甲状腺峡部（平均高度 12~15mm）连接，覆盖第二至第四气管环。每个甲状腺侧叶有 50~60mm 长，上级在甲状软骨水平分叉。成人甲状腺的平均重量为 25~30g。圆锥形侧叶从甲状腺峡部或两侧叶连接处（通常是左叶）向上延伸到舌骨水平。甲状腺的血管主要起源于颈外动脉的第一分支即甲状腺上动脉，甲状腺下动脉起源于甲状腺颈干，偶尔甲状腺最下血管起源于主动脉弓或者头臂动脉。熟悉正常或变异的甲状腺解剖是必要的，可以降低术中的致死率。

淋巴引流

甲状腺的淋巴引流是多方向的。淋巴结对于甲状腺手术来说至关重要，并且对于肿瘤切除有明显的提示作用。甲状腺由 4 个主要的淋巴通道引流。下中方向的引流通道通向气管前和气管旁淋巴结（最常见的肿瘤转移部位）。上中方向的引流通道止于喉前淋巴结（德尔法淋巴结）。上侧方向的引流通道进入上颈内静脉，下侧方向的引流通道进入锁骨上或锁骨下淋巴结。

Rouviere 发现 1/5 的尸体解剖标本存在这样的淋巴导管：引流甲状腺后上级的淋巴进入咽喉后部的淋巴系统。一些作者认为咽后间隙通过咽上缩肌筋膜裂开的缝隙与咽旁间隙相通。肿瘤可以通过此间隙进入咽旁间隙。

甲状旁腺（图 24.1）

在甲状腺后方表面存在 4 个或更多小的腺体叫甲状旁腺。人类的甲状旁腺重量在 25~40mg。偶尔，一些个体可见 6 个甲状旁腺。在组织病理学上甲状旁腺与甲状腺容易区别，因为甲状旁腺有紧密的细胞，而甲状腺是滤泡结构。然而在手术中，尤其是在播散性甲状腺癌颈中线手术中，甲状旁腺很难与甲状腺或脂肪相鉴别，甲状旁腺血供减小。

喉返神经

喉返神经（RLN）支配喉固有肌和声门的感觉系统。从胚胎学上讲，喉返神经的起源与第六鳃弓和第六咽弓动脉有关。第六咽弓动脉的腹面将来发育为肺动脉。第六咽弓动脉的背面最终消失，允许喉返神经经此上升到喉部。第五咽弓动脉早期消失，第四咽弓动脉与喉返神经呈钩状相接触。第四咽弓动脉的右侧和左侧发育成锁骨下动脉和主动脉弓。

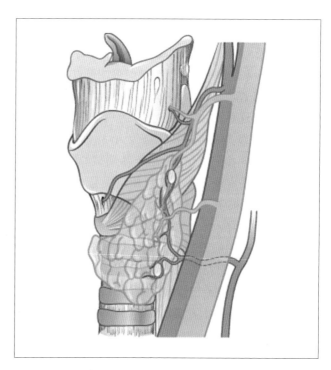

图 24.1　甲状旁腺的血供主来源于甲状腺下动脉分支，偶尔可由甲状腺上动脉供应。

喉返神经的轴突起源于迷走神经。迷走神经走行于颈静脉前端,通过颈静脉孔进入颅底部位。左侧的迷走神经伴随颈动脉经过主动脉弓前部进入纵隔。左侧喉返神经袢绕过主动脉弓中间下部,上升至气管食管沟,从主动脉至环甲关节喉返神经大约12cm长。一些研究试图探索甲状腺下动脉与喉返神经的关系[5]。50%~55%的患者甲状腺下动脉位于左侧喉返神经的前部。11%~12%的患者喉返神经位于甲状腺下动脉的前部。在所有的病例中,喉返神经均在远端的小动脉分支中。

右侧喉返神经从锁骨下到环甲关节长5~6cm。右侧迷走神经沿着颈总动脉上升至无名动脉处,右侧喉返神经袢绕过锁骨下动脉后沿着右侧胸膜上叶走行。右侧喉返神经绕到颈总动脉的后方,右侧喉返神经比左侧喉返神经在气管食管沟的位置更靠外侧。少于1%的患者在甲状腺水平右侧喉返神经分支直接起源于右侧迷走神经,并且总是与在咽喉后方右侧锁骨下动脉位置反常有关。锁骨下动脉的多样化及锁骨下动脉位置与喉返神经关系密切,使得手术标志不清楚;在喉返神经被精确辨认出前,不应该结扎锁骨下动脉。喉返神经穿过咽缩肌的深面,环甲关节的后方。喉返神经进入喉部分为感觉支和运动支。35%~80%的喉返神经在喉外的分支可以准确地辨认出来[6]。喉返神经在解剖上呈现多样性。传统的观点认为喉返神经的中下部与甲状腺下动脉紧密接触,然而一些手术发现喉返神经远端位于Berry韧带下方。这样可以防止甲状旁腺下方血供中断。喉返神经远端可以出现大的Zuckerkandl结节。在80%行甲状腺切除术的患者中可以发现这种结节,该结节分为三个等级。一级为<0.5cm,二级为0.5~1cm,三级为>1cm。在小甲状腺肿的病例中,一个三级结节也会产生明显的压迫症状。

甲状腺手术或肿块压迫可使位置异常的非返性喉返神经受到损伤。当右侧第四弓消失和右侧锁骨下动脉起源于主动脉弓远侧时,容易形成非返性喉返神经。这时右侧的喉返神经没有折返而是直接进入喉部。没有证据表明左侧有非返性喉返神经。非返性喉返神经罕见,但对于它们的存在应引起重视,精良的手术技术可以防止术者损伤喉返神经。

甲状腺手术

甲状腺手术比较常见,现代手术的专业化和正确的肿瘤学管理需要更加复杂和精确的甲状腺及甲状旁腺手术。任何失误可能导致肿瘤的早期复发:颈侧疾病的错误治疗及不恰当的手术计划。有确切的数据表明手术范围的缩小与并发症的增加有关。这对于初学者和成熟的手术者都有意义[7]。甲状旁腺手术后出现的甲状旁腺机能亢进也与手术范围有关[8]。有经验的甲状腺手术医生精通正常和异常的甲状腺解剖,并且能够防止并发症的发生。更重要的是,手术医生需要熟悉如颈静脉切除、颈淋巴结清扫等手术。作为终极医疗机构,我们经常需要处理转诊来的效果不佳的甲状腺手术患者,需要再次手术。因此,我们需要采取措施来减少二次甲状腺手术。Shaha[9]报道他完成的甲状腺手术并发症少于3%,他建议第一次手术时一定要采取最适合和最佳的治疗方法。术前和术中对病情的仔细评估及正确的围术期管理是极为重要的。

喉上神经(图24.2至图24.4)

因为没有客观检查方法证实喉返神经是否损伤,所以我们经常低估喉上神经(SLN)喉外支的损伤程度。患者经常抱怨发声易疲劳、不能尖叫及唱歌等。对于以声音作为职业的专业人员,如歌手,喉上神经损伤会有显著的影响。据有关报道喉上神经损伤率为1%~5%,但是因为证实喉上神经损伤有困难,所以喉上神经损伤率实际上可能会更高。甲状腺位置较高、上级有小结或存在甲状腺肿的患者,喉上神经受损的风险较高。超过60%的病例能够直接看到喉上神经。然而,喉上神经位置的变异会导致损伤率增加。当解剖喉前和气管前筋膜时,应谨慎操作以免损伤环甲肌而伤及附着其上的甲状腺。

保护喉上神经可以向下、向外追踪甲状腺上级,暴露Joll三角,Joll三角的解剖位置在甲状腺上级、甲状腺上动脉和环甲肌之间。紧贴甲状腺上级结扎甲状腺上动脉。在大多数情况下,这种方法可以防止喉上神经损伤。

喉返神经(图24.5和图24.6)

现今医学研究开始关注声带的功能、喉镜检查及手术重建等方面。1855年,一名歌剧老师Garcia首先发明了纤维喉镜,尽管是可以弯曲的内镜,仍是一种安全、快速的检查方法,尤其是在甲状腺手术前评估声带活动度或者评价舌根肿瘤方面有极大的帮助。直接喉镜检查及经喉气管插管法均来源于纤维喉镜。

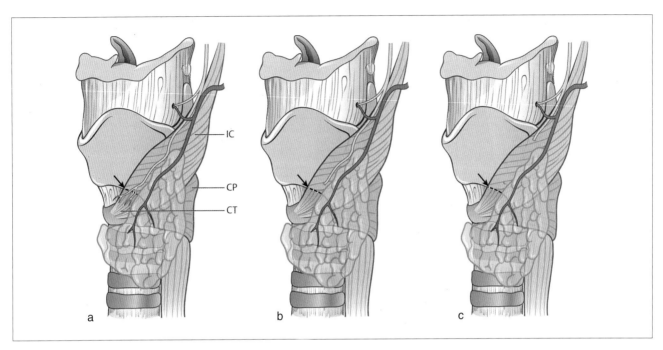

图 24.2 喉上神经外支主干与外侧支关系,以及与咽下缩肌(IC)和甲状腺蒂的解剖变异。(a)喉上神经喉外支伴随甲状腺上动脉下降至咽下缩肌表面,在喉上神经支配环甲(CT)肌之前,喉上神经全程均是可视的。(b)喉上神经喉外支在环甲膜以上 1cm 处穿过咽下缩肌(红色箭头),所以喉上神经喉外支上部容易受损。(c)喉上神经喉外支进入到咽下缩肌的深部,因此在解剖甲状腺上级时应注意保护喉上神经喉外支。CP,环咽肌。

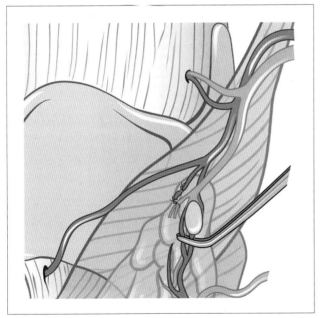

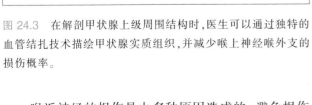

图 24.3 在解剖甲状腺上级周围结构时,医生可以通过独特的血管结扎技术描绘甲状腺实质组织,并减少喉上神经喉外支的损伤概率。

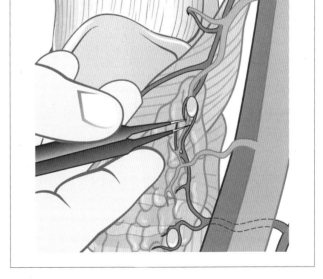

图 24.4 喉上神经喉外支远离甲状腺上级,所以用双极电凝烧灼甲状旁腺上方的血管是安全的。

喉返神经的损伤是由多种原因造成的。避免损伤最好的方法是常规解剖喉返神经。声带轻瘫或麻痹对患者生活质量(尤其是预料之外的情况)的影响是灾难性的。此外,随着声音的识别成为技术核心并取代了人工信息输入如打字或敲键盘,声嘶有可能变为一种缺陷。

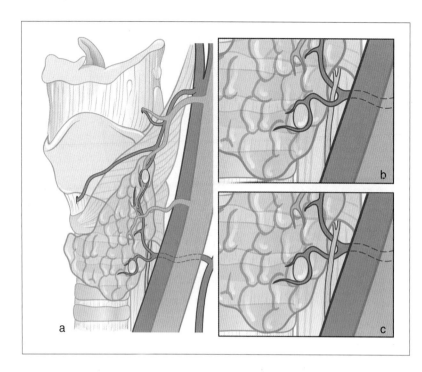

图 24.5　喉返神经与甲状腺下动脉及其分支的不同关系。最常见的是喉返神经在甲状腺下动脉及其分支深面走行(a)。喉返神经可能在甲状腺下动脉分支之间(b)或者前方(c)。

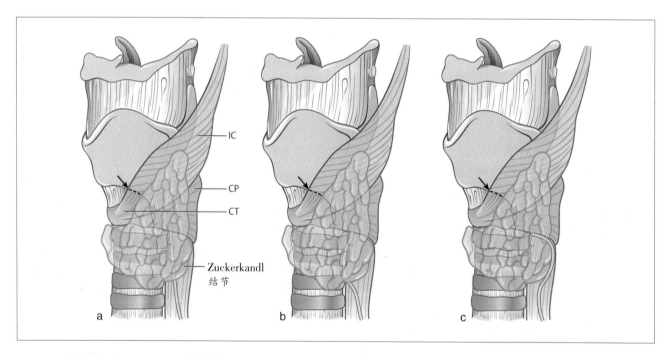

图 24.6　喉返神经与 Zuckerkandl 结节有多种解剖关系。喉返神经通常穿过 Zuckerkandl 结节深面和气管外侧缘浅部(a)。喉返神经也可穿过 Zuckerkandl 结节中部(b)。在 Zuckerkandl 结节的位置甲状腺结节增大(c),使得喉返神经横向移位。如果未观察到喉返神经的多样性,那么神经就有可能受到损伤。IC,下咽缩肌;CP,环咽缩肌;CT,环甲肌。

　　在手术时,喉返神经的损伤程度不是必然显现的。术前可能存在喉返神经功能障碍,并且没有明显的临床适应证。因此,手术医生必须保护患者和自己的权利。

　　医源性的损伤、热损伤、粗暴的解剖、拉伸、压迫、药物中毒、围术期内分泌改变、既往的疾病、肿瘤压迫喉神经、甲状腺手术中结扎肌肉、声带轻瘫或麻痹都能间接使喉返神经传导中断。尽管术中没有明显的喉返神经损伤,但是超过 2% 的患者可以出现声带麻痹。超过 50% 的声带麻痹患者也许是无症状的[10,11]。左侧喉返神经较长,所以较易受到疾病和手术的损伤。多种文献报道手术比肿瘤更容易使喉返神经受到伤害。有研究表明 325 例患者中有 75% 存在喉返神经损伤,喉返神经麻痹是手术的第二大并发症[12]。甲状腺手术是最常见的造成医源性喉返神经麻痹的手术方式。报道的喉返神经的损伤率从 0.2%[13]、6.6%[14]到 13.2%[15]。

所有的内分泌手术均应该首先完成声带的检查。美国内分泌外科协会指出,纤维喉镜检查声带正在逐步推广中。对于 2002 年手术指南中没有提到的术前内镜检查进行了政策上的改正。

纤维内镜是一种高效、经济且安全的检查方法,可以使操作更加清晰。既能保护患者,也能保护医生。术前进行纤维喉镜检查可以帮助患者了解病情,有助于医生确定手术切除范围和制订手术案,减少医源性损伤。在国际肿瘤协会中纤维内镜检查是常规的术前检查手段[11]。

手术评估

术中喉返神经监测存在争议。一些有经验的医生认为术中观察及仔细的解剖可以避免喉返神经监测。越来越多有经验的医生习惯于术中应用喉返神经监测,认为这是一个有帮助的助手。

传统的喉返神经监测是在环杓肌处放置电极片,或者放置电针,或者一个特殊的气管插管和一个与喉返神经连接的刺激电极。喉返神经监测对于暂时性喉返神经麻痹没有明显的改善,但是可以降低永久性喉返神经麻痹发生率,表明其是一个安全、易用的手术工具。神经监测也能被用来减少声带麻痹的发生率,还能检测术后声带的功能。然而,必须承认有些报道中的差异可能没有统计学意义。对于所有的甲状腺手术,术中神经监测不是必须的。我们认为术中神经监测对于有高风险的患者是有益的。最近对 1000 例手术患者进行评估发现,在甲状腺手术中应用喉返神经监测与否没有差异。但是对于第二次进行高风险甲状腺手术的患者,术中神经监测可明显降低术后喉返神经发生全身麻痹、暂时性和永久性麻痹的概率,可由 19%、14.2%、4.8% 降低至 7.8%、5.2% 和 2.6%[16,17]。

可以应用神经刺激器及触摸环杓肌的收缩来评估术中喉返神经的功能。通过直接或间接喉镜检查声带的活动度来评估术后喉返神经的完整性。据有关报道这种技术的敏感性为 75%,特异性为 92.2%[18]。术后可以通过各种检查方法检测喉返神经及声带的活动度,包括神经刺激、触摸环甲关节或者应用直接支气管镜或直视下检查(使用 Hopkin II rod 或可弯曲纤维喉镜)。

甲状腺手术前如果患者接受过外照射或放射性碘治疗,喉返神经的损伤率会增高。在这些病例中,医生应用神经监测设置如 NIM2.0 神经监护仪是正确的,我们推荐在不同情况的患者中应用。这一刺激系统使用一个特制的带电极的气管,可以观察刺激后的喉部肌肉群的运动, 或者使用特殊的探针进行刺激。一些研究证明了神经监测系统的优势,但是有些学者认为神经监测系统对于神经的分辨以及精细解剖没有明显的益处。我们认为对于有广泛疾病和在首次手术形成瘢痕需二次手术的患者,应用神经监测系统是最有益的。因此,我们对于甲状腺手术有技术困难的患者才限制使用神经监测系统。

神经损伤的治疗通常是令人失望的。术中如出现神经横断损伤, 及时应用不可吸收缝线 (7-0 或 8-0 Prolene 线)直接缝合神经周围层,或者应用周围神经(颈袢或者颈丛的分支)进行移植。永久性神经麻痹也许需要胶原蛋白、脂肪或羟磷灰石脊髓注射治疗,或者使用 GoreTex 进行甲状软骨成形术。有双侧神经损伤的患者在离开手术室前要慎重拔除气管插管,并应用纤维喉镜进行声带检查。如果双侧声带麻痹,则需做气管切开术。

并发症(图 24.7)

出血和伤口血肿

据报道,甲状腺手术术后出现血肿的概率为 1%[19]。术后出血应及时处理以预防气道压迫及缺氧。主要问题是需要床旁进行血肿清除和保证气道通畅。如果需要打开伤口进行处理,医生(通常是住院医师)应打开伤口的表层和深层以缓解血肿的压迫。尽管可能出现喉水肿等症状,但是气管插管仍是必要的,因为声带无法看见,只能沿着会厌后部进行盲目插管。纤维喉镜检查及插管法可以有选择地进行。在这些病例中,需要由一名有经验的头颈外科医生来进行纤维鼻镜检查及气管插管。紧急情况下可行气管切开术,但这种情况比较罕见, 而且当深层肌肉被打开后气管可以完全暴露,这时行气管切开术就会更加容易。冲洗

- 出血和血肿
- 神经损伤
  - 喉返神经损伤
  - 喉上神经损伤
  - 颈交感神经干损伤(Horner 综合征)
- 甲状旁腺损伤和甲状腺机能减退
  - 暂时性
  - 永久性
- 气道问题
  - 气管损伤
  - 气管软化
  - 喉水肿
- 伤口化脓
  - 血清肿
  - 感染
- 瘢痕问题
  - 肥厚性瘢痕
  - 瘢痕疙瘩
- 乳糜瘘
- 甲状腺功能减退
- 甲状腺功能亢进复发
- 恶性肿瘤复发
  - 甲状腺床
  - 淋巴结

图 24.7   甲状腺术后并发症。

伤口后，在甲状腺床应用促凝血物质及放置引流管。

气管压迫一般不会造成气道阻塞，但是伤口中间部位的压迫和充血可以导致喉水肿而出现气道阻塞。超过半数的气道阻塞发生在术后 6 小时，25%~40% 的气道阻塞发生在术后 6~24 小时，这也是为什么很多外科医生仍然不情愿接受"日间门诊甲状腺手术"。

术前对有风险的患者进行评估可以减少术后出血的发生(图 24.8)。包括检查患者是否有出血倾向，是否在服用抗血小板或抗凝药物。我们规定术前需停用抗血小板药物(如阿司匹林、氯吡格雷、噻氯匹定)至少 7~10 天。Graves 病患者也是术后出血的高危人群。术前可以应用复方碘溶液来减少腺体血管的生成。碘可以减少甲状腺细胞和血管的生成，因此可以作为甲状腺切除术术前的用药。碘暂时阻碍了甲状腺激素的产生，甲状腺激素合成可在几天或几周内恢复。碘还可以减少 Graves 病中的血管原刺激和血液供应。血管生成减少和血液供应减少可以明显减少血管数量。这样可以显著减少术中的出血量[20]。

手术过程中应用可以利用的方法和设备来仔细

止血。最新的设备如"超声刀""Ligasure 血管闭合系统"可以有效止血，而不需要在甲状腺里放置其他材料。对于所有已知血管，可应用丝线或 Vicyl 线结扎止血。应谨慎应用单级电凝，以免造成神经的热损伤；因此有些医生喜欢应用双极电凝止血及切割。超声刀可以较好地进行上血管蒂的结扎和甲状腺峡部的分离，而且能有效地封闭淋巴管道和减少乳糜漏，尤其是处理左侧 IV 区淋巴结肿大。

我们提倡在关闭伤口前做一个 Valsalva 动作使压力上升到 40mmHg。大多数出血点可以用这种简单的方法止血。一些研究显示，部分止血物质(如胶原、纤维、纤维素)对于减少出血及血清聚集有效。因此，我们用氧化纤维素 (Surgical, Fibrillar; Ethicon Inc., Somerville, NJ, USA)来关闭手术创面。关闭切口时应间断缝合而非致密连续缝合带状肌层。应该防止颈深部伤口血液的聚集。术后拔管和咳嗽造成压力突然上升是术后出血常见的原因。与麻醉师进行良好的沟通是必要的。一些人建议在拔管时用海绵按压颈部来预防出血。

在大多数病例中，常规引流往往是无效的，对于早期术后出血的监测也是无效的。11 项随机对照试验的荟萃分析显示，引流和非引流只在住院时间长短上有区别，引流的患者住院时间较长。在有显著无效腔的较大的胸骨下甲状腺肿、广泛切除、伴随颈部手术以及甲状腺床大量渗出时应进行引流。在这些病例中，闭式负压引流 24~48 小时。对于术后出血重新行切口暴露的病例也推荐引流[21]。

- 广泛恶性的原发疾病
  - 伴发 Graves 病
  - 广泛的结节病
  - 甲状腺外扩散
  - 胸骨下扩散
- 手术范围广泛
  - 气管旁手术
  - 颈部手术
  - 胸骨柄裂开
- 反复甲状腺手术
- 术前行放照射
- 术前行放射性碘治疗
- 因为血肿重新手术
- 手术医生经验不足

图 24.8   增加术后并发症发生的危险因素。

甲状旁腺损伤

对于内分泌手术医生而言,甲状腺全切术就是保护甲状旁腺的过程。短暂性低血钙是甲状腺全切术后最常见的并发症;报道20%~40%的低血钙是无症状的,10%是有症状的。永久性低血钙相当罕见,发生率在2%~5%,大型医院低于2%。在术后6小时可以根据快速甲状旁腺激素分析来预测是否有甲状旁腺功能减退。甲状旁腺激素正常的患者一般不会发生严重的低血钙,甲状旁腺激素异常的患者在出院前应预防性联合应用维生素D和钙剂治疗。永久性甲状旁腺功能减退的治疗存在困难,需要长期服用维生素D和钙剂。据报道,甲状旁腺的误切率超过15%。腺体功能减退也可能不是直接损伤造成的。

手术高风险人群包括术前有颈部放疗史、需要进行颈淋巴结清扫、甲状腺癌手术范围较大、大的多发性结节或胸骨后甲状腺肿,或者甲状腺炎导致的显著炎症反应以及行二次甲状腺切除术。Graves病或甲状旁腺功能亢进(同时行甲状旁腺切除术)的患者术后容易出现低血钙,应该预防性联合应用维生素D和钙剂治疗。

甲状旁腺手术应紧贴甲状腺结扎甲状腺下动脉,避免应用冷盐水过分冲洗造成甲状旁腺急性缺血。仔细抽吸甲状腺瘤床,避免损伤甲状旁腺。

术后应仔细检查甲状腺床证实甲状旁腺可见。如果甲状旁腺充血,应该切开被膜和血肿来缓解压力。如果怀疑看见的是否是甲状旁腺,应将其切成块状移植到合适的肌肉中,如胸锁乳突肌或斜方肌。据报道,失败率为21%~43%。因此,我们建议,如果怀疑腺体不能存活、无意中将腺体切除或者有严重的气管旁结节病,那么应行自体移植甲状旁腺。

尽管有上述治疗措施,但是在所有些病例中甲状旁腺功能减退的原因还不清楚。一些作者建议,为了预防永久性甲状旁腺功能减退,至少应常规自体移植一个甲状旁腺。两项研究已经证明这种简单的技术不会造成永久性甲状旁腺功能减退,尽管会使暂时性低血钙的发病率增加。术后早期识别甲状旁腺功能减退是有益的,因为早期钙的替代疗法可以减轻低血钙引起的后遗症。术后24小时,每6~8小时测一次血钙水平,对于可能发生低血钙的患者进行有效的治疗。术后6~23小时的血钙发展趋势能够预测患者是否可能发生低血钙,并进行预防性治疗。术后通过甲状旁腺激素测定来预测患者是否需要补充钙是有益的,大量的研究显示术后检测甲状旁腺激素水平是一个快速、可靠的预测低血钙的方法。术后4~6小时,甲状旁腺激素水平少于10pg/mL,低血钙的发生率几乎是100%的特异性和敏感性,这些患者应该开始预防性钙替代治疗,包括钙剂和二羟胆固化醇。相反地,甲状旁腺激素水平大于30pg/mL,则不会发生低血钙。无症状的患者应口服钙剂治疗。

不常见的并发症

伤口感染

因为手术部位保持清洁并且富含血管,所以伤口感染罕见。伤口感染的发生率小于0.5%。感染的发生率与预防性应用抗生素没有相关性;因此,我们不推荐常规应用抗生素;除非患者有罕见的既往史(如免疫缺陷、心脏瓣膜疾病)。我们常规用可吸收的皮下缝线和Steri-strip胶带缝合伤口(5-0 Monocryl)。如果伤口位置存在任何问题,应让患者立即联系我们。

气管损伤

甲状腺外气管软骨或Berry韧带横向分离会使气管受到伤害。因为儿童的软骨较软,故儿科的患者气管容易受到损伤。气管损伤可以应用可吸收缝线(如Vicryl或Monocryl)进行间断缝合。必须注意,在缝合气管时不要刺穿或穿透气管壁,不然会造成拔管困难。在需要修补的气管上方缝合后可加用肌肉来加固。术后应放置引流管以免肺气肿的发生。

气管软化

气管软化罕见,但经常是术者和麻醉师讨论的问题。气管软化是一种不常见的并发症,常由手术长时间压迫气管、巨大甲状腺肿压迫引起。当怀疑发生气管软化时,在切除甲状腺后触摸气管,气管应该是紧缩的。即使有气管内瘢痕形成,患者保持插管24小时也是安全的,如果气管变软,保留插管24小时,使气管内瘢痕形成之后尝试拔管。

Horner综合征——交感神经干损伤

从周围筋膜解剖颈总动脉鞘时应加倍小心,尤其是在颈部有淋巴结转移的病例。Horner综合征虽然严重,但通常可以避免其发生,手术医生需要有丰富的经验。

总结

　　预防是避免发生甲状腺手术并发症的关键。医生要熟练掌握甲状腺解剖和生理学。对于各类甲状腺球，年龄不是手术的禁忌证。当出现并发症时，早期发现和及时处理可以避免患者遭受长时间的痛苦和给医生带来麻烦。有数据明确显示，在大型医院和有经验的手术医生，并发症的发生率显著降低。手术医生必须注意他们的手术权限，降低自己及整个科室的并发症发生率，积极查阅文献，使患者充分了解甲状腺及甲状旁腺手术的益处和可能的并发症。

（王铭　张娜　译）

参考文献

1. Castro MR, Gharib H. Thyroid nodules and cancer. When to wait and watch, when to refer. Postgrad Med 2000;107(1): 113–116, 119–120, 123–124
2. Shaha A. Treatment of thyroid cancer based on risk groups. J Surg Oncol 2006;94(8):683–691
3. Giddings AE. The history of thyroidectomy. J R Soc Med 1998;91(Suppl 33):3–6
4. Eknoyan G. A history of the parathyroid glands. Am J Kidney Dis 1995;26(5):801–807
5. Moreau S, Goullet de Rugy M, Babin E, Salame E, Delmas P, Valdazo A. The recurrent laryngeal nerve: related vascular anatomy. Laryngoscope 1998;108(9):1351–1353
6. Miller FR. Surgical anatomy of the thyroid and parathyroid glands. Otolaryngol Clin North Am 2003;36(1):1–7, vii
7. Shaha A, Jaffe BM. Complications of thyroid surgery per- formed by residents. Surgery 1988;104(6):1109–1114
8. Chen H, Wang TS, Yen TW, et al. Operative failures after parathyroidectomy for hyperparathyroidism: the influ- ence of surgical volume. Ann Surg 2010;252(4):691–695
9. Shaha AR. Revision thyroid surgery—technical consider- ations. Otolaryngol Clin North Am 2008;41(6):1169–1183
10. Shaha AR. Invited commentary: vocal cord evaluation in thyroid surgery. Surgery 2006;139(3):363–364
11. Randolph GW, Kamani D. The importance of preoperative laryngoscopy in patients undergoing thyroidectomy: voice, vocal cord function, and the preoperative detection of inva- sive thyroid malignancy. Surgery 2006;139(3):357–362
12. Laccourreye O, Papon JF, Kania R, Ménard M, Brasnu D, Hans S. Unilateral laryngeal paralyses: epidemiological data and therapeutic progress. [Article in French] Presse Med 2003;32(17):781–786
13. Kark AE, Kissin MW, Auerbach R, Meikle M. Voice changes after thyroidectomy: role of the external laryngeal nerve. Br Med J (Clin Res Ed) 1984;289(6456):1412–1415
14. Lo CY, Kwok KF, Yuen PW. A prospective evaluation of recurrent laryngeal nerve paralysis during thyroidectomy. Arch Surg 2000;135(2):204–207
15. Holt GR, McMurray GT, Joseph DJ. Recurrent laryngeal nerve injury following thyroid operations. Surg Gynecol Obstet 1977;144(4):567–570
16. Chan WF, Lang BH, Lo CY. The role of intraoperative neuro- monitoring of recurrent laryngeal nerve during thyroidec- tomy: a comparative study on 1000 nerves at risk. Surgery 2006;140(6):866–872, discussion 872–873
17. Chan WF, Lo CY. Pitfalls of intraoperative neuromonitor- ing for predicting postoperative recurrent laryngeal nerve function during thyroidectomy. World J Surg 2006;30(5):806–812
18. Otto RA, Cochran CS. Sensitivity and specificity of intraop- erative recurrent laryngeal nerve stimulation in predicting postoperative nerve paralysis. Ann Otol Rhinol Laryngol 2002;111(11):1005–1007
19. Bhattacharyya N, Fried MP. Assessment of the morbidity and complications of total thyroidectomy. Arch Otolaryn- gol Head Neck Surg 2002;128(4):389–392
20. Erbil Y, Ozluk Y, Giriş M, et al. Effect of Lugol solution on thyroid gland blood flow and microvessel density in the patients with Graves' disease. J Clin Endocrinol Metab 2007;92(6):2182–2189
21. Sanabria A, Carvalho AL, Silver CE, et al. Routine drain- age after thyroid surgery—a meta-analysis. J Surg Oncol 2007;96(3):273–280

第 **7** 篇

头颈手术并发症：颈部手术

第 **25** 章
颈清扫术

C. Piazza, F. Del Bon, P. Nicolai

简介

颈清扫术(ND)的目的在于切除不同的颈部淋巴结群,这是一个大范围的手术过程,美国头颈学会和美国耳鼻咽喉头颈外科学会将颈清扫术的范围分为7个区域[1]。根据同一分类及后续的修订建议[1,2],颈清扫可以是一个范围较广和风险较高的手术 [如颈扩大清扫术、根治性颈清扫术(RND)、改良颈清扫术(MRND)],也可以是微创手术[如选择性颈清扫术或超选择性颈清扫术(SND),目的在于去除两个邻近区域的淋巴结,是一种非手术的气管保护措施]等。

因此,颈清扫术常见和严重的并发症或后遗症与采用何种颈清扫术有关,也与原发肿瘤切除术、采用何种手术重建技术、术后放疗或放化疗有关。颈清扫术后的不良反应严重会影响头颈部肿瘤患者短期和长期的生活质量。术前应了解患者对手术的预期、预防、处理和评估。

与皮肤切口有关的并发症

根据不同的标准,颈清扫可选择不同的皮肤切口。满足完整切除肿瘤的需要是选择何种皮肤切口最重要的标准。对于口腔或口咽病变,切口应从乳突开始,并延伸到胸锁乳突肌上中 1/3 处,然后到达颏下中线水平(图 25.1)。双侧颈清扫的皮肤切口从乳突穿过环甲膜到达对侧(图 25.2)。对于耳旁腮腺、耳廓、咽

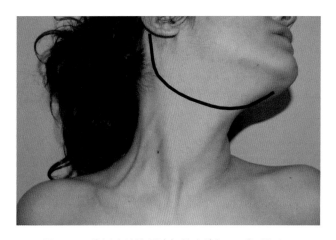

图 25.1 单侧选择性颈清扫的皮肤切口(Ⅰ~Ⅲ区)。

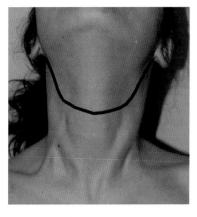

图 25.2 双侧选择性颈清扫的皮肤切口(Ⅰ~Ⅲ区)。

旁病变,切口应延伸到耳前或耳后水平;而对于甲状腺、咽部、喉部病变,需要选择和气管切开术相同的典型 Hemi-apron 切口或者曲棍球棒切口(图 25.3)。

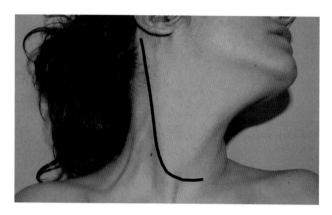

图 25.3 Hemi-apron 或者曲棍球棒切口。

一般来说,从胸锁乳突肌上中 1/3 的后部到环甲膜做一个水平切口,对于切除 Ⅰ~Ⅳ区和 VB 区的淋巴结是足够的,然而 V A 区通常需要将切口下移至胸骨上窝水平。Ⅵ区和Ⅶ区需要一个通过颈切迹的皮瓣。通过 MacFee 切口可以完整切除整个 Ⅰ~Ⅶ区的淋巴结(图 25.4)。为了患者的美观,手术会更加繁琐、耗时。尽管手术切口多种多样,但是普遍的规律是为了美容的要求,尽量采用横切口,必要时才采用竖切口,并尽量沿着皮纹走向来选择切口的方向。

每一个颈部瘢痕或者先前的切口应该被后一个切口所利用。当需要复合切口时,避免在切口的相交处形成锐角。因为这个原因,我们通常避免应用双 Y 型切口、Schobinger 切口和 H 型切口。当术区有可能出现皮肤血供阻断和皮肤裂开的现象时,切口应远离重要的血管。尤其是术前有颈部放疗史的患者,更应仔细研究手术切口,因为皮肤裂开和感染、血管暴露和破裂的发生率会更高。手术过程中应尽量保护皮瓣,包括仔细处理术区、应用湿纱布或湿棉球、盐水反复冲洗,这样可以避免术区皮瓣干燥。

尽管有这些保护措施,手术切口水平仍然有可能裂开(图 25.5)。较小的裂口通过勤换药等保守治疗可以治愈。如果出现大范围的皮瓣坏死和大血管暴露,或者因局部感染导致瘘管形成,则必须切除带蒂的组织和转移皮瓣。对于术前有放疗史和感染的患者,高压氧治疗可以促进伤口愈合和为术后组织重建做准备[3,4]。

局部感染

当颈清扫涉及上消化道时,发生伤口感染的概率较大,然后可能会发展成口咽瘘或咽皮肤瘘。而且,放疗或放化疗会增加皮瓣感染和坏死的概率（图 25.6 和图 25.7）。颈清扫术后局部感染最常见的原因是血清肿或血肿的形成,而不是上消化道因素引起的。术中严格止血,颈部每侧至少放置一个引流条并进行术后监测能够防止血肿的形成。抽吸引流功能不良通常与气管造口周围或切口缝合不充分有关。必须要早期评估和解决这些问题。如果怀疑血清肿或血肿形成,应该在缝合处打开一个小口引流或者通过穿刺抽液来预防双重感染。如果血清肿或血肿继续发展,常会伴随突发高热、寒战、烦躁、白细胞计数升高、切口处有难闻的气味或引流液有脓性排出物、皮瓣水肿和充血、手术部位肿胀等症状。一旦诊断为感染,治疗措施主要是应用广谱抗生素、伤口引流;如果发生伤口严重感染,用带蒂的胸大肌肌皮瓣筋膜覆盖暴露的血管清除无效腔。尤其是在放化疗后或者有较大的咽皮肤瘘形成时,应

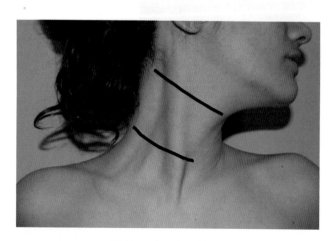

图 25.4 MacFee 切口。

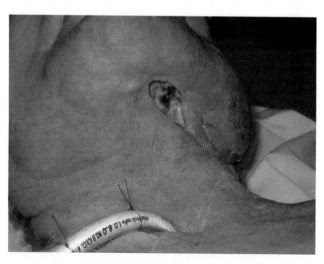

图 25.5 术前颈部放疗患者术后皮肤切口裂开。(Image courtesy of M. Bernal, MD.)

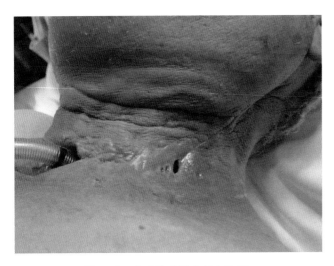

图 25.6　术后放疗形成咽皮肤瘘。

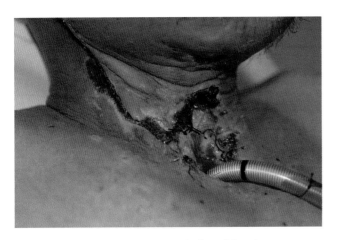

图 25.7　术后放疗形成局部伤口感染和坏死。

推荐使用此方法。对于术前可能存在的危险因素，如营养缺乏、电解质紊乱和糖尿病等应及时处理。

应用抗生素来预防感染仍然存在争议。大多数学者认为，对于没有放疗史的颈清扫患者应用抗生素是无益处的，对于上消化道开放的颈清扫患者和有放化疗史的患者预防性应用抗生素的益处尚不清楚。不同的抗生素（青霉素加或不加舒巴坦、头孢菌素、克林霉素、甲硝唑）有不同的适应证、剂量、疗程，主要依赖医生个人的经验及医院的政策来决定。对于喉部、下咽及口咽抢救性手术伴随颈清扫的患者来说，非手术器官的保护需要更加谨慎的方法[5,6]。

与淋巴管有关的并发症

据报道，在Ⅳ区淋巴结清扫时左侧胸导管（左颈清时）和右侧淋巴管（是一个容易变异的小结构，由右侧颈静脉、锁骨下动脉、支气管纵隔干构成的，通过前斜角肌边缘进入颈部，汇入锁骨下静脉或颈内静脉）的损伤率在改良颈清扫术中为 1.5%[7,8]，根治性颈清扫术后为 1%~3%[9]。乳糜漏的实际发病率可能被低估，显著病例除外，发病率一般不超过 5.8%[10]。在这些病例中，25%的乳糜漏发生在右颈[11]。

术前放疗使得淋巴管不易辨认，淋巴管壁容易破裂，胸导管靠近头侧（锁骨上 5cm）的解剖变异也是危险因素。大量数据表明大的转移淋巴结的出现也与淋巴引流系统阻塞有关，也是手术的危险因素。

通过仔细手术和减少Ⅳ区颈清扫术中出血来预防乳糜漏[9,12]。如果术中损伤到淋巴管，肉眼观察乳糜漏类似牛奶、油状及半透明的液体。通过手术圈偶尔可见胸导管的裂口。为了找出漏口的位置，麻醉师可以增加正压通气来增加中心静脉压[10]。将患者置于特伦德伦伯（Trendelenburg）卧位有助于发现漏口，这样可以适当增加腹压。

采用不吸收缝线结扎和缝合胸导管来治疗乳糜漏，但是注意不要损伤导管的薄壁[10,13]。如果不能辨别乳糜漏的漏口，那么在可疑的漏口处行袋状缝合。可以用各种皮瓣来覆盖乳糜漏的漏口处，我们不推荐使用前斜角肌皮瓣，因为可能会损伤胸锁乳突肌锁骨端的臂丛[12,14]。所有操作均应保护膈神经和迷走神经。目前可应用纤维蛋白胶水或者硬化剂等方法来治疗乳糜漏。我们的意见是，如果不能完全修复漏口，应避免暴露颈部伤口，并使患者保持清醒。如果术中出现乳糜漏，术后饮食需要改变，如低脂肪饮食应该从术后第 1 天开始并至少持续 7 天。我们推荐使用中链的甘油三酸酯[10,12,15]，因为它能够绕过淋巴系统，直接被门静脉系统吸收[9]。如果限制饮食不能成功，那么患者需要完全的肠外营养[10]。因为饮食中缺少正常的长链脂肪酸会减少乳糜的生成，但它需要中心静脉置管，也会产生并发症。虽然可行，但无论如何应避免抽吸流或拔除引流管。

即使在术中把所有可见的漏口全部缝扎好，术后仍有 25%~75%的患者会出现乳糜漏[9]。术后数天可能不会出现乳糜漏（通常在术后 3 天出现）。术后有大量的引流液或液体呈油状、奶酪状、油脂类、黄白色，通常提示有乳糜漏。如果颈清扫的部位与上消化道或主要唾液腺有关，注意和唾液腺相鉴别。分析引流液中是否有淀粉酶或甘油三酸酯（乳糜漏病例）可以作为诊断乳糜漏的指标。

应该及时并积极处理术后出现的乳糜漏。如果左侧乳糜漏未及时治疗，则有可能出现其他并发症，如炎症反应、感染、伤口裂开和大血管暴露。而且，乳糜漏长时间有长大量液体流出可能导致电解质紊乱[11]。乳糜漏流出量<600mL/d 可以考虑保守治疗。保守治疗包括反特伦德伦伯卧位卧床、拔除引流管、自行引流、锁骨上水平进行加压处理及饮食管理。这种治疗可以延长一定时间，如果术后要进行放疗，保守治不宜超过 30 天[10]。如果乳糜漏需要重新打开伤口进行处理，则比较麻烦，手术前几小时给予高脂饮食有利于寻找瘘口[9]。打开伤口后，如果漏口较大或者患者的漏口组织较脆弱（糖尿病患者、计划术后放疗的患者），可以在漏口周围应用纤维胶水、褥式缝合，或者行胸大肌、背阔肌转皮瓣治疗。

有关文献通常认为乳糜漏引流量持续 4~5 天超过 600mL/d（大量液体流出），就要积极进行手术修复。在这些病例中，长期的保守治疗是危险的，可能导致患者状况进一步恶化，例如，手术区域瘢痕形成和肉芽组织形成，将使得修复手术更加困难。

对于药物或手术治疗后仍持续存在乳糜漏的病例，应用硬化黏合剂和四环素等进行治疗是有争议的。应用硬化黏合剂的治疗效果是不可预测的。这些治疗使得局部纤维组织增生，随后的修复手术会变得更加困难。

乳糜胸

颈清扫后很少出现乳糜胸，乳糜漏通常发生于左侧。胸导管的损伤部位通常是不确定的，不能排除颈部重要导管结扎后背部压力增加导致胸部乳糜液外渗的可能。在这种情况下，乳糜液可以穿过颈部筋膜可以达到纵隔和胸腔。另外一种可能的机制是术中肉眼直视下未见漏口，但乳糜漏在锁骨上窝积存导致乳糜胸的产生。单侧的乳糜胸可以按此机制发展成双侧乳糜胸。大量的胸膜渗液可以压迫肺脏和胸导管，造成心肺功能衰竭。

乳糜胸的治疗包括限制饮食和与乳糜漏相同的药物治疗。穿刺和皮下组织液的引流与一次和多次胸腔穿刺术或者左侧胸廓造口术引流有关。向胸膜腔涂布滑石粉，产生瘢痕反应，使胸膜腔闭合，达到消灭胸腔积液的目的。手术修复是最后的治疗方法。如果能

够早期确诊，就不会发生呼吸道并发症，乳糜胸预后较好。

淋巴囊肿

淋巴囊肿是无内皮的局限性液体聚集。淋巴囊肿是乳糜漏晚期的并发症。淋巴囊肿罕见，有时在行 MR 时偶然发现（图 25.8）。1989 年，Chantarsaak 和 Green[16]首先描述了淋巴囊肿：低流量的乳糜漏流向周围愈合组织，瘢痕阻止了乳糜漏沿筋膜层向四周扩散，最终形成淋巴囊肿。淋巴囊肿鉴别诊断有血清肿、血肿、脓肿、淋巴肿大或囊肿复发等。淋巴囊肿一般位于左侧锁骨上窝，常见于在术中或术后出现乳糜漏的患者，通常表现为局部肿胀。颈部超声可以用来检查

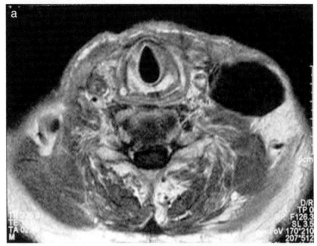

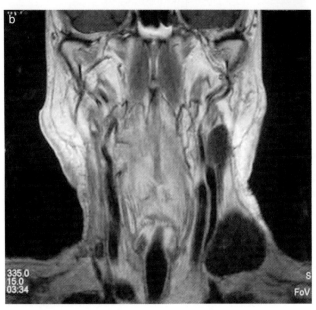

图 25.8 在轴状面（a）和冠状面（b）T1W1 磁共振成像。

淋巴囊肿的内容物和淋巴囊肿与颈内静脉、锁骨下静脉、胸锁乳突肌和颈部深层肌肉的关系。超声引导下的细针穿刺术可以确定淋巴囊肿液体的性质和暂时引流液体。手术方案的制订可以通过 CT 和 MRI 来确定。

因为淋巴囊肿罕见，所以文献中关于淋巴囊肿的治疗方法没有统一的标准。但是，淋巴囊肿可以采用与乳糜漏相同的治疗方法行保守治疗(引流、局部应用碘溶液冲洗、注射硬化剂如 OK-432[17]、锁骨上窝加压、合理的饮食)及手术治疗[16,18]。

与血管有关的并发症

颈内静脉破裂

Calearo 和 Teatini[7]报道颈内静脉在改良的根治性颈清扫术 III 型中发生率是 0.8%。单侧根治性颈清扫后，对侧颈清扫时由于颅内压增高可引起严重的并发症。术中颈内静脉中段的损伤比较好控制，而位于颅底或锁骨下的颈内静脉撕裂伤处理比较棘手，需要行乳突根治术及乙状窦闭塞或者锁骨关节离断术来控制出血。锁骨下的静脉损伤也可以引起颈内静脉损伤，锁骨下静脉结扎可以引起术后上肢水肿。颈内静脉或双侧主要血管的损伤可以发生致命性的空气栓塞。为了防止这种情况的发生，在颈清扫手术中颈内静脉有破裂危险时，应使患者采用特伦德伦伯体位。

颈内静脉血栓形成

即使在选择性颈清扫术后，颈内静脉小的损伤也能引起完全或部分血栓形成。不正确血管分支的结扎可能形成血栓口袋、过分应用单或双极镊子对于血管壁的热损伤、术区长时间的空气暴露造成血管壁的脱水，这些都是造成颈内静脉形成血栓的因素。其他如术中血容量不足、血流减少、术中和术后低血压、癌症患者因第 8 因子增加造成血液凝固性和血小板数量、血小板粘附性增加都是形成颈内静脉血栓的因素。应用大的肌皮瓣进行重建、唾液漏、伤口感染和脓毒血症都是潜在的因素。放射治疗的作用仍然存在争议。高分辨率多普勒超声是一种快速、无创、精确、方便的诊断颈内静脉栓塞的方法[19,22]。CT 和 MRI 价格昂贵，但能够清楚地显示颈内静脉周围的解剖结构。

有研究证实，在改良的根治性颈清扫术后 1 周发生颈内静脉栓塞的概率超过 30%，3 个月内 60%~80%的血管再通，术后血管的通畅率大约是 95%[21,23-30]。

与静脉充血有关的并发症

颈清扫术的主要后果是头颈部淋巴引流系统明显改变，这与颈内静脉部分切除造成静脉系统充血有关，尤其是右侧，因为右侧有较大血流量的横窦、颈静脉孔和颈内静脉，所以右侧静脉系统是占优势的。

单侧颈内静脉结扎导致短暂性颅内压力 3 倍增高，然而当双侧颈内静脉闭合，颅内压力可以比正常高 5 倍[31]。长期颅内压力的增加通过硬膜静脉窦萎缩使脑脊液的再吸收减少，从而导致大脑水肿。

双侧根治性颈清扫术后并发症的发病率是 10%~14%，在 1 个月后离院时可减少到 0~3%。然而即使采取了预防措施，双侧根治性颈清扫术后并发症的发病率仍然较高。并发症包括：面部和球结膜水肿、毛细血管淤血、上呼吸消化道阻塞、头痛、恶心、呕吐、黑矇、休克、昏迷和死亡。减少并发症的措施包括：应用自体的大隐静脉[32]或者不同材质的异体物质进行颈内静脉重建。如果是各种异体物质的颈内静脉重建，术后功能较差。然而，双侧根治性颈清扫术的主要问题是肿瘤残留，因此患者预后较差。

视力减退

头颈部手术后视力下降罕见[33]，但是缺血性视神经病变常为永久性视力丧失的主要原因。术后立即或 2~3 天可以出现视力逐渐恶化。危险因素包括手术时间过长、失血造成的低血压、贫血及其他易感因素[34]。Balm 等[35]和 Marks 等[36]报道 6 例患者因为双侧根治性颈清扫术后持续性颅压增高造成完全失明(4 例立即发生，2 例术后发生)，de Vries 等报道 9 例患者行单侧根治性颈清扫术后短暂性颅压增高和毛细血管水肿造成黑矇和其他视力问题。在这些病例中，颅内压立即和持续性增高是导致视神经盘水肿和眼科静脉引流至海绵窦障碍的主要因素。在视神经鞘水平，脑脊液压力增高和邻近眼静脉的压迫，可造成供应视神经动脉血流的减少。

黑矇

如果出现持续恶化的黑矇，应行脑脊液腰大池引流和辅助换气过度治疗[35]。需要及时进行视神经减压手术[38]。对于出现面部明显肿胀伴眼球突出和眼睑水肿的病例,需要进行暂时的眼睑缝合术来预防角膜损伤。

抗利尿激素分泌异常综合征

据报道,单侧颈清扫术后一些病例出现了抗利尿激素(ADH)分泌异常综合征(SIADH 或 Schwartz-Bartter 综合征)。如果单侧颈内静脉结扎,静脉系统的解剖变异可以防止对侧颈内静脉关闭,单侧颈内静脉结扎造成对侧血管过分充盈(脊椎和椎旁静脉丛、枕静脉及其他头静脉、眼静脉、眶眼静脉、咽食管静脉、翼丛)。

抗利尿激素分泌异常综合征表现为血浆中抗利尿激素浓度增加,其结果是多尿、尿浓度增加、尿比重增加及低钠血症。头颈部恶性肿瘤的癌旁综合征可以导致抗利尿激素分泌增加,颅内压增高是造成抗利尿激素分泌异常的原因[39]。因此,在单侧或者双侧根治性颈清扫术后出现抗利尿激素分泌异常综合征的病例中,抗利尿激素自动分泌的原因是颅内压增高。

如果不能及时、有效地治疗,抗利尿激素分泌异常综合征将会进一步恶化,出现头痛、疲劳、神经性厌食、痉挛、心律失常、昏迷等症状。然而,在有风险的患者中,可以通过减少术中和术后的液体输入来预防该并发症的发生。

颈动脉损伤

对颈部轴位的过分处理可以导致动脉粥样硬化斑块脱落形成栓子,对颈动脉窦的刺激可以造成颈部动脉血流的改变。尤其在洋地黄化的患者,可以出现因低血压造成心率过缓至心室颤动。外包膜内囊静脉注射1%的利多卡因或者阿托品至颈动脉窦可以充分控制上述症状。如果控制心率过缓失败,应避免对颈动脉窦再次处理。

颈总动脉或颈内动脉术中破裂虽然罕见,但有致命风险,主要是因为这些血管的异常弯曲以及在ⅡA和ⅡB区呈现凸面的、后侧弯曲的血管没有被发现,尤其是老年患者。

相对较多见的是术后颈动脉破裂,可发生在术后几周,较早的文献报道发病率在3%~4%,最近的文献报道发病率减少到0~1.2%。颈部血管破裂最常见的部位是颈总动脉分水平,其次是颈外动脉和颈内动脉。无论出血部位在何处,颈部血管破裂都是致死率很高的并发症也无论是在既定手术,或即将发生破裂的危险,还是在紧急处理的过程中。该并发症19%~60%与大脑局部缺血有关,可在血管结扎后立即或数周内发生。

颈动脉破裂的病理学机制与血管外膜血栓形成导致的血管壁纤维化有关。颈动脉破裂的主要原因是紧密贴附在颈动脉壁上的转移性淋巴结脱落,造成血管外膜过分薄弱。Freeman 等[40]推荐对于肿瘤累及的颈动脉部分进行切除并立即进行重建,这种方法(术中补充放疗)不仅可以提高疾病局部控制率(67%和50%),而且与传统手术方法相比较可以提高生存率(47%和36%)。颈动脉破裂可以侵袭颈部血管。不幸的是,通常会发现颈动脉淋巴结广泛浸润颈深筋膜和颈部深层肌肉中,而常规根治性手术往往达不到这些区域。然而,每种颈动脉切除术前均应进行球囊闭塞试验,主要是考虑这种治疗的致死率仍是不能忽视的[41],尤其是和低血压的风险有关时,这一试验的预测价值较高,但不是绝对的[42]。

其他导致颈部动脉破裂的因素包括:根治性颈清、术前放疗、伤口裂开和颈部皮瓣坏死(特别是和局部感染和唾液漏有关)以及肿瘤复发等。一旦伤口裂开颈动脉暴露,应用胸部的皮瓣或者带蒂的肌筋膜皮瓣覆盖伤口可以有效地预防动脉破裂。颈部血管破裂有早期征象,例如在坏死的部位少量出血形成黑斑焦痂及假性动脉瘤血管扩大等。出现这些早期征象要立即进行颈部动脉结扎,不要等到有临床危象才进行处理。

另一种控制出血的方法是应用一个可充气的气囊进行颈动脉阻塞的介入性神经放射学方法[43]。手术结扎可以有效治疗血管内膜血栓的形成[44]。这种方法可以有效地预防伤口裂开或少量出血后血管暴露造成的急性出血。即使是颈部血管完全破裂,该种技术的效果也比较好。实际上,从颈部血管观点而不是传统手术观点来讲,患者是可以耐受这种技术的,因为这种技术对颈动脉窦较少操作,可以在患者镇静状态下进行,并且能够精确地显示出血部位。Citardi 等[43]报道15例患者的生存率是83%,没有明显的神经系统并发症,1例发生同侧 Claude-Bernard-Horner 综合征。急性颈动脉出血也可以通过在血管内放置支架来治疗,长期并发症是术区存在异物造成了感染,所以这种治疗方法值得商榷[45]。

用一个带蒂或游离的肌筋膜皮瓣来覆盖暴露的血管是预防术后颈动脉破裂最好的方法，当有唾液瘘和伤口裂开等高危因素时，可以将皮瓣和上消化道隔离。

外周神经系统的并发症

第七对颅神经分支

Cabra 等[8]报道改良根治性颈清扫术后面神经分支麻痹率是 2.6%。其他报道显示在 I 区颈清扫术后面神经分支的暂时性和永久性麻痹率分别是 29% 和 16%[46]。在上提皮瓣和进行颏下、颌下淋巴结清扫时，面神经因其部位和神经较细等因素很容易受到伤害，即使神经没有被真正的离断。在鼻、口唇、面部和口底的肿瘤常常发生淋巴结转移侵及邻近面前动脉和静脉（面前和面后颌下淋巴结），这也是造成面神经分支麻痹的危险因素。

面神经麻痹主要引起面容改变，口唇部位可出现静止或动态不对称，咀嚼和吞咽功能受限，以及流涎等症状。预防的方法包括在手术切除前要仔细辨别面神经，尽量减少电刺激，分离神经时要求麻醉师避免应用肌肉松弛剂。安全、快速鉴别面神经最有用的标志是下颌角，在面部血管和下颌下腺尾部后方。面神经一直可以在紧贴咬肌筋膜水平找到。从这里面神经弯曲向下行走于面动脉、面静脉（通常低于下颌体 1.5cm 处）及下颌下腺后方，面神经的分支类型决定了面神经的走行多种多样。面神经的分支与颈支容易混淆，颈支支配颈阔肌通常在前者的稍下方。两者之间通常有吻合，应该尽可能保护颈支，因为颈支支配低位口角运动。

当 I A ~ I B 区不需要切除时，通过结扎和分离低于下颌下腺的面前静脉和抬高它的残端（Hayes Martin 法）来保证面神经末端远离术区，所以面神经的分支是安全的。这也能提高皮瓣缔的高度，面神经分支被包裹从而得以保护。

如果面神经分支术中离断，应立即用 9-0 或 10-0 的单股尼龙线进行缝合。

迷走神经

在根治性颈清扫过程中，当隔离及结扎颈内静脉时，偶尔会出现迷走神经损伤。尽管进行了及时、准确的神经修复，但是成功率仍然很低，因为随意两根神经断端的神经移植术造成了神经功能缺失的联动症和（或）运动障碍（内收肌神经支配外展肌或者相反，导致肌肉无序抽动比肌肉麻痹更严重）。迷走神经麻痹通常表现为中度呼吸困难、发音困难、咽下困难及与呼吸性肺炎有关的咳嗽等。

副神经

根治性颈清扫术后最常见的功能性后遗症是肩关节功能损伤，主要是因为切断副神经和上斜方肌失神经支配造成的。Nahum 等[47]首先提出"肩关节综合征"来描述一种临床症状，包括从颈部至面部的放射性疼痛、肩关节和上肢外展受限、颈部僵硬、完全被动运动以及肩胛关节的下降和伸展等畸形。疼痛主要是因为菱形肌和肩胛提肌等支撑肌肉的劳损造成的，是肩关节一种抬举功能后遗症。"肩关节综合征"常见的临床症状是胸锁关节肥大，主要是因为对锁骨头中间施加不正常的扭力造成的，锁骨中 1/3 处压缩性骨折也可能导致该并发症[48]（图 25.9）。颈丛的神经痛、肩胛肱骨的粘连性囊炎也能产生"肩关节综合征"症状，上斜方肌、肩胛提肌和菱形肌可以发生肌筋膜疼痛[49]。

副神经是单纯的运动神经，支配胸锁乳突肌和上斜方肌。如果神经功能丧失，胸锁乳突肌和上斜方肌会发生麻痹：上斜方肌失神经支配是出现"肩关节综合征"的主要原因，胸锁乳突肌的功能丧失是次要原因。但是，对于上斜方肌失神经支配的类型至今仍有争议。一些作者认为上斜方肌仅由副神经支配[50,51]，其他学者则认为副神经和颈丛支配上斜方肌[52,53]。解剖学家 Kierner 等[54,56]强调了这些关系。他们研究认为副神经的分支支配上斜方肌，颈丛不支配上斜方肌。实际上在解剖学上颈丛神经确实没有分支进入斜方肌。例外的情况是，有 30% 的患者副神经不穿过胸锁乳突肌，而是从该肌的背面走行。而且已经证实有 1~3 个颈丛分支进入斜方肌的中下部（总是走行在筋膜下平面，颈后三角水平，但是与副神经主干不相连或与其融合）。他们指出，副神经纤维与 C2、C3、C4 神经根无论在颅内还是颅外解剖上都有广泛的联系。这一事实也解释了为什么实施同种颈清扫手术会出现不同程度的肩关节功能障碍。

令人惊奇的是，根治性颈清扫术后仅有 60%~80% 的患者出现"肩关节综合征"，有些"肩关节综合征"症状被其他辅助肌肉的活动所抵消。甚至在根治

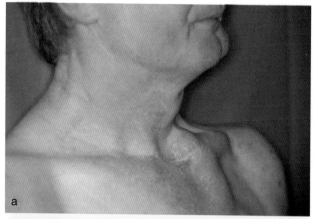

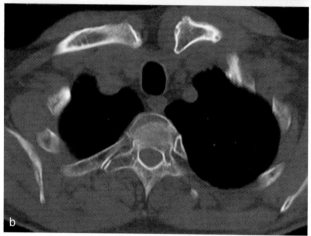

图 25.9　左侧根治性颈清扫术后胸锁关节肥大的临床特征 (a) 和 CT 检查 (b)。

性颈清扫术中保留副神经的患者,也可能在肌电图及临床症状中发现"肩关节综合征"。这些明显矛盾的结果主要被各种因素所影响,如年龄、性别、发病部位、伴随的神经疾病或肌病、需要补充治疗特别是术后放疗[57]。最新文献报道改良根治性颈清扫术后"肩关节综合征"的发病率为 18%~77%,选择性颈清扫术后为 29%~39%[58]。副神经损伤有时是医源性创伤的结果(牵引、骨骼化、血供阻断导致节段性脱髓鞘、神经失用症、轴突断伤),即使有解剖方面的保护,在 ⅡB 和 ⅤA 区切除中有颈丛神经分支的支配肌肉,但是在Ⅳ和 Ⅴ 区的淋巴结清扫的过程中还有潜在的损害。

　　在 ⅡB 区的手术过程中可以采取一些预防措施来减少对副神经颅内段的伤害。Rafferty 等[59]研究认为,术中可以枕动脉的胸锁乳突分支(或胸锁乳突肌血管蒂的上方)作为寻找副神经起点的可靠标志。这些血管低于副神经平均 6.2mm(范围为 1~11mm)进入

肌肉。手术医生会先看到血管蒂,再看到深处的神经。

　　欧洲一项大宗病例报道显示,改良根治性颈清扫或选择性颈清扫术中手术意外造成副神经横断的发生率是 1.68%[60]。有文献报道术后立即应用显微技术通过耳大神经进行神经重建可以提高肩关节功能[61]。其他技术也应用腓肠神经前臂内侧皮神经的前支或者胸背神经作为移植物。目前需要考虑的是这种技术移植部位并发症升高的问题。事实上,这种手术在一些患者中意义不大,因为神经瘤的形成和纤维组织的生长阻碍了神经断端相邻部位神经轴突的生长,尤其在移植物是长的无血管的神经,而且需要术后放疗的时候。Guo 等[62]采用胸锁乳突肌和耳大神经作为带蒂的皮肤筋膜神经皮瓣来重建副神经功能技术。该技术的优点是移植物有皮肤、筋膜带血管,移植部位并发症较少。保持颈后三角副神经的完整性是非常重要的。对于大宗病例,仍然需要评估颈清扫术后这种神经重建技术的优点。如果不能在术中进行神经修复,那么最长 20 个月以内也要进行二次神经修复手术[63]。

　　一旦诊断为"肩关节综合征",对患者进行正确的肩关节功能重建是必要的。包括患者每天在家中进行锻炼和康复教育。主要目标在于尽可能在盂肱关节纤维化以前抵消疾病引起的肩关节运动范围减少,紧缩关节囊和韧带,防止肩部肌肉的萎缩。术后早期进行肩关节被动运动可以防止肩关节活动受限,一旦上斜方肌完全恢复功能,肩关节活动可以得到快速恢复。Salerno 等[64]已经强调了术后早期(术后 15~30 天)、持续、长期(最长 6 个月)进行康复运动的意义。在他们的试验中,运动包括上肢在肩胛平面被动地向前平举,手关节被动地向前平举并且运动,肩关节围绕肘关节运动 90°,手放置到背部等。通过这些锻炼,作者发现患者肩关节的被动和主动运动都获得了改善,提高了患者的生活质量,使患者可以享受以前的生活习惯和娱乐活动,脊柱上下和肩胛部的斜方肌在肌电图上显示正常。

舌下神经

　　Cabra 等[8]研究发现术后单侧舌下神经的损伤率是 1.69%,而 Calearo 和 Teatini[7]报道是 0.4%。因此,这是一种罕见的并发症,主要与 ⅠB 和 ⅡA 区淋巴的广泛转移有关。

颈部交感神经链

Cabra 等[8]报道颈部交感神经链的损伤率是 0.78%，而 Calearo 和 Teatini[7]报道是 0.8%。颈部交感神经链损伤的结果是 Horner 综合征，包括上睑下垂、瞳孔缩小、眼球内陷、头颈部无汗症、罕见的唾液黏滞性增加、颅内血流改变、血压不稳定等。在颈清扫术中咽旁和咽后区域淋巴结切除时，容易损伤到颈部交感神经链。在一些病例中，颈部交感神经链上部的神经节很难与小的淋巴病变相区别。

颈根、颈丛分支和膈神经

术中常常切开颈根 C2~C4 来保护膈神经。但其术后预期的并发症是从外耳到锁骨下胸部皮肤出现感觉减退甚至感觉消失[7]。术后短期内这些感觉障碍可以部分自愈，耳垂的感觉障碍除外。在选择性颈清扫中，保护 C2~C4 神经根是可能的，但是会延长手术时间。

切除的神经瘤一般不超过 2cm，呈圆形、坚硬、有痛感的团块和局部感觉异常。神经瘤通常起源于术中被切断的皮肤感觉神经残余部分，是术后无组织结构神经再生的结果。神经瘤有时很难与局部淋巴结转移复发相鉴别，但是通常可以通过神经瘤的临床症状做出正确的判断。而且，通过针刺细胞学也能解决这个临床难题。相比之下，组织活检通常会在新的神经残余部分形成神经瘤。神经瘤的治疗是在局部注射麻醉剂（暂时有效）或乙醇（作用时间稍长）。

在根治性颈清扫术中，损伤臂丛神经根的可能性是非常小的。Gacek[65]研究 350 例颈清扫患者中有 4 例行 C5 神经根的分离，进入到锁骨上含脂肪的组织中。在颈部中间至侧方，运动神经根 C5 与感觉神经根 C4 容易混淆。因此在Ⅳ、ⅤA、ⅤB 区手术中一旦无法确定手术的解剖部位，术者应考虑术区有解剖异常的结构，如果不能正确辨别会有风险。臂丛神经运动神经根损伤的症状是上肢肌肉麻痹或瘫痪。

膈神经的损伤率在根治性颈清扫术（10~11%）较改良颈清扫术（0~1%）高[7]。膈神经损伤通常无症状，有报道称如出现症状可能会影响到呼吸道（咳嗽、呼吸困难、胸痛、发绀、肺不张）、心血管系统（由于纵隔向健侧移动导致心悸、心动过速、期外收缩）和胃肠道系统（由横膈膜移动导致腹内容物移位引起的腹痛、恶心、呕吐、胃灼热）。膈神经麻痹可以通过胸部 X 线（由于神经损伤导致的侧隔膜的提升）检查和放射学检查（固定、过度活动、似是而非的膈运动；通常诊断技术应提高）来确诊[66]。

肿瘤因素造成膈神经功能减退是非常罕见的。膈神经功能减退通常是因为纤维化的出现、术后水肿，周边组织新生物的侵袭或者出血需要血管结扎，或者是视野局限的电凝止血等造成的。如果是单侧膈神经损伤，肺功能的损伤是局限的，在每日的活动中不容易被发现；甚至肺活量的参数改变不明显。然而这种并发症有肺功能严重受损的可能。双侧膈神经受损导致致命性的伤害，一旦出现双侧永久性神经失用症，可能需要长期的机械通气治疗。

系统性并发症

Weber 等[67]报道头颈部肿瘤手术最常见的并发症位于下呼吸道。甚至在术后较长一段时间内，即使经过充分的呼吸道物理疗法，术后行胸部 X 线检查还会出现肺不张的现象。继续发展可能会出现细菌性肺炎（McCulloch 等[68]的研究显示 62% 的患者为金葡菌感染），可能合并胸膜炎或肺栓塞（Cabra[8]报道发生率为 1.7% 和 0.5%）。气胸是少见的并发症，通常是由于中心静脉导管进入锁骨下静脉或者锁骨上窝肺尖部位受损造成的。单侧气胸很少出现症状，大多数可以自愈。

Cabra 等[8]报道消化道的并发症中术后胃肠道出血为 0.3%、急性胰腺炎为 0.2%、应激性溃疡为 0.2%。

术后如出现心肌梗死可能会影响心血管系统。一些作者[69]报道会出现与交感神经链受损有关的 QT 期延长的症状，可以通过心电图检查发现。不正常和似乎稳定的 QT 期延长可能导致尖端扭转，随后可能出现恶性心律失常，例如心室纤维性颤动和心跳停止。另一方面，动物模型显示左侧颈部星状神经节损伤可能引起 QT 间歇期缩短。颈清扫很少能够引起心电图的改变，如果没有其他危险因素如先心病、传导障碍或者其他病理因素，颈清扫和其他颈部手术一样很少能够引起恶性心律失常[70]。

头颈部手术围术期内脑血管并发症的发生率大约为 4.8%，如果仅仅行颈清扫手术，并发症发生率大约为 3.2%[71]。这种严重并发症的病因学研究是多因素的，例如高血压、颈清扫时头部旋转 C1 神经根横向压迫对侧的颈动脉、血管内膜层的改变导致动脉硬化斑块的脱落或血栓形成。据 Rechtweg 等[72]观察,如果患者有 1~3 个脑血管疾病的危险因素,发生围术期卒中的概率为 1%,如果有 3 个以上脑血管疾病的危险因素,发生围术期卒中的概率为 20%。最新研究表明,术前需仔细评估主动脉干的血流情况,如有严重的颈总动脉狭窄,手术治疗前或者颈清扫术都要仔细研究。

(王铭 张娜 译)

参考文献

1. Robbins KT, Clayman G, Levine PA, et al. Neck dissection classification update: revisions proposed by the American Head and Neck Society and the American Academy of Otolaryngology-Head and Neck Surgery. Arch Otolaryngol Head Neck Surg 2002;128(7):751–758
2. Ferlito A, Robbins KT, Shah JP, et al. Proposal for a rational classification of neck dissections. Head Neck 2011;33(3):445–450
3. Grim PS, Gottlieb LJ, Boddie A, Batson E. Hyperbaric oxygen therapy. JAMA 1990;263(16):2216–2220
4. Neovius EB, Lind MG, Lind FG. Hyperbaric oxygen therapy for wound complications after surgery in the irradiated head and neck: a review of the literature and a report of 15 consecutive patients. Head Neck 1997;19(4):315–322
5. Simo R, French G. The use of prophylactic antibiotics in head and neck oncological surgery. Curr Opin Otolaryngol Head Neck Surg 2006;14(2):55–61
6. Pang L, Jeannon JP, Simo R. Minimizing complications in salvage head and neck oncological surgery following radiotherapy and chemo-radiotherapy. Curr Opin Otolaryngol Head Neck Surg 2011;19(2):125–131
7. Calearo CV, Teatini G. Functional neck dissection. Anatomical grounds, surgical technique, clinical observations. Ann Otol Rhinol Laryngol 1983;92(3 Pt 1):215–222
8. Cabra J, Herranz J, Monux A, et al. Postoperative complications of functional neck dissection. Oper Tech Otolaryngol—Head Neck Surg 1993;4(8):318–321
9. Spiro JD, Spiro RH, Strong EW. The management of chyle fistula. Laryngoscope 1990;100(7):771–774
10. de Gier HHW, Balm AJM, Bruning PF, Gregor RT, Hilgers FJ. Systematic approach to the treatment of chylous leakage after neck dissection. Head Neck 1996;18(4):347–351
11. Scorza LB, Goldstein BJ, Mahraj RP. Modern management of chylous leak following head and neck surgery: a discussion of percutaneous lymphangiography-guided cannulation and embolization of the thoracic duct. Otolaryngol Clin North Am 2008;41(6):1231–1240, xi
12. Nussenbaum B, Liu JH, Sinard RJ. Systematic management of chyle fistula: the Southwestern experience and review of the literature. Otolaryngol Head Neck Surg 2000;122(1):31–38
13. Ilczyszyn A, Ridha H, Durrani AJ. Management of chyle leak post neck dissection: a case report and literature review. J Plast Reconstr Aesthet Surg 2011;64(9):e223–e230
14. Qureshi SS, Chaturvedi P. A novel technique of management of high output chyle leak after neck dissection. J Surg Oncol 2007;96(2):176–177
15. Martin IC, Marinho LH, Brown AE, McRobbie D. Medium chain triglycerides in the management of chylous fistulae following neck dissection. Br J Oral Maxillofac Surg 1993;31(4):236–238
16. Chantarasak ND, Green MF. Delayed lymphocoele following neck dissection. Br J Plast Surg 1989;42(3):339–340
17. Roh JL, Park CI. OK-432 sclerotherapy of cervical chylous lymphocele after neck dissection. Laryngoscope 2008;118(6):999–1002
18. Nouwen J, Hans S, Halimi P, Laccourreye O. Lymphocele after neck dissection. Ann Otol Rhinol Laryngol 2004;113(1):39–42
19. Müller HR, Hinn G, Buser MW. Internal jugular venous flow measurement by means of a duplex scanner. J Ultrasound Med 1990;9(5):261–265
20. Shankar L, Hawke M, Mehta MH. The radiologic diagnosis of internal jugular vein thrombosis. J Otolaryngol 1991;20(2):138–140
21. Prim MP, de Diego JI, Fernández-Zubillaga A, García-Raya P, Madero R, Gavilán J. Patency and flow of the internal jugular vein after functional neck dissection. Laryngoscope 2000;110(1):47–50
22. Harada H, Omura K, Takeuchi Y. Patency and caliber of the internal jugular vein after neck dissection. Auris Nasus Larynx 2003;30(3):269–272
23. Docherty JG, Carter R, Sheldon CD, et al. Relative effect of surgery and radiotherapy on the internal jugular vein following functional neck dissection. Head Neck 1993;15(6):553–556
24. Cotter CS, Stringer SP, Landau S, Mancuso AA, Cassisi NJ. Patency of the internal jugular vein following modified radical neck dissection. Laryngoscope 1994;104(7):841–845
25. Lake GM III, DiNardo LJ, Demeo JH. Performance of the internal jugular vein after functional neck dissection. Otolaryngol Head Neck Surg 1994;111(3 Pt 1):201–204
26. Leontsinis TG, Currie AR, Mannell A. Internal jugular vein thrombosis following functional neck dissection. Laryngoscope 1995;105(2):169–174
27. Zohar Y, Strauss M, Sabo R, Sadov R, Sabo G, Lehman J. Internal jugular vein patency after functional neck dissection: venous duplex imaging. Ann Otol Rhinol Laryngol 1995;104(7):532–536
28. Quraishi HA, Wax MK, Granke K, Rodman SM. Internal jugular vein thrombosis after functional and selective neck dissection. Arch Otolaryngol Head Neck Surg 1997;123(9):969–973
29. Wax MK, Quraishi H, Rodman SM, Granke K. Internal jugular vein patency in patients undergoing microvascular reconstruction. Laryngoscope 1997;107(9):1245–1248
30. Cappiello J, Piazza C, Berlucchi M, et al. Internal jugular vein patency after lateral neck dissection: a prospective study. Eur Arch Otorhinolaryngol 2002;259(8):409–412
31. Weiss KL, Wax MK, Haydon RC III, Kaufman HH, Hurst MK. Intracranial pressure changes during bilateral radical neck dissections. Head Neck 1993;15(6):546–552
32. Dulguerov P, Soulier C, Maurice J, Faidutti B, Allal AS, Lehmann W. Bilateral radical neck dissection with unilateral internal jugular vein reconstruction. Laryngoscope 1998;108(11 Pt 1):1692–1696
33. Aydin O, Memisoglu I, Ozturk M, Altintas O. Anterior ischemic optic neuropathy after unilateral radical neck dissection: case report and review. Auris Nasus Larynx 2008;35(2):308–312
34. Suárez-Fernández MJ, Clariana-Martín A, Mencía-Gutiérrez E, Gutiérrez-Díaz E, Gracia-García-Miguel T. Bilateral anterior ischemic optic neuropathy after bilateral neck dissection. Clin Ophthalmol 2010;4:95–100
35. Balm AJM, Brown DH, De Vries WAEJ, Snow GB. Blindness: a potential complication of bilateral neck dissection. J Laryngol Otol 1990;104(2):154–156
36. Marks SC, Jaques DA, Hirata RM, Saunders JR Jr. Blindness following bilateral radical neck dissection. Head Neck 1990;12(4):342–345
37. de Vries WA, Balm AJ, Tiwari RM. Intracranial hypertension following neck dissection. J Laryngol Otol 1986;100(12):1427–1431
38. Lydiatt DD, Ogren FP, Lydiatt WM, Hahn FJ. Increased intracranial pressure as a complication of unilateral radical neck dissection in a patient with congenital absence of the transverse sinus. Head Neck 1991;13(4):359–362
39. Ferlito A, Rinaldo A, Devaney KO. Syndrome of inappropriate antidiuretic hormone secretion associated with head neck cancers: review of the literature. Ann Otol Rhinol Laryngol 1997;106(10 Pt 1):878–883

40. Freeman SB, Hamaker RC, Rate WR, et al. Management of advanced cervical metastasis using intraoperative radiotherapy. Laryngoscope 1995;105(6):575–578

41. Mathis JM, Barr JD, Jungreis CA, et al. Temporary balloon test occlusion of the internal carotid artery: experience in 500 cases. AJNR Am J Neuroradiol 1995;16(4):749–754

42. Standard SC, Ahuja A, Guterman LR, et al. Balloon test occlusion of the internal carotid artery with hypotensive challenge. AJNR Am J Neuroradiol 1995;16(7):1453–1458

43. Citardi MJ, Chaloupka JC, Son YH, Ariyan S, Sasaki CT. Management of carotid artery rupture by monitored endovascular therapeutic occlusion (1988-1994). Laryngoscope 1995;105(10):1086–1092

44. Morrissey DD, Andersen PE, Nesbit GM, Barnwell SL, Everts EC, Cohen JI. Endovascular management of hemorrhage in patients with head and neck cancer. Arch Otolaryngol Head Neck Surg 1997;123(1):15–19

45. Warren FM, Cohen JI, Nesbit GM, Barnwell SL, Wax MK, Andersen PE. Management of carotid 'blowout' with endovascular stent grafts. Laryngoscope 2002;112(3):428–433

46. Nason RW, Binahmed A, Torchia MG, Thliversis J. Clinical observations of the anatomy and function of the marginal mandibular nerve. Int J Oral Maxillofac Surg 2007;36(8):712–715

47. Nahum AM, Mullally W, Marmor L. A syndrome resulting from radical neck dissection. Arch Otolaryngol 1961;74:424–428

48. Piazza C, Cappiello J, Nicolai P. Sternoclavicular joint hypertrophy after neck dissection and upper trapezius myocutaneous flap transposition. Otolaryngol Head Neck Surg 2002;126(2):193–194

49. van Wilgen CP, Dijkstra PU, van der Laan BF, Plukker JT, Roodenburg JL. Shoulder and neck morbidity in quality of life after surgery for head and neck cancer. Head Neck 2004;26(10):839–844

50. Nori S, Soo KC, Green RF, Strong EW, Miodownik S. Utilization of intraoperative electroneurography to understand the innervation of the trapezius muscle. Muscle Nerve 1997;20(3):279–285

51. Miyata K, Kitamura H. Accessory nerve damages and impaired shoulder movements after neck dissections. Am J Otolaryngol 1997;18(3):197–201

52. Krause HR, Bremerich A, Herrmann M. The innervation of the trapezius muscle in connection with radical neck-dissection. An anatomical study. J Craniomaxillofac Surg 1991;19(2):87–89

53. Krause HR, Kornhuber A, Dempf R. A technique for diagnosing the individual patterns of innervation of the trapezius muscle prior to neck dissection. J Craniomaxillofac Surg 1993;21(3):102–106

54. Kierner AC, Zelenka I, Heller S, Burian M. Surgical anatomy of the spinal accessory nerve and the trapezius branches of the cervical plexus. Arch Surg 2000;135(12):1428–1431

55. Kierner AC, Zelenka I, Burian M. How do the cervical plexus and the spinal accessory nerve contribute to the innervation of the trapezius muscle? As seen from within using Sihler's stain. Arch Otolaryngol Head Neck Surg 2001;127(10):1230–1232

56. Kierner AC, Burian M, Bentzien S, Gstoettner W. Intraoperative electromyography for identification of the trapezius muscle innervation: clinical proof of a new anatomical concept. Laryngoscope 2002;112(10):1853–1856

57. Chepeha DB, Taylor RJ, Chepeha JC, et al. Functional assessment using Constant's Shoulder Scale after modified radical and selective neck dissection. Head Neck 2002;24(5):432–436

58. Bradley PJ, Ferlito A, Silver CE, et al. Neck treatment and shoulder morbidity: still a challenge. Head Neck 2011;33(7):1060–1067

59. Rafferty MA, Goldstein DP, Brown DH, Irish JC. The sternomastoid branch of the occipital artery: a surgical landmark for the spinal accessory nerve in selective neck dissections. Otolaryngol Head Neck Surg 2005;133(6):874–876

60. Prim MP, De Diego JI, Verdaguer JM, Sastre N, Rabanal I. Neurological complications following functional neck dissection. Eur Arch Otorhinolaryngol 2006;263(5):473–476

61. Weisberger EC, Kincaid J, Riteris J. Cable grafting of the spinal accessory nerve after radical neck dissection. Arch Otolaryngol Head Neck Surg 1998;124(4):377–380

62. Guo C-B, Zhang Y, Zou L-D, Mao C, Peng X, Yu GY. Reconstruction of accessory nerve defects with sternocleidomastoid muscle–great auricular nerve flap. Br J Plast Surg 2005;58(2):233–238

63. Wiater JM, Bigliani LU. Spinal accessory nerve injury. Clin Orthop Relat Res 1999;368(368):5–16

64. Salerno G, Cavaliere M, Foglia A, et al. The 11th nerve syndrome in functional neck dissection. Laryngoscope 2002;112(7 Pt 1):1299–1307

65. Gacek RR. Neck dissection injury of a brachial plexus anatomical variant. Arch Otolaryngol Head Neck Surg 1990;116(3):356–358

66. de Jong AA, Manni JJ. Phrenic nerve paralysis following neck dissection. Eur Arch Otorhinolaryngol 1991;248(3):132–134

67. Weber RS, Hankins P, Rosenbaum B, Raad I. Nonwound infections following head and neck oncologic surgery. Laryngoscope 1993;103(1 Pt 1):22–27

68. McCulloch TM, Jensen NF, Girod DA, Tsue TT, Weymuller EA Jr. Risk factors for pulmonary complications in the postoperative head and neck surgery patient. Head Neck 1997;19(5):372–377

69. Strickland RA, Stanton MS, Olsen KD. Prolonged QT syndrome: perioperative management. Mayo Clin Proc 1993;68(10):1016–1020

70. Rassekh CH, Dellsperger KC, Hokanson JA, et al. QT interval changes following neck dissection. A stratified prospective study. Ann Otol Rhinol Laryngol 1997;106(10 Pt 1):869–872

71. Nosan DK, Gomez CR, Maves MD. Perioperative stroke in patients undergoing head and neck surgery. Ann Otol Rhinol Laryngol 1993;102(9):717–723

72. Rechtweg J, Wax MK, Shah R, Granke K, Jarmuz T. Neck dissection with simultaneous carotid endarterectomy. Laryngoscope 1998;108(8 Pt 1):1150–1153

第26章
咽旁间隙手术并发症

M. O. Old, R. L. Carrau, B. A. Otto, D. M. Prevedello, A. B. Kassam

术前准备

避免或处理咽旁间隙手术并发症最重要的因素是选择合适的患者并充分告知患者病情。根据咽旁区域病理进行全面的术前评估是必要的。咽旁手术能导致严重的并发症，典型的症状有低位颅神经功能不良。有经验的手术医生和选择合适的患者会使并发症明显降低。多学科的医疗团队来管理这些患者是必要的。基于病变的范围和自然属性，多学科的医疗团队应包括头颈外科医生、神经耳科医生、喉科医生、血管外科医生、神经科医生、神经眼科医生、语言病理专家、听力学家、内科医生和其他辅助科室医生。

肿瘤通常起源于咽旁间隙，或周边组织病变侵犯到咽旁区域，往往造成患者术前后组颅神经病变(如舌咽神经、迷走神经、副神经和舌下神经)[1-3]。这些患者表现为吞咽或言语问题，例如鼻音过重、口齿不清、鼻腔反流、吞咽困难、误吸、发音困难(原因为舌咽神经、迷走神经和舌下神经功能障碍)等。这些问题和术前已经存在的其他神经疾病或者功能障碍应在术前治疗计划中加以考虑，因为它们可以严重影响术后恢复的程度和功能重建的问题。例如，低位颅神经病变可以引起吸入性肺炎，其具有较高的发病率和致死率。如果患者有长期可以忍受的功能障碍，功能补偿机制可能会启动。即使患者术前功能障碍已被部分补偿，但是颅神经功能障碍的其他附加影响也应被考虑，并向患者交代清楚。

术前应关注老年患者和健康程度欠佳的患者。大多数咽旁间隙手术并发症是低位颅神经功能不良(舌咽神经、迷走神经、副神经和舌下神经)。如果术前未发现低位颅神经功能不良，应根据病理检查结果来制订治疗方案和术前谈话内容。如果术前肿瘤已经累及颅神经，患者已经逐步适应了神经功能缺陷，那么术后恢复应该较好。如果术前未出现颅神经功能不良，手术引起的急性失神经支配则有很高的发生率，尤其是在老年患者中[4]。在无周围组织侵犯的年老体弱的患者中，应首选放疗或保守治疗。

全面的体格检查可发现特殊的颅神经功能不良，例如，同侧软腭抬举差，引起悬雍垂偏向健侧(舌咽神经和迷走神经)(图 26.1)，舌的运动或力量减低，舌偏

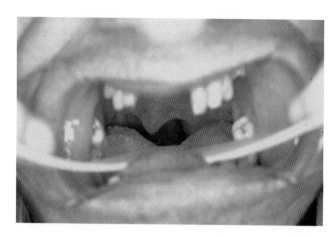

图 26.1 左侧软腭麻痹造成悬雍垂偏向患者的右侧，腭咽的症状表现不明显。

向一侧和前凸(舌下神经)(图 26.2),声门上黏膜感觉减退,舌下神经的分泌物进入上呼吸道,同侧声带麻痹(迷走神经),胸锁乳突肌和斜方肌萎缩和麻痹(副神经), 这些症状提示可能需要气管切开来保证气管肺的清洗, 也需要行胃造口术来保证营养的摄入,还需要药物治疗。

甲状软骨成形术和杓状软骨内收手术对迷走神经麻痹的患者是有利的[5-8]。这些手术可以在切除肿瘤的同期进行,也可以在术后早期进行。作者偏好在局部麻醉和药物镇静的标准手术模式下进行操作[4,8]。喉成形术增加了声门的完整性,从而减少了误吸的风险,并提高了咳嗽反射的能力。喉成形术避免了为了行气管肺清洗而进行气管切开的必要性。

需要指出的是,喉成形术能使患者的运动障碍得到部分补偿,但是不能提高失神经支配传入神经的活性。因此,患者仍有误吸和营养缺乏的危险[5-8]。有经验的言语病理学专家能帮助患者改善运动状态,推荐饮食疗法,并提供加强吞咽功能的治疗,以提高喉成形术的功疗效。

有严重神经功能不良的患者不应保守治疗,气管切开有利于气管和肺的清洗,胃造口术可以增加患者术后营养,但是有严重认知障碍的患者无法从上述手术中获益,所以不应保守治疗。

腭咽关闭不全可以通过植入软腭假体进行治疗,但是这种方法可能有些患者不耐受[9]。对于不耐受的患者,可行咽部皮瓣转移或腭固定术[4,9]。

颞下窝肿瘤导致的耳咽管机械性阻塞或功能不良,可造成传导性耳聋。颞下窝肿瘤也可破坏颞骨或

者后颅窝,导致感音神经性耳聋。持续存在的老年性耳聋可导致听力下降。鼓膜切开术或者助听器有助于患者与外界交流。

三叉神经功能障碍通常被忽视。术前行角膜感觉及角膜反射检查可以发现三叉神经功能障碍。患者出现眼睑关闭不全或者眼干燥症也与三叉神经功能障碍有关。眼外展受限通常会出现复视,这可能是肿瘤直接侵犯视神经或者眼外肌的结果,也可能是肿瘤侵犯或压迫动眼神经、滑车神经和展神经的结果。我们推荐患者进行神经眼科检查,并且向患者说明这些问题。简单地说,有视神经问题或者肿瘤侵犯视神经、视交叉、视束的患者也需要神经眼科医生进行评估。

肿瘤侵犯面神经可能导致面瘫、面部痉挛和溢泪(图 26.3 和图 26.4)。上眼睑下拉手术和下眼睑缩紧手术对于预防角膜炎是必要的。对于面神经麻痹或者其他原因造成的兔眼症,可行角膜麻醉及眼睑缝合术来预防角膜受损。

张口时出现下颌偏离一侧也可提示肿瘤侵犯到翼状肌或者颞下颌关节功能不良。简单地说,患者牙关紧闭是因为肿块压迫的影响,或是肿瘤、瘢痕影响到咀嚼肌,颞下颌关节僵硬或疼痛所造成的。牙关紧闭的病因及其严重程度在麻醉期间和术后必须加以

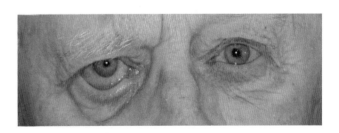

图 26.3　面神经上部分支的麻痹。患者出现角膜暴露和眼睑关闭不全的症状。

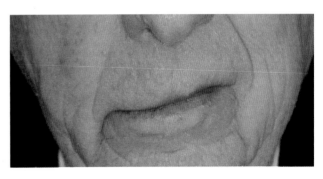

图 26.4　面神经下部分支的麻痹。患者在静止状态有明显的症状和中度口腔关闭不全。

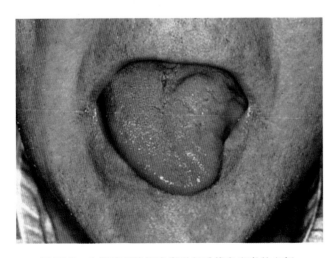

图 26.2　左侧舌下神经麻痹引起舌偏向患者的左侧。

重视,并且要保持呼吸道通畅。疼痛造成的牙关紧闭可以通过麻醉解决。如果牙关紧闭需要手术治疗,患者应在清醒状态下行经鼻气管插管术。如果肿瘤切除后牙关紧闭长期存在,患者需在局麻下行气管切开术。

术前影像学检查

由于颞下窝部位深在,体格检查不易触及,所以影像学检查极为重要。CT 和 MRI 检查可提供有价值的信息。CT 对于神经孔扩大和骨质侵袭的检查较有优势。MRI 对于软组织和肿瘤侵犯神经和血管的检查较有优势(图 26.5 和图 26.6)。对于颅底肿瘤的评估,CT 和 MRI 检查互为补充。

术前了解肿瘤与颈内动脉的关系至关重要。MRI或者 CT 血管造影可以提供对颞下窝和颅内血管的无创检查。对于青少年血管纤维瘤、副神经节瘤或者其他血管丰富的肿瘤,术前需行肿瘤血管栓塞。CT 血管造影优于 MRI,因为在造影早起就能行血管栓塞治疗。另外,血管造影能够提供肿瘤血管的信息和颈内动脉是否被肿瘤包绕,也能观察颅内血液循环和侧支血供的重要信息。没有一项检查是全面的,然而,对颅内血液循环进行准确可靠的评估,对于术中颈内动脉的处理是必要的。处理颈内动脉时,推荐应用ABOX-CT 检查颅内血流情况[10]。

在行 ABOX-CT 检查期间,将一个不可拆卸的球囊置入清醒患者的颈内动脉并充气膨胀 15 分钟,患者同期行感觉、运动、高位颅神经监测。随后球囊放气,患者进行标准 CT 检查位置。球囊再次充气,患者通过面罩吸入混合气体(32%氙气和68%氧气)约 4分钟。CT 将显示氙气在脑组织的分布,可反映脑内的血流情况。这种方法提供了量化的评估,即每 100g 脑组织每分钟的血液毫升数。这种检查可以精确地预测发生脑血管意外的可能性。但是,检查也存在风险。尽管 ABOX-CT 检查为阴性,由于血管栓塞或侧支循环未建立不能行球囊闭塞试验,患者仍然可能发生大脑局部缺血。因为这些原因,尽可能保护或者重建颈内动脉。其他技术如光电了发射计算机断层扫描(SPECT)、球囊闭塞和经颅多普勒检测也能检查颅内血流情况。

也应考虑血液置换的需要:如果认为血液置换是必需的,可根据肿瘤的范围、性质和手术需要准备 2~

6 袋红细胞。我们提倡尽可能行自体血液置换,尽管这种方法在技术实施上存在困难。在切除良性肿瘤期间,可能需要使用一个血细胞回输仪或者自动输血装置。对于血管丰富的肿瘤如血管球瘤和血管纤维瘤,血管造影和栓塞检查可减少血液置换的应用。然而,副神经节嗜铬细胞瘤的栓塞是有争议的。迷走神经嗜铬细胞瘤很少是单一血管供应,术中很少出现大量出血。颈动脉体瘤没有一个明显的供血血管,主要是依赖颈动脉外膜来供血。这些病变的栓塞可能导致炎症性反应,以致阻塞了肿瘤内膜区域;因此增加了手术

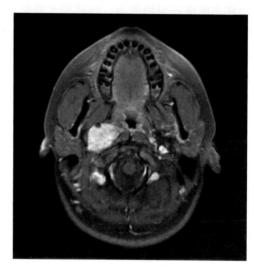

图 26.5   MRI 轴位 T1 相显示右侧咽旁颈内动脉前端压迫交感神经链,患者术前出现 Horner 综合征。

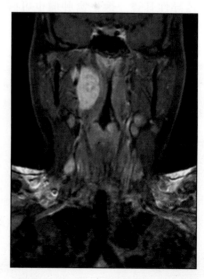

图 26.6   MRI 冠状位 T1 相显示同一名患者咽旁区域的交感神经链,口咽部向中线偏移。颈内动脉穿过肿瘤前方表面。

的难度。颈动脉体瘤一般不予栓塞治疗。我们仅在少数病例中应用栓塞，但手术必须在栓塞后 24 小时内进行，否则会出现侧支循环建立和炎症反应。

并发症

尽管咽旁手术技术有了明显的提高，但是潜在的并发症和副作用仍然存在。传统手术方法并发症的发病率为 25%~40%[1,11-13]。大多数并发症是短暂性神经功能缺损，长期后遗症只占 11%[1]。报道每种并发症的发生率各不相同，主要原因是病变罕见且病理学分布不同。恶性肿瘤和神经肿瘤的并发症发生率明显高于良性肿瘤，如多形性腺瘤。应充分告知患者可能出现的并发症和恢复情况。手术的并发症与肿瘤的病因学、肿瘤的特性和范围有关；在一定程度与手术入路有关（暴露和操作不同的结构）。大部分咽旁间隙肿瘤手术切除后的并发症已在上文进行了介绍。我们将通过以下并发症的介绍来了解相关的内容。

颅神经病变

> **注意**
> 咽旁间隙手术后常见的并发症是三叉神经损伤。

角膜感觉丧失，尤其在面神经功能障碍时，会增加角膜磨损和暴露性角膜炎的风险。面神经瘫痪也许会给患者带来自我伤害，例如神经营养溃疡。下颌神经运动功能的缺失可以使下颌张开不对称，并且减少手术部位的咀嚼力量，切除颞下颌关节和下颌骨神经时可能会造成损伤。

暂时性或长期面神经功能障碍是一种常见并发症，尤其是下颌支。经颈咽旁间隙手术涉及乳突下颌韧带或茎突截除，下颌前方的切除应予谨慎对待，因为这能引起面神经牵拉伤，尤其在低位分离时。

传统的手术方法风险较高，包括神经撕脱、电极烧灼、热损伤等。这些都应在术中加以考虑并且尽可能地避免。

切除迷走神经嗜铬细胞瘤，100% 会发生永久性声带麻痹。大的嗜铬细胞瘤侵犯到颈静脉孔，会给舌咽神经、迷走神经、副神经和舌下神经造成损伤，需要联合颅底入路进行手术。在切除颈动脉体瘤的过程中，应保护迷走神经和舌下神经。这些颅神经可位于肿瘤表面或者被肿瘤包绕，但是肿瘤侵犯颅神经较为少见。

双侧颈动脉体瘤最好首先切除较大的肿瘤，再分阶段手术。术后颅神经功能的评估显示每次手术迷走神经都有损伤的可能。双侧迷走神经损伤后果是灾难性的，需要行气管切开术和 G 管手术。应告知患者在对侧颈动脉体瘤切除前会有压力感受器失效（详见下述），结果是患者变得虚弱。

牙关紧闭

因为术后疼痛、感染、翼状肌和颞下颌关节瘢痕形成，通常会造成牙关紧闭。如果患者能主动或被动锻炼下颌运动，牙关紧闭的症状会有所改善。患者可以通过 TheraBite 下颌运动重建系统装置（Atos Medical Inc.，West Allis，WI，USA）来缓解牙关紧闭的症状，尤其是已行放疗或将要行放疗的患者。在症状严重的病例中，也可用牙科设备来使口腔逐渐张开。

交感神经链功能缺陷：Horner 综合征和 First-Bite 综合征

颈部交感神经链损伤可导致两种不同问题：Horner 综合征和 First-Bite 综合征[4]。Horner 综合征包括上睑下垂、瞳孔缩小和无汗症，患者通常能够耐受（图 26.7）。解决的方法是保护颈部交感神经链。如果上睑下垂不能通过保护颈部交感神经链来解决，可以切除 Muller 肌肉或者行上睑提肌缩短手术。First-Bite 综合征是在交感神经冲动不能输入腮腺后，肌上皮细胞刺激副交感神经引起，First-Bite 综合征产生的原因是颈外动脉结扎位置过低或者交感神经链受损[14]。

患者通常抱怨在开始进食时会出现中重度的疼痛，减少了进食时间。进食、自发性流涎会加重上述症状，所以患者在开始进食时应选择清淡的食物。症状会随着时间逐渐减弱，但是恢复是不确定的。术前告

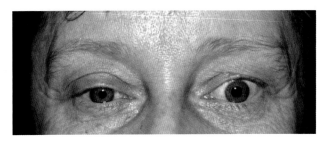

图 26.7　右侧 Horner 综合征。

知应包括饮食的改变。开始进食时选择清淡的食物是最好的治疗方法。例如,卡马西平等药物也能缓解疼痛,但是我们不提倡这种治疗方法,因为延长时间和改变饮食对于大多数患者来说是有效的。

感染

感染性并发症罕见。既往的感染因素包括病变与鼻咽交通、血肿或血清肿、脑脊液漏等。通常,我们清除无效腔来预防液体聚集,以免出现感染症状。上消化道与术区隔离能够避免细菌对术区的污染。尤其是分离颈内动脉或者切除硬膜时,应做带血管的皮瓣转移手术。

伤口坏死

伤口坏死也是罕见的。切口设计不佳和止血物质长期应用导致局部组织缺血,使得术区有感染的可能。有放化疗史的患者,伤口坏死的风险较大。术前良好的计划、术中减少皮瓣组织的张力以及进行血管重建可以减少伤口坏死的风险。

血管神经病变

尽管不常见,但是在切除颈动脉体嗜铬细胞瘤时有损伤颈部血管的风险。与此类似,在切除肿瘤前保护颈内动脉近端和远端的血管是必要的。当处理较大的颈动脉体瘤时,颅底的颈内动脉远端血管往往难处理,因为保留 1cm 血管才能控制颈内动脉远端的血供。术者可以通过影像学检查来预测这种情况。当颈内动脉远端供血不良,术前必须应用球囊阻塞血管造影和 CT 增强扫描来评估对侧的血液循环情况。可以通过血管内介入技术来切除颈内动脉。血管外科医生的术前告知应该是审慎的,因为患者可能需要进行颈动脉切除或者血栓形成。

术中颈内动脉阻塞、暂时性血管痉挛和血栓形成是术后脑缺血的主要原因。手术分离颈内动脉可损伤血管壁,造成颈内动脉立即或延迟破裂和出血。这时无法修复颈内动脉,可以通过结扎来永久性阻塞血管或者放置球囊或血管弹簧圈来治疗。栓塞治疗应尽可能在颈内动脉远端进行。潜在的血栓形成可以使阻塞上端血流减少。

压力感受反射减退

当双侧颈动脉复合体失神经支配时,可以出现压力感受反射减退,导致副交感神经冲动丢失。可以出现不稳定的高血压、低血压、头痛、出汗过多和情绪异常等并发症。压力、焦虑可以诱发高血压危象,抗焦虑药物治疗对于预防和治疗这些症状有重要的作用。限制钠的摄入可以控制术后早期出现的高血压。这些患者术后控制高血压是必要的,尤其是那些行血管修复或替代治疗的患者[15]。在这种情况下应用盐酸可乐定和盐酸酚卡明可有所帮助。盐酸酚卡明是 α1 和 α2 受体阻滞剂,盐酸可乐定是一种选择性肾上腺素能兴奋剂,盐酸酚卡明比盐酸可乐定起效快。这些患者会出现代偿现象,但是时间不确定且存在不同[4]。

心血管的并发症

颈总动脉体瘤偶尔与嗜铬细胞瘤有关,它们都可以产生儿茶酚胺。询问患者的家族史可以明确这种疾病的家族易感性(副神经节瘤 1 型),或者多发性内分泌肿瘤综合征的可能性。心动过速、高血压或间歇性血压波动应立即予以关注。在这种情况下,必须评估 24 小时尿儿茶酚胺升高和香草扁桃酸情况。功能性嗜铬细胞副神经节瘤通常是遗传性综合征。在多发性内分泌肿瘤 2B 型综合征中出现的嗜铬细胞瘤容易辨别。当进行儿茶酚胺检查时,苯甲基胍检查能够对隐匿性肿瘤进行定位。如不能辨别功能性肿瘤,会导致术中出现心律失常和高血压危象。术前可以使用肾上腺素能神经元阻滞,如盐酸酚卡明(α受体阻滞剂)和普萘洛尔(β受体阻滞剂)来减轻患者的症状。

总结

相对于头颈部的其他部位,咽旁间隙神经血管的解剖更加复杂,术中并发症的发生率更高。有经验的医生、术前评估、充分告知和多种手术入路是这一区域手术成功的关键,也可以减少手术并发症的发生率。

公告

ABK 是 Karl Storz-内镜和 Stryker 的付费顾问,有着 NICO 公司的股权。

(王铭 张娜 译)

参考文献

1. Carrau RL, Myers EN, Johnson JT. Management of tumors arising in the parapharyngeal space. Laryngoscope 1990;100(6):583–589
2. Myers E, Carrau R. Tumors arising in the parapharyngeal space. Revista Brasileira Cirugia Cabeca Pescoco. 1994;18:6–12
3. Cohen SM, Burkey BB, Netterville JL. Surgical management of parapharyngeal space masses. Head Neck 2005;27(8):669–675
4. Old M, Netterville JL. Head and Neck Paragangliomas. Head and Neck Cancer: Multimodality Management. Springer Science+Business Media. April 2011; 569–580
5. Carrau R, Eibling D, Myers E. Thyroplasty and arytenoid adduction for vocal cord medialization. Mexican Annals of Otolaryngology. 1994;39:23–28
6. Pou AM, Carrau RL, Eibling DE, Murry T. Laryngeal framework surgery for the management of aspiration in high vagal lesions. Am J Otolaryngol 1998;19(1):1–7
7. Carrau R, Pou A, Eibling DE, Murry T, Ferguson BJ. Laryngeal framework surgery for the treatment of aspiration. Oper Tech Otolaryngol–Head Neck Surg 1998;9:126–134
8. Jalisi S, Netterville JL. Rehabilitation after cranial base surgery. Otolaryngol Clin North Am 2009;42(1):49–56, viii
9. Netterville JL, Fortune S, Stanziale S, Billante CR. Palatal adhesion: the treatment of unilateral palatal paralysis after high vagus nerve injury. Head Neck 2002;24(8):721–730
10. Snyderman CH, Carrau RL, deVries EJ. Carotid artery resection: Update on preoperative evaluation. In: Johnson JT, Derkay CS, Mandell-Brown MK, Newman RK, eds. AAO-HNS Instructional Courses. Alexandria, VA: American Association of Otolayngologists-Head neck Surgery. 1993:341–346
11. Dimitrijevic MV, Jesic SD, Mikic AA, Arsovic NA, Tomanovic NR. Papapharyngeal space tumors: 61 case reviews. Int J Oral Maxillofac Surg 2010;39(10):983–989
12. Malone JP, Agrawal A, Schuller DE. Safety and efficacy of transcervical resection of parapharyngeal space neoplasms. Ann Otol Rhinol Laryngol 2001;110(12):1093–1098
13. Luna-Ortiz K, Navarrete-Alemán JE, Granados-García M, Herrera-Gómez A. Primary parapharyngeal space tumors in a Mexican cancer center. Otolaryngol Head Neck Surg 2005;132(4):587–591
14. Chiu AG, Cohen JI, Burningham AR, Andersen PE, Davidson BJ. First bite syndrome: a complication of surgery involving the parapharyngeal space. Head Neck 2002;24(11):996–999
15. Netterville JL, Reilly KM, Robertson D, Reiber ME, Armstrong WB, Childs P. Carotid body tumors: a review of 30 patients with 46 tumors. Laryngoscope 1995;105(2):115–126

第 27 章
感染性疾病(淋巴结病、脓肿、坏死性筋膜炎)

C. L. Oliver

简介

头颈部手术出现感染性并发症对患者来说有灾难性的后果。一些较大的头颈部手术保护了黏膜,但使术区暴露于细菌接种的危险中,明显增加了术后感染的概率。在应用预防性抗生素之前,大型头颈部手术的感染率是 36%~87%[1,2]。术后院感染的蔓延增加了患者的住院费用,影响了患者短期和长期的生活质量[3-5]。通过对 1977—1989 年文献的回顾,Blair 等[5]发现术后感染导致患者平均住院时间增加到 15 天(1992 年,总计每天花费 2402 美元)。最近,Penel[4]等报道头颈部手术部位感染的患者住院时间增加到 16 天,花费 17 000 欧元。手术部位感染造成护理费用增加。Broex 等[6]进行的一项有关手术部位感染费用的调查显示,术区感染患者的费用是没有术区感染患者的 2 倍。

为了使头颈部手术术后感染的数据标准化,Johnson 等[7]采用美国外科医师协会的创伤评分系统来控制手术患者的感染。他们假设一个术后头颈部感染的伤口为化脓伤口,可自发引流或者发展成黏膜皮肤瘘(图 27.1)。随后大多数作者报道的头颈部手术都采用了 Johnson 的评价标准。美国疾病控制中心和美国外科医师协会也采用了 Johnson 的评价标准。Johnson 的评价标准于 1992 年提出,并于 1999 年进

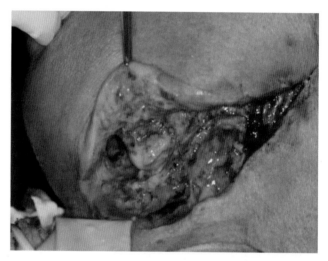

图 27.1 左颈坏死的筋膜。注意颈部手术术后含有坏死组织的伤口重新打开。(Image courtesy of F. Sabater, MD.)

行了修改[8]。手术部位感染的基本解剖原理和分类参见图 27.2 中的描述(详细内容参见 Horan[8]的报道)。在保持 Johnson 的标准内容不变的基础上,头颈科医生也想在未来采纳或修改这一标准。

1986 年,Becker 指出控制头颈部手术患者感染应注意以下几个问题:①在哪种情况下患者更容易发展成伤口感染;②何种细菌菌种更容易造成伤口感染;③应用何种抗生素,如何联合应用抗生素以及应用多长时间;④哪种辅助方法可以减少伤口的感染率

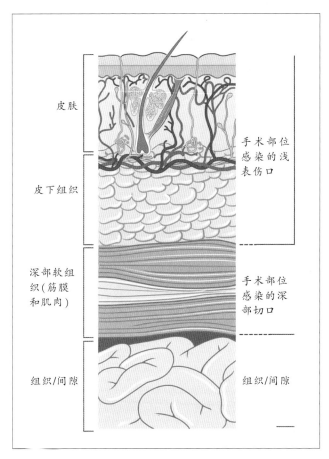

图 27.2　手术部位感染的解剖和分类。(Adapted from Horan et al, 1992[8].)

(而不是围术期使用抗生素)[9]。自 Becker 之后,有多项研究试图回答这些基本问题;头颈部手术术后感染的主要因素是什么?这些研究的结果和分析总结见表 27.1[10-19]。

Becker 强调应用合适的预防性抗生素可以显著减少头颈部手术后的感染率[20]。在头颈部手术的感染因素中,我们着重和首先了解预防性应用抗生素的内容。

预防性抗生素

头颈部手术清洁伤口常规不应该应用抗生素[20]。无污染的颈部伤口预防性应用抗生素存在争议。在对无污染的颈部伤口的研究中,Carrau 等[21]报道预防性应用抗生素没有统计学意义(P =0.02)。2004 年,Seven 等[21]报道了一项前瞻性研究(病例对照),发现颈清扫患者预防性应用抗生素有统计学意义(P =0.02)。最

近,Man 等[23]比较了 273 例无污染的颈部切口应用不同抗生素治疗的结果。所有应用抗生素的患者均发生了伤口感染。感染与手术的范围(根治性或扩大性颈清扫术,P =0.0006)、皮瓣的暴露(P >0.001)和手术时间(P <0.001)有关。Man 等[23]研究证实,头颈部手术清洁伤口应用抗生素与否应应依据表 27.1 列出的风险因素。

与清洁伤口相比,一些研究认为在头颈部手术清洁–污染伤口中预防性应用抗生素可以减少感染的发病率。Burke 等[24]首先证实抗生素应用的时间与细菌接种有关。在手术前应静脉输注抗生素,并根据抗生素的半衰期来调整剂量。在细菌接种 3 小时以后输注抗生素没有预防感染的作用。Rubin、Penel 等已经描述了造成头颈部手术后感染的微生物的特性,预防性抗生素应包括治疗革兰阴性菌、需氧菌和厌氧菌等[14,20,25]。常见的单药包括头孢、头孢噻亏、氨苄西林和克林霉素。联合应用抗生素比单一应用抗生素更有效。推荐药物包括克林霉素/甲硝唑、阿莫西林/克拉维酸、头孢呋辛/甲硝唑、克林霉素/庆大霉素、氨苄青西林/舒巴坦[20]。总之,这些文献不支持术后联合应用抗生素超过 24 小时,即使是在术后重建等复杂手术中[26-29]。

术前因素

营养

评估术前患者危险因素的一个常用的指标是营养。1983 年,Hooley 等[30]报道预后营养指数可以成功预测头颈部手术的并发症,然而 Daly 等[31]报道头颈部肿瘤患者应用肠外营养支持可以增加体重,促进伤口愈合。尽管有这些结果,在一些研究中营养因素(人血白蛋白、贫血)仍然没有达到统计学意义[14,17,18]。我认为,有严重营养缺乏的头颈部肿瘤患者应该在治疗前行强化肠内营养治疗,其他患者也应该在治疗疾病的同时进行营养补充。

复发

头颈部恶性肿瘤在放、化疗后容易复发。抢救性头颈部手术与感染率增加有关(表 27.1)。在顽固性复发的病例中,手术时间受疾病因素影响,治疗后可以选择改变颈部手术的治疗方案。Goguen 等[32]报道在 9 例颈部补充放化疗结束后少于 12 周行手术的患者有 8 例发生感染。在这项研究中,在治疗后超过 12 周行颈部手术,术后并发症明显减少,没有与疾病相关的并发症。可以说术前放疗或化疗是增加感染的独立因素。事实上,Penel 等[33]报道化疗是头颈部清洁手术后伤口感染的唯一重要因素。

饮酒和吸烟

饮酒和吸烟是一些类型的手术发生围术期并发症的危险因素。考虑到吸烟的影响,Wein[34]认为没有

表 27.1　头颈部手术术后感染风险因素总结

	参考数									
	10	11	12	13	14	15	16	17	18	19
SSI 感染率(%)	22%	11%	25.4%	19.8%	45%	10%	18.4%	7%	38.8%	21%
在清洁-污染病例中 SSI 感染率	20%	NR	25.4%	20.6%	45%	18.6%	33.7%	7%	38.8%	21%
患者总数	159	119	59	400	260	209	697	245	258	66
患者因素<0.001										
术前化疗					0.009	<0.001*	<0.001			
术前放疗	0.05						0.001*			0.01
既往史		术后 0.05			术前 0.013		糖尿病 0.002		0.018*	
并发症										
性别					男性 0.02		男性			
吸烟史							<0.001		0.044*	
饮酒史				<0.05			0.02			
营养/人血白蛋白/重量下降/贫血				0.001			贫血 0.016/白蛋白 0.025			
疾病因素										
T3-4 期对 T1-2 期			0.018*	0.001		0.028*	0.02	T4<0.01	0.025	0.05
颈部转移瘤			0.006*	<0.05*			0.017		0.001*	
肿瘤定位					HP 0.003		OC 0.028*			
手术因素										
气管切开术				<0.001		<0.001*	<0.001*			0.01
手术时间		0.005	0.015	<0.001		<0.001	<0.001		0.009	
清洁-污染手术对清洁手术				<0.001*	NA	0.006*	<0.001*	NA	NA	NA
足量预防性抗生素应用				0.003*					0.032*	
皮瓣重建				0.003		游离皮瓣 <0.001*	<0.001	<0.001	0.017*	皮瓣或 STSG 0.005*
输血输液				0.01		0.01	<0.001			0.01

HP,咽喉;DC,口腔;SSI,手术部位感染;STSG,中厚植皮。

* 提示有满意结果。

数据显示术前 1~4 周停止吸烟可以明显改变围术期的致病率，因为预防肺部并发症需要戒烟 4~8 周，戒烟 4 周以上才能促进伤口愈合。Daneman 等[35]在一项以人群为基础的回顾性队列研究中发现，酒精是出院后感染一个重要的危险因素。然而，长期戒烟可以明显获益，我已经发现酒瘾患者在手术前很难戒酒。

个体因素

头颈部恶性肿瘤患者通常发生多种并发症。头颈部手术前推荐优化并发症（如糖尿病、慢性阻塞性肺疾病）和应用免疫抑制剂予以纠正。

耐甲氧西林金黄色葡萄球菌

耐甲氧西林金黄色葡萄球菌是临床上一种重要的院内致病菌。Watters 等[36]回顾性分析了术后耐甲氧西林金黄色葡萄球菌的变异作用。他们发现，在 55 例行头颈部手术的病例中有 45% 出现术后菌群的变异。耐甲氧西林金黄色葡萄球菌变异的患者平均住院时间和费用是无变异患者的 3 倍。在这些有变异的病例中，52%（13/25）需要手术治疗。最近，Jeannon 等[37]回顾性分析了无对照组的 31 例全喉切除术后形成咽皮肤瘘管的耐甲氧西林金黄色葡萄球菌。手术前患者无菌落感染。10 例（32%）患者在术后住院期间感染耐甲氧西林金黄色葡萄球菌。10 例（32%）患者进展为咽皮肤瘘管，其中 8 例耐甲氧西林金黄色葡萄球菌阳性，然而 21 例患者没进展为咽皮肤瘘管，仅 2 例是耐甲氧西林金黄色葡萄球菌阳性（P <0.001）。2 例耐甲氧西林金黄色葡萄球菌阳性且无咽皮肤瘘管的患者都存在手术部位感染，1 例是伤口蜂窝织炎，1 例是颈动脉瘘管（未提及手术部位感染的总数）。这些报道显示治疗重点在于：①在头颈部手术前监测和治疗耐甲氧西林金黄色葡萄球菌；②术后感染应保持耐甲氧西林金黄色葡萄球菌较低的感染率；③应制订预防和限制耐甲氧西林金黄色葡萄球菌的治疗计划。依据术前耐甲氧西林金黄色葡萄球菌阳性患者的结果进行深入研究，以确定耐甲氧西林金黄色葡萄球菌是否为影响术后伤口愈合的致病菌。

口腔健康和放疗性坏死

既往研究发现口腔疾病或口腔健康与放疗性坏死相关，但是与头颈部手术后感染是否相关还不清楚。一些研究已经评估了抗生素对于口腔菌群和术后感染的作用。使用抗生素使口腔内细菌的绝对数量明显减少，一项研究报道 10 例行喉切除的患者术后仅预防性应用克林霉素，结果无一例发生感染[38-40]。大多数研究显示包括高风险的皮瓣重建手术在内胃肠外应用抗生素没有明显获益[41-43]。有证据表明口腔健康可以影响术后感染。Sato 等[19]研究了 33 例口腔鳞状细胞癌患者的口腔健康与感染的关系。主要结果见表 27.1，但是回归分析的结果显示组织移植（皮肤移植和皮瓣重建）和口腔健康没有作为独立因素包括在内。

一项回顾性分析报道了头颈部手术最适宜的拔牙时间，Doerr 和 Marunick[44]发现患者拔牙后出现感染的情况没有统计学意义。这些结果可能是因为拔除有严重感染的牙齿减少了细菌的释放，可以减少术后牙周疾病的感染。

术后肺炎

头颈部手术后肺炎是非术区感染的主要因素[45]。大多数术后肺炎是由吸痰时上消化道细菌种植造成的。在一项配对队列研究中，Bágyi 等[46]将 5 例神经科手术后牙周疾病发展成肺炎的患者与 18 例对照组进行对比。他们报道有牙周疾病的肺炎患者病情恶化，发生肺炎的概率是对照组的 3.5 倍。Yoneyama 等[47]在一项回顾性分析中研究了老年群体口腔清洁的影响，发现未进行口腔清洁患者肺炎的感染率是进行口腔清洁患者的 1.67 倍。如果头颈部手术后发生肺炎或术区感染，应该注意口腔疾病的因素。

围术期因素

许多围术期因素增加了术后感染的风险并且是很难改变的，例如，肿瘤的分期、颈部疾病、肿瘤的位置、是否需要皮瓣重建、清洁与清洁-污染的伤口。其他的危险因素可以直接或间接改变，例如，拔牙的时间、重建时间的选择。手术判断的基本原则和准确判断超出了本章讨论的范围，但对于术后伤口的愈合起关键的作用。

当需要移植额外组织时，应保证充足的血运，否则将导致伤口裂开和感染。充足的动脉血运和静脉引流是带蒂皮瓣移植成活的关键。通常评估术中或术后皮瓣成活的方法包括植入式多普勒检查、彩色多普勒超声检查、近红线组织氧饱和度测量（ViOptix；Fremont，CA，USA）和激光多普勒血流仪检查[48,49]。我们发现提高皮瓣成活最精确的方法是采用超声来准确定位血供的部位，以及在术中和术后进行血氧饱和度检测。例如，腓骨肌皮瓣常用于下颌骨的重建，皮肤部分应用穿孔器来进行血供，但其可靠性值得商榷[50]。事实上，Yu 等[51]最近对 80 例患者应用 202 皮肤穿孔器进行定位，显示皮岛的设计有较好的血供。据观察，进行腓骨皮瓣重建的所有患者术中要进行彩色多普勒检查和皮肤穿孔器定位，证实在最先设计的皮岛中有三条血管从足部引出（图 27.3 和图 27.4）。在手术前和手术中，血氧饱和度检测用于监测皮瓣，发现早期静脉回流阻塞，并有助于挽救性治疗。

一些复杂的经口手术而没行气管切开术的患者延迟拔管。必须衡量术后出血、迟发性气道水肿和焦虑等。气管切开术是头颈部手术感染的危险因素（图 27.1）。最近一项研究比较了皮瓣重建后立即或延迟拔管，发现延迟拔管可以导致在重症监护的时间延长，需用抗焦虑药，并增加了肺炎的发生概率；但皮瓣重建结果无差异[52]。

术后护理

术后经常是一个药物或再次手术的重要时期，为了让患者获得较好的治疗效果，应该进行合理的管

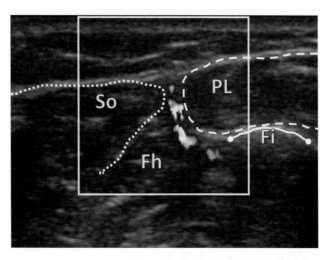

图 27.4　彩色双功能超声。横断面图像标记中隔皮层穿孔器的水平。PL，腓骨长肌。So，比目鱼肌。Fh，足部屈肌。Fi，腓骨外侧面。

理。术后伤口保持干燥和引流良好，及术后早期行小肠营养及控制高血糖是重要的。有充足的证据显示，应该在术中或术后 24 小时内进行小肠内营养[53]。已经发现早期小肠内营养可以减少化脓性并发症、脓肿的形成和感染肺炎的概率等[53,54]。术前 24 小时内应放置胃管或在术中放置鼻饲进行小肠营养。

一项回顾性研究报道 995 例行普通外科手术或血管外科手术的患者，经二元和多元分析显示术后高血糖是术后感染的危险因素。他们报道正常血糖量（<110mg/dL）每增加 40[55]，术后高血糖风险就增加 30%。胰岛素应该用来控制血糖，因为很多头颈部手术患者在术后早期由于焦虑、应用类固醇和鼻饲管而造成高血糖。

在术后早期很难辨认出伤口感染，可能会出现皮瓣阻塞、水肿和红斑等症状。其他感染的临床参数是不可靠的，例如，白细胞升高和低热。伤口裂开、引流物过多或引流物为化脓性物质是术区感染的早期表现。如已确诊感染，应该直接控制感染。如果引流能够减少术区压力，应该持续引流来形成一个可控制的瘘管，随后再封闭这个通道。如果引流对于伤口的减压无作用，应该打开伤口进行引流，并护理伤口直到伤口需要再次进行重建。在伤口感染的部位主要考虑的是气道和颈动脉的管理。如果有充足的时间和营养，通过各种伤口护理技术，大部分伤口会愈合[56]。我们发现，一个有效的治疗策略是医生要进行伤口换药直到感染区域变得干净，之后可以用真空辅助敷料，而

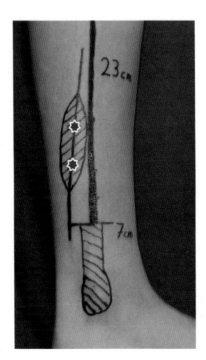

图 27.3　标记了腓骨外侧的游离皮瓣轮廓。两个中隔皮层穿孔器（红星）位于 8cm×2.5cm 皮瓣中。蓝色实线标记了后部肌间隔。

非人工换药。Dhir 等[57]报道了处理头颈部伤口中负压封闭引流技术的可行性和多样性。真空辅助敷料的粘连能够有效地扩大气孔粘连的半径。应该格外注意颈动脉暴露的治疗，软组织移植覆盖创面是有效的治疗方式。

　　总之，头颈部手术的患者有表 27.1 所列的因素，所以术后感染的发生率较高。术前对患者进行评估可以减少风险发生的机会，或者让医生和患者对于术后并发症的发生有所准备。

（王铭　张娜　译）

参考文献

1. Becker GD, Parell GJ. Cefazolin prophylaxis in head and neck cancer surgery. Ann Otol Rhinol Laryngol 1979;88(2 Pt 1):183–186
2. Dor P, Klastersky J. Prophylactic antibiotics in oral, pharyngeal and laryngeal surgery for cancer: (a double-blind study). Laryngoscope 1973;83(12):1992–1998
3. Grandis JR, Snyderman CH, Johnson JT, Yu VL, D'Amico F. Postoperative wound infection. A poor prognostic sign for patients with head and neck cancer. Cancer 1992;70(8):2166–2170
4. Penel N, Lefebvre JL, Cazin JL, et al. Additional direct medical costs associated with nosocomial infections after head and neck cancer surgery: a hospital-perspective analysis. Int J Oral Maxillofac Surg 2008;37(2):135–139
5. Blair EA, Johnson JT, Wagner RL, Carrau RL, Bizakis JG. Cost analysis of antibiotic prophylaxis in clean head and neck surgery. Arch Otolaryngol Head Neck Surg 1995;121(3):269–271
6. Broex ECJ, van Asselt ADI, Bruggeman CA, van Tiel FH. Surgical site infections: how high are the costs? J Hosp Infect 2009;72(3):193–201
7. Johnson JT, Myers EN, Thearle PB, Sigler BA, Schramm VL Jr. Antimicrobial prophylaxis for contaminated head and neck surgery. Laryngoscope 1984;94(1):46–51
8. Horan TC, Gaynes RP, Martone WJ, Jarvis WR, Emori TG. CDC definitions of nosocomial surgical site infections, 1992: a modification of CDC definitions of surgical wound infections. Infect Control Hosp Epidemiol 1992;13(10):606–608
9. Becker GD. Identification and management of the patient at high risk for wound infection. Head Neck Surg 1986;8(3):205–210
10. Girod DA, McCulloch TM, Tsue TT, Weymuller EA Jr. Risk factors for complications in clean–contaminated head and neck surgical procedures. Head Neck 1995;17(1):7–13
11. Pelczar BT, Weed HG, Schuller DE, Young DC, Reilley TE. Identifying high-risk patients before head and neck oncologic surgery. Arch Otolaryngol Head Neck Surg 1993;119(8):861–864
12. Robbins KT, Favrot S, Hanna D, Cole R. Risk of wound infection in patients with head and neck cancer. Head Neck 1990;12(2):143–148
13. Cole RR, Robbins KT, Cohen JI, Wolf PF. A predictive model for wound sepsis in oncologic surgery of the head and neck. Otolaryngol Head Neck Surg 1987;96(2):165–171
14. Penel N, Fournier C, Lefebvre D, Lefebvre JL. Multivariate analysis of risk factors for wound infection in head and neck squamous cell carcinoma surgery with opening of mucosa. Study of 260 surgical procedures. Oral Oncol 2005;41(3):294–303
15. Ogihara H, Takeuchi K, Majima Y. Risk factors of postoperative infection in head and neck surgery. Auris Nasus Larynx 2009;36(4):457–460
16. Lee DH, Kim SY, Nam SY, Choi SH, Choi JW, Roh JL. Risk factors of surgical site infection in patients undergoing major oncological surgery for head and neck cancer. Oral Oncol 2011;47(6):528–531
17. Brown BM, Johnson JT, Wagner RL. Etiologic factors in head and neck wound infections. Laryngoscope 1987;97(5):587–590
18. Lotfi CJ, Cavalcanti RdeC, Costa e Silva AM, et al. Risk factors for surgical-site infections in head and neck cancer surgery. Otolaryngol Head Neck Surg 2008;138(1):74–80
19. Sato J, Goto J, Harahashi A, et al. Oral health care reduces the risk of postoperative surgical site infection in inpatients with oral squamous cell carcinoma. Support Care Cancer 2011;19(3):409–416
20. Simo R, French G. The use of prophylactic antibiotics in head and neck oncological surgery. Curr Opin Otolaryngol Head Neck Surg 2006;14(2):55–61
21. Carrau RL, Byzakis J, Wagner RL, Johnson JT. Role of prophylactic antibiotics in uncontaminated neck dissections. Arch Otolaryngol Head Neck Surg 1991;117(2):194–195
22. Seven H, Sayin I, Turgut S. Antibiotic prophylaxis in clean neck dissections. J Laryngol Otol 2004;118(3):213–216
23. Man LX, Beswick DM, Johnson JT. Antibiotic prophylaxis in uncontaminated neck dissection. Laryngoscope 2011;121(7):1473–1477
24. Burke JF. The effective period of preventive antibiotic action in experimental incisions and dermal lesions. Surgery 1961;50:161–168
25. Rubin J, Johnson JT, Wagner RL, Yu VL. Bacteriologic analysis of wound infection following major head and neck surgery. Arch Otolaryngol Head Neck Surg 1988;114(9):969–972
26. Righi M, Manfredi R, Farneti G, Pasquini E, Romei Bugliari D, Cenacchi V. Clindamycin/cefonicid in head and neck oncologic surgery: one-day prophylaxis is as effective as a three-day schedule. J Chemother 1995;7(3):216–220
27. Fee WE Jr, Glenn M, Handen C, Hopp ML. One day vs. two days of prophylactic antibiotics in patients undergoing major head and neck surgery. Laryngoscope 1984;94(5 Pt 1):612–614
28. Carroll WR, Rosenstiel D, Fix JR, et al. Three-dose vs extended-course clindamycin prophylaxis for free-flap reconstruction of the head and neck. Arch Otolaryngol Head Neck Surg 2003;129(7):771–774
29. Johnson JT, Schuller DE, Silver F, et al. Antibiotic prophylaxis in high-risk head and neck surgery: one-day vs. five-day therapy. Otolaryngol Head Neck Surg 1986;95(5):554–557
30. Hooley R, Levine H, Flores T, Wheeler T, Steiger E. Predicting postoperative head and neck complications using nutritional assessment: the prognostic nutritional index. Arch Otolaryngol Head Neck Surg 1983;109:83
31. Daly JM, Dudrick SJ, Copeland EM III. Parenteral nutrition in patients with head and neck cancer: techniques and results. Otolaryngol Head Neck Surg (1979) 1980;88(6):707–713
32. Goguen LA, Chapuy CI, Li Y, Zhao SD, Annino DJ. Neck dissection after chemoradiotherapy: timing and complications. Arch Otolaryngol Head Neck Surg 2010;136(11):1071–1077
33. Penel N, Fournier C, Lefebvre D, et al. Previous chemotherapy as a predictor of wound infections in nonmajor head and neck surgery: Results of a prospective study. Head Neck 2004;26(6):513–517
34. Wein RO. Preoperative smoking cessation: impact on perioperative and long-term complications. Arch Otolaryngol Head Neck Surg 2009;135(6):597–601
35. Daneman N, Lu H, Redelmeier DA. Discharge after discharge: predicting surgical site infections after patients leave hospital. J Hosp Infect 2010;75(3):188–194
36. Watters K, O'Dwyer TP, Rowley H. Cost and morbidity of MRSA in head and neck cancer patients: what are the consequences? J Laryngol Otol 2004;118(9):694–699

37. Jeannon JP, Orabi A, Manganaris A, Simo R. Methicillin resistant Staphylococcus aureus infection as a causative agent of fistula formation following total laryngectomy for advanced head & neck cancer. Head Neck Oncol 2010;2:14

38. Saito T, Hayashi Y, Inubushi J, Eguchi T, Ohmagari N. Oral microflora in reconstructive surgery for head and neck cancer. Paper presented at the IADR 86th General Session, July 4, 2008, Toronto

39. Grandis JR, Vickers RM, Rihs JD, et al. The efficacy of topical antibiotic prophylaxis for contaminated head and neck surgery. Laryngoscope 1994;104(6 Pt 1):719–724

40. Grandis JR, Vickers RM, Rihs JD, Yu VL, Johnson JT. Efficacy of topical amoxicillin plus clavulanate/ticarcillin plus clavulanate and clindamycin in contaminated head and neck surgery: effect of antibiotic spectra and duration of therapy. J Infect Dis 1994;170(3):729–732

41. Simons JP, Johnson JT, Yu VL, et al. The role of topical antibiotic prophylaxis in patients undergoing contaminated head and neck surgery with flap reconstruction. Laryngoscope 2001;111(2):329–335

42. Jones TR, Kaulbach H, Nichter L, Edlich RF, Cantrell RW. Efficacy of an antibiotic mouthwash in contaminated head and neck surgery. Am J Surg 1989;158(4):324–327

43. Kirchner JC, Edberg SC, Sasaki CT. The use of topical oral antibiotics in head and neck prophylaxis: is it justified? Laryngoscope 1988;98(1):26–29

44. Doerr TD, Marunick MT. Timing of edentulation and extraction in the management of oral cavity and oropharyngeal malignancies. Head Neck 1997;19(5):426–430

45. McCulloch TM, Jensen NF, Girod DA, Tsue TT, Weymuller EA Jr. Risk factors for pulmonary complications in the postoperative head and neck surgery patient. Head Neck 1997;19(5):372–377

46. Bágyi K, Haczku A, Márton I, et al. Role of pathogenic oral flora in postoperative pneumonia following brain surgery. BMC Infect Dis 2009;9:104

47. Yoneyama T, Yoshida M, Matsui T, Sasaki H; Oral Care Working Group. Oral care and pneumonia. Lancet 1999;354(9177):515

48. Keller A. Noninvasive tissue oximetry for flap monitoring: an initial study. J Reconstr Microsurg 2007;23(4):189–197

49. Smit JM, Zeebregts CJ, Acosta R, Werker PMN. Advancements in free flap monitoring in the last decade: a critical review. Plast Reconstr Surg 2010;125(1):177–185

50. Schusterman MA, Reece GP, Miller MJ, Harris S. The osteocutaneous free fibula flap: is the skin paddle reliable? Plast Reconstr Surg 1992;90(5):787–793, discussion 794–798

51. Yu P, Chang EI, Hanasono MM. Design of a reliable skin paddle for the fibula osteocutaneous flap: perforator anatomy revisited. Plast Reconstr Surg 2011;128(2):440–446

52. Allak A, Nguyen TN, Shonka DC Jr, Reibel JF, Levine PA, Jameson MJ. Immediate postoperative extubation in patients undergoing free tissue transfer. Laryngoscope 2011;121(4):763–768

53. Warren J, Bhalla V, Cresci G. Postoperative diet advancement: surgical dogma vs evidence-based medicine. Nutr Clin Pract 2011;26(2):115–125

54. Doig GS, Heighes PT, Simpson F, Sweetman EA, Davies AR. Early enteral nutrition, provided within 24 h of injury or intensive care unit admission, significantly reduces mortality in critically ill patients: a meta-analysis of randomised controlled trials. Intensive Care Med 2009;35(12):2018–2027

55. Ramos M, Khalpey Z, Lipsitz S, et al. Relationship of perioperative hyperglycemia and postoperative infections in patients who undergo general and vascular surgery. Ann Surg 2008;248(4):585–591

56. Hyman J, Disa JJ, Cordiero PG, Mehrara BJ. Management of salivary fistulas after microvascular head and neck reconstruction. Ann Plast Surg 2006;57(3):270–273, discussion 274

57. Dhir K, Reino AJ, Lipana J. Vacuum-assisted closure therapy in the management of head and neck wounds. Laryngoscope 2009;119(1):54–61

第 **8** 篇

头颈手术并发症:重建手术

第 **28** 章
肌皮瓣和局部皮瓣的并发症

T. Teknos, H. Arshad

简介

每一名头颈外科医生都会遇到术区首次关闭不充分的问题。在这种情况下,用局部皮瓣或带蒂的肌皮瓣覆盖缺损是最佳选择。正确移植皮瓣会有极高的成功率。本章将着重介绍局部皮瓣和带蒂皮瓣、如何避免并发症以及如果如何处理并发症等问题。

带蒂肌皮瓣的并发症

介绍

尽管现在皮瓣微血管重建技术被广泛应用,但是带蒂的皮瓣仍是头颈外科重建手术的重要工具。这些皮瓣是可靠的,术后不需要特殊的护理。总之,皮瓣手术会造成供区和(或)受区的并发症。供区的并发症包括血肿、血清肿和感染。受区的并发症包括皮瓣部分或全部坏死、血肿、血清肿、感染、伤口裂开和瘘管形成。如果需要移植两个带蒂的皮瓣,可以考虑胸大肌肌皮瓣和背阔肌肌皮瓣。

胸大肌肌皮瓣

> **注意**
> 术前设计好皮瓣是避免出现并发症的最好办法。

自从 1979 年 Ariyan[1]在头颈外科手术中应用胸大肌肌皮瓣以来,胸大肌肌皮瓣已经成为头颈外科医生必备的移植工具。最近有四项回顾性研究报道了1251 例患者供区和受区总的并发症的发病率是32.4%。并发症的发病率似乎很高,但是实际上整个皮瓣坏死的发病率仅为 1%~4%。供区并发症的发病率为 1%~5.3%,包括坏死、出血、感染和血清肿。受区并发症的发病率为 9.5%~29.7%,包括伤口裂开、瘘管形成、皮瓣部分或全部坏死、感染或颈部挛缩。放射治疗可增加并发症的发病率[2-5]。

术前设计好皮瓣是避免出现并发症的最好办法。简单的皮肤捏夹试验能帮助决定供区皮岛的最大宽度,避免皮瓣张力过大。而且,还应该考虑皮岛与肌肉之间皮下组织的数量,因为皮下组织过多会影响皮肤的健康,这在有大量乳腺组织需要处理的女性尤为重要。如果皮瓣过大,应该考虑更换皮瓣。完全从胸大肌上取皮瓣,不要延伸到腹直肌,把皮瓣修剪成斜角可以取得更多的肌肉,这项技术可以使穿支血管和皮岛最大化[6]。

在关闭术腔之前,密切注意血肿情况可以避免供体出血。原发肿瘤部位的唾液交叉污染是造成供体感染的可能因素。如果出现上述情况,在关闭术腔之前要反复冲洗供体术腔。为了避免出现血肿,我们常规在供区放置 2 个引流条:一个放在侧方,一个放在下方。这种重力引流的方法不论坐位还是卧位都能引流成功。

各种因素都能造成瘘管形成和伤口裂开,例如营养缺乏、术前放疗和糖尿病。另外一个因素是皮下组织过多或张力过大。我们应避免应用"管状"的胸大肌肌皮瓣，因其皮下组织过多可造成伤口暴露。如果咽全切除术后发生伤口暴露，并且不能应用游离皮瓣，那么可以将胸大肌肌皮瓣直接缝在椎前筋膜上。设计一个有足够长度的皮岛可以避免伤口裂开。需要注意的是，皮瓣从胸部旋转至头颈部的过程中长度会有所减少。

局部缺血或静脉淤血导致皮瓣全部坏死是罕见的，保证皮瓣蒂部无压力可以避免皮瓣坏死（图28.1）。皮瓣应该穿过皮下的隧道，经过锁骨的远端，至少有4横指的空间。如果术前放疗的患者张力仍然较大，那么应该游离蒂及周围的肌肉，并移植皮肤。如果及时发现局部缺血（4小时内），最好重新探查。静脉淤血可以用医用水蛭来治疗[7]。也可以拆除切口上的部分缝线。

胸大肌肌皮瓣的肋骨髓炎或坏死是一种罕见且难以治愈的并发症。在胸大肌转移出肋骨时，不要在肋骨上应用电凝止血。保守治疗包括适当的抗生素治疗[8]。

背阔肌肌皮瓣

> **注意**
> 背阔肌肌皮瓣可以为较大的头颈部缺损提供足够长度的皮岛和皮下组织。

背阔肌带蒂的肌皮瓣主要的缺陷是肿瘤切除和皮瓣转移不能同时进行。蒂有时会出现绞缠，甚至是在经验丰富的医生，其可靠性不如胸大肌。

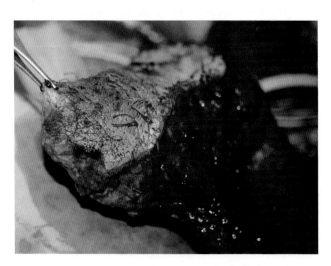

图 28.1　胸大肌肌皮瓣远端部分坏死。

最近文献报道，皮瓣缺损范围在1%~10%。其他并发症（主要并发症或轻微并发症）的发生率是10%~35%。供区并发症包括伤口裂开、血肿和出血。受区并发症包括伤口裂开、感染、出血、皮瓣部分或全部缺损和瘘管形成[9-13]。在早期的背阔肌肌皮瓣的手术中报道有臂丛损伤，可能会导致手臂内收障碍[14]。

然而，早期的研究并没有发现皮瓣转移后肩关节有明显的运动障碍，最近的研究才发现大量的患者出现了运动障碍。Adams 和 Lassen[7]发现，39%的患者主诉轻度的肩关节运动障碍。另外一项研究显示，18例患者中有6例不能从事家务劳动[15-17]。通过不同时进行同侧胸大肌肌皮瓣手术，或者不存在同侧副神经麻痹来减少肩关节的运动障碍。

如前所述，在皮下隧道中血管蒂容易绞缠。皮瓣的隧道可以在胸小肌与胸大肌之间，也可以在锁骨与皮肤之间。如果张力过大，可以在锁骨与受区之间做一切口，并植入适宜大小的皮岛。报道15例皮瓣成功地通过肩胛下隧道（肩胛骨与锁骨之间），进入到后三角[18]。Hayden 等[12]推荐保护旋肩胛骨分支来"保持血管蒂的轻微弯曲度"。他们也建议保护肱肌腱直到手术完成，这样可以保护肱的肌腱被过度牵拉。

局部皮瓣的并发症

在重建头皮、面部和颈部皮肤缺损手术中，局部皮瓣是非常有价值的。幸运的是，制订正确的术前计划可以减少并发症的发生。并发症的类型可分为围术期和外观类型两种。以下并发症可应用所有类型的局部皮瓣，包括旋转皮瓣、前徙皮瓣、移位皮瓣、菱形皮瓣和双叶皮瓣。因为有独特的并发症，所以颈面部皮瓣并发症将单独进行介绍。

围术期并发症

局部缺血或坏死

皮瓣设计有问题或者全身性问题可以造成皮瓣局部缺血或坏死。全身性问题包括营养不良、吸烟、糖尿病和术前放疗。早期研究显示吸烟会增加皮瓣局部缺血或坏死的概率，但是最近的一项前瞻性研究比较了439例吸烟者和3758例不吸烟者发生皮瓣局部缺血无统计学差异[19]。他们还发现,是否有糖尿病对皮瓣局部缺血也没有影响[20]。面部局部皮瓣缺血总的发生率很低,可能与面部软组织有充分的血供有关。我们仍建议,无论如何患者均应在术前至少 48 小时停止吸烟。如果术前考虑可能会发生局部缺血,我们建议避免皮下注射肾上腺素。

在预防局部缺血并发症方面,皮瓣的设计起到重要的作用。设计局部皮瓣的一个重要原则是应尽量减少伤口张力,可以通过充分游离周围组织、使用菱形皮瓣最大化缓解皮肤的张力(特别是斜方肌瓣),以及提供充足的供体皮肤来解决。通常皮瓣周长与伤口直径的比是 4:1 或 5:1[21]。对于皮瓣来说,旋转轴不应超过 100°。仔细的止血可以预防血肿和皮瓣坏死。然而,不应过分控制出血,以免破坏皮瓣的血供。

一旦局部缺血已经发生,最好在清创前让坏死的部分自行溶解。如果是过度充血或静脉淤血造成的局部缺血,可以拆除部分缝线。也可以通过医用水蛭来抢救皮瓣[22]。患者在接受医用水蛭治疗的同时也应对气单胞菌进行治疗。通常选用氟喹诺酮、联磺甲氧苄啶和三代头孢菌素来治疗气单胞菌。

血肿

伤口血肿通常发生在术后 48 小时内。如果不能治愈血肿,可能导致局部缺血、皮瓣坏死或伤口感染等并发症。术前通过询问既往史了解患者是否形成血肿。应询问患者是否有肝或肾功能异常、凝血障碍病史、既往手术后出血、是否有恶性肿瘤及用药史。另外,还应询问患者是否使用过非甾体类消炎药、氯吡格雷、华法林等,以及银杏叶治疗和维生素 E 用药史[23]。除了药物禁忌,患者也应该在术前 5~7 天停止使用上述药物。一项荟萃分析显示行皮肤手术的患者术前服用华法林和阿司匹林,仅仅在中度到重度出血时才有所区别[24]。

皮下注射 1% 的肾上腺素可以减少术中出血。然而,对于有危险的患者,这样做会出现局部缺血。术中可以采取保守的方法如压迫、局部应用肾上腺素或者烧灼来控制出血。双极电灼术在减少对周围组织的热损伤方面优于单极电灼术。如果手术结束时仍有出血危险,可以放置被动引流管。尽管这样不能减少出血并发症,但是可以早期发现出血。

血肿的体征包括皮瓣下有波动、术区皮肤表面肿胀或者超出术后异常疼痛。如果血肿确诊,可以通过针刺和注射器抽液,或者打开一些缝线进行引流。如果血肿迅速增大或保守治疗无效,应该考虑回到手术室进行伤口探查[25]。

感染

据报道感染性并发症少于 5%。危险因素包括糖尿病、血肿、手术部位已经存在的危险因素[20,26]。Dixon 等[20]发现糖尿病患者的手术感染率为 4.2%,无糖尿病患者为 2%。2008 年,美国皮肤病学会报道称对于高风险的心脏病患者、伤口感染、与口腔黏膜连续的伤口,建议预防性应用抗生素。耳鼻科手术也应常规预防性应用抗生素[27]。防止术后感染最重要的因素是遵守无菌操作原则。

术后感染的体征包括红斑、压痛和有无化脓性感染等。通常伤口感染是由葡萄球菌属和链球菌属造成的。如果伤口在口周,口腔厌氧菌也是感染的因素。另外,耳部的假单胞菌属也能造成伤口感染。如果感染比较表浅,一代头孢治疗就足够了。口腔感染可以应用克林霉素或阿莫西林-克拉维酸。口腔或耳部软骨感染可以应用环丙沙星。更严重的感染需要部分或全部打开伤口进行清创术。一旦感染控制和肉芽形成,可以进行伤口修复手术。

外观并发症

活板门样畸形

该种畸形可见于 U 形或 C 形皮瓣关闭。多种理论解释了畸形发生的原因,包括瘢痕挛缩、多余的皮下组织或者淋巴系统阻塞[28]。避免出现畸形的方法有设计好皮瓣,避免形成环形瘢痕,破坏周围皮肤。

肥厚性瘢痕

手术切口在任何时候都可能出现肥厚性瘢痕。术前询问既往手术史和体格检查,可以发现患者是否有瘢痕疙瘩。手术时应该注意皮肤边缘的外翻并减少术区张力。有多种方法可以治疗瘢痕增生包括应用硅酮薄片、注射类固醇、皮肤磨削术和注射抗有丝分裂药物等[29]。术后 6 周可以开始注射曲安西龙,必要时可每 6 周重新注射。最后,术后 1 年可进行瘢痕修复来掩饰瘢痕。

颈面部皮瓣

颈面部皮瓣被单独介绍,主要是因为它有几个类型皮瓣的共同特征。该皮瓣可用于治疗累及面颊、面中部、眶骨膜和颈部的广泛缺损。尽管技术上是随机选取的血管,但多选用有命名的血管例如面动脉或颈横动脉来供应皮瓣的血供。颈面部皮瓣可以延伸到胸部,从乳房内血管得到血供。

有关文献对于颈面部皮瓣并发症的评估存在不同,因为一些研究包括了术前进行放疗的患者。然而,在本章所有的回顾性研究中均没有发现皮瓣完全坏死的病例。大多数并发症是轻微的,主要是伤口并发症。这些并发症包括伤口边缘部分坏死、表皮松解、皮瓣外翻、面神经受损、面部感觉减弱和血肿。如果考虑有皮瓣局部缺血,一些作者建议行解剖到浅表层肌肉腱膜的颈面部皮瓣移植。然而,这也许会增加皮瓣外翻的概率。大多数病例睑外翻是暂时性的,但是如果是术前外翻或术后可能外翻,应该考虑行下睑加固手术[30-33]。

术前放疗或者存在较大缺损的患者,伤口张力过大也许是个难题。不仅会造成伤口边缘坏死或者皮瓣缺血,而且因为皮瓣在颈部张力过大还会导致血清肿或血肿。为了避免这种并发症,应该及时延伸切口到胸前壁。

总结

局部皮瓣和带蒂皮瓣是覆盖头颈部缺损的重要工具。减少并发症的关键是制订合适的术前手术方案来。包括选择合适的患者、皮瓣设计和皮瓣的选择。

（王铭　张娜　译）

参考文献

1. Ariyan S. The pectoralis major myocutaneous flap. A versatile flap for reconstruction in the head and neck. Plast Reconstr Surg 1979;63(1):73–81
2. McLean JN, Carlson GW, Losken A. The pectoralis major myocutaneous flap revisited: a reliable technique for head and neck reconstruction. Ann Plast Surg 2010;64(5):570–573
3. Liu R, Gullane P, Brown D, Irish J. Pectoralis major myocutaneous pedicled flap in head and neck reconstruction: retrospective review of indications and results in 244 consecutive cases at the Toronto General Hospital. J Otolaryngol 2001;30(1):34–40
4. Milenović A, Virag M, Uglešić V, Aljinović-Ratković N. The pectoralis major flap in head and neck reconstruction: first 500 patients. J Craniomaxillofac Surg 2006;34(6):340–343
5. Vartanian JG, Carvalho AL, Carvalho SM, Mizobe L, Magrin J, Kowalski LP. Pectoralis major and other myofascial/myocutaneous flaps in head and neck cancer reconstruction: experience with 437 cases at a single institution. Head Neck 2004;26(12):1018–1023
6. Ramakrishnan VR, Yao W, Campana JP. Improved skin paddle survival in pectoralis major myocutaneous flap reconstruction of head and neck defects. Arch Facial Plast Surg 2009;11(5):306–310
7. Adams JF, Lassen LF. Leech therapy for venous congestion following myocutaneous pectoralis flap reconstruction. ORL Head Neck Nurs 1995;13(1):12–14
8. Stack BC Jr, Klotch DW, Hubbell DS; C. SB. Costal osteomyelitis after pectoralis major myocutaneous flap use in head and neck reconstruction. Am J Otolaryngol 1995;16(1):78–80
9. Davis JP, Nield DV, Garth RJ, Breach NM. The latissimus dorsi flap in head and neck reconstructive surgery: a review of 121 procedures. Clin Otolaryngol Allied Sci 1992;17(6):487–490
10. Har-El G, Bhaya M, Sundaram K. Latissimus dorsi myocutaneous flap for secondary head and neck reconstruction. Am J Otolaryngol 1999;20(5):287–293
11. Haughey BH, Fredrickson JM. The latissimus dorsi donor site. Current use in head and neck reconstruction. Arch Otolaryngol Head Neck Surg 1991;117(10):1129–1134
12. Hayden RE, Kirby SD, Deschler DG. Technical modifications of the latissimus dorsi pedicled flap to increase versatility and viability. Laryngoscope 2000;110(3 Pt 1):352–357
13. Sabatier RE, Bakamjian VY, Carter WL. Craniofacial and head and neck applications of the transaxillary latissimus dorsi flap. Ear Nose Throat J 1992;71(4):173–182
14. Logan AM, Black MJ. Injury to the brachial plexus resulting from shoulder positioning during latissimus dorsi flap pedicle dissection. Br J Plast Surg 1985;38(3):380–382
15. Brumback RJ, McBride MS, Ortolani NC. Functional evaluation of the shoulder after transfer of the vascularized latissimus dorsi muscle. J Bone Joint Surg Am 1992;74(3):377–382
16. Koh CE, Morrison WA. Functional impairment after latissimus dorsi flap. ANZ J Surg 2009;79(1-2):42–47
17. Russell RC, Pribaz J, Zook EG, Leighton WD, Eriksson E, Smith CJ. Functional evaluation of latissimus dorsi donor site. Plast Reconstr Surg 1986;78(3):336–344
18. Prakash PJ, Gupta AK. The subscapular approach in head and neck reconstruction with the pedicled latissimus dorsi myocutaneous flap. Br J Plast Surg 2001;54(8):680–683
19. Dixon AJ, Dixon MP, Dixon JB, Del Mar CB. Prospective study of skin surgery in smokers vs. nonsmokers. Br J Dermatol 2009;160(2):365–367
20. Dixon AJ, Dixon MP, Dixon JB. Prospective study of skin surgery in patients with and without known diabetes. Dermatol Surg 2009;35(7):1035–1040
21. Lo CH, Kimble FW. The ideal rotation flap: an experimental study. J Plast Reconstr Aesthet Surg 2008;61(7):754–759
22. Zhao X, Higgins KM, Enepekides D, Farwell G. Medicinal leech therapy for venous congested flaps: case series and review of the literature. J Otolarnygol Head Neck Surg 2009;38(2):E61–E64
23. Hurst EA, Yu SS, Grekin RC, Neuhaus IM. Bleeding complications in dermatologic surgery. Semin Cutan Med Surg 2007;26(1):40–46
24. Lewis KG, Dufresne RG Jr. A meta-analysis of complications attributed to anticoagulation among patients following cutaneous surgery. Dermatol Surg 2008;34(2):160–164, discussion 164–165
25. Vural E, Key JM. Complications, salvage, and enhancement of local flaps in facial reconstruction. Otolaryngol Clin North Am 2001;34(4):739–751, vi
26. Amici JM, Rogues AM, Lasheras A, et al. A prospective study of the incidence of complications associated with dermatological surgery. Br J Dermatol 2005;153(5):967–971

27. Wright TI, Baddour LM, Berbari EF, et al. Antibiotic pro-
    phylaxis in dermatologic surgery: advisory statement
    2008. J Am Acad Dermatol 2008;59(3):464–473
28. Koranda FC, Webster RC. Trapdoor effect in nasola-
    bial flaps. Causes and corrections. Arch Otolaryngol
    1985;111(7):421–424
29. Jones N. Scar tissue. Curr Opin Otolaryngol Head Neck
    Surg 2010;18(4):261–265
30. Delay E, Lucas R, Jorquera F, Payement G, Foyatier JL.
    Composite cervicofacial flap for reconstruction of complex
    cheek defects. Ann Plast Surg 1999;43(4):347–353
31. Boyette JR, Vural E. Cervicofacial advancement-rotation
    flap in midface reconstruction: forward or reverse? Oto-
    laryngol Head Neck Surg 2011;144(2):196–200
32. Moore BA, Wine T, Netterville JL. Cervicofacial and cervi-
    cothoracic rotation flaps in head and neck reconstruction.
    Head Neck 2005;27(12):1092–1101
33. Tan ST, MacKinnon CA. Deep plane cervicofacial flap: a
    useful and versatile technique in head and neck surgery.
    Head Neck 2006;28(1):46–55

第 29 章
游离筋膜皮瓣与骨皮瓣重建手术

J. L. Llorente Pendas, C. Suárez

简介

在许多较大的头颈部肿瘤治疗中心,游离皮瓣重建已经成为多学科参与治疗头颈部肿瘤和重建技术的关键部分。最近的研究表明,微血管游离组织转移可以一期完成或即刻完成。在过去的几十年里,显微手术的成功率已有大幅提高。许多中心报道游离皮瓣成功率可达96%以上,甚至有些专家可达到99%,这种手术已成为整形外科最可靠的方法之一。然而,由于应用这些皮瓣会使患者晚期肿瘤更具侵袭性,因此常会出现并发症,偶尔也会出现皮瓣转移失败。

如果预期做显微外科移植,则切除手术的很多方面需要完善,但是一旦完成手术切除,应重点分析缺损的组成。重建方法的复杂性遵循"重建阶梯",一端始于简单分离开的较厚组织,另一端转移为游离组织。遵循这个阶梯并不意味会有更好的结果,因为在适当的情况下,例如,皮肤移植可以提供最佳的功能和外观效果。与带蒂的局部皮瓣相比,这些操作更为复杂,需要更多的设备、成本以及手术经验。

游离皮瓣重建方法的选择必须依据缺损的大小与形状、累及的组织结构以及最为适合的供区组织。全面的术前计划还应包括手术的备选方案[1]。

对于类似的缺损,微血管重建是否比带蒂重建更具功能上的优势依然存在争议。直觉认为,游离组织血管吻合由于允许外科医生对头颈部缺损进行重建而更具有功能上的优势。游离皮瓣可以被设计为更加接近于缺损组织的上皮、皮下组织、肌肉以及骨骼[2]。

尽管有最佳的术前护理、细致的手术技巧和细心的术后管理,头颈部癌症患者仍然经常出现并发症。其中很多是有这些医疗问题的老年患者,这给治疗带来了持续的挑战。大约20%的患者会有围术期并发症,主要是心肺及感染性并发症[3],其中并发症占10%[4]。大量医学文献指出,伴随疾病可能是导致围术期并发症的主要诱因。早期识别并发症的症状和体征能够防止现有问题发生进展。然而,我们仍然期望围术期死亡率能够控制在1%~3%。

一些文献表明,年龄在预测疾病并发症方面仍然具有统计学意义,但另一些研究者认为在决定是否为患者进行游离皮瓣重建时可以考虑年龄因素。一些作者认为,术前放射治疗可能会增加并发症发生率,但它并不能成为游离皮瓣的禁忌。

本章的目的在于介绍游离皮瓣重建的主要手术并发症,以及如何避免和进行治疗。特有的并发症如瘘、裂开或狭窄已超出本章的讨论范畴,因为它们不仅出现在游离皮瓣处,而且通常是多因素造成的。

筋膜皮瓣是属于组织皮瓣,包括皮肤、皮下组织和筋膜。筋膜皮瓣的血液循环建立在筋膜前及筋膜下静脉丛的基础上。它们可以不包被皮肤并在某些情况下可以包含骨组织。

游离筋膜皮瓣被广泛用于头颈部缺损的重建,在许多中心这些皮瓣优先于肠道游离皮瓣(空肠、网膜),特别是在咽喉食管重建中。主要原因是供区的并发症发生率相比开腹手术的发生率更低。

许多不同的筋膜游离皮瓣移植已被描述用于头颈部重建。在这一章中,我们主要介绍最广泛使用的几种皮瓣类型,如前臂桡侧皮瓣、股前外侧皮瓣、肩胛骨/肩胛旁皮瓣和腓骨等骨骼突出处游离皮瓣。其他很少被用到的游离皮瓣将不再赘述,如前臂尺侧、上臂外侧、股外侧、腹直肌及髂峰等骨骼突出处游离皮瓣。

本章主要回顾如下头颈部筋膜皮瓣和骨皮瓣游离重建手术并发症:

- 供区并发症。
- 受区并发症。
- 游离皮瓣失败。
  - 游离皮瓣坏死的原因。
  - 微血管技术和受区血管。
  - 皮瓣管理失败。
  - 游离皮瓣失败后的救助重建。
- 感染。
- 骨髓炎。

供区并发症

供体组织的选择应首先满足缺损的需求。除此之外,在其他的选择相同的条件下,供区的发病率应维持最低。同时要关注供区在外观与功能上的发病率。术前必须充分评估与考虑潜在的供区后遗症与并发症。

前臂桡侧皮瓣

在前臂桡侧皮瓣移植病例中,供区并发症发病率一般较低。掌与掌弓之间的交叉循环缺乏、无法辨识是最严重的并发症。大约15%的患者会发生这种情况,术前必须通过 Allen 试验确定。如果尺灌注不足,必须选择替代皮瓣。尽管存在解剖变异,也要强制进行桡动脉重建。

当桡骨远端骨作为骨供区,适当的截骨技术可防止前臂骨折的并发症。当预计骨缺损大于 10cm 时,重建手术可能需要另外的游离瓣 (即腓骨游离皮瓣)或其他重建方法。

大多数患者需要皮肤移植来覆盖供区缺损,因此其他的潜在并发症是皮肤移植延迟愈合、瘢痕增生、感觉神经损伤或轻度功能障碍(图 29.1)。为了防止暴露、粘连甚至浅肌腱解剖破裂,应该保留腱鞘。

另一种可能是应用尺旋推进皮瓣闭合前臂桡侧游离皮瓣供区缺损,以避免延迟愈合、肌腱粘连和腕关节僵硬等问题(图 29.2 和图 29.3)。然而,该过程需要对前臂掌侧和暂时性淋巴水肿的失神经支配进行皮肤游离。

股前外侧皮瓣

股前外侧皮瓣因其很少有供区并发症而成为头颈部手术的首选游离皮瓣。即使需要皮肤移植(很少发生),大腿上的瘢痕也是可以接受的(图 29.4)。使用股前外侧皮瓣的禁忌证包括在大腿椎弓根上方行手术史或损伤。病态肥胖症可以使皮瓣变厚或影响血管。在下咽重建中,我们的经验是股前外侧皮瓣比前臂桡侧皮瓣有较低的瘘发生率。

肩胛骨/肩胛旁游离皮瓣

肩胛骨/肩胛旁游离皮瓣甚至作为骨皮瓣已被证

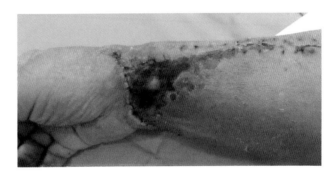

图 29.1 在重建前臂桡侧游离皮瓣缺损过程中的开裂面积。

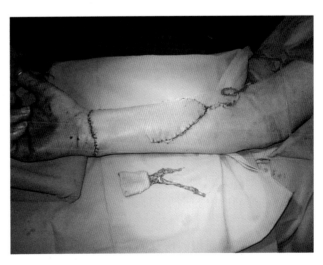

图 29.2 前臂桡侧游离皮瓣供区创面尺侧推进皮瓣闭合术中截图。

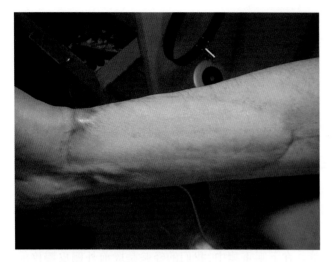

图 29.3 尺侧皮瓣重建后供区愈合良好。

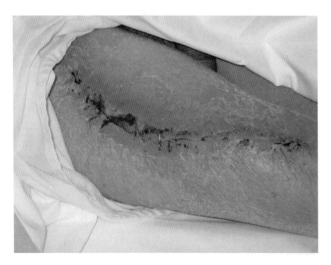

图 29.4 糖尿病患者前外侧供区愈合延迟。

实是一个不错的供体部位[1]。当需要非常大的皮瓣时是一个例外，移植皮肤关闭需要留取较少的供体部位。使用肩胛骨通常没有问题，并且术后适当的物理治疗可以避免肩关节活动受限。为了防止积液，术后必须放置引流管数天。

游离腓骨瓣

采用游离腓骨瓣会使并发症发生率较高。下肢的血管解剖异常可能会导致无法安全地切取腓骨。有 Magnus 腓骨或腿部循环障碍的患者不应接受腓骨移植。

对有腿部大面积创伤及手术史的患者行腓骨手术的建议应谨慎。有糖尿病、显著静脉淤血或周围水肿、血液循环或愈合不良或皮肤溃疡的患者，均不适

合这种类型的皮瓣移植，替代重建必须重新进行评估。皮岛用于口内重建并不理想，因为它比较厚而且对骨骼上的皮肤定位会使重建更为困难。一些学者认为，皮肤移植可能会导致更高的并发症发生率，因为移植给供皮区留下创面。在切除过程中，腓总神经会因其通过腓骨颈的夹层而受损。从功能上看，大多数研究已经表明，所有或几乎所有的患者都能成功地进行他们的日常活动，而没有明显受限。对于长期的供体部位发病率的报道存在不同，一些研究报道没有长期的发病率，但其他报道表明大多数患者长期存在关节僵硬和关节不稳、肌无力或步态异常。然而，需要手术治疗的并发症并不常见，而且绝大多数患者没有长期的功能限制。

受区并发症

血管阻塞或椎弓根血栓形成是游离皮瓣移植失败的主要原因。皮瓣移植失败主要发生在 48 小时内，静脉血栓形成比动脉闭塞更为常见。一些作者对皮瓣移植失败的原因及发生时间进行了研究，结果发现静脉问题是最为常见的原因（35%~80%），其次为动脉问题（30%~45%）、血肿（20%~30%）、受区血管问题（10%）。晚期皮瓣移植失败（超过 48 小时）最常见的原因是吻合口感染或机械压力造成的。大约有 15% 的患者因为皮瓣受损或血肿需要在 7 天内进行二次手术。

游离皮瓣失败

游离皮瓣主要的并发症是缺少血液灌注。通过微血管吻合的再灌注造成的不可逆性损坏，称为"无复流现象"，其造成缺血、血管内皮细胞肿胀、管腔闭塞，并且由于远端软组织损伤及坏死造成有毒自由基释放。游离皮瓣失败可能导致功能和外观问题，以及进行额外的手术，延长住院时间，增加医疗费用。此外，在某些情况下，游离皮瓣失败可能会增加致死性并发症如大血管破裂的危险。所有报道均表明游离皮瓣失败的发生率为 0~15%[5]。早期通过仔细监测和适当的外科手术检测皮瓣吻合情况可显著改善总的成功率。

甚至一些作者在回顾性研究中建议，在头颈部重建手术中尝试着研究术中生理变量的预测价值。结果表明，术中心率越快，术后并发症发生率与死亡率越低。在这些患者中没有其他与发病率及死亡率相关的

独立预测指标。

游离皮瓣坏死的原因

有许多原因会导致血管蒂的血栓及闭塞。皮瓣设计的技术错误与高度、血管缝合、组织处理或椎弓根的形态均会导致血栓形成。闭合伤口对血管蒂形成的外在压迫,颈部包扎或伤口血肿均可造成静脉流出受阻而导致皮瓣损伤(图 29.5)。

当出现血管损伤的迹象时,应立即采取以下措施:重新摆放患者体位以减轻对血管蒂的压迫,松解压迫性敷料,拆除张力缝线,或评估患者的水肿程度。如果这些床旁措施不能立即有效地解决上述问题,则必须手术重新探查。

微血管技术和接受器

进行皮瓣移植前必须充分探查和准备供体和受体血管,以保证快速吻合,避免缺血导致的皮瓣缺失。筋膜皮瓣游离移植似乎比内脏皮瓣更耐缺氧(如游离空肠瓣)且耐热缺血 4~6 小时,耐冷缺血时间长达 12 小时。

> **注意**
> 皮瓣缺血时间一般越短越好。

受区血管的选择是确保头颈部微血管手术取得成功最关键的一步。受区血管选择的最佳时机是在肿瘤切除或外伤后即刻。错过这一时机,虽然还有机会选则其他的血管,但是会给头颈部二次重建造成困

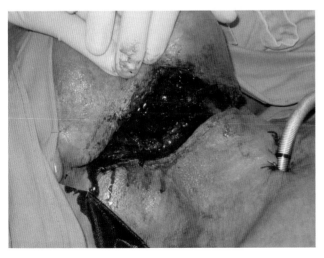

图 29.5 术后血肿引起前臂游离皮瓣的痛苦。

难。这是由于颈部及周围血管瘢痕和纤维化,尤其是如果颈部术前接受过照射。基于这些原因,需要仔细制订椎弓根术前计划,并且必须借助 CT、MRI 或动脉造影。如果必要的话,皮瓣转移前必须控制感染并进行足够的清创。

仔细解剖颈部血管是非常重要的,尤其是对于那些有颈部手术和放疗史的患者。如果可能,在切取皮瓣前,我们要从中找到多个动脉和静脉。之后,在血管吻合获得成功最重要的方面则是完美的技术。血管蒂的方向和长度也很重要。外科医生必须测量受体血管所需长度,并且与得到的蒂部长度做比较。取皮瓣前受体血管的准备为外科医生在缺血期间细致地植入皮瓣提供了自由与信心。

在我们的实践中,通常在开始吻合之前已将大部分皮瓣嵌入。这点很重要,因为如果皮瓣不受蒂或缝合的限制,缝合可以较容易地进行;我们依据缺血皮瓣来避免血管断裂和缝合的风险。尽管有精心计划,供体血管蒂植入后处于哪种状态依然是难以确定的。

纤维外科吻合应遵循如下原则进行:

皮瓣和受区动静脉的直径应为 1~3mm,以允许适当的血液流入流出。无论是端端或端侧吻合均可根据受区血管、皮瓣的取向以及血管大小之间的匹配程度而进行。这些因素必须仔细评估。

一些作者,包括我们在内[1],推荐对游离组织瓣使用第二静脉吻合术(外部和内部颈静脉系统,如果可能的话)以保证静脉引流。此外,和 Ueda 等[7]一样,我们也支持这一理论:只要有可能,端侧吻合直接通颈内静脉可作为静脉吻合术的首选方法。其优势在于具有多次吻合的可能性,潜在有利的呼吸静脉泵效应,并且能够克服大小的差异。

适当的血管准备很重要:他们必须游离所有松动的外膜,清除血管内血栓,并使用肝素盐水灌注(100U/mL)。类似的血管必须无张力,并且夹子应便于血管暴露和操作。或如果蒂短且张力过大,或者是其他选择不可用,如果需要进行静脉移植,之前应制备好血管蒂。另一个受区静脉可用于头侧静脉的游离。

完整的动静脉吻合采用血管吻合器或手工缝合。我们更偏好手工缝合,在显微镜(或放大镜)下使用 8-0、9-0 或 10-0 尼龙线缝合进行简单的、非连续的和全层缝合。

一旦建立循环,吻合部位会有血流通过,使用罂粟碱或利多卡因以缓解血管痉挛。皮瓣血管分支处会

有相当大的血流,必须仔细检查以防止血肿形成。

最后检查血管吻合,通过"血管通畅试验"检查血流情况。血管通畅试验是用一把显微镊阻断血管吻合远端,用另一把显微镊"夹闭"吻合血管近端。放松近端的显微镊时会观察到吻合处有血液流经。最后,确保在皮瓣下远离吻合处放置一个封闭的负压引流装置是很重要的,其次是皮瓣缝合的位置。

> **注意**
> 避免血管张力、扭结和扭曲非常重要的。应特别注意患者体位,避免对蒂的压迫和牵拉。

在术后管理中,首先头高位至30°。通过正常的血压维持血液灌注是必不可少的。高血压患者可以通过血容量状态,但不要试图过度调节血压。体温的维持也最大限度地减少外周血管收缩。

一些作者发现,严重的并发症如糖尿病、高凝状态、动脉粥样硬化、吸烟和酗酒,可能会导致皮瓣失败的风险增加。然而,其他人发现再手术有统计学上显著的负面结果预测因素,包括年龄、吸烟、颈清扫、肿瘤分期、放射治疗剂量、放射治疗和手术治疗之间的延迟、手术时间、皮瓣类型、皮瓣指征、皮瓣的大小以及术后放射治疗。

皮瓣管理失败

游离皮瓣监测取决于手术操作和外科医生/团队的偏好。游离皮瓣失活通常不总是有征象或无征象,问题多数发生在血运重建后的第一个72小时内[5]。

游离皮瓣管理失败的首要步骤是早期识别皮瓣损伤。吻合口血栓形成的关键时期是在愈合最初的3~5天。目前对于检测游离皮瓣最有效的方法并没有达成共识,但体格检查和手持式多普勒在大多数机构中仍作为标准。临床观察是识别血管损伤最简单的方法。颜色、温度、针刺出血和毛细血管再充盈是皮瓣监测的简单、廉价和可靠的方法(图 29.6 和图 29.7)。

血管伤害包括皮瓣淤血或缺血,可能进展很快或很慢(图 29.8)。皮瓣动脉供血不足临床表现为白色、触摸厥冷而非热烫。皮瓣静脉功能不全则呈现蓝色并引起肿胀,针刺试验为暗黑色出血。其他方法包括测量温度、pH 值、皮瓣内血压、吸光性、二氧化碳/氧含量,以及伍德灯荧光素染色检查。

埋入皮瓣的临床监测非常困难,甚至是不可能

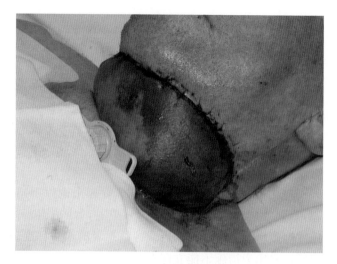

图 29.6 肩胛旁皮瓣坏死。

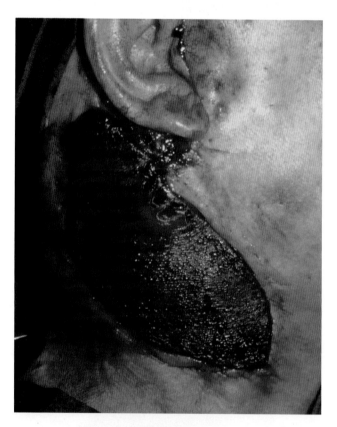

图 29.7 肌前外侧游离皮瓣坏死。

的。可以使用外部皮肤监测皮岛,否则监测依赖于多普勒信号,一旦信号消失应立即被关注。植入式多普勒也被证明是一个用于监测皮瓣和潜在的改善抢救率的有效工具,尤其是在埋瓣时。Kind 等[9]建议,将一个微型超声探头直接连接到该皮瓣的静脉流出道可能会显著提高游离皮瓣抢救率(图 29.9 和图 29.10)。

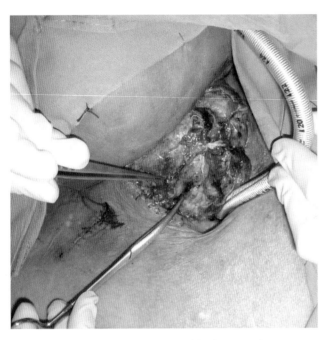

图 29.8　游离皮瓣下咽重建静脉血栓形成。

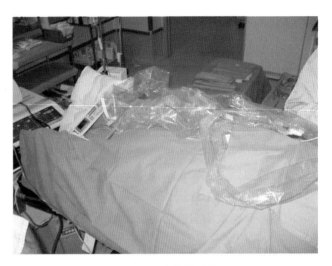

图 29.10　多普勒系统。

如果怀疑血管损伤,需要立即将患者送往手术室进行吻合部位探查。首选手术治疗,是因为它可以显著提高抢救率,而非手术治疗只能在不能手术或手术失败的情况下使用。

重新探查时,首先应关注血管蒂。外源性压迫的原因如血肿、蒂扭结或配置错误很容易识别和纠正。

颈内静脉也应检查有无血栓形成。动脉系统应放大检查血管痉挛,为缓解血管痉挛可以局部使用罂粟碱或利多卡因。动脉血流可以通过远端蒂的搏动或使

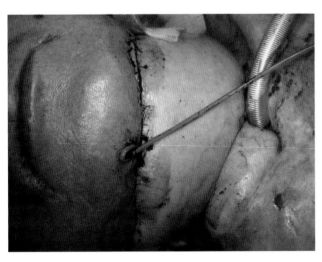

图 29.9　颈部游离皮瓣重建中多普勒超声探头与血管蒂相邻。

用术中超声多普勒来评估。静脉系统通畅试验采用显微外科仪器来评估静脉血流。识别血栓应及时开放吻合处并取出血块,使用肝素化生理盐水或 Fogarty 导管冲洗动脉或静脉端。

如果确定血栓,特别是在静脉系统,可使用溶栓药物如链激酶、尿激酶或组织型纤溶酶原激活剂。这种方法可以用来挽救血管供血不足,并且理论上防止不可逆性缺血再灌注损伤或无复流现象。

有血栓形成的血管需要在吻合两端切除。一旦达到正常血管壁和良好的血流重建,即可行再吻合术。

注意
血管扩张剂和低分子葡聚糖已被用于预防皮瓣损害成功案例极少的证据。

静脉吻合术应在使用溶栓剂冲洗皮瓣前进行,以避免系统性影响。对于动静脉血栓形成的患者,可考虑静脉注射肝素行全身抗凝治疗作为补救方案,使血流重新建立,特别是再吻合时血栓形成迅速的患者。静脉注射肝素的缺点是潜在出血和血肿形成。如果在受体动脉或静脉不适当时,吻合时会有血栓形成,在这种情况下应该做其他选择。

注意
晚期血栓形成主要是由于瘘、局部感染或者吻合口机械压力,而不是技术问题。

静脉淤血可采用医用水蛭这种"非手术处理"方

法治疗。一些有关使用水蛭来缓解静脉淤血皮瓣的报道表明,4~10 天的阻塞可为新生血管提供足够的时间。然而,手术再探查应是皮瓣管理失败的首选方法。后期探查挽救率普遍较低,48 小时后手术救助的机会是很低的,如果血栓发生在手术后 3 天以上,则甚至不可能进行挽救治疗(图 29.11 至图 29.13)[10]。这可能就是埋入皮瓣(7%)的皮瓣损失率远高于非埋入皮瓣(2%)的原因,因为埋入组进行了较长时间的不可靠的皮瓣监测。挽救病例平均重新探查时间为 1.3 天,而不需要挽救的病例则为 3.9 天。

正如我们之前提到的,游离皮瓣损失通常有或无征象。然而,偶尔可出现部分游离皮瓣损失,这些病例同时需要保守治疗如清创和二期愈合(图 29.14 至图 29.17)。然而,当决定保守治疗时,我们必须考虑到存

在的风险(如感染、重要结构的暴露,以及皮瓣的类型、位置、指征等)。

由于大部分皮瓣在缺血后 10~12 小时不能修复,因此重新探查及修复是至关重要的。重新探查并抢救成功与病因、皮瓣失败的时间和返回手术室的时机有关。成功的最大机会是在遇到技术问题时,即早期发现并及时返回手术室。

皮瓣损伤的挽救治疗可显著提高皮瓣成活率,建议早期发现并积极处理。如早期发现和干预,皮瓣修

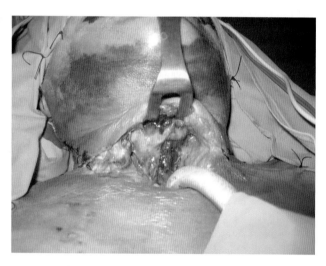

图 29.11 下咽重建前臂游离皮瓣坏死。

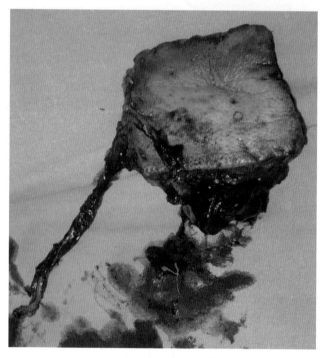

图 29.13 股前外侧游离皮瓣坏死标本。

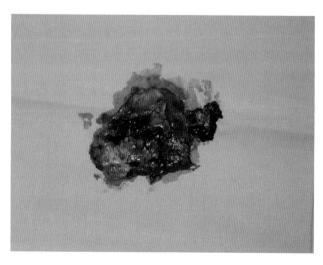

图 29.12 图 29.11 中坏死游离皮瓣标本。

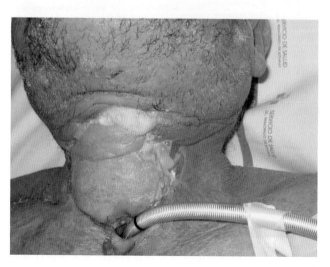

图 29.14 股前外侧游离皮瓣边缘坏死裂开与瘘。

复的成功率可达 60%~80%，尽管实际成功率可能低于 50%。大多数是在术后早期 24 小时，且单皮瓣救治率明显高于复合皮瓣。当确定有静脉血栓时，救治率看似是较高的，这可能与通过传统的监测方法更容易检测到静脉危象有关。

皮瓣损失后的重建补救

当经过重新探查与保守治疗仍然无法挽救时，通常需要借助于第二个皮瓣。用于修补的皮瓣的选择与时机取决于多种因素，包括原手术缺损、伤口感染的风险、可选择的皮瓣数量以及患者的并发症。

> **注意**
> 第二个皮瓣的修补可以即刻或延迟的方式进行，并可以是另一个自由皮瓣或局部皮瓣。

一旦原来的游离皮瓣重建被认为是无法救治的，抢救重建应尽早进行，以免伤口严重受损。

抢救重建在技术上是非常具有挑战性的，因为它发生在手术操作后且手术区域经常被污染，同时理想的皮瓣已被使用。因为一些重要的结构，如大血管或脑组织，需要被覆盖，感染、唾液和术前放疗或放化疗造成的伤口损伤，以及患者经常出现因治疗并发症导致的营养不良，因此头颈部的皮瓣移植尤其困难。

此外，抢救手术因其消耗了供吻合的血管等因素而变得更为复杂。在血管较少的颈部使用带蒂皮瓣是非常有用的。在抢救手术中，游离组织转移的原因应被认真考虑，以纠正其他诱发因素。皮瓣失败的抢救成功率只有 53%，而失败率则是成功率的 4.6 倍[11]；然而，其他并发症的发生率与其他系列报道及初次皮瓣移植手术中的发生率相似[12]。

如果伤口床已严重受损，初期保守治疗与救治重建可增加成功的机会。救助重建的目标是选择最简单的重建对象，使其具有最高的存活概率，同时也能恢复外形、功能和美观。这些目标通常通过第二个自由皮瓣或局部皮瓣得以实现（即胸大肌带蒂皮瓣或带蒂的背阔肌）。然而，如果伤口发生感染，则首先要保守治疗，一旦伤口达到理想状态则进行二次重建。

足够的血管供应可能会在第二次游离组织移植时成为一个重要的问题。对于可疑的缺乏受区血管的患者，术前应进行血管造影（如患者颈部多次行手术或伤口感染），以便更好地确定血管吻合点。

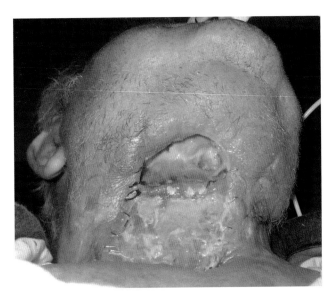

图 29.15　部分坏死的肌前外侧游离皮瓣保守治疗。

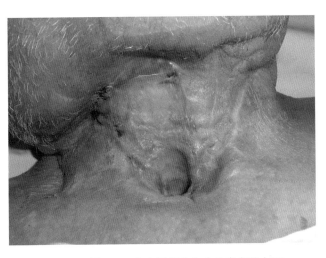

图 29.16　图 29.15 中皮瓣完全愈合后肯定的方面。

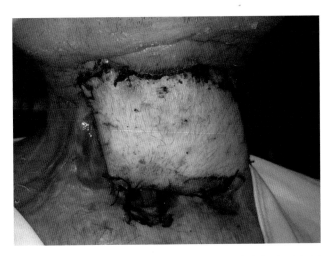

图 29.17　颈部皮肤行肌前外侧游离皮瓣重建右侧小面积坏死。

如果受区静脉缺乏端端吻合的条件,必要时可使用颈内静脉。这种静脉引流的方法效果更好,因为其大小合适、解剖恒定、通畅率较高,并且在大部分颈部随时可用。此外,当转动颈部时,扭曲与配置问题将不太可能发生。

当颈动脉血管不可用时,可选用胸肩峰主干血管。不幸的是,有时一个可能大小适合的血管或许会被之前的手术损坏。患者两侧颈部血管均被使用后,额外可用的血管是乳内动脉和静脉[12,13]。一些作者[12,13]推崇这种移植技术,它已与高失败率联系到一起了。

感染

临床上研究伤口及软组织感染的一个主要问题是缺乏对感染的确切定义,特别是对于照射过的患者。

研究照射床游离皮瓣感染,发现有三个原因:辐照组织没有进一步的手术干预是很常见的;与皮瓣失败有关在某种程度上是可以预防的[8]。部分皮瓣失败与骨和硬件暴露相关,被确定为感染和皮瓣的大小最密切的并发症。感染可延迟出院,获得性感染的患者平均住院时间较长。

> **注意**
> 由于感染的存在可预测其他并发症,并且与再手术有关,有放疗史的患者为减少其他并发症应给予积极的治疗。

骨髓炎

使用游离骨皮瓣行下颌骨重建是具有革命性的重大进展。即使这些骨皮瓣是从远处移植到照射区域,结果通常会影响血液流动、唾液污染以及骨愈合。复合式种植体也可以被成功地放置在带血管的骨游离皮瓣,有助于恢复和稳定牙弓。包括腓骨、髂嵴与肩胛骨在内的骨皮瓣游离组织移植可以有效恢复复杂的复合缺损。

然而,在下颌骨重建中,腓骨游离皮瓣的发展已经克服了许多其他供体位点的缺点,并被证明是一种理想的骨替代。这是特别真实的缺陷替代,这种独特的骨与软组织可以完全满足皮瓣重建的需要。对于需要大量的黏膜、骨和外部皮肤移植的较大损伤,游离腓骨皮瓣往往不是理想的重建材料。对于这些病例,

足够的软组织替代是首选。使用肩胛区骨皮瓣进行单一的皮瓣重建,可以为骨或髂嵴游离皮瓣达到14cm提供最大的软组织。对于大面积缺损,有一种少用的但可同时使用两个游离皮瓣的指征:用腓骨替代骨和使用前臂替代软组织[14]。

大多数患者行皮瓣微血管吻合前,都要进行骨轮廓和骨稳定方面的检查。如果可能的话,甚至可以在供体部位移除皮瓣前进行检查。然而,大多数患者是在后台完成皮瓣切除(图29.28)。如果使用重建板,板通常是固定在皮瓣骨膜的顶部。当使用小夹板时,应固定在骨膜下,使骨膜覆盖在板上。在复合皮瓣和复杂重建时,有时在植骨之前更容易进行软组织缝合。

并发症包括游离皮瓣失败、皮瓣不稳定、软组织存在不利的情况或牙关紧闭(图29.19和图29.20)。骨吸收出奇的小,尤其当患者接受术后放疗时骨活性可被扫描显像证实。

大多数患者能够耐受正常饮食,戴义齿或接受骨复合式种植体。语音和外形基本可以恢复至患者满意的程度,并且至少可持续至术后10年。

Bourget等[8]发现,用骨瓣进行下颌骨部分切除重建的患者再次手术的风险是无下颌骨部分切除患者的1.5倍。然而,仅以板和软组织进行下颌骨部分切除重建的患者再次手术的风险与无下颌骨部分切除患者相比,比值会增加到20倍。

人们一致认为游离皮瓣重建下颌骨和种植体是有必要的,但只有一小部分患者会从完整的牙齿康复中受益(约25%)[15]。

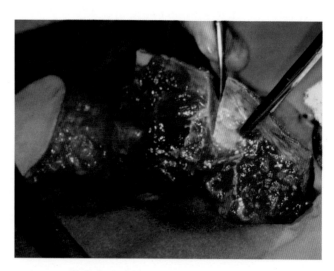

图29.18　截骨术后,保留内侧骨膜的肩胛骨游离皮瓣,可满足解剖骨骼重建和向心灌注。

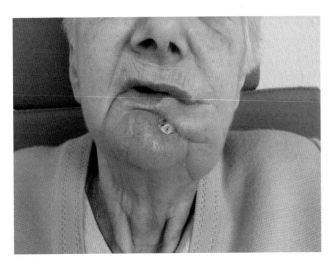

图 29.19　皮肤裂开和板重建外露。

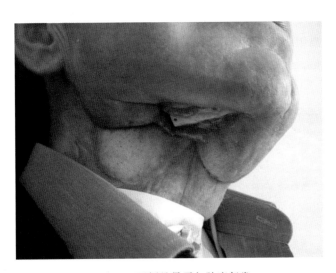

图 29.20　下颌骨暴露与肿瘤复发。

这一部分主要是因为恶性疾病的患病人群的生存率低造成的。此外，这似乎是通过植入义齿或固定矫治器使牙齿康复的有益效果，主要侧重于外观方面而不是口腔功能[15]。

（徐鹏　魏先锋　译）

参考文献

1. Llorente Pendás JL, Suárez Nieto C. Colgajos Libres en las reconstrucciones de cabeza y cuello. Madrid: Editorial Garsi; 1997
2. Swartz WM, Banis JC. Head and neck Microsurgery. Baltimore, MD: Williams & Wilkins; 1992
3. Suh JD, Sercarz JA, Abemayor E, et al. Analysis of outcome and complications in 400 cases of microvascular head and neck reconstruction. Arch Otolaryngol Head Neck Surg 2004;130(8):962–966
4. Singh B, Cordeiro PG, Santamaria E, Shaha AR, Pfister DG, Shah JP. Factors associated with complications in microvascular reconstruction of head and neck defects. Plast Reconstr Surg 1999;103(2):403–411
5. Novakovic D, Patel RS, Goldstein DP, Gullane PJ. Salvage of failed free flaps used in head and neck reconstruction. Head Neck Oncol 2009;1:33
6. Jaggi R, Taylor SM, Trites J, Anderson D, MacDougall P, Hart RD. Review of thromboprophylaxis in otolaryngology-head and neck surgery. J Otolaryngol Head Neck Surg 2011; 40(3):261–265
7. Ueda K, Harii K, Nakatsuka T, Asato H, Yamada A. Comparison of end-to-end and end-to-side venous anastomosis in free-tissue transfer following resection of head and neck tumors. Microsurgery 1996;17(3):146–149
8. Bourget AT, Chang JT, Wu DB-S, Chang CJ, Wei FC. Free flap reconstruction in the head and neck region following radiotherapy: a cohort study identifying negative outcome predictors. Plast Reconstr Surg 2011;127(5):1901–1908
9. Kind GM, Buntic RF, Buncke GM, Cooper TM, Siko PP, Buncke HJ Jr. The effect of an implantable Doppler probe on the salvage of microvascular tissue transplants. Plast Reconstr Surg 1998;101(5):1268–1273, discussion 1274–1275
10. Hyodo I, Nakayama B, Kato H, et al. Analysis of salvage operation in head and neck microsurgical reconstruction. Laryngoscope 2007;117(2):357–360
11. Bozikov K, Arnez ZM. Factors predicting free flap complications in head and neck reconstruction. J Plast Reconstr Aesthet Surg 2006;59(7):737–742
12. Alam DS, Khariwala SS. Technical considerations in patients requiring a second microvascular free flap in the head and neck. Arch Otolaryngol Head Neck Surg 2009;135(3):268–273
13. Urken ML, Higgins KM, Lee B, Vickery C. Internal mammary artery and vein: recipient vessels for free tissue transfer to the head and neck in the vessel-depleted neck. Head Neck 2006;28(9):797–801
14. Hidalgo DA, Disa JJ, Cordeiro PG, Hu Q-Y. A review of 716 consecutive free flaps for oncologic surgical defects: refinement in donor-site selection and technique. Plast Reconstr Surg 1998;102(3):722–732, discussion 733–734
15. Hundepool AC, Dumans AG, Hofer SOP, et al. Rehabilitation after mandibular reconstruction with fibula free-flap: clinical outcome and quality of life assessment. Int J Oral Maxillofac Surg 2008;37(11):1009–1013

第 **30** 章
带蒂游离内脏皮瓣重建手术

C. Suárez, J. L. Llorente Pendas

适应证

带蒂游离内脏皮瓣可用于咽喉和食管缺损的重建。相对于咽喉或颈部食管微血管筋膜游离皮瓣,带蒂游离内脏皮瓣是另一种选择;然而,在大范围缺损(如胸部食管)病例中,则需要强制使用。

仅咽喉和颈部食管周围缺损的重建通过空肠游离皮瓣来完成(图 30.1 和图 30.2)。当必须行胸部食管切除术时,可做胃上提(图 30.3 和图 30.4)。对于有胃部手术史或是肿瘤累及口咽需要胃上提的患者,无论是否伴有脉管加压,游离的结肠移植或者带蒂的结肠间置均是最好的选择。如果胃或结肠皮瓣都不可行,也可以选择带两个血管蒂的较长的空肠段。

胃上提失败后,食管抢救重建依然被认为是充满挑战的,因为会有术后感染、伤口延迟愈合和受区游离组织血管排斥等风险。这些患者可进行游离空肠移植,包括带有双血管蒂的两个长的空肠段移植和带有

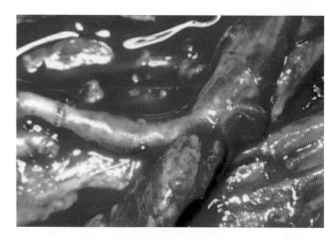

图 30.2　动脉吻合细节。

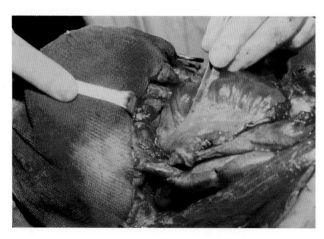

图 30.1　全喉切除术后空肠微血管转移。

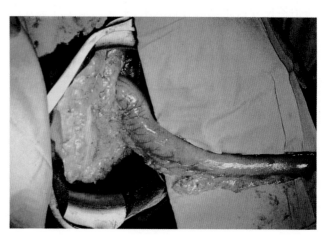

图 30.3　经裂孔非胸腔食管切除术后胃管。

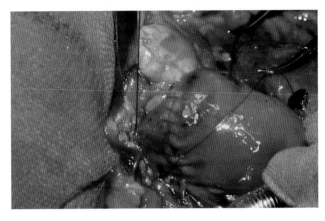

图 30.4　胃与下咽部黏膜近端缝合。

增压血管的结肠间置术。用增压带蒂空肠进行全段食管重建术已经成为食管全切除术的一种治疗选择。

　　总的来说，术者必须根据缺损情况、供区和外科经验制订一套可行的重建方案。

空肠游离皮瓣

并发症

　　术后并发症比较常见，包括那些被认为是轻微或者与移植无关的并发症，发生率高达80%（表30.1）。在79例游离空肠移植患者中，临床并发症、受区和供区并发症的发病率分别为67%、56%、11%[1]。主要并发症包括死亡和皮瓣整体失败，占7%~20%。轻微并发症占25%~45%。为了更加客观、准确地评估术后发病率，推荐根据分级标准（如 Clavien-Dindo[2]）对术后并发症进行分级。

　　总的来说，空肠游离皮瓣术后很少发生死亡，发生率不足5%。然而，在一些报道中可达17%。空肠游离皮瓣总的失败率仍然很低；90%~100%的患者移植后皮瓣可以成活，而且大部分研究显示皮瓣成活率高达95%。

口腔出血

　　口腔出血是皮瓣失败最常见的表现，大部分皮瓣失败发生在术后2周内。主要原因是静脉血栓形成，而且大约80%的病例在术后3天形成血栓（图30.5和图30.6）。有时这种循环危象可以通过应激来恢复；然而，大部分皮瓣因为空肠对缺血不耐受而无法成活（主要发生于动脉血栓形成病例）。

皮瓣坏死

　　皮瓣坏死常见于有手术史和术后感染史的患者，但是不恰当的显微外科技术也是原因之一。空肠皮瓣完全坏死后，因为有厚的瘢痕形成和持续发炎，发生术后感染和伤口延迟愈合的风险增加；而且，受区常常没有游离移植组织的营养血管。然而，在大多数皮瓣失败的病例中，颈部食管通常通过二次游离空肠移植或筋膜游离皮瓣进行重建。手术的选择取决于发现皮瓣坏死的时间、伤口细菌数的控制、血管状态和患者的一般情况。胸大肌肌皮瓣应该可以用来覆盖重建的食管，因为技术相当成熟，而且一期伤口闭合在二次颈部食管重建术中难以愈合（图30.7）。当局部或整体条件不允许进一步游离皮瓣移植时或当缺损相对较小时，使用带蒂皮瓣进行重建术是一个不错的选择。

表 30.1　内脏皮瓣并发症的比较研究(%)

参考	空肠血管瓣						胃上提术						结肠移植					
	Nec	Fis	Ste	C-P	Abd	Dea	Nec	Fis	Ste	C-P	Abd	Dea	Nec	Fis	Ste	C-P	Abd	Dea
Ferahkose[15]	7	0	7	28	–	7	5	3	0	40	–	5						
Keereweer[16]	8	35	10	8	14	4	11	53	31	32	11	16						
Kolh[17]							2	7	1	26	2	11	0	0	0	18	3	3
Bardini[18]	–	6	50	–	–	0	11	23	–	–	–	15	18	18	–	–	–	18
Carlson[19]	4	19	15	12	12	0	7	26	13	22	22	9	5	11	21	16	5	11
Daiko[20]	6	4	–	0	–	0	11	11	–	11	–	11						
Triboulet[21]	6	32	12	7	–	5	2	16	7	22	–	5						

Nec，皮瓣坏死；Fis，瘘管；Ste，狭窄；C-P，心肺并发症；Abd，腹腔并发症；Dea，死亡。

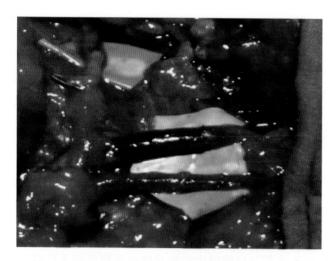

图 30.5　术中立即形成静脉血栓。

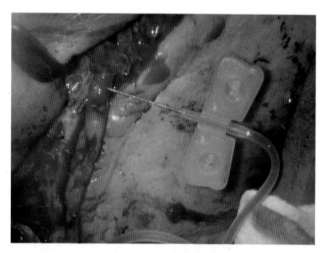

图 30.6　术中注射溶栓剂（链激酶）到受体面动脉（空肠游离瓣）以提高皮瓣血运。

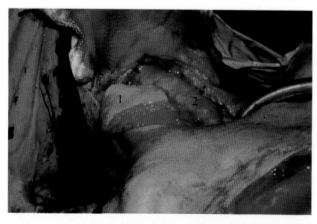

图 30.7　用胸大肌肌皮瓣（1）和空肠游离瓣（2）覆盖重建的食管。

咽瘘

咽瘘是一种常见的并发症，发病率为 5%~30%。Chang 等[3]研究发现，在 168 例全喉切除术后进行空肠游离移植的患者中，13.7% 的患者存在咽瘘。瘘形成的平均时间为 16 天，而且大多在吻合口近端和远端。单层修复和术前放疗的患者瘘形成的发病率最高。然而，放疗后形成的瘘主要位于吻合口远端。大多数瘘（65%）可以自然愈合，尤其是在吻合口近端且没有接受过放疗的患者。接受过放疗且发生远端瘘的患者常常需要手术修复；因此，推荐使用"预防性"带蒂的胸大肌筋膜皮瓣来防止瘘的发生。

伤口感染

受区伤口感染也是一种常见的并发症，主要见于有颈部局部手术史和瘘形成史的患者。已报道 2%~30% 的患者可发生晚期吻合口狭窄，应避免进食固体食物（图 30.8）。早期瘘形成大大增加了随后吻合口狭窄的危险。明显的狭窄需要重复扩张，有时甚至是开放手术。一些作者推荐狭窄段扩张后可以使用丝裂霉素-C。

肺部疾病

肺部疾病是最常见的全身并发症，其次是甲状腺

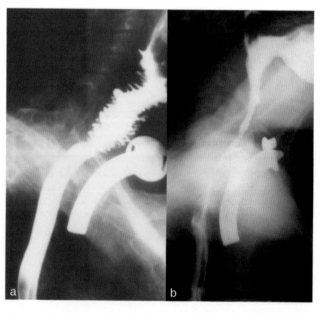

图 30.8　空肠瓣。(a)正常术后吞钡后的空肠游离瓣。(b)空肠瓣狭窄术后缺血伴黏膜损伤。

和甲状旁腺功能异常,心血管、神经、肾和多器官衰竭。然而,空肠皮瓣供区(如腹部)的发病率很低,并且与长时间肠梗阻、腹部疼痛、伤口感染或裂开和腹内出血有关。

影响并发症的因素

早期的静脉或动脉血栓形成是游离空肠皮瓣失败的主要原因。在最初的 2 周内,轴向血流重建是皮瓣成活的关键;2~3 周后,受植床的新生血管足够维持其生存[4]。在静脉闭塞的病例中,游离空肠皮瓣在术后 5 周内出现新生血管。在一个大的动物模型中,Cordeiro 等[5]发现在去除蒂后游离的空肠皮瓣移植可以形成足够的侧支循环。分离皮瓣后,空肠皮瓣的存活率在 2 周时是 60%,3 周时是 83%,4 周时是 100%。然而,当空肠皮瓣移植到接受过放疗和有瘢痕的受植床时,则不会形成新生血管。如果这种情况需要分离蒂,那么无论何时都可以进行移植后蒂的再吻合。

决定皮瓣功能好坏的关键因素包括缺血的持续时间和静脉淤血程度。当使用较小的静脉作为受体吻合血管时,静脉淤血的可能性要远比用大血管时高。吻合方法(端端吻合和端侧吻合)和放疗史是引起静脉淤血的关键。大血管端侧吻合是一个更加可靠的方法,可以大大减少静脉淤血的发生。根据 Tsao 等[6]的报道,静脉问题占再探查术的 87.5%,占再探查患者的 75%,咽瘘也有被提及。Perisanidis 等[1]报道,肿瘤部位、饮酒、颈部解剖、手术持续时间可以显著影响并发症的发展。

在有颈部治疗史(手术和放疗)的患者,游离组织移植并不是普遍认为的那么危险。胸大肌肌皮瓣可以用于覆盖重建的食管,因为皮瓣可能会被颈部切口和(或)放射破坏。

并发症的预防

游离皮瓣最终取得成功是通过快速识别和抢救失败的皮瓣来实现。传统的游离皮瓣检测技术可以通过外部危象有效地监测皮瓣成活情况;然而,内部或隐藏的游离皮瓣缺乏外部危象。因此,外部皮瓣总的成活率远远高于隐匿皮瓣。为了能够更早识别隐匿游离皮瓣的皮瓣危象,推荐采用的检测技术包括植入式多普勒超声探头、应用乳酸盐葡萄糖比值或皮瓣修补外置。然而,当空肠的"观察窗口"被用于术后监测时,因被监测段皮瓣蒂的扭转或紧张可导致假阳性血栓形成。

游离空肠移植后瘘形成是一种严重的并发症,具有潜在的致命性后果。与手工缝合相比,机器缝合并没有减少瘘和狭窄的发生率[7]。术后吞钡可以检查进食之前的吻合能力;但是,不能可靠地提示有瘘存在。

术前放疗常导致游离空肠移植时受区动脉血管损伤。在这种情况下,Muller 等[8]报道,17%有更小血管微血管吻合的患者因局部缺血需要外科干预。然而,颈外动脉吻合的患者并没有发生明显的灌注失败。为了防止空肠动脉和潜在受区动脉的大小差异,或者因局部情况导致的血运减少,推荐皮瓣动脉和颈外动脉的端侧吻合。当颈部受体静脉被埋在大量的瘢痕纤维组织中而且存在不稳定时,健康胸部血管(如胸肩峰动脉)可作为二次静脉吻合的选择。

颈内静脉的端侧吻合也能克服血管大小的差异。而且,颈内静脉有很强的适应性,可以和两个或更多的血管进行端侧吻合;另外,呼吸静脉泵通过颈内静脉直接影响移植皮瓣的血运。

最后,通过传统的中线开腹手术切取空肠段导致的并发症,可以通过应用内镜空肠全切除、肠再吻合和留置空肠营养管来减少。

胃上提术

胃上提术已经广泛用于颈部和胸部食管肿瘤切除术后的食管重建。Shuangba[9]等报道 208 例患者中有 42%出现了并发症,包括肺炎(11%)、吻合口瘘(9%)、胸腔积液(7%)、伤口感染(4%)、吻合口狭窄(3%)、心力衰竭(2%)、乳糜瘘(2%)、血胸(1%)、腹腔积血(1%)和除脏术(1%),但是并没有胃坏死。据报道,0~12%的患者胃带蒂皮瓣存在近端节段性坏死。术后死亡率仅为 2%。总的来说,外科和临床发病率为 27%~32%,而总的并发症发生率为 40%[10]。

术后发病率高于空肠游离皮瓣,大多数为 7%~20%。致命的并发症主要由局部脓毒症和临床问题(肺炎、心力衰竭)所造成。据报道,胃咽吻合和颈部食管胃吻合的死亡率并没有差异。

并发症

吻合口裂开

吻合口裂开和较小的瘘通常导致颈部和纵隔感染,具有致命风险(图 30.9)。4%~15%的患者可发生吻合口裂开,无论是采用手工缝合还是机器缝合。胸部吻合口瘘可以通过内镜下在瘘裂开部位植入一个自膨胀的金属支架来关闭裂口,然而,颈部裂口通常需要开放手术修补。主要的并发症如裂开或狭窄是由远端血运不足引起。为了解决这一问题,已经提议用一短的胃管静脉血管来建立额外的微血管吻合(可获得满意的效果)。

狭窄

颈部食管胃吻合口的永久性狭窄是胃上提术一种严重的并发症,发生于 3%~25% 的患者中。缝合技术并不影响狭窄的发生(图 30.10)。当狭窄是由胃缺血造成时,狭窄会很长,通常对扩张没有反应,而且可能需要行空肠间置术或结肠上提术。在这些病例中,前臂桡侧皮瓣是处理永久性狭窄一个不错的选择,因为它可以避免开腹手术来增加空肠血运,并且能更好地适应颈部。

其他外科并发症

其他外科并发症包括颈部、胸部或腹部出血(图 30.11 和图 30.12);气管后壁撕裂、食管气管瘘和幽门狭窄。腹腔镜解剖、胃的游离以及沿头颅方向延伸

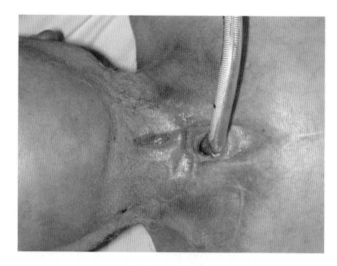

图 30.9　胃皮瘘。

直到与颈部解剖接触,有助于减少腹部与胸部的并发症。

正如之前报道的那样,临床并发症比手术并发症更为常见,尤其是肺部并发症(肺炎、胸腔积液、肺栓塞)占 20% 以上。喉保留的患者常出现胃内容物误吸现象,尤其是在经胸食管切除术后 24 小时内。通过后纵隔的胃上提术常引起术后肺炎。心脏的并发症(心力衰竭、心肌梗死)发生率很低。咽喉食管部分切除术

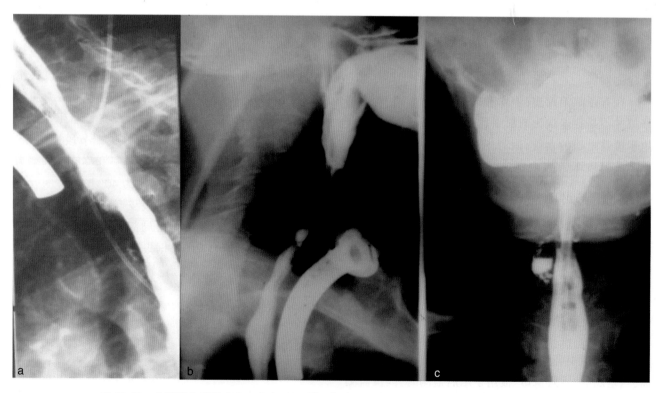

图 30.10　在颈段食管胃吻合口狭窄。(a)胃上提术后正常的吞钡图。(b,c)胃咽吻合部狭窄。

通常包括甲状腺全切除术,所以低钙血症是一个需要特别注意的问题[11]。

长期并发症或胃上提术的后遗症包括严重的反流性食管炎,发生于超过 50% 的患者尤其是行经胸食管吻合术的患者。常见症状包括餐后不适,与胃内胆汁酸浓度有关的打嗝、呕吐、贫血、厌食。

结肠间置术

结肠可以在整个食管或咽食管缺损的重建中作为蒂或游离微血管皮瓣。空回肠的带蒂皮瓣、整段的升结肠或降结肠已经被用于修复消化道的延续性。游离横向结肠和空回肠游离移植也已经被应用。与左结肠段相比,大多数作者倾向于应用降结肠,因其血管解剖的变异和右结肠的微血管网导致成功率低。然

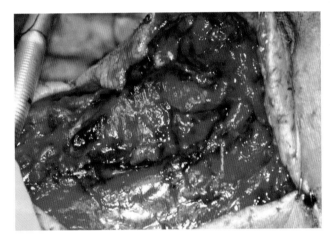

图 30.11　胃上提术颈部血肿。

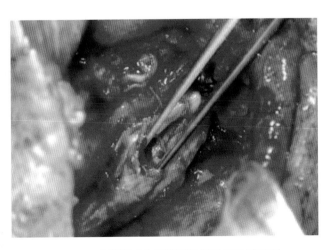

图 30.12　瘘管形成和颈部感染导致颈动脉破裂。

而,结肠间置和结肠游离皮瓣有较高的功能失败率(需要管饲才能提供足够的营养),因此,只有当胃上提或空肠游离皮瓣不可行时才考虑该方法。

一般情况下,结肠移植与其他手术相比不会增加术后死亡率或并发症发生率。Furst 等[12]报道,23% 的患者会发生主要并发症,而 20% 的患者发生轻微并发症。术后死亡率为 2.5%~23%。

采用结肠间置术进行咽食管重建术时,结肠移植近口段有较高的缺血坏死率,原因是结肠末梢血运不足。导致了瘘形成的风险增加,进而也增加了死亡率。这提示当结肠被移植到颈部时,细致评价和护理结肠血管、微血管循环压力的重要性。空回肠血管的皮瓣可减少末梢坏死和瘘形成。局部坏死发生于 5%~18% 的结肠间置者,但是结肠被用作游离皮瓣时局部坏死率则很低。

并发症

使用内脏皮瓣潜在并发症的比较研究见表 30.1。

吻合口瘘

吻合口瘘是最常见的并发症,已报道的并发症可见于 10%~26% 的结肠重建术中。Briel 等[13]分析,吻合口瘘的危险因素包括缺血、新辅助疗法以及共患疾病。咽皮肤瘘管导致颈部感染及裂开。

狭窄

吻合口狭窄也很常见,发生率达 22%。发生狭窄的危险因素包括缺血、吻合口瘘以及术前体重增加[14]。大多数患者的狭窄可以通过重复性扩张解决,但是一些患者需要进一步手术。

供体部位发病率

游离回结肠瓣的供体部位发病率已纳入研究。56% 的患者可出现暂时性腹泻,18% 的患者则出现下消化道疾病(胃十二指肠溃疡、糜烂性胃炎、轻度出血),这可能是由于胃部保护不充分造成的。因此,供体部位发病率可与其他肠皮瓣相对比。

(何京川　魏先锋　译)

参考文献

1. Perisanidis C, Herberger B, Papadogeorgakis N, et al. Complications after free flap surgery: do we need a standardized classification of surgical complications? Br J Oral Maxillofac Surg 2012;50(2):113–118
2. Clavien PA, Barkun J, de Oliveira ML, et al. The Clavien-Dindo classification of surgical complications: five-year experience. Ann Surg 2009;250:187–196
3. Chang DW, Hussussian C, Lewin JS, Youssef AA, Robb GL, Reece GP. Analysis of pharyngocutaneous fistula following free jejunal transfer for total laryngopharyngectomy. Plast Reconstr Surg 2002;109(5):1522–1527
4. Chen HC, Tan BK, Cheng MH, Chang CH, Tang YB. Behavior of free jejunal flaps after early disruption of blood supply. Ann Thorac Surg 2002;73(3):987–989
5. Cordeiro PG, Santamaria E, Hu QY, DiResta GR, Reuter VE. The timing and nature of neovascularization of jejunal free flaps: an experimental study in a large animal model. Plast Reconstr Surg 1999;103(7):1893–1901
6. Tsao CK, Chen HC, Chuang CC, Chen HT, Mardini S, Coskunfirat K. Adequate venous drainage: the most critical factor for a successful free jejunal transfer. Ann Plast Surg 2004;53(3):229–234
7. Schneider DS, Gross ND, Sheppard BC, Wax MK. Reconstruction of the jejunoesophageal anastomosis with a circular mechanical stapler in total laryngopharyngectomy defects. Head Neck 2012;34(5):721–726
8. Müller DF, Lohmeyer JA, Zimmermann A, et al. The carotid artery as recipient vessel: troubleshooting for free jejunal transfer after esophagectomy in preradiated patients. [Article in German] Chirurg 2011;82(8):670–674
9. Shuangba H, Jingwu S, Yinfeng W, et al. Complication following gastric pull-up reconstruction for advanced hypopharyngeal or cervical esophageal carcinoma: a 20-year review in a Chinese institute. Am J Otolaryngol 2011;32(4):275–278
10. Cahow CE, Sasaki CT. Gastric pull-up reconstruction for pharyngo-laryngo-esophagectomy. Arch Surg 1994;129(4):425–429, discussion 429–430
11. Clark JR, Gilbert R, Irish J, Brown D, Neligan P, Gullane PJ. Morbidity after flap reconstruction of hypopharyngeal defects. Laryngoscope 2006;116(2):173–181
12. Fürst H, Löhe F, Hüttl T, Schildberg FW. Esophageal replacement by interposition of pedicled ascending colon flap supplied by the inferior mesenteric artery. [Article in German] Chirurg 1999;70(12):1434–1439
13. Briel JW, Tamhankar AP, Hagen JA, et al. Prevalence and risk factors for ischemia, leak, and stricture of esophageal anastomosis: gastric pull-up versus colon interposition. J Am Coll Surg 2004;198(4):536–541, discussion 541–542
14. Rampazzo A, Salgado CJ, Gharb BB, Mardini S, Spanio di Spilimbergo S, Chen HC. Donor site morbidity after free ileocolon flap transfer for esophageal and voice reconstruction. Plast Reconstr Surg 2008;122(6):186e–194e
15. Ferahkose Z, Bedirli A, Kerem M, Azili C, Sozuer EM, Akin M. Comparison of free jejunal graft with gastric pull-up reconstruction after resection of hypopharyngeal and cervical esophageal carcinoma. Dis Esophagus 2008;21(4):340–345
16. Keereweer S, de Wilt JH, Sewnaik A, Meeuwis CA, Tilanus HW, Kerrebijn JD. Early and long-term morbidity after total laryngopharyngectomy. Eur Arch Otorhinolaryngol 2010;267(9):1437–1444
17. Kolh P, Honore P, Degauque C, Gielen J, Gerard P, Jacquet N. Early stage results after oesophageal resection for malignancy—colon interposition vs. gastric pull-up. Eur J Cardiothorac Surg 2000;18(3):293–300
18. Bardini R, Ruol A, Peracchia A. Therapeutic options for cancer of the hypopharynx and cervical oesophagus. Ann Chir Gynaecol 1995;84(2):202–207
19. Carlson GW, Schusterman MA, Guillamondegui OM. Total reconstruction of the hypopharynx and cervical esophagus: a 20-year experience. Ann Plast Surg 1992;29(5):408–412
20. Daiko H, Hayashi R, Saikawa M, et al. Surgical management of carcinoma of the cervical esophagus. J Surg Oncol 2007;96(2):166–172
21. Triboulet JP, Mariette C, Chevalier D, Amrouni H. Surgical management of carcinoma of the hypopharynx and cervical esophagus: analysis of 209 cases. Arch Surg 2001;136(10):1164–1170

索 引